国家出版基金项目
NATIONAL PUBLICATION FOUNDATION

中国中药资源大典
——中药材系列

新编中国药材学

（第一卷）

总主编　黄璐琦

主　编　黄璐琦　匡海学　孟祥才

中国健康传媒集团
中国医药科技出版社

内 容 提 要

本卷包括全书总论和第一部分各论。总论包括药材学概述，中药材资源调查与区划，中药材生产、加工、贮藏、流通及道地药材，中药材品质评价及中药材开发与中药资源的综合利用等内容。第一部分各论收载了69种主产于我国东北片区的药材或在其他片区也出产的部分药材和民间习用中草药。每种药材重点介绍了药材名、别名、基原、本草考证、原植物（形态）、主产地、栽培要点、采收与加工、商品规格、药材鉴别、质量评价、化学成分、性味归经、功能主治、药理作用、用药警戒或禁忌、分子生药、附注等内容，每个品种附有原植物图、药材图以及药材显微结构特征图等。内容丰富、图文并茂、重点突出、特色鲜明，可供中药教学、科研、生产、检验等广大医药工作者参考和使用。

图书在版编目（CIP）数据

新编中国药材学 . 第一卷 / 黄璐琦，匡海学，孟祥才主编 . —北京：中国医药科技出版社，2020.7
（中国中药资源大典 . 中药材系列）

ISBN 978-7-5214-1931-3

Ⅰ . ①新… Ⅱ . ①黄… ②匡… ③孟… Ⅲ . ①中药材—介绍—中国 Ⅳ . ① R282

中国版本图书馆 CIP 数据核字（2020）第 136980 号

责任编辑 马 进 王 梓
美术编辑 陈君杞
版式设计 锋尚设计

出版 **中国健康传媒集团** | **中国医药科技出版社**
地址 北京市海淀区文慧园北路甲 22 号
邮编 100082
电话 发行：010-62227427 邮购：010-62236938
网址 www.cmstp.com
规格 889×1194mm $^1/_{16}$
印张 23$^1/_2$
字数 704 千字
版次 2020 年 7 月第 1 版
印次 2020 年 7 月第 1 次印刷
印刷 北京盛通印刷股份有限公司
经销 全国各地新华书店
书号 ISBN 978-7-5214-1931-3
定价 230.00 元

获取新书信息、投稿、为图书纠错，请扫码联系我们。

新编中国药材学

编 委 会

总主编 黄璐琦

主　编（以姓氏笔画为序）

匡海学（黑龙江中医药大学）　　　　陈万生（上海中医药大学）

李　萍（中国药科大学）　　　　　　孟祥才（黑龙江中医药大学）

李军德（中国中医科学院）　　　　　姚　霞（中国医学科学院药用植物研究所）

杨　全（广东药科大学）　　　　　　屠鹏飞（北京大学药学院）

吴和珍（湖北中医药大学）　　　　　彭　成（成都中医药大学）

吴启南（南京中医药大学）　　　　　詹亚华（湖北中医药大学）

张文生（北京师范大学）　　　　　　潘超美（广州中医药大学）

张志杰（中国中医科学院）

编　委（以姓氏笔画为序）

马云桐（成都中医药大学）　　　　　杨炳友（黑龙江中医药大学）

王　炜（湖南中医药大学）　　　　　吴和珍（湖北中医药大学）

匡海学（黑龙江中医药大学）　　　　吴启南（南京中医药大学）

刘圣金（南京中医药大学）　　　　　余丽莹（广西壮族自治区药用植物园）

刘塔斯（湖南中医药大学）　　　　　张　恬（中国中医科学院）

江维克（贵州中医药大学）　　　　　张　媛（北京中医药大学）

孙连娜（上海中医药大学）　　　　　张小波（中国中医科学院）

李　萍（中国药科大学）　　　　　　张文生（北京师范大学）

李伟东（南京中医药大学）　　　　　张永清（山东中医药大学）

李军德（中国中医科学院）　　　　　张志杰（中国中医科学院）

李旻辉（内蒙古自治区中医药研究所）　　陈万生（上海中医药大学）

李晓瑾（新疆维吾尔自治区中药民族　　　陈随清（河南中医药大学）
　　　　药研究所）　　　　　　　　　郑希龙（广东药科大学）

杨　全（广东药科大学）　　　　　　孟祥才（黑龙江中医药大学）

杨　华（中国药科大学）　　　　　　段金廒（南京中医药大学）

姜大成（长春中医药大学）　　　　　蒋以号（南昌大学资源环境与化工学院）

姚　霞（中国医学科学院药用植物研究所）　鲁增辉（重庆市中药研究院）

钱忠直（国家药典委员会）　　　　　路金才（沈阳药科大学）

高晓燕（北京中医药大学）　　　　　詹亚华（湖北中医药大学）

郭兰萍（中国中医科学院）　　　　　蔡少青（北京大学药学院）

唐志书（陕西中医药大学）　　　　　裴　瑾（成都中医药大学）

屠鹏飞（北京大学药学院）　　　　　潘超美（广州中医药大学）

彭　成（成都中医药大学）

新编中国药材学

（第一卷）

编 委 会

总主编 黄璐琦

主　编 黄璐琦　匡海学　孟祥才

副主编 姜大成　路金才　杨炳友

编　委（以姓氏笔画为序）

于　丹（黑龙江中医药大学）　　　　吴军凯（黑龙江中医药大学）

王英哲（长春中医药大学）　　　　　张　宁（长春中医药大学）

史社坡（北京中医药大学）　　　　　张　军（重庆市药物种植研究所）

白吉庆（陕西中医药大学）　　　　　陈军峰（上海中医药大学）

匡海学（黑龙江中医药大学）　　　　林青青（福建中医药大学）

邢艳萍（辽宁中医药大学）　　　　　国　坤（长春中医药大学）

吕重宁（沈阳药科大学）　　　　　　周秀丽（长春中医药大学）

朱华云（长春中医药大学）　　　　　孟祥才（黑龙江中医药大学）

刘　艳（黑龙江中医药大学）　　　　姜大成（长春中医药大学）

刘　谦（山东中医药大学）　　　　　都晓伟（黑龙江中医药大学）

刘广学（北京大学药学院）　　　　　夏永刚（黑龙江中医药大学）

许　亮（辽宁中医药大学）　　　　　容路生（长春中医药大学）

许永华（吉林农业大学）　　　　　　黄璐琦（中国中医科学院）

李天祥（天津中医药大学）　　　　　程　蒙（中国中医科学院）

杨　鹤（吉林农业大学）　　　　　　路金才（沈阳药科大学）

杨炳友（黑龙江中医药大学）　　　　詹志来（中国中医科学院）

杨燕云（辽宁中医药大学）　　　　　谭何新（海军军医大学）

肖　莹（上海中医药大学）

本卷审稿人

中医药学是我国各族人民在几千年生产生活实践和与疾病作斗争中逐步形成并不断丰富发展的医学科学，为中华民族的繁衍昌盛作出了卓越贡献。中药材是中医药防病治病的物质基础，是中医药事业和中药产业可持续发展的重要保障。党中央、国务院高度重视中医药事业的发展和中药材资源的保护与可持续利用。在我国中医药事业进入新的历史发展时期，挖掘利用好中药材资源，在中医药事业发展的全局中具有重大现实和长远意义。

中药材来源于药用植物、药用动物和药用矿物，其中部分来源于野生资源，多数常用药材则已实现人工培育。中药材基原考证与质量研究、资源调查与可持续利用等，已成为当前药材学研究的重要课题，受到全国广大中医药科研、教学和中药材生产者等的广泛重视。

为及时总结交流和推广我国中药材研究的成果，中国工程院院士、中国中医科学院院长黄璐琦研究员在组织开展全国第四次中药资源普查工作的基础上，结合近年来我国中药材的相关研究工作，组织全国中药材教学、科研、生产等领域的500余位专家学者历时3年编撰了《新编中国药材学》。

该书内容包括总论和各论。总论主要介绍了中药材资源的调查与区划，中药材的生产与流通、品质评价、开发与利用等内容。各论主要收载具有重要药用价值和经济价值、临床比较常用的中药材共计882种，包括植物类药材、动物类药材和矿物类药材，其中大部分已收入《中国药典》或部颁标准及地方标准。各药材品种从名称、来源、本草考证、原植物（动物、矿物）、主产地、采收与加工、商品规格、药材鉴别（性状特征、显微鉴别、理化鉴别）、质量评价、化学成分、功能主治、药理作用等方面予以全面介绍，部分品种还记载有栽培（养殖）要点、用药警戒或禁忌、分子生药等内容。既体现了全国第四次中药资源普查的成果，又广泛吸纳了全国科研工作者大量的研究成果及作者的科研心得，并收载精美、直观、珍贵的原植物（动物、矿物）照片、药材（饮片）照片、组织和粉末显微照片以及薄层色谱图等。同时，值得提出的是，全书共8卷，除动物药、矿物药两部分合为一卷和总论与东北片区主产植物药材品种合为一卷外，其余按华北、西北、华东、华中、华南、西南片区主产植物药材（个别药材在其他片区也出产）原则遴选收载药材品种（东北片区同此原则），各自独立成卷，这既有利于体现全书所收载药材的道地性、区域性和地区习用性的特色，又为今后进一步开展药材品种资源的保护与可持续开发利用提供参考，其谋篇布局安排也具有一定的创新性。总之，全书充分反映了我国中药材的现代研究成果，内容丰富，体例新颖，图文并茂，科学实用，实为一部中药材研究和生产、销售的具有较高学术价值和实用价值的工具书。相信该书的出版，对于进一步开展中药材品质研究与评价、推进中药材学科发展以及推动中药材产业的健康和可持续发展，具有积极意义。

欣闻该书即将付梓，乐之为序。

中国工程院院士
中国医学科学院药用植物研究所名誉所长

2020年盛夏

　　中医药是我国独特的卫生资源、潜力巨大的经济资源、具有原创优势的科技资源、优秀的文化资源、重要的生态资源，从神农尝百草开始，在几千年的发展中积累了大量的临床经验，为中华民族的繁衍生息和健康做出了巨大贡献。中医药在我国抗击新冠肺炎疫情中也显示出其独特优势，并得到广泛认同。中药资源是中医药事业传承和发展的物质基础，具有重大的利用价值和开发价值，关乎民生和社会稳定，关乎生态环境保护和新兴战略产业发展，是全球竞争中国家优势的体现，具有国家战略意义。

　　我国是中药资源最丰富的国家之一，全国第三次中药资源普查统计我国有12,807种药用资源。但在长期发展中也存在一些问题：一是类同品、代用品和民间用药不断出现，药材品种复杂、混乱，真伪优劣难辨，必须认真研究；二是野生资源锐减，大量常用中药材野生资源枯竭，市场上以栽培（养殖）中药材居多；三是栽培（养殖）中药材存在盲目引种驯化、滥施农药化肥和重金属超标等问题，导致栽培（养殖）中药材质量难以保证。因此，正确认识和客观评价我国中药材现状，为中药材真伪鉴别和品质评价提供新思路、新方法和新技术，有助于促进中医药事业的协调发展。

　　基于以上，我们在开展全国第四次中药资源普查工作的基础上，结合现代科研成果，组织全国近50所高校、科研院所、药检机构及企业的500余位专家学者编撰了《新编中国药材学》。编者们以药材基原品种鉴别、质量评价等内容为重点，从药材别名、来源、本草考证、原植物（动物、矿物）、主产地、栽培（养殖）要点、采收与加工、商品规格、药材鉴别、质量评价、化学成分、功能主治、药理作用、用药警戒或禁忌、分子生药等有关药材学知识与新技术、新方法及其现代研究成果进行系统梳理和全面介绍。

　　全书内容包括总论和各论。总论主要包括中药材资源调查与区划，中药材生产与流通、品质评价、开发与利用等内容。各论收载植物、动物、矿物药材共计882种，其中大多为常用中药材，少数为具有区域特色或有开发应用前景的品种。为更好地体现药材道地特色和便于组织编撰，经过集体多次讨论后形成共识：先将植物药材按其主产区大致划分为东北、华北、西北、华东、华中、华南、西南共7个片区，分别收录编撰；总论和动物药材、矿物药材分别编撰。再根据最后收录品种及内容篇幅，又将本书总论内容与东北片区收录药材合编为1卷（先总论、后药材的顺序），动物药材、矿物药材合编为1卷，其余6个片区收录药材各自成卷，全书共8卷。

　　本书历时三年编撰，数易其稿。在编写过程中，专家们结合自身经验，查阅大量文献资料，对编写品种、体例及内容反复推敲，书中涉及的原植物彩色照片、药材照片和组织、粉末显微照片均为作者科研一手资料，既丰富了书的内容，使其图文并茂，又增强了可读性，以突显本书的先进性、科学性和实用性。书稿编写完成后，我们又另组织审稿专家对书稿文字内容和图片进行全面系统审定，并提出修改意见以供编者修改完善，力求做到本书内容科学严谨、特色鲜明。

　　本书有幸被列为国家出版基金支持项目，以保证编写出版能够顺利进行。在此，对国家有关方面领导、专家及国家出版基金规划管理办公室的同志表示衷心感谢。同时，对各承担单位予以的大力支持以及编者和审稿专家严谨的科学态度和认真的工作作风，从而使本书最终付梓，表示感谢。希望本书的出版，能对从事中药材生产、经营、科研、教学、资源保护与开发等工作者具有较高的参考价值，对提升中药材质量和合理开发应用中药材资源产生积极作用。

　　石以砥焉，化钝为利。无论是中药资源普查工作，还是《新编中国药材学》的编纂工作，从来都不是容易的事，我们只有通过一往无前的努力，继承发扬中医药特色，提高中药材质量，为中医药事业发展做出我们的贡献。

总主编

黄璐琦

2020年7月

编 写 说 明

　　《新编中国药材学》为一部系统介绍药材学有关理论知识及新技术、新方法和有关药材品种名称、来源、采收加工、商品规格、质量鉴定及其应用等现代研究成果的学术著作。全书充分体现了以药材鉴别、质量评价等内容为重点，集"科学性、先进性、实用性和可读性"为一体，重点突出、特色鲜明、图文并茂的特色和编写思想要求。

　　1. 全书共8卷，内容包括总论和各论，以及分卷索引与全书总索引等。总论主要包括中药材资源调查与区划，中药材生产与流通、品质评价、开发与利用等内容。各论收载植物、动物、矿物药材共882种，其中大多为常用中药材，少数为具有区域特色或有开发应用前景的品种。

　　2. 为更好地体现药材道地特色和便于组织编撰，经过集体多次讨论形成共识：先将植物药材按其主产区大致划分为东北、华北、西北、华东、华中、华南、西南共7个片区，分别收录编撰；总论、动物药材、矿物药材分别编撰。最后，根据收录品种及内容篇幅，又将本书总论内容与东北片区收录药材合编为1卷（先总论、后药材的顺序），动物药材、矿物药材合编为1卷，其余6个片区收录药材各自成卷，全书共8卷。除动物药材、矿物药材卷先按类别、再按药材名称笔画数顺序编排外，其余均按药材名称笔画数顺序编排。

　　3. 每种药材的内容均按以下顺序列项介绍：

　　（1）**药名**　介绍药材的常用中文名及其汉语拼音、药材拉丁名。

　　（2）**别名**　介绍药材主产区或地方标准收载的常见别名。

　　（3）**来源**　介绍药材来源的科属（种）、拉丁学名及其药用部分。

　　（4）**本草考证**　主要介绍本品始载于何主流本草以及与原植物形态描述有关的本草记载情况，并说明其与现今何品种基本一致；对于应用历史较短，经考证确无本草记载或仅有非本草文献记载的品种，则在该项注明"历代本草无记载"，"始载于何非本草文献"。

　　（5）**原植物（动物、矿物）**　描述其主要形态特征，以及主要分布区域。对于多来源品种，先较为详细介绍主流品种的主要形态特征，再对非主流品种逐一简述其与主流品种的区别特征。同时，配有多个品种或某一品种的原植物（动物、矿物）彩色照片或多部位组图。

　　（6）**主产地**　参考全国第四次中药资源普查的有关成果资料等，介绍本品的主产地及其道地产区。

（7）栽培（养殖）要点　对于目前有栽培（养殖）情况的品种，仅简单介绍其生物学特性和栽培（养殖）技术及病虫害防治要点。

（8）采收与加工　仅介绍其采收年限、采收期（季节、月份），以及产地药材加工。

（9）商品规格　参考全国第四次中药资源普查的有关成果资料，先介绍药材的商品规格。如不同商品规格再分商品等级，则再简要介绍其商品等级；如无商品等级，则说明其为统货。

（10）药材鉴别　介绍药材的主要性状特征及其组织、粉末主要显微鉴别特征，以及薄层色谱鉴别等内容。同时，分别配有药材照片及组织、粉末显微照片，以及部分配有薄层色谱图。

（11）质量评价　对于常见品种，先简要介绍其传统质量评价，再简要介绍所应用现代技术方法（或按照现行版《中国药典》收载的相关通用技术要求）测定其成分的含量指标。

（12）化学成分　按化学成分类别及化学成分主次顺序，有选择性地简要介绍与本品药理、功效有关的有效成分，以及指标性成分。

（13）性味归经　依据国家药品标准或地方药品标准等权威文献作简要介绍。

（14）功能主治　依据国家药品标准或地方药品标准等权威文献作简要介绍。

（15）药理作用　简要介绍其与功能主治或临床应用相关的药理作用，或新发现的药理作用（包括给药剂量、时间和结果等）。

（16）用药警戒或禁忌　对含有毒性成分的药材，明确介绍其安全性。

（17）分子生药　对已开展相关研究的药材，仅简要介绍其遗传标记或功能基因方面的内容。

（18）附注　主要介绍作者对本药材的品种资源、药材质量、鉴别技术方法、商品流通及使用情况等的认识和见地。

（19）主要参考文献　在各药材品种内容末尾，仅选择性列出供读者查阅以进一步了解相关内容的部分权威参考文献。对于参考较多的工具书，如《中国药典》《中国药材学》《中华本草》《中国植物志》《全国中草药汇编》等以及历代主要本草文献，不再一一列出，而在卷末集中列出本卷主要参考书目。

4. 上述药材内容列项中，视具体药材情况，其中"栽培（养殖）要点""商品规格""用药警戒或禁忌""分子生药""附注"等项目内容可阙如。

5. 对于来源相同，入药部位不同的不同药材（如杜仲、杜仲叶等），或《中国药典》已单列的药材品种（如马钱子粉等），或新鲜品、干燥品分用者（如生姜、干姜等），则只在最先收录的药材品种中予以全面介绍，而在后面收录药材品种的相同内容项下仅注明参见"某药材"，不再重复介绍。

6. 各卷末附有本卷收录的主要参考书目和所收录药材中文名（含别名）索引及拉丁学名索引（各词条后对应的为页码），以及全书收录药材中文名（含别名）总索引及拉丁学名总索引（各词条后对应的为卷次和品种序号）。

本卷为《新编中国药材学》第一卷，包括全书总论和第一部分各论。总论包括药材学概述，中药材资源调查与区划，中药材生产、加工、贮藏、流通及道地药材，中药材品质评价及中药材开发与中药资源的综合利用等内容；各论的第一部分收载主产于我国东北片区的药材或在其他片区也出产的部分药材共69种。本卷内容系按照全书的编写思想和总要求，由全国10余所高等院校、科研单位共40余位专家学者共同编撰，并经审稿组成都中医药大学马云桐教授、陈江教授及安徽中医药大学彭华胜教授审阅和提出修改意见，编者们几经修改完善，最后由黑龙江中医药大学匡海学教授、孟祥才教授等负责统稿、编排等工作。

目　录

总　论

各　论

总论

新编中国药材学

第一章　药材学概述

第一节　定义和任务

一、药材学的定义

我国中医历来所用的药物，习称为"药材"，即可供直接药用和作为制药的原材料，其中绝大多数是国产药材，因此人们常称之为中药材，即经过药材产地加工但未经炮制和制剂生产制成成品的中药原料，包括植物药、动物药和矿物药。药材学，是以中医药学为基础，应用现代技术研究药材资源、品质和检验的学科。主要包括药材来源、栽培（培育）、采收加工、商品规格、炮制和品质鉴定以及化学药理与临床应用等研究内容。中医药学在长期的实践和发展过程中，积累了丰富的药材资源、采集、加工、鉴定、贮藏、应用等知识，在此基础上分化形成的药材学，既继承了中药学的传统知识，又吸收了现代研究的新理论新方法新技术，保持了中医药学的特色，成为既区别于临床中药学，又区别于现代生药学的一门独立的学科，对于促进中药材的现代化研究、生产、运用发挥着重要作用。

二、药材学的研究任务

药材学的研究范围较为广泛，其科学研究任务主要体现在以下几个方面：

1. **本草考证方面**　我国本草药物繁多，产地辽阔，限于当时的条件，本草记述的形态和插图往往不够精确，加之时代变迁，古今药物难免有名实不符之处，深入考证我国本草药物的品名、生境分布和药用历史等，对于指导科学开发利用药材资源具有重要意义。

2. **药材鉴定方面**　这是药材学研究工作中的一项重要任务之一，其目的就是对中药材的质量开展研究，并对照药材标准研究判断药材质量的真伪优劣，确保药材质量合格，保证生产用原料药材质量稳定及临床用药的安全有效。内容一般包括药材的基原鉴定、性状鉴定、显微鉴定、分子（DNA条形码）鉴定、化学和物理分析等。

3. **药材生产方面**　加大道地药材生产、动植物药材野生变家种（养）的相关研究，深入开展药材的生态种植及适应性研究，以及对适当引入的一些外来药材进行相关研究，以更好地保证临床医疗所需。

4. 药材炮制方面 药材炮制的目的是在于适当改变药性，以适应临床用药的需要，药材经过炮制，其所含的化学成分和药理作用会有一定程度的改变。按炮制的类型，对炮制前后的有效成分及药理作用进行对照比较研究，得出科学的结论，进一步提高药材炮制的理论水平，简化不必要的炮制过程。以此为基础制定统一的操作技术规程，确保炮制药材质量的一致性。

5. 药材功效方面 深入开展药材功效相关研究，探索药材新用途。在开展有效成分研究的过程中，必须与我国传统医学的理论知识相结合。正确理解药材的性味、归经和功效主治，对于探索和分析有效成分的性质，开展药理试验和作用机制的研究，具有重要的指导作用。

6. 药材化学成分方面 我国药材种类众多，临床应用经验丰富，近几十年来也开展了许多药材化学成分，特别是活性成分的相关研究，但仍有很多药材尚未研究清楚，同时还应加大动物药材和矿物药材在这方面的研究。

7. 扩大药用部位和寻找新资源方面 对药用植物的非常用部位进行有效成分、药理药化的研究，扩大药用植物可用部位的范围，可以减少资源浪费、增加药材经济价值。在全国第四次中药资源普查的基础上，对未作为商品药材收购的"药材"，特别是民间药开展进一步收集整理，作为扩大和寻找新药源的参考，适当引入紧缺和急需的国外药材资源，以供临床治疗和科学研究所需。

第二节　我国历代本草沿革

我国幅员辽阔、物产丰富，具有种类繁多，产量丰富的天然药材资源，中药是我国传统药物的总称。中药的认识和使用是以中医理论为基础，具有独特的理论体系和应用形式，充分反映了我国历史、文化、自然资源等方面的特点。由于其来源多以植物性药材为主，所以古代多把药物称为"本草"；另外，"本草"也指本草文献著作。历代本草文献著作十分丰富，记录着我国人民发明和发展医药学的智慧，并大多较完整地保存和流传下来，成为中华民族优秀文化宝库中的一个重要内容。

一、先秦时期（公元前221年以前）

随着文字的出现，药物知识也发展为文字记载。在数千年前的钟鼎文中，已有"药"字出现。《说文解字》将其训释为"治病之草，从草，乐音"。明确指出了"药"即治病之物，并以"草"（植物）类居多的客观事实。

西周（前1046年～前771年）时已有专业的"医师"，"聚毒药以供医事"。《诗经》中涉及的植物和动物共300多种，其中不少是后世本草著作中收载的药物。《山海经》载有100余种动物和植物药，并记述了它们的医疗用途。这一阶段，还有《子仪本草》《黄帝本草经》《扁鹊本草经》《医和本草经》《岐伯本草经》《桐君药录》等失传本草著作，均收录了相关药物，推动了中药学发展的进程。

二、秦汉时期（公元前221年～公元220年）

秦（前221年～前207年）至西汉时期（前202年～8年）已有药学专著出现，如《史记·扁鹊仓公列传》载名医公孙阳庆曾传其弟子淳于意《药论》一书。从《汉书》中的有关记载可知，西汉晚期不仅已用"本草"一词来指称药物学及药学专著，而且拥有一批通晓本草的学者。1973年湖南长沙马王堆三号汉墓出土《五十二病方》，是现知中国最古的汉族传统医学方书，卷首列有目录，目录后有"凡五十二"字样，每种疾病均作为篇目标题，与后世医方书之体例相同。全书分52题，每题都是治疗一类疾病的方法，少则一方、两方，多则二十余方。现存医方总数283个，用药达247种，书中提到的病名有103个，所治包括内、外、妇、儿、五官各科疾病。书中除外用内服法外，尚有灸、砭、熨、熏等多种外治法。

现存最早的药学专著是《神农本草经》。该书并非出于一时一人之手，而是经历了较长时期的补充和完善过程。其成书的具体年代虽尚有争议，但大多数学者认为至少成书于东汉。其"序例"部分，言简意赅地总结了药物的四气五味、有毒无毒、配伍法度、服药方法、剂型选择等基本原则，初步奠定了药学理论的基础。各论载药365种，按药物有毒与无毒、养身延年与祛邪治病的不同，分为上、中、下三品，即后世所称的"三品分类法"。每药之下，依次介绍正名、性味、主治功用、生长环境、部分药物之后还有别名、产地等内容。各种药物怎样相互配合应用，以及简单的制剂，都做了概述。更可贵的是早在两千年前，我们的祖先通过大量的治疗实践，已经发现了许多治疗有效药物，如麻黄可以治疗哮喘、大黄可以泻火、常山可以治疗疟疾等等。这些都已应用现代科学分析的方法得到证实。

《神农本草经》依循《内经》提出的君臣佐使的组方原则，也将药物以朝中的君臣地位为例，来表明其主次关系和配伍的法则。《神农本草经》对药物性味也有了详尽的描述，指出寒热温凉四气和酸苦甘辛咸五味是药物的基本性情，可针对疾病寒、热、湿、燥性质的不同选择用药。寒病选热药，热病选寒药，湿病选温燥之品，燥病须凉润之流，相互配伍，并参考五行生克的关系，对药物的归经、走势、升降、浮沉都很了解，才能选药组方，配伍用药。药物之间的相互关系也是药学一大关键，《神农本草经》提出的"七情和合"原则在几千年的用药实践中发挥了巨大作用。

三、魏晋南北朝时期（220～581年）

由于战乱，"文籍焚靡，千不遗一"，后人对这一时期本草学的了解还很不全面。但是，此间留下的本草书目仍有近百种之多。魏（220～265年）吴普著《吴氏本草》、华佗弟子李当之著《李当之药录》；晋（266～420年）《名医别录》；南北朝（420～589年）徐之才撰有《徐之才药对》；南朝刘宋时期雷敩著《雷公炮炙论》（420～479年），叙述药物通过适宜的炮制，可以提高药效，减轻毒性或烈性，收录了200多种药物的炮制方法。该书是我国第一部炮制专著，也标志着本草学新分支学科的产生。陶弘景所辑《本草经集注》，该书约完成于公元500年，"序例"部分首先回顾本草学的发展概说，接着对《神农本草经》

序例条文逐一加以注释、发挥，具有较高的学术水平。针对当时药材伪劣品较多的状况，补充了大量采收、鉴别、炮制、制剂及合药取量方面的理论和操作原则，还增列了"诸病通用药""解百毒及金石等毒例""服药食忌例"（原书无标题，以上题目为后人所习用）等，大大丰富了药学总论的内容。各论部分，首创按药物自然属性分类的方法，将所载730种药物分为玉石、草木、虫兽、果、菜、米食及有名未用七类，各类中又结合三品分类安排药物顺序。为便于保存文献资料原貌，陶氏采用朱写《神农本草经》文，墨写《名医别录》文，小字作注的方式，对于药性，又以朱点为热，墨点为冷，无点为平。这在全凭手抄药书的时代，不失为一种事半功倍的方法。该书较全面地搜集、整理了古代药物学的各种知识，反映了魏晋南北朝时期的主要药学成就，并且标志着综合本草模式的初步确立。

四、隋唐时期（581～907年）

隋唐时期，医药学有较大发展。由于政权统一，版图辽阔，经济发达，同海外经济、文化交流的发展，相继从海外输入的药材品种亦有所增加，丰富了我国药学宝库，各地使用的药物总数已达千种。

隋朝（581～618年），在太医署下设置主药、药园师等官职。在本草方面，有《本草图》《本草音义》《入林采药法》《种植药法》等数十种著作。

唐朝（618～907年）用羊靥（羊的甲状腺）和鹿靥治甲状腺病，则见于《千金方》。酵母制剂在公元前即有记载，到了唐代已普遍地用于医药，如《千金方》和甄权的《药性本草》（627～649年）都对神曲的性质功用有明确的叙述。

由于长期分裂、战乱等多种原因造成的药物品种及名称混乱，加之《本草经集注》在一百多年来的传抄中出现了不少错误，因此对本草学进行一次大规模的整理，既是当时的迫切需要，也是本草学发展的必然结果。唐显庆四年（公元659年）李勋、苏敬等主持编纂的《新修本草》（又称《唐本草》）修订完毕。该书的完成，依靠了国家的行政力量和充分的人力物力，是我国历史上第一部官修本草，可以说是我国第一部药典，比德国纽伦堡药典（1542年）要早883年。全书卷帙浩博，收载药物共844种。书中还增加了药物图谱，并附以文字说明，这种图文对照的方法开创了世界药学著作的先例，无论形式和内容，都有崭新的特色，不仅反映了唐代药学的巨大成就，对后世药学的发展也有深远影响。该书很快传到国外，如公元731年即传入日本，并广为流传。日本古书《延喜式》还有"凡医生皆读苏敬《新修本草》"的记载。

开元年间（公元713～741年），陈藏器编成《本草拾遗》。作者深入实践，不仅增补了大量民间药物，而且辨识品类也极审慎。陈氏又将各种药物功用概括为十类，即宣、通、补、泻、轻、重、滑、涩、燥、湿，为中药按临床功效分类的发端。

唐代已开始使用动物组织、器官及激素制剂。《新修本草》（739年）记载了用羊肝治夜盲症和改善视力的经验；《本草拾遗》记录了人胞作为强壮剂的效力。

唐朝时期对某些食物药和外来药都有专门的研究。由孟诜原著，经张鼎改编增补而成的《食疗本草》（713～739年），全面总结了唐以前的营养学和食治经验，是这一时期最有代表性的食疗专书。李珣的《海药本草》，则主要介绍海外输入药物及南药，扩充了本草学的内容，也反映出唐代对外来药物引进的情况和认识水平。759～779年间，萧炳著有《四声本草》，杨损之著《删繁本草》，李含光等著《本草音义》，杜善方著《本草性事》，郑虔著《胡本草》等本草专著。

五、五代及宋、元时代（907～1368年）

五代时期（907～960年），韩保昇著的《蜀本草》，又称《重广英公本草》（934年），是以《新修本草》为蓝本编著而成。南唐陈仕良著有《食性本草》。

由于经济、文化、科学技术和商业交通的进步，尤其是雕版印刷的应用，为宋代（960～1279年）本草学术的发展提供了有利条件。本草书籍的修订，乃沿唐代先例以国家规模进行。公元973～974年《开宝本草》为刘翰、马志等集体编著，1057～1061年掌禹锡、苏颂等编著《嘉祐补注神农本草》，1062年苏颂编撰《图经本草》（亦称《本草图经》）是我国现存最早的版刻本草图谱。而民间撰述的书籍，最为重要的是唐慎微的《经史证类备急本草》（后世简称《证类本草》，约于1086～1106年出版），研究整理了大量经史文献中有关药学的资料，内容丰富，载药总数已达到1748，并于各药之后附列方剂以相印证，医药紧密结合。1108年，医官艾晟等校正刊印，于书名上加年号"大观"二字，称《大观经史证类备急本草》（简称《大观本草》）。政和六年（1116年），医官曹孝忠等再行校正，名《政和新修经史证类备用本草》（简称《政和本草》）。南宋淳祐九年（1249年），张存惠把《政和本草》重新修订，增加《本草衍义》的内容，称《重修政和经史证类备用本草》，宋以前许多本草资料后来已经亡佚，亦赖此书的引用得以保存下来，主要为《大观本草》和《政和本草》最为完整。

国家药局的设立，是北宋的一大创举，也是我国乃至世界药学史上的重大事件。1076年，在京城开封开设由国家经营的熟药所，其后又发展为修合药所（后改名为"医药和剂局"）及出卖药所（后改名为"惠民局"）。药局的产生促进了药材检验、成药生产的发展，带动了炮制、制剂技术的提高，并制定了制剂规范，《太平惠民和剂局方》即是这方面的重要文献。"秋石"是从人尿中提取的性激素制剂，它的制备方法最早见于《苏沈良方》。《宝庆本草折衷》则有"猪胆合为牛黄"的记载。此外，宋代用升华法制取龙脑、樟脑，蒸馏法制酒等，皆反映出这一时期中药制剂所取得的成就。

1116年寇宗奭著《本草衍义》，载药物471种。开宝中有《日华子诸家本草》刊行。南宋建炎年间（1127～1130年），高宗命王继先重修本草，至绍兴二十九年（1159年）完成，称为《绍兴校定经史证类备急本草》（简称《绍兴本草》）。1225～1227年陈衍著《宝庆本草折衷》。

宋代本草著作的大量刊行，方兴未艾的药理研究，留下了丰富的药学文献，并扩展了金元医家的学术视野。至金（1115～1234年）、元（1271～1368年）时代，他们不再承袭唐宋的本草学风，改变了以资料汇集整理、药物品种搜寻和基原考证为重点的做法，编纂药书，不求其赅备，而多期于实用。因此，金元两代没有出现一种有代表性的大型综合本草。这一时期的本草，一般出自医家之手，内容简要，具有明显的临床药物学特征。加刘完素的《素问药注》《本草论》，张元素的《珍珠囊》《脏腑标本药式》，李杲的《药类法象》《用药心法》，王好古的《汤液本草》《本草实录》，吴瑞的《日用本草》，胡仕可的《本草歌括》，朱丹溪的《本草衍义补遗》等。上述本草的主要特点有二：一是发展了医学经典中有关升降浮沉、归经等药物性能的理论，使之系统化，并作为药物记述中的重要内容；二是大兴药物奏效原理探求之风。他们在宋人基础上，以药物形、色、气、味为主干，利用气化、运气和阴阳五行学说，建立了一整套法象药理模式。这一努力的结果，丰富了中药的药理内容，但其简单、机械的推理方式，又给本草学造成了一些消极后果。

元朝天历三年（1330年）忽思慧所著《饮膳正要》是饮食疗法的专门著作，记录了不少回、蒙民族的食疗方药和元蒙宫廷食物的性质及有关膳食的烹饪方法，至今仍有较高的参考价值。

元代中外医药交流更加广泛，在药物相互贸易中，政府还派遣人员去各国采购。阿拉伯人、法兰西人开始来华行医。回回药物院的建立，更促进了中国医药和阿拉伯医药的交流。

六、明代（公元1368～1644年）

明代，随着医药学的发展，药学知识和技术的进一步积累，沿用已久的《证类本草》已不能满足时代的要求。弘治十六年（1503年），刘文泰奉命修订本草，花费两年时间编成《本草品汇精要》42卷，分名、苗、地、时、收、用、质、色、味、性、气、臭、主、行……24项记述。这种分项解说的体例是本书的一大特色，但分项过于繁杂，反而招致一些混乱。该书绘有1385幅精美的彩色药图和制药图，是古代彩绘本草之珍品。该书是我国封建社会最后一部大型官修本草，但书成之后存于内府而未刊行流传，故在药学史上未产生什么影响，1936年始由商务印书馆据故宫旧抄本铅印出版。

这一时期的专题本草也取得瞩目成就。1406年朱橚撰《救荒本草》，选择可供灾荒时食用之物414种，记述其名称、产地、形态、性味良毒、食用部位和加工烹饪方法等，并精心绘制成图，在医药、农学、植物学方面均有较高价值。十五世纪中期（约1436～1449年），兰茂实地调查和搜求云南地区药物400余种，辑为《滇南本草》，它是我国现存内容最丰富的古代地方本草。李中立《本草原始》偏重于生药学研究，缪希雍《炮炙大法》则是明代影响最大的炮制专著。另还有汪颖等人编撰的《食物本草》，明嘉靖年间汪机编撰的《本草会编》，1565年陈嘉谟编写完成的《本草蒙筌》，1629年前后李中梓编撰《雷公炮炙药性解》，龚廷贤撰写的《药性歌括四百味》。

明代最伟大的医药学家是李时珍（1518～1593年），以毕生精力，亲历实践，广收博采，实地考察，对本草学进行了全面的整理总结，历时27年编成了《本草纲目》。全书52卷，约200万言，收药1892种（新增374种），附图1100多幅，附方11000余首。序例部分对本草史和中药基本理论进行了全面、系统的总结和发挥。各论分水、火、土、金石、草、谷、菜、果、木、服器、虫、鳞、介、禽、兽、人等16部，以下再分为60类。各药之下，分正名、释名、集解、正误、修治、气味、主治、发明、附方诸项，逐一介绍。《本草纲目》集我国16世纪以前药学成就之大成，在训诂、语言文字、历史、地理、植物、动物、矿物、冶金等方面也有突出成就。该书十六世纪末即传播海外，先后有多种文字的译本，对世界自然科学也有举世公认的卓越贡献。

这一时期人工栽培的药物已达200余种，种植技术也有很高的水平，如川芎茎节的无性繁殖，牡丹、芍药的分根繁衍。《本草蒙筌》所载五倍子制百药煎（没食子酸），早于欧洲200余年。约为十六世纪的著作《白猿经》所记的用新鲜乌头制取冰晶状的"射罔"，实为乌头碱的结晶。比起欧洲人在十九世纪初叶从鸦片中提炼出号称世界第一种生物碱——吗啡，还要早一百多年。

此外，卢复历时14年，以《本草纲目》和《证类本草》资料为主，于1626年辑成《神农本草经》3卷，为《神农本草经》现存最早的辑复本。

七、清代（1616～1911年）

清代研究本草之风盛行。一是由于医药学的发展，有必要进一步补充修订《本草纲目》的不足，如赵学敏《本草纲目拾遗》；二是配合临床需要，以符合实用为原则，撷取《本草纲目》精粹，编撰成节要性本草，如汪昂《本草备要》（1694年）、吴仪洛《本草从新》（1757年）、黄宫绣《本草求真》等；三是受考据之风影响，从古代文献中重辑《神农本草经》，如孙星衍、顾观光等人的辑本，或对《本经》进行注释发挥，如张璐《本经逢原》（1695年）、邹澍《本经疏证》等。

《本草纲目拾遗》（1765年）共十卷，载药921种，其中新增药物716种。补充了马尾连、金钱草、鸦胆子等大量疗效确切的民间药，太子参、西洋参、冬虫夏草、银柴胡等临床常用药，同时收载了金鸡纳（奎宁）、香草、臭草等外来药，极大地丰富了本草学的内容。同时它对《本草纲目》已载药物备而不详的，加以补充，错误之处加以订正。该书不但总结了我国十六至十八世纪本草学发展的新成就，还保存了大量迄今已散失的方药书籍的部分内容，具有重要文献价值。书中还记录了一些其他方面的自然科学成就，如用强水制铜版的方法，即首见于此书中。

《本草求真》（1769年）载药520种，上编分述药物的气味、功能、禁忌、配伍和制法等，下编阐述脏腑病证主药、六淫病证主药、药物总义等内容。由于该书以临床实用为宗旨，正文药物分为补、涩、散、泻、血、杂、食物7类，每类又分若干子目。为了便于检索，书末附"卷后目录"，按药物自然属性分部类药。该书采用的按药物主要功效进行分类的方法，不仅较《本经》三品分类、陈藏器"十剂"分类更为先进，而且对当代临床中药学的功效分类亦有重要影响。

清代的大批草药专著，也为综合本草提供了新的内容。除了引用《生草药性备要》《草药图经》《草木便方》及《天宝本草》等，仅《本草纲目拾遗》引用，就有《百草镜》《草药书》《采药志》《草宝》《山海草函》《李氏草秘》等十余种。

清代专题类本草门类齐全，其中也不乏佳作。如张叡《修事指南》，为炮制类专著，郑肖岩《伪药条辨》，为优秀的辨药专书，唐容川《本草问答》、徐灵胎《医学源流论》中的10余篇药理论文，都属药理专著，章穆的《调疾饮食辨》、丁其誉的《类物》、王孟英的《随息居饮食谱》等，则属较好的食疗专著。

《植物名实图考》（1848年）（简称《图考》）共三十八卷，由吴其濬撰，刊于清道光二十八年。该书是作者在长期对植物进行实地考察和大量收集资料基础上编绘而成。共收载植物1714种，分谷、蔬、山草、隰草、石草、水草、蔓草、芳草、毒草、群芳、果、木十二类。每种植物名用大字标出，旁附图绘，下以小字叙述出处、产地、形态、颜色及其作为药用的性能、功效、主治等。所载1805幅图中，大部分源于写生，能按原植株比例突出植物特征，精美、逼真，有很高学术价值。

《晶珠本草》又名《药物学广论》或《无垢晶串》（藏名《海贡海昌》或《资麦海昌》），由著名药学家帝玛尔–丹增彭措所著，于1735年完成此书，于1840年木刻版印刷本问世。该书集藏本草之大成，留传后世。《晶珠本草》分上、下两部。上部为歌诀之部，以偈颂体写成，对每种药的功效进行概括论述；下部为解释之部，以叙述文写成，分别对每种药物的来源、生产环境、性味、功效予以叙述。根据药物的来源、生长环境、质地、入药部位的不同，分为珍宝类、石类、土类、汁液类、树类、湿生草类、旱生草类、盐碱类、动物类药、作物类、水类、火类、膏汁类十三类。《晶珠本草》中每种药物都讲述了味、性、效及其用药的注意事项，这就给药物学增添了具体内容，更为学习药物学的人指明了用药的道理所在。由于《晶珠本草》收载药物种类很多，内容丰富，考证全面，订正确切，因此，为中外研究天然药物的科研工作者所重视。加之所收载之药物绝大部分是青藏高原主产种和特有种，更是引人关注。

八、民国时期（1912～1949年）

辛亥革命以后，西方文化及西方医药学在我国进一步传播，这对我国的社会及医药事业的发展产生了重大影响，随之出现了一股全盘否定传统文化的思潮，中医药学的发展受到阻碍。但是，在志士仁人的努力下，本草学以其顽强的生命力，得到继承和发扬。

随着中医学校的建立，涌现了一批适应教学和临床运用需要的中药学讲义，如浙江兰溪中医学校张寿颐的《本草正义》（1920年）、浙江中医专门学校何廉臣的《实验药物学》、上海中医专门学校秦伯未的《药物学》、天津国医函授学校张锡钝的《药物讲义》等。这些中药讲义，对各药功用主治的论述大为充实，其中尤以《本草正义》的论述和发挥最为精辟中肯。

在此期间安吉、张宗绪等编写了《植物名汇拾遗》（1920年），张山雷编撰了《本草正义》，1928年曹炳章在郑肖岩《伪药条辨》的基础上增补编写了《增订伪药条辨》，赵燏黄著《中国新本草图志》（1931年）、《现代本草生药学》（1934年）。地方性本草如赵燏黄著《祁州药志》（1936年）。

药学辞典类大型工具书的出现，是民国时期本草学中的一件大事。其中成就和影响最大的为陈存仁撰写的《中国药学大辞典》（1935年）。该书收录词目4300条，汇集古今有关论述，资料繁博，方便查阅。

本草学的现代研究亦开始起步。植物学、生药学工作者在确定中药品种及资源调查方面做了大量工作。许多药学工作者则致力于中药化学及药理学研究。在当时条件下，多是进行单味药的化学成分和药理作用研究，但取得的成就和对本草学发展所做的贡献是应当值得充分肯定的。

九、中华人民共和国成立至今（1949年至今）

中华人民共和国成立以来，党和政府高度重视中医药事业的继承和发扬，并制定了一系列相应的政策和措施，随着现代自然科学技术和国家经济的发展，本草学也取得了前所未有的成就。

从1954年起，各地出版部门根据卫生部的安排和建议，积极进行中医药文献的整理刊行。在本草方面，陆续影印、重刊或校点评注了《神农本草经》《新修本草》（残卷）、《证类本草》《滇南本草》《本草品汇精要》《本草纲目》等数十种重要的古代本草专著。20世纪60年代以来，对亡佚本草的辑复也取得突出成绩，其中有些已正式出版发行，对本草学的研究具有重大意义。

当前最能反映当代本草学术成就和具有权威的中药类专著，有《中华人民共和国药典》《中药志》《全国中草药汇编》《中药大辞典》《中华本草》等。1953年《中华人民共和国药典》第一部发行，以法典的形式确定了中药在当代医药卫生事业中的地位，也为中药材及中药制剂质量的提高，标准的确定起到了巨大的促进作用，目前2020年版《中国药典》是我国的第11版药典。《中药志》由中国医学科学院药物研究所1959年编著，本书对全国常用的500余种中药资料进行了系统的整理，编为4册。2002年肖培根院士出版《新编中药志》，该书全面介绍我国中药资源，共五卷，全部为植物药，其收载的品种大体上与《中华人民共和国药典》（2000年版）一部相仿。为适应中药质量评价和现代化、国际化的需要，该书重点增加了化学成分与中药成分的定性鉴定，中药特征性成分或有效成分的定量分析等方面的内容；对一些重要的常用中药，还加强了药材的宏观与微观鉴别的内容；参考文献大多追踪至2000年。《中药大辞典》由江苏新医学院1975年编纂，分上、下册和附编三部分。该书收罗广泛，资料丰富，查阅方便，非常实用。2006年由南京中医药大学编撰的《中药大辞典》出版，该书是《中药大辞典》第一版的修订本，框架结构和体例基本同第一版，但对原书中大量内容进行了修订，特别是增加了药物条目，调整了部分药物品种来源，增补了近30年来有关栽培（饲养）技术、药材鉴定、化学成分、药理作用、炮制、现代临床研究等方面的中药研究成果，反映了当代中药学的研究水平。全书分上、下、附编三册，上、下册为正文，收载药物6008味。《全国中草药汇编》1975年出版，分上、下两册，共收中草药2200种左右。各药均按名称、来源、形态、生境、栽培、采制、化学、药理、性味功能、主治用法、附方制剂等顺序编写，并附以墨线或彩色图。并于2014年出版第3版。《中华本草》于1999年出版，共2400万字，共35卷，共收入药物达8980味，最后完成的民族药卷部分共计约716万字，分为《中华本草》藏药卷、《中华本草》蒙药卷、《中华本草》维吾尔药卷、《中华本草》傣药卷和《中华本草》苗药卷共5卷，分别收载临床上常用、疗效确切的民族传统药材396味、422味、423味、400味和391味，并配置插图。

20世纪50年代至80年代，国家先后组织各方面人员对全国中药资源进行了三次大规模调查。在此基础上，编写了全国性的中药志及一大批药用植物志、药用动物志及地区性的中药志，使目前中药的总数达到8000种左右。从2010年起，开展了全国第四次中药资源普查，此次调查距第三次有近30年之久，我国的许多中药资源都发生了较大的变化，在此调查基础上编写了《中国中药资源名录》《中国中药资源大典》以及各省或地域的分卷等一些相关著作，使我国的中药资源家底更加清楚，同时提出了可持续利用建议，在调查中发现的国产沉香、马钱子、安息香、阿魏、萝芙木等已经开发利用，并能在相当程度上满足国内需求，而不完全依赖进口。

1949年以来，除以上几部影响较大的著作外，涌现的中药新著作数量多、门类全，从各个角度将本草学提高到崭新的水平。其中徐国钧院士编写的《药用植物学与生药学》（1954年）、《生药学》（1958年）、《药材学》（1963年）代表了我国初期本草的发展情况。另还有《药材资料汇编》（1959年）、《山西中药志》（1959年）、《四川中药志》（1960年）、《陕西中药志》（1961年）、谢宗万编写的《中药材品种论述》上中册（1964年、1984年）、《新华本草纲要》（1988年）、《中国中药资源志要》（1994年）、《中国中药区划》（1995

年），黄璐琦院士编写的《分子生药学》《中药材质量标准研究》（2006年）、《中国药用动物DNA条形码研究》（2016年）、《中药资源学》（2017年）、《道地药材"黄金"图谱精粹》（2017年）、《中国中药资源大典》系列丛书等则代表了近期本草的发展情况。

另一部本草著作《中国药用植物志》从2008年启动编写的总共2800多万字，收载了全中国（包括台湾）近12000种药用植物、12000多幅墨线图、6000多幅彩色照片。每科植物都刊出属、种检索表，每种药用植物都有植物形态描述、功效应用和现有研究的化学、药理资料，以及《中国药典》收载、民族药用和濒危物种的保护级别等资料，是一部较为齐全的本草类著作。

第三节　中药材的分类

"物以类聚，人以群分"，中华民族在对丰富而繁多的中药材应用和管理中，应需产生了中药材分类方法及知识体系，从而成为人们认识和区别中药材，掌握和应用中药材的基本方法和途径。《周礼》的"五药"可视作药物分类的萌芽，汉代郑玄注曰："五药，草、木、虫、石、谷也。"古人根据养生、保健、治病需求和药物效应，自《神农本草经》起将药材分成了上、中、下三品，成为中药材主要分类方法，到明代李时珍著《本草纲目》中建立的16部60类分类法，才实现了对以往中药材分类的重大突破，在分类中体现了先分无机物和有机物，有机物中又分植物与动物，实现了以纲带目，纲举目张，对近代自然分类法发挥重要的启示作用。近现代随着科技发展，学科的完善，中药材分类也获得了诸多发展。本节对中药材从古至今的分类方法及特征进行了梳理，以期为中药材研究和应用起到纲领作用。

一、中药材古代分类方法

我国古代将中药材和中药饮片统称为"本草"或"中药"，未将其进行严格区分，因此本节在评述中均采用中药之名。汉代《神农本草经》中把当时常用的365种中药分为了上、中、下三品，被称为"三品分类法"，《本经·序录》中即言："上药一百二十种为君，主养命以应天，无毒，多服久服不伤人。欲轻身益气，不老延年者，本上经。中药一百二十种为臣，主养性以应人，无毒有毒，斟酌其宜。欲遏病补虚羸者，本中经。下药一百二十种为佐使，主治病以应地，多毒，不可久服。欲除寒热邪气，破积聚愈疾者，本下经。"该分类法以中药的主要作用和毒性而划分，使学习者对中药的主要作用和有毒无毒有一个比较清晰的认识。此后成书的《名医别录》则继承了其上、中、下三品分类方法。

魏晋南北朝时期出现的本草著作打破了三品分类的单一模式，在此基础上，开始出现按中药自然属性和主治进行的分类。魏晋时期《吴普本草》首次按照中药的自然属性进行分类，开始将中药划分为玉石类、草木类、虫兽类、果类、菜类、米食类，虽比较笼统，但开启了中药分类新的探索。南北朝时期的《本草经集注》不但将中药按照玉石类、草木类、虫兽类、果菜米谷进行分类；又认为"又案诸药，一种虽主数病，而性理亦有偏着。"首次将中药按照其主治病证进行了分类，开始注重规律的总结，使中药分类的内涵更加丰富。

唐代《新修本草》一书，结合了按自然属性、三品和主治三种分类思路同时进行，书中既有玉石部、草部、木部、兽禽部、虫鱼部、果部、菜部、米部等部的分类，又在此基础上将玉石、草部、木部又分为上、中、下三品，且引用《集注》的分类思想"又案诸药，一种虽主数病，而性理亦有偏着。"将中药按照主治病证分类。其后不久的《千金翼方》亦遵循了这种混合分类方法。唐代《本草拾遗》《药性论》和五代《海药本草》基本按照中药自然属性进行分类。五代《日华子本草》和《蜀本草》，两部著作中中药分类均按照中药自然属性和三品法进行，不但分为玉石部、草部、木部、禽兽部、虫鱼部、果部、菜部、米部，在此基础上又将其分为上、中、下三品。

宋代《大观本草》书中记载了三种分类方法：第一，按照中药主治病证进行的分类；第二，按照中药自然属性进行的分类，包括玉石部、草部、木部、人部、兽部、虫鱼部、果部、米谷部、菜部；第三，分为上、中、下三品。宋代《履巉岩本草》，只在目录中将中药分为上、中、下，未有进一步的分类。元代《汤液本草》按照中药自然属性进行分类，将中药分为草部、木部、果部、菜部、米谷部、玉石部、禽部、兽部、虫部。

明代《本草发挥》《本草蒙筌》《本草汇言》和《本草正》则按照自然属性分类，基本为金石部、草部、木部、人部、兽部、禽部、虫鱼部、果部、米谷部、菜部等。《本草品汇精要》将中药分为玉石、草部、木部、兽部、禽部、虫鱼部、果部、米谷部、菜部，又在此基础上将其分为上、中、下三品。李时珍在《本草纲目》中彻底放弃三品分类法，在改变部类的基础上，将1892种药物归入水、火、土、石、草、谷、菜、果、木、器、虫、鳞、介、禽、兽、人等16部之60类中，在分类学上是一个伟大的科学创举，它是对前人药物分类思想的巨大突破。

清代《本草秘录》（又称为《本草新编》），将中药按照五音宫、商、角、徵、羽来分类，别具一格，其内在含义值得继续探讨和研究。《本草备要》《本经逢原》《本草从新》《得配本草》和《本草纲目拾遗》均是按照中药自然属性进行划分，将中药划分为草部、木部、谷菜部、金石水土部、禽兽部、鳞介鱼虫部、人部等。

清代《本草求真》开始用中药功效进行分类，将中药分为补剂、散剂、泻剂、血剂、杂剂等。此外，还记载了按照脏腑病证主药、六淫病证主药的分类。

总之，我国古代对中药分类大体可分为五类。第一，按照上、中、下三品分类法，这既是最早出现于本草著作中的分类方法，也是影响最为深远的方法，后世本草著作虽以自然属性为主，其中却有不少著作仍在自然属性分类的基础上又进行了上、中、下三品分类；第二，按照自然属性分类法，这种方法应用最广泛，从《吴普本草》开始，常见于各类本草专著中；第三，按照中药主治病证进行的分类，这种分类方法亦比较常见，但多与自然属性的分类方法并存；第四，按照中药功效进行的分类，出现较晚，体现了对中药治疗作用的总结，亦是现代中药学的常用分类方法；第五，其他分类方法，如《本草秘录》按照宫、商、角、徵、羽进行了分类。

二、现代中药材分类方法

（一）按中药材名称首字笔画排列法

如《中华人民共和国药典》（2020年版一部）、《中药大辞典》等即采用此种分类法。其优点是将中药归入笔画索引表中，便于查阅。

（二）按药用部位分类法

这种分类法便于掌握药材的形态特征，有利于同类药物的比较，便于药材的鉴定和经营管理，《中药鉴定学》教材中多采用该分类法。该类方法中首先将我国药用资源，分为植物药、动物药和矿物药三大类，而后对其进行二级细分。

1. 植物药分类

（1）根及根茎类　根类中药包括以根或以根为主带有部分根茎入药的药材，如甘草、牛膝、人参、何首乌、麦冬、郁金等；根茎类中药系指以地下茎或带有少许根部的地下茎入药的药材，如苍术、白术、川芎、半夏、天麻、贝母、石菖蒲、黄精等。

（2）茎木类　茎类药材主要指木本植物的茎，以及少数草本植物的茎。如，以茎藤入药的鸡血藤、海风藤、大血藤等；以茎枝入药的桂枝、桑枝等；以精髓入药的通草等；以茎的翅状附属物入药的栓翅卫矛；以茎刺入药的皂角刺；以草本的茎入药的如紫苏梗。木类药材是指木本植物茎的形成层以内的部分入药的药材，多采用心材部分入药，如降香、苏木等；少数以边材入药，如沉香。

（3）皮类　皮类中药通常是指来源于被子植物（其中主要是双子叶植物）和裸子植物的茎干、枝和根的形成层以外部分的药材。如桑白皮、牡丹皮、厚朴、肉桂、杜仲等。

（4）叶类　叶类药材一般多用完整而已长成的干燥叶，也有只用嫩枝的叶，如苦竹叶。大多数为单叶，极少数为复叶，如番泻叶。侧柏叶则为带部分嫩枝的叶。

（5）花类　花类中药通常包括完整的花、花序或花的某一部分。完整的花分为已开放的花，如洋金花、红花；花蕾如辛夷、丁香、金银花、槐米；花序亦有用未开放的如头状花序款冬花和已开放的如菊花、旋覆花；花的某一部分，雄蕊如莲须，花柱如玉米须，柱头如番红花，花粉粒如松花粉、蒲黄等。

（6）果实和种子类　果实及种子类中药是指以植物的果实或种子为药用部位的一类中药。在商品药材中二者并未严格区分，大多数是果实与种子一起入药，如乌梅、枸杞、荜茇等；少数用种子，但以果实的形式贮存、销售，临用时再剥去果皮，如巴豆、砂仁等。种子类大多为完整的种子入药，但豆蔻衣、龙眼肉为假种皮入药；绿豆皮为种衣；莲子为去子叶的胚；大豆黄卷为发芽的种子。

（7）全草类　全草类中药又称为草类中药，通常是指可供药用的草本植物的全株或地上部分。带有根或根茎的全株，带根的幼苗如茵陈、带根的全草如地丁。草本植物的地上部分，带有茎、叶、花、果实，如薄荷、益母草、紫苏。小灌木幼嫩的枝梢，如麻黄、西河柳。

（8）藻、菌、地衣类　如海藻、灵芝、猪苓、茯苓等。

（9）树脂类　此类系指以植物体内得到的正常代谢产物或割伤后的分泌产物入药，如松香、苏合香、阿魏、安息香、乳香、没药等。

（10）其他类　如蕨类植物的孢子：海金沙；植物体加工处理得到的产品：如冰片、樟脑；虫瘿：如五倍子；植物分泌出来的非树脂类混合物：如天竺黄。

2. 动物药分类　动物药指动物的整体或动物身上的某一部分。可分类为动物的生理产物、病理产物、动物体的加工品入药的一类中药，如鹿茸、麝香、阿胶、蕲蛇、全蝎、蜈蚣、蛤蚧、水蛭、地龙等。

3. 矿物药分类　可分为原矿物（朱砂、自然铜、石膏等）、矿物加工品（芒硝、轻粉）、动物骨骼化石（龙骨、龙齿）等。还可根据其阴离子、阳离子的类别进行分类。

（三）按功效分类

功效分类法的优点是便于掌握同一类药物在药性、功效、主治病证、禁忌等方面的共性和个性，更好地指导临床应用，它是现代中药学普遍采用的分类方法。一般分为以下几类：

1. 解表药　包括发散风寒药：如麻黄、桂枝、紫苏、荆芥、白芷、细辛等；发散风热药：如蝉蜕、薄荷、蔓荆子等。

2. 清热药　包括清热泻火药：如石膏、知母、寒水石、芦根、天花粉等；清热燥湿药：如黄芩、黄连、黄柏等；清热解毒药：如金银花、连翘、重楼、蒲公英等；清热凉血药：如生地黄、玄参、牡丹皮等；清虚热药：如青黛、地骨皮等。

3. 泻下药　包括攻下药：如大黄、芒硝等；润下药：如火麻仁等；峻下逐水药：如甘遂、芫花等。

4. 祛风湿药　包括祛风湿散寒药：如独活、威灵仙、徐长卿、川乌等；祛风湿清热药：包括秦艽、防己等；祛风湿强筋骨药：如五加皮、桑寄生等。

5. 化湿药　如广藿香、佩兰、苍术。

6. 利水渗湿药　包括利水消肿药：如茯苓、薏苡仁、猪苓等；利尿通淋药：如车前子、滑石、木通等。

7. 温里药　如附子、干姜、肉桂等。

8. 理气药　如陈皮、青皮、木香、檀香、沉香、川楝子等。

9. 消食药　如山楂、六神曲、鸡内金等。

10. 驱虫药　如使君子、苦楝皮、槟榔、南瓜子等。

11. 止血药　包括凉血止血药：如大蓟、小蓟等；化瘀止血药：如三七、茜草等；收敛止血药：如白及、仙鹤草等；温经止血药：如艾叶、炮姜等。

12. 活血化瘀药　包括活血止痛药：如川芎、延胡索、郁金、姜黄等；活血调经药：如丹参、红花等；活血疗伤药：如土鳖虫、马钱子、自然铜、苏木等。

13. 化痰止咳平喘药　包括温化寒痰药：如半夏、天南星、白附子、芥子等；清化寒痰药：如川贝母、浙贝母、瓜蒌等；止咳平喘药：如苦杏仁、百部等。

14. 安神药　包括重镇安神药：如朱砂、磁石、龙骨等；养心安神药：如酸枣仁、远志。

15. 平肝息风药　包括平抑肝阳药：如石决明、牡蛎等；息风止痉药：如羚羊角、牛黄、天麻等。

16. 开窍药　如麝香、冰片、苏合香、石菖蒲等。

17. 补虚药　包括补气药：如人参、西洋参、党参、黄芪等；补阳药：如鹿茸、锁阳、紫河车、淫羊藿等；补血药：如当归、白芍、阿胶等；补阴药：如北沙参、南沙参、百合、麦冬等。

18. **收涩药** 包括固表止汗药：如麻黄根、浮小麦等；敛肺涩肠药：如五味子、乌梅等；固精缩尿止带药：如山茱萸、覆盆子等。

19. **涌吐药** 如常山、瓜蒂、胆矾、藜芦等。

20. **解毒杀虫燥湿止痒药** 如雄黄、硫黄、白矾、蛇床子等。

21. **拔毒化腐生肌药** 如红粉、轻粉、砒石、炉甘石等。

（四）化学成分分类法

它是按照中药材所含主要化学成分或有效成分的结构和性质进行分类，如可分为：蛋白质与氨基酸类、脂类、糖及其衍生物、有机酸、酚类和鞣质、醌类、内酯、香豆精和异香豆精类、色原酮衍生物类、木脂素类、强心苷类、皂苷类、甾苷类、萜类、挥发性成分、苦味素、生物碱类等。这种分类法便于研究中药材化学成分与药效间的关系，有利于中药材理化鉴定和资源开发利用的研究。

（五）自然分类法

根据生药的原植物或原动物在自然界中的位置，采用分类学的门、纲、目、科、属、种分类方法。这种方法便于研究药材的品种来源、进化顺序和亲缘关系，有利于中药材的分类鉴定和资源研究，有助于在同科、属中研究和寻找具有类似化学成分的新药。

（六）按产地分类

该类方法主要以中药材集中的贸易市场为多见，体现经营药材产地。

1. 陕西产中药材　天麻、杜仲、丹参、黄芩、山茱萸、附子、连翘、远志、猪苓、元胡、绞股蓝、麻黄、柴胡、秦艽等。

2. 青海产中药材　大黄、贝母、冬虫夏草、羌活、秦艽、款冬花、甘草、锁阳、肉苁蓉等。

3. 山西产中药材　连翘、党参、远志、杏仁、小茴香、黄芪、防风、知母、甘遂等。

4. 川产中药材　川木香、川麦冬、川芎、川附子、川贝母、鱼腥草、川木通、大黄、川续断、干姜、使君子、川楝、川黄柏、泽泻、半夏、金银花、黄连、天麻、杜仲、桔梗、花椒、佛手、枇杷叶、党参、龙胆、辛夷、乌梅、银耳、川明参、柴胡、白芷、川牛膝、丹参、补骨脂、郁金、姜黄、莪术、天门冬、厚朴等。

5. 贵州产中药材　半夏、吴茱萸、天南星、川牛膝、何首乌、白及、淫羊藿、天麻、杜仲等。

6. 安徽产中药材　白芍、紫菀、太子参、南沙参、莲须、夏枯草（球）、女贞、华细辛、淫羊藿、鱼腥草、牡丹皮、白前、土茯苓、苍术、木瓜、前胡、杜仲、金钱草、金银花、白薇、白薇、萆薢、葛根、茜草、青木香、地榆、防己、藁本、三棱、商陆、射干、天麻、乌药、香附、黄精、山楂、玉竹等。

7. 云南产中药材　三七、云木香、天麻、石斛、草果、苏木、龙胆、木蝴蝶、半夏等。

8. 甘肃产中药材　羌活、秦艽、党参、黄芪、锁阳、当归、大黄、甘草、淫羊藿、知母、九节菖蒲、麻黄、远志、枸杞等。

9. 重庆产中药材　黄连、杜仲、厚朴、金荞麦、半夏、天冬等。

10. 河北产中药材　柴胡、远志、知母、黄芩、防风、菘蓝、薏苡、菊、北苍术、紫菀、金莲花、肉苁蓉、酸枣白芷、桔梗、藁本等。

11. **辽宁产中药材**　苍术、薏苡、远志、藁本、黄檗、党参、升麻、人参、细辛、北五味子、柴胡、酸枣等。

12. **吉林产中药材**　人参、五味子、刺五加、白薇、桔梗、紫花地丁、知母、白鲜皮、黄芩、地榆、穿山龙等。

13. **江苏产中药材**　太子参、芦苇、桔梗、薄荷、菊、板蓝根、芡实、半夏、荆芥、紫苏、栝楼、百合、丹参、夏枯草、牛蒡等。

14. **西藏产中药材**　冬虫夏草、秦艽、麻黄、莨菪、川木香、羌活、胡黄连、大黄、贝母等。

15. **福建产中药材**　太子参、酸橙、龙眼、穿心莲、泽泻、乌梅、栝楼、金樱子、厚朴、金毛狗脊、虎杖、贯众、巴戟天等。

16. **江西产中药材**　车前子、栀子、金樱子、枳壳、枳实、蔓荆子、海金沙、粉葛根等。

17. **山东产中药材**　栝楼、酸枣、茵陈、香附、远志、黄芩、山楂、金银花、北沙参、牡丹、徐长卿等。

18. **宁夏产中药材**　宁夏枸杞、银柴胡、锁阳、秦艽、柴胡、白鲜、大黄、甘草、麻黄、党参、升麻、远志等。

19. **新疆产中药材**　阿魏、锁阳、牛蒡、紫草、甘草、伊贝母、枸杞、秦艽、麻黄、红花、肉苁蓉、款冬花、雪莲等。

20. **黑龙江产中药材**　人参、五味子、赤芍、关黄柏、刺五加、龙胆、槲寄生、黄芪、防风、苍术、牛蒡、板蓝根、知母等。

21. **内蒙古产中药材**　赤芍、防风、黄芩、银柴胡、甘草、麻黄、地榆、升麻、锁阳、苦参、肉苁蓉、郁李等。

22. **浙江产中药材**　白术、玄参、麦冬、百合、山茱萸、夏枯草、菊、白芷、浙贝母、延胡索、芍药、厚朴、乌药、益母草等。

23. **河南产中药材**　辛夷、忍冬、地黄、牛膝、白芷、白附子、牛蒡子、桔梗、菊、山药、山茱萸、连翘、半夏、猪苓、独角莲、辛夷、柴胡、款冬花、栝楼、天南星、酸枣等。

24. **湖北产中药材**　厚朴、续断、茯苓、黄连、独活、苍术、半夏、射干、杜仲、白术、湖北贝母、天麻等。

25. **湖南产中药材**　玉竹、牡丹、厚朴、木瓜、黄精、乌药、前胡、吴茱萸、莲、芍药、辛夷、白及、夏枯草、百合等。

26. **广东产中药材**　草豆蔻、肉桂、阳春砂、益智、巴戟天、诃子、佛手、橘、化州柚、仙茅、何首乌、乌药、广藿香、广防己、红豆蔻、穿心莲等。

27. **广西产中药材**　石斛、吴茱萸、罗汉果、广金钱草、鸡骨草、莪术、天冬、郁金、大戟、肉桂、千年健、土茯苓、栝楼、茯苓、何首乌、八角茴香、葛等。

28. **海南产中药材**　胡椒、丁香、槟榔、阳春砂、益智、肉豆蔻、芦荟、高良姜、巴戟天、广藿香等。

第四节　中药的性能

中药运用是指在中医理论指导下，根据药物性能特点和辨证论治的需要，按照一定的法度，配伍组合成方，并选用适宜的制剂、剂量和服法，进行防病治病。所以，中药之所以能够针对病情而发挥作用，是由于应用各种药物本身具有的特性和作用，来纠正疾病所表现出来的阴阳偏盛偏衰。中药的性质和性能统称为药性，它包括药物发挥疗效的物质基础和治疗过程中所体现出来的作用，它是药物性质与功能的高度概括。中药性能的基本内容包括四气五味、升降浮沉、归经、有毒无毒、配伍、禁忌诸方面。

一、性味

《神农本草经》记载："药有酸咸甘苦辛五味，又有寒热温凉四气。"中药的性味包括四气和五味两个方面，每味中药都有四气五味的不同，因而也具有不同的治疗作用。性味是古代医药学家在长期临床实践中总结出来用于说明中药作用原理的药性理论。自古以来，本草文献每记载一种药物，首先标明其性味，这对于了解各种药物功能特点，指导临床用药都有重要意义。

1.四气　是指寒、热、温、凉四种药性，又称四性。它反映了药物对人体阴阳盛衰、寒热变化的作用倾向，为药性理论重要组成部分，是药物发生作用的主要理论依据。中药四气的记载最早见于《神农本草经》，到宋代《本草衍义》序例中才将"气"改为"性"。

寒凉与温热是两类相反的药性，寒凉属阴，温热属阳。寒与凉、热与温之间是偏胜程度的不同，凉次于寒，温次于热。有些文献对药物还标明大热、大寒、微温、微寒等予以区别。此外，在寒热温凉之外，还有"平性"，其含义是指药性平和、作用缓和、寒热之性不明显，如党参、山药、甘草等。但实际上仍有偏温、偏凉之不同，故仍称"四气"或"四性"，而不称"五性"或"五气"。

药性的寒热温凉，是由药物作用于人体所产生的不同反应和不同疗效而总结出来的。它与所治疗疾病的性质是相对而言的，疾病的发生都是人体阴阳动态平失衡的结果，其病理表现为"阳胜则热"、"阴胜则寒"两大证型。因此，能够消除或减轻热证的药物，大多属于寒性或凉性，如石膏、知母能解除病人高热烦渴；黄连、黄芩能治热性泻痢和吐血、衄血；天门冬、麦冬能治热病阴伤；鳖甲、青蒿治疗阴虚发热。表明这些药物属寒性或凉性。反之，能够消除或减轻寒证的药物，大多属热性或温性，如麻黄、桂枝能解表，治疗外感风寒表证；附子、干姜能温中散寒，治腹中冷痛；仙茅、淫羊藿能补肾助阳，治阳痿精冷。表明这些药物属于热性或温性。由此可见，寒凉药一般具有清热泻火、凉血解毒、滋阴除蒸、泻热通便、清热利尿、清化热痰、清心开窍、凉肝息风等作用；而温热药具有温里散寒、暖肝散结、补火助阳、温阳利水、温经通络、回阳救逆等作用。

"寒者热之、热者寒之"，"疗寒以热药，疗热以寒药"指出了根据药物的四气理论来指导临床用药的原则。具体来说，温热药多用治中寒腹痛、寒疝作痛、阳不举、宫冷不孕、阴寒水肿、风寒痹证、血寒经闭、虚阳上越、亡阳虚脱等一系列阴寒证；而寒凉药则主要用于实热烦渴、温毒发斑、血热吐衄、火毒疮疡、热结便秘、热淋涩痛、黄疸水肿、痰热喘咳、高热神昏、热极生风等一系列阳热证。总之，寒凉药用治疗阳热证，温热药用治疗阴寒证，这是临床必须遵循的用药原则。反之，如果阴寒证用寒凉药，阳热证用温热药，必然导致病情进一步恶化，甚至引起死亡。因此，在中药正确运用中，必须掌握药物的四气，才能针对病情的阴阳、寒热，正确地选用寒凉或温热药物。

2. 五味　五味不仅是指药物的辛、甘、酸、苦、咸五种味道，而且反映了药物具有的不同性能和作用。此外，有些药物还具有淡味或涩味，因淡味与甘味相近，通常甘淡并称，而涩与酸味往往相兼，作用相似，故一般仍称为五味。

在春秋战国时代就出现了饮食调养的理论，五味理论原意泛指食物的味，如四时五味的宜忌，过食五味可产生的不良后果。后来，在医药实践中人们将药物的五味与其相应的治疗作用联系起来，《素问·藏气法时论》谓："辛散、酸收、甘缓、苦坚、咸软"，这是对五味作用的初步总结。历代医家在此基础上不断补充发挥，到清代汪昂《本草备要》药性总义，将药物五味的作用概括为："凡药酸者能涩能收，苦者能泻能燥能坚，甘者能补能和能缓，辛者能散能润能横行；咸者能下能软坚，淡者能利窍能渗泄，此五味之用也"。总之，五味的含义既代表了药物味道的"味"，又包含了药物作用的"味"，而后者构成了五味理论的主要内容。五味与四气一样，也具有阴阳五行的属性。现将五味的功用分述于下：

（1）辛能散、能行、能润，辛味药多用治表证及气血阻滞之证。一般来讲，解表药、行气药、活血药多具有辛味。散，主要指辛味药具有发散表邪的作用。解表药大多辛味，如麻黄、桂枝、苏叶、荆芥、薄荷等。行，主要指辛味药具有行气活血，促进气血流通的作用。行气药大多辛味，能调畅气机，消除气滞，如橘皮、木香、香附等。活血化瘀药也大多辛味，能化瘀止痛，如川芎、红花等。润，系指润养的作用，源于《黄帝内经素问·藏气法时论》，曰："肾苦燥，急食辛以润之，开腠理，致津液，通气也"。这里的"辛润"是对肾阳虚，肾气不化，津液不能输布所致燥证的一种特殊治法。后世则将辛味药具有促进津液运行以敷布周身和蒸液化津，以资化源的作用，均看作辛润的表现。如脾胃气滞，不能运化水湿，津液不能上承，常导致口渴，临床上常予以陈皮、桂枝等辛味药行气化湿，脾胃健则津液上承，而口渴自除。因此，辛润之性并非指辛味药具有滋补津液作用，恰恰相反，辛味药多辛散燥烈，为阴虚、津亏、燥证所忌用。

（2）甘能补、能和、能缓、能润，系指具有补益、和中、调和药性或缓急止痛的作用。一般来讲，滋养补虚、调和药性及止疼痛的药物多具有甘味。补，系指甘味药有补养、补益作用。补益药大多味甘，如人参、黄芪甘温补气；沙参、麦冬甘寒养阴生津，治疗虚证选用。和、缓，系指甘味药有和中缓急、调和诸药、缓解毒性、缓急止痛等作用，如甘草、大枣在复方中具有调和诸药、缓和药性的作用。润，即润燥，系指甘味药有润肺、润肠、生津的作用，如瓜蒌、川贝润肺化痰，火麻仁、蜂蜜润肠通便，石斛、生地养阴生津。

（3）酸能收、能涩，系指酸味药具有敛汗、敛气、止泻、涩精、缩尿、止带、止血等作用。一般固表止汗、敛肺止咳、涩肠止泻、固精缩尿、固崩止带的药物多具有酸味。酸味药多用治体虚多汗、肺虚久咳、久泻肠滑、遗精滑精、遗尿尿频、崩带不止等证，如五味子固表止汗、乌梅敛肺止咳、五倍子涩肠止泻、山茱萸涩精止遗、赤石脂固崩止带等。

（4）苦能泄、能燥、能坚，即具有清泄火热、泄降气逆、通泄大便、燥湿、坚阴（泻火存阴）等作用。一般来讲，清热泻火、下气平喘、降逆止呕、通利大便、清热燥湿、苦温燥湿、泻火存阴的药物多具有苦味。苦味药多用治热证、火证、喘咳、呕恶、便秘、湿证、阴虚火旺等证，如黄芩、栀子清热泻火，杏仁、苏子降气平喘，半夏、陈皮降逆止呕，大黄、枳实泻热通便，龙胆草、黄连清热燥湿，苍术、厚朴苦温燥湿，知母、黄柏泻火存阴等。

（5）咸能下、能软坚，是指具有泻下通便、软坚散结的作用。一般来讲，泻下或润下通便及软化坚硬、消散结块的药物多具有咸味，咸味药多用治大便燥结、痰核、瘰疬、癥瘕痞块等证。下，即泻下，如芒硝味咸，能泻下通便，用于大便燥结；咸味药有软坚散结的作用，如牡蛎味咸，能软坚散结，可消瘰疬、痰核等。

此外，淡味与甘味相近，故有"淡附于甘"之说，淡味药有利水渗湿作用，如茯苓、猪苓等，用于水肿、小便不利等。涩味药与酸味药的作用相似，多用治虚汗、泄泻、尿频、遗精、滑精、出血等证，如莲子固精止带、禹余粮涩肠止泻、乌贼骨收涩止血等，故本草文献常以酸味代表涩味功效，或与酸味并列，标明药性。

3. **气和味的关系**　药性是由气和味共同组成的，每种药物都有气和味两个方面。同一味药，有寒热温凉四气的不同。同一气药，亦有辛甘苦酸咸五味的区别。因此，药物这种同气异味，异气同味，成为辨别药物之间功效异同的依据之一。例如紫苏与薄荷，均味辛，具有解表的功能，但紫苏辛温，偏于发散风寒。薄荷辛凉，偏于发散风热。黄芩与地骨皮，均为寒性药，善清上焦肺热，但黄芩苦寒，用于肺之实热证；地骨皮甘寒，用于阴虚发热为主。可见在掌握药性时，不可将药物的气和味割裂。因此，既要熟悉四气五味的一般规律，又要掌握每一药物气味的特殊治疗作用以及气味配合的规律，这样才能很好地掌握药性，指导临床用药。

二、毒性

本草书籍中，常在每一味药的性味之后标明"有毒"或"无毒"等字样，有毒、无毒也是药物性能的重要标志之一，也是掌握药性重要内容之一。

（一）毒性的概念

药性有毒、无毒作为药性的重要内容之一，最早收载于《神农本草经》，谓："药有酸、咸、甘、苦、辛五味，又有寒、热、温、凉四气，及有毒、无毒。"书中365种药物，按功效分为上、中、下三品，上品药"无毒，多服、久服不伤人"，中品药"无毒、有毒，斟酌其宜"，下品药"多毒，不可久服"。但在《本经》中具体药物条目下，没有一种药记载"有毒"。一般认为，《本经》中药性有毒、无毒并非专指产生毒害有无，而是泛指药性的强弱、刚柔、急缓。大凡药性刚强、作用峻急者谓之有毒；药性柔弱、作用缓和者谓之无毒。

古代常常把毒药看作是一切药物的总称，而把药物的毒性看作药物的偏性。明代张景岳《类经》云："药以治病，因毒为能，所谓毒者，因气味之偏也。盖气味之正者，谷食之属是也，所以养人之正气。气味之偏者，药饵之属是也，所以祛人之邪气。"随着医药实践经验的积累和发展，人们逐渐发现，有些药物虽然可以治病，但也可能伤害身体，出现诸如"令人吐"、"令人狂乱"、"烂人肠"，甚至"杀人"的为害作用。如《诸病源候论》中提到："凡药物云有毒及大毒者，皆能变乱，于人为害，亦能杀人。"这种"变乱"、"为害"、"杀人"明显的不是治疗作用的结果。后世本草如《名医别录》《新修本草》《证类本草》等，在药物条目下注明有毒，大多就是指的可能具有上述为害性能。现代医学研究成果表明，所谓毒性一般系指药物对机体所产生的不良作用及损害性，包括有急性毒性、亚急性毒性、亚慢性毒性、慢性毒性和特殊毒性如致癌、致突变、致畸胎、成瘾等。所谓毒药，一般系指对机体发生化学或物理作用，能损害机体，引起功能障碍、疾病甚至死亡的物质。剧毒药系指中毒剂量与治疗剂量比较接近，或某些治疗量已达到中毒剂量的范围，因此治疗用药时安全系数小，对机体组织器官损害剧烈，可产生严重或不可逆的后果。现代《中华人民共和国药典》（以下简称《中国药典》）中规定的"大毒"、"有毒"中药，系指毒性大而容易引起严重中毒甚至死亡的法定药品，如草乌、斑蝥、马钱子、轻粉等。

（二）毒性的分级

有毒药物根据其毒力作用强弱，古代本草中大致作了分级。如《新修本草》分大毒、有毒、小毒三级。《证类本草》和《本草纲目》则分大毒、有毒、小毒和微毒四级。现代毒药分级，大多沿袭历代医疗实践经验，尚缺乏客观实验数据，所以对有些药物的毒力强弱标记不统一，大毒、有毒、小毒之间的区别也并不明确。一般认为，药物毒力强弱体现在两个方面：一是出现中毒作用所需的剂量，剂量越小，毒越大；二是对机体造成的后果越严重，毒越大。当今《中国药典》采用大毒、有毒、小毒三类分类方法，是目前通行的分类方法。

（三）毒性药物使用注意事项

正确对待中药的毒性是安全用药的基础，为了保证用药安全，防止中毒事故的发生，对有毒药物的使用，应注意以下几个方面：

1. **严格掌握剂量**　用药剂量过大，是引起中毒的主要原因。因此，对有毒药物用量，应严格掌握，不可任意加大。古代采用从小剂量开始，逐步递增，中病即止的办法，这一方法至今仍被采用。如《本经》："若用毒药疗病，先起如黍粟，病去即止，不去倍之，不去十之，取去为度。"同时，还应根据不同患者的体质差异，以及对毒药的耐受程度的差异，所以剂量不能一概而论，如《金匮要略》大乌头煎，强调"强人服七合，弱人服五合"。

2. **合理炮制**　有毒药物往往通过炮制可以减低毒性，故炮制品较生品毒性小，使用相对安全。如马钱子的主要毒性成分为番木鳖碱，马钱子经高温处理后，番木鳖碱破坏，毒性降低；巴豆的主要毒性成分在巴豆油中，所以巴豆去油制成霜用，毒性可降低。

3. **选择适宜的用法**　《本经》："药性有宜丸者，宜散者，宜水煮者，宜酒渍者，宜膏煎者。亦有一物兼宜者，亦有不可入汤、酒者，并随药性，不得违越。"对有毒药物尤应注意这一点，有些药物只宜外用或含漱，一般不宜内服，如莽草、钩吻、羊踯躅等。有些宜入汤剂，不宜入酒剂，如川乌、草乌等；有些宜作丸散，不宜入汤剂，如斑蝥、蟾酥等。

通过配伍，以减低药物的毒性，也是应用有毒药物的重要方法。如附子与甘草、干姜同用，乌头与蜂蜜同用，均可减低前者的毒性。

4. 加强管理　早在1964年卫生部、商业部、化工部发布了《管理毒药、限制性剧药暂行规定》，卫生部、商业部又发布了《管理毒性中药的暂行办法》，1988年国务院颁布了《医疗用毒性药品管理办法》，列出的毒性中药有：砒石（红砒、白砒）、砒霜、水银、生马钱子、生川乌、生草乌、生白附子、生附子、生半夏、生南星、生巴豆、斑蝥、青娘虫、红娘虫、生甘遂、生狼毒、生藤黄、生千金子、生天仙子、闹羊花、雪上一枝蒿、红升丹、白降丹、蟾酥、洋金花、红粉、轻粉、雄黄等，并对毒性中药规定了分类管理的具体办法。如果对毒性中药管理不严，药物中毒甚至致死人命的事件将会屡有发生。因此，必须认真实施《医疗用毒性药品管理办法》，确保用药安全。

三、归经

归经是指药物对于机体部位的选择性作用，即某药对某些脏腑经络有特殊的选择作用，包含了药物定性、定位的概念。因而对这些部位的病变发挥着主要或特殊的治疗作用，药物的归经不同，其治疗作用也不同。中药归经理论的形成是在中医基本理论指导下以脏腑经络学说为基础，并以药物所治疗的具体病证为依据，经过长期临床实践总结出来的用药理论，为临床辨证论治提供选择用药的依据。

归经的方法很多，但归纳起来，有以下几种：

1. 直接归经法　即直接标记药物功效的效应部位。如朱砂、远志能治愈心悸失眠，它们归心经；麦芽消食和中，归脾经；桔梗、苏子能治愈喘咳、胸闷，归肺经等。

2. 间接归经法　应用脏腑表里关系及五脏与五体、五官、五液相关理论标记药物的归经。如麻黄根功专止汗，因"汗为心液"，故归心经；自然铜能接骨续筋，因"肾主骨"，"肝主筋"，故归肝、肾经；覆盆子有缩泉止遗的功效，但遗尿与膀胱有关，根本原因是肾气不固所致，覆盆子是通过补肾达到缩泉止遗的功效，所以，归经标记不是膀胱而是肾；补骨脂可治脾肾阳虚所致久泄，病位虽在肠，病本在脾肾，故归经标记是脾肾，而不是大肠。

3. 病机归经法　以与药物所治病证和病机相关的脏腑经络作为归经的标记。如驱虫药归经大多为脾，因为"虫因湿生"，而脾能"运化水湿"；治疗痈肿疮疡的药物大多归心经，因为"诸痛痒疮，皆属于心"。

掌握归经理论还有助于分辨功效相似的药物，即使功能相似的药物，由于归经不同，药物适应病证也就不同。如同为利尿药，有麻黄的宣肺利尿、黄芪的健脾利尿、附子的温阳利水、猪苓通利膀胱之水湿等的差异。又如黄连、黄芩、龙胆草均为苦寒清热燥湿药，但黄连善清心火，黄芩善清肺火，龙胆草善清肝火，这种区别主要与归经有关。另外，药物的归经必须与药物的四气五味结合起来，才能全面说明药物的功能特点。如黄芩、干姜、百合、葶苈子都归肺经，可用于肺病咳嗽，但黄芩苦寒，主要清肺热，用于肺热咳嗽；干姜辛热，温肺化饮，用于肺寒痰饮喘咳；百合甘苦微寒，能补肺阴，用于阴虚燥咳；葶苈子苦辛寒，泻肺平喘，用于肺实喘咳。

归经理论对临床合理用药具有指导意义，尤其是在辨证论治方面。如治疗头痛，太阳经头痛以选用羌活为宜，阳明经头痛则选用白芷为好，少阳经头痛又以川芎为宜，厥阴经头痛则用吴茱萸为宜。又如治喘证，不仅要分辨寒热虚实，还要确定病位在肺在肾。属肺气失宣而喘者，宜用归肺经之麻黄、杏仁等宣肺平喘；为肾不纳气者，当用蛤蚧、补骨脂等补肾纳气而定喘。

在运用归经理论指导药物临床应用过程中，必须重视与四气五味、升降浮沉学说结合起来，才能做到全面准确。四气五味只是说明药物具有不同的寒热属性和治疗作用，升降浮沉只是说明药物的作用趋向，二者都缺乏明确的定位概念，只有归经理论才把药物的治疗作用与病变所在的脏腑经络部位有机地联系起来了。因此，正确掌握归经理论对于指导临床用药意义很大，然而，由于历代医家对一些药物功效的观察、认识上所存在的差异，归经方法的不同，以及药物品种的混乱，因此，出现了本草文献中对某些药物归经的记载不够统一、准确，造成归经混乱的现象。

第五节　中药的炮制

炮制，古时称"炮炙"、"修治"、"修事"，是以中医中药理论为指导，根据医疗辨证论治和药物调剂、制剂的不同要求，以及药材本身的性质，对原药材所进行的各种加工处理的总称，它是一项传统的制药技术。由于中药材大都是生药，其中不少的药物必须经过一定的炮制处理，才能符合临床用药的需要，从而保证用药安全、有效。中药的炮制、应用和发展有着悠久的历史，从《内经》《神农本草经》及历代中医药文献中都有不少中药炮制的记载，并先后出现了《雷公炮炙论》《炮炙大法》和《修事指南》等炮制专著，炮制方法日益增多，炮制经验日趋丰富。

一、炮制的目的

中药炮制的目的，主要有以下几方面：

（一）消除或减弱药物的毒性

对一些毒副作用较强的药物经过加工炮制后，可以明显降低药物毒性及其副作用，扩大临床运用，并确保安全用药，如巴豆压油取霜，醋煮甘遂、大戟，酒炒常山，甘草银花水煮川乌、草乌，均能降低毒性；半夏、天南星等含有强烈刺激性物质，经洗、漂和白矾等辅料炮制后，可消除其刺激咽喉的毒性及其副作用；柏子仁具有宁心安神、润肠通便的功效，但含大量脂肪油，去油制霜后，则可避免滑肠致泻，对心神不宁兼有便秘的患者最为适用。

（二）改变药物性能，扩大应用范围

药物各有其药性，若性味偏盛则会带来副作用。如过热伤阴，过寒伤阳，过酸损齿伤筋，过苦伤胃耗液，过甘生湿助满，过辛损津耗液，过咸易助痰湿等。药物通过炮制，可纠正其偏性，如姜制或吴茱萸制黄连，可使黄连苦寒之性大减。有些药物经过炮制可改变药性，如生地黄性味甘、寒，具养阴生津、清热凉血作用，炮制成熟地黄后，其性味转为甘、微温，则有滋阴补血功效；生甘草味甘性平，长于清热解毒，炮制成蜜炙甘草后，其性味转为甘、温，能补中益气。由此可见药物经炮制之后，可以改变药物性能，扩大应用范围，使之更适应病情的需要。

（三）增强药物作用

有些中药通过炮制后可提高疗效，如紫菀、款冬花等止咳化痰药，蜜炙后，由于蜂蜜的协同作用，可增强其润肺止咳作用；红花酒制后活血作用增强，淫羊藿用羊脂炒后能增强补肾助阳作用。

（四）改变药物作用的部位和趋向，提高治疗效果

有些药物经炮制后，可以在特定脏腑经络中发挥治疗作用，影响药物的升降浮沉和归经。如黄柏为清下焦湿热药，酒炙后借酒力上行，作用趋向向上，能清上焦实热；若盐炙则引药下行，增强滋阴降火作用。又如大黄下行力强，欲清上焦实热，则非酒制不可。炮制有利于引药入经，增强治疗作用。中医认为"醋制入肝而止痛"，如柴胡、青皮、香附等醋制后，有助于引药入肝经，更有效地治疗肝经疾病。中医还有"盐制走肾而下行"之说，如小茴香、橘核等盐炙后，有助于引药入肾经，更好地发挥治疗肾经疾病作用。

（五）有利于粉碎，提高有效成分的溶出率

矿物类、介壳类以及某些动物类药物，质地坚硬或韧性、黏性大，不易粉碎，难以调配和制剂，炮制后可使其质地酥松，易于粉碎，并有利于有效成分的煎出，如龙骨、石决明、磁石、自然铜、穿山甲、刺猬皮等。

（六）纯净药材，保证净度

药物必须去除杂质和非药用部分，使其达到一定净度，以保证用药剂量的准确。如根和根茎类药材常残留有芦头，皮类药材常附有糙皮，果实类药材常有果柄等，种子类药材常附有果壳等，花类、叶类药材常附有花梗、碎叶、叶柄等，动物类药材常残留有筋肉、足翅及头部等，这些杂质都应除去。此外，有的药物由于部位不同而作用不同，如麻黄茎发汗，麻黄根止汗，必须严格区分应用。有的药物经加热处理，可杀死虫卵（如桑螵蛸），有利于贮藏。有些含苷类成分的药物，炮制后可防止酶解，保证药效，如苦杏仁、黄芩、白芥子等。

（七）消除不良气味，有利于服用

一些具有特殊或不良臭味的药物，服用时往往引起恶心、呕吐，需经麸炒、酒炙、醋炙等处理，以达到矫味、矫臭、便于服用的目的，如酒制乌蛇、蕲蛇以去腥，醋制五灵脂以去臭等，以便临床服用等。

二、炮制方法

药材的炮制方法一般可分净制和切制、水制、火制、水火共制以及其他制法五类。

（一）净制和切制

1.净制　为原药材加工的第一道工序，常借助一定的工具，在对药材切制、炮炙、调配或制剂之前，

需选取药用部位，除去非药用部位及杂质，以符合用药要求，称为净制。净制是根据药材的质地不同，选用挑、筛、洗、刮、刷、剪、劈、捣、碾、燎等加工方法，除去药材中的泥沙、杂质、霉变品及非药用部位，使药材达到一定的药用净度标准。如挑去辛夷花的枝、叶，筛选王不留行及车前子，簸去薏苡仁的杂质，刷除石韦叶背面的绒毛，刮去厚朴、肉桂的粗皮等。

常用的净制方法如下：

（1）拣　把药材中的杂质及非药用部分拣去，或是将药材拣选出来。

（2）筛　利用筛子，除去药材中的细小部分或杂物。

（3）簸　用竹篮或簸箕，簸去杂物或分开轻重不同之物。

（4）揉搓　质地松软而呈丝条状的药物，须揉搓成团，便于调配和煎熬。

（5）拌　为了增加某种饮片的药性，将药材与另一种辅料药材同时拌和，使辅料黏附在药材上。固体辅料，如朱砂、青黛等；液体辅料多用动物的血，如鳖血拌柴胡，猪心血拌丹参。

（6）制绒　将药物压碎后使之成绒状，有利于调剂或制剂。如茵陈、艾叶、大腹皮等。

（7）去毛　有些药材的表面附毛状物，如不除去，服用时可能黏附或刺激咽喉的黏膜，使咽喉发痒，甚至引起咳嗽。去毛的方法，大约有下列几种：刷去毛、刮去毛、火燎去毛、烫去毛、炒去毛。

（8）去芦　除去芦头非药用部位，通常认为需要去芦的药物有党参、桔梗、续断、牛膝等。

（9）去皮壳　去皮壳药物有三类，即去树皮类、去根和根茎的皮类、去果实种子的皮类。

（10）去头、尾、足、翅　如斑蝥、红娘子、青娘子去头足翅，蕲蛇、乌蛇、白花蛇去头尾，蛤蚧去头足鳞片。

2.切制　用刀具，一般采用切、铡的方法，将药材切成片、段、丝，块等一定的规格，使药物有效成分易于溶出，便于炮制，利于干燥、贮藏和调剂。根据药材性质或制剂及临床需要的不同，还有不同的切制规格要求，有切薄片、切厚片、切圆片、切斜片、切段、切块等。将药材切成各种类型的"片子"称为饮片。一般要经过整理、泡洗、润、切、干燥等程序。

（二）水制

用水或其他液体辅料处理药材的方法称为水制。水制的目的主要是洁净药物，软化药物，便于切制；或降低药物毒性或副作用，易于粉碎、调剂、制剂等。常用水制法有洗、淘、泡、润、漂、水。

1.漂洗　是将药物置于水中，并适时换水，以除去杂质、盐味及腥味。如洗去芦根、白茅根的泥土杂质，海藻、昆布漂去盐分，紫河车漂去腥味等。漂洗药材时间的长短，应视药物质地的松软、坚实程度而定，有些质地疏松和具芳香性药材应"抢水洗"，不宜在水中洗的时间过长，以免降低药效，如薄荷、羌活、陈皮等。有些含有多量黏液质的如种子类药材，下水即黏结成团，故不能水洗，如车前子等，可用簸、筛等方法除去附着的泥沙。

2.淘洗　对于种子或果实类细小药材，如夹杂有泥土等物，要在水中淘洗，如牛蒡子等。

3.浸泡　将药材放水中浸泡一定程度，凡个体粗大、质地坚硬者宜久泡，个体细小、质地疏松者宜少泡，春秋比夏季浸泡的时间要长。

4.闷润　指根据药材质地的软坚、加工时的气温、工具的不同，而采用淋润、洗润、泡润、浸润、晾润、盖润、伏润、露润、复润、双润等多种方法，使清水或其他液体辅料徐徐渗入药物组织内部，以闷透为度，内外的湿度均匀，而不伤水，便于切制饮片。如淋润荆芥、泡润槟榔、酒润当归、姜汁润厚朴、伏润天麻，盖润大黄等。

5. **水飞** 是借药物在水中的沉降性质获取极细药材粉末的方法。常用于矿物类、贝甲类不易溶解于水的药物制粉，如飞朱砂、飞炉甘石、飞珍珠、飞雄黄等。水飞的目的是使药物细腻，便于内服和外用，减少粉末在研磨时的飞扬损失。其操作方法是将药物粉碎后置乳钵或碾槽内，加水共研磨，较粗粉粒下沉，细粉则悬浮于水中，倾出，粗粉再研磨、再飞，倾出的研磨液，沉淀后分出，干燥即成极细粉末。

（三）火制

用火加热处理药材的方法称为火制法。有些药材经软化切片后，即可直接用于临床，但多数药材还需经过加热处理，满足医疗和制剂的需要。火制法主要包括炒、烫、炙、煅、煨、烘、焙等。

1. **炒** 将药物置锅中加热不断翻动，炒至一定程度取出，常分清炒和加固体辅料拌炒。

（1）清炒将药材直接放入锅中翻炒。根据药物加热程度不同，又分炒黄、炒焦、炒炭三种。①炒黄：用文火炒至药材表面微黄色，或较原色加深，或发泡鼓起，或种皮裂开发出爆裂声，以致爆裂"开花"，并能嗅到药材固有气味为度。种子类药材多用炒黄法炮制，有"逢子必炒"之说。药物炒黄后可以起到缓和药性、降低毒性、利于有效成分的煎出，或破坏某些含苷类成分药材中的酶，来保持药效等作用，如牵牛子炒后，可使其峻泻成分部分被破坏，从而降低毒性，缓和其泻下作用。一些种皮坚硬的药材如决明子、牛蒡子、王不留行等，炒后可使种皮鼓起或爆裂，有利于捣碎和有效成分的煎出；白芥子炒后，可破坏芥子酶，防止有效成分白芥子苷水解，保持其药效。②炒焦：用文火或中火炒至药材表面呈焦黄或焦褐色，并发出焦香气味时为度。炒焦主要是焦后发出香气，起到矫味、健胃的目的，并可减缓药性，如焦六曲、焦栀子、焦山楂等。③炒炭：用武火将药物炒至外部枯黑，内部焦黄为度，即"存性"，如艾叶炭、地榆炭、姜炭等。药材炒制后要洒水，以免复燃。

（2）加固体辅料拌炒由于所用辅料的不同，又分麸炒、米炒、土炒等。①麸炒：药材与麸皮拌炒。麦麸性味甘平，有和中作用。麸炒常用于补脾胃或作用强烈及有腥气的药材，如山药、白芍、苍术、枳壳、僵蚕等。②米炒：将浸湿的米平铺于锅上，用中火加热至米冒烟时投入药材共炒，通常炒至米与药材皆显黄色为度。米炒多用于某些昆虫类毒性药物和某些补益脾胃的药物，如斑蝥、红娘子、青娘子等，米炒能降低其毒性；党参米炒后气味焦香，可增强健脾止泻作用。③土炒：用灶心土（或洁净黄土，或赤石脂）与药材拌炒。土炒的目的是能增强和中安胃、止呕止泻功能，并能减少对胃肠道的刺激性，如土炒白术可增强补脾止泻的功效，多用于脾虚泄泻。灶心土性味辛温，能温中燥湿，止呕止血。

2. **烫** 烫与炒基本相同，指先在锅内加热中间物体，如砂石、滑石、蛤粉等，温度可达150～300℃，以烫炙药物，使其受热均匀，膨胀松脆，不能焦枯，烫毕，筛去中间物体，至冷即得。烫又分为砂烫、滑石粉烫、蛤粉烫等。如滑石粉烫制刺猬皮，砂烫穿山甲，蛤粉烫阿胶珠等。

3. **炙** 将药物与液体辅料共置锅中加热拌炒，使辅料渗入药物组织内部或附着于药物表面，以增效减毒，称炙法。常用的液体辅料有：蜜、酒、醋、姜汁、盐水、童便等。如蜜炙百部、款冬花、枇杷叶可增强润肺止咳作用；酒炙川芎、当归、牛膝可增强活血之功；醋炙香附、柴胡可增强疏肝止痛功效；

醋制芫花、甘遂、大戟可降低毒性；盐炙杜仲、黄柏可引药入肾，增强补肾作用；酒炙常山可减弱催吐作用；姜炙半夏、竹沥可增强止呕作用。炙法与炒法在操作上基本相同，所不同的是炒法用固体辅料，而炙法用液体辅料，并要求液体辅料渗入药材组织内部。由于所用液体辅料的不同，炙法又分为蜜炙、酒炙、盐水炙、醋炙、姜汁炙等。

4. **煅**　是将药材直接放入无烟炉火中或置于适宜的耐火容器内煅烧。药材经过高温（300～700℃）处理，改变原有的性状，使药材质地疏松，便于粉碎和煎煮。药材经煅制后，能改变药材的理化性质，除去杂质和结晶水，起到纯净作用或减少副作用，增强疗效。煅制适用于矿物类、贝壳类及质地轻松需煅炭的药物。根据操作方法和要求不同，煅法又可分为明煅、煅淬和闷煅三种。如明煅牡蛎、石决明、寒水石、石膏等；煅淬自然铜、炉甘石、磁石等；闷煅血余炭、灯心炭、棕榈等。

5. **煨**　将药物用湿面或湿纸包裹，置于热火灰中，或用吸油纸与药物隔层分开进行加热的方法称为煨法。其目的是除去药物中的部分挥发性及刺激性成分，以缓和药性，降低副作用，增强疗效。如直接火煨炮姜、面裹煨肉豆蔻、纸煨木香等。

6. **烘**　将药材置于近火处或利用烘房或烘箱，使所含的水分徐徐蒸发，以便于粉碎和贮藏。

7. **焙**　又称烘焙，是用文火烘干，不需要经常翻动。

（四）水火共制

将药材通过水、火共同处理的方法称为水火共制法，有些药物还必须加入其他辅料进行炮制。水火共制法主要包括煮、蒸、燀等。

1. **煮法**　是将药物与水或辅料置锅中同煮的方法。它可减低药物的毒性、烈性，或添附加成分，增强药物的疗效。它又分：清水煮、酒煮、醋煮、酒醋同煮。如清煮白芍、酒制何首乌、醋煮延胡索、酒醋同煮香附子。此外，也有用豆腐同制，如乌头、甘遂。珍珠与豆腐同制可以去污，称"炙珍珠"。用山羊血同煮，如藤黄。

2. **蒸法**　是以水蒸气或添加辅料成分将药物蒸熟的加工方法。多用于滋补类生药，如地黄、女贞子、五味子等。它分清蒸与加辅料蒸两种方法，辅料有黄酒、醋。前者如清蒸女贞子、玄参、桑螵蛸，后者如酒蒸山茱萸、大黄、地黄等。药材经过蒸后，其色加深或变黑，甜味增加。蒸制的目的在于改变或增强药物的性能，降低药物的毒性。如何首乌经反复蒸晒后可消除其泻下之力，而专补肝肾、益精血；黄精经蒸制后可增强其补脾益气、滋阴润肺之功。

3. **燀法**　是将药物放入沸水中短暂共煮，立即取出的方法。常用于种子类药物的皮及肉质多汁类药物的干燥处理。如燀杏仁、桃仁、扁豆以去种皮，苦杏仁经燀制后还可破坏苦杏仁酶，防止苦杏仁苷的破坏，以充分发挥药效。燀马齿苋、天门冬以便晒干、贮存。

（五）其他制法

1. **制霜**　是指药物经过粉碎去油成松散粉或析出细小晶体，或升华、煎熬成粉渣的方法。制霜的方法有：①去油制霜：多用于种子类药材，将药物除去种皮，研碎，压榨除去部分油脂而制成比较松散的粉末，如巴豆霜、千金子霜、柏子仁霜等，目的在于去除部分油脂后，降低毒性，缓和药性，消除副作用，适应临床需要。②析出结晶成霜：如西瓜霜，为西瓜皮与芒硝经加工而析出的结晶物，可增强西瓜清热泻火的功能。③副产品成霜：如鹿角霜，为鹿角熬制鹿角胶时留下的骨质粉末。

2. **精制** 也称提净法，某些矿物药，经过溶解、过滤、重结晶处理除去杂质的方法称为精制法。本法可使药物纯净，提高疗效，缓和药性及降低毒性。如芒硝粗制品俗称朴硝或皮硝，经与萝卜共煮后以使之纯净，由于萝卜味甘性温，朴硝与之共煮，可缓和咸寒之性，并取其消导降气之功；硇砂制后使之纯净，并降低毒性。

3. **发酵** 在一定温度和湿度条件下，利用微生物，使药材发酵生霉的方法称为发酵法。发酵可以改变药物的原有性能，产生新的疗效，如神曲、淡豆豉等。

4. **发芽** 将成熟的果实或种子，在一定的温度和湿度条件下，促使萌发幼芽的方法称为发芽法。通过发芽可以产生新的药效，如大麦的成熟果实经发芽而制得的麦芽；大豆的成熟种子经发芽而制得的大豆黄卷，具有清热利湿功效，用于暑湿感冒。

5. **复制** 将药材加入一种或数种辅料，按一定比例、规定程序和质量要求如法操作，反复处理，称为复制。如半夏的多种炮制品、胆南星、四制香附就是通过复制而成的。药物经复制可降低其毒性或副作用，并能改变药性或增强疗效。

第六节　中药的用法与用量

一、剂量

中药剂量是指临床应用时的重量，也就是每味药的成人一日量，或在汤剂中成人一日内用量，或指方剂中每味中药之间的比较分量，也即相对剂量。

中药剂量大多以重量计算，个别药物也以数量、容量计算的。中药的计量单位有重量，如市制：斤、两、钱、分、厘；公制：千克（kg）、克（g）、毫克（mg）；有数量，如生姜3片、蜈蚣2条、大枣7枚等。自明清以来，我国普遍采用"市制"16进位制的计量方法，即1市斤=16两=160钱。自1979年起我国对中药生产计量统一采用公制，即1千克=1000克=1000000毫克，并规定如下的近似值进行换算：16两为一斤，1市两（16进位制）=30克，1钱=3克，1分=0.3克，1厘=0.03克。目前，统一采用以克为单位的公制。

当前一般的中医药相关的文献、书籍，所涉及每味药物剂量，除特殊要求者外，大多是指干药在汤剂中的成人一日量。但是，尽管中药绝大多数来源于生药，安全剂量幅度大，不如化学药品用量那样严格，但用量得当与否，直接影响药效的发挥、临床效果。药量过小，起不到治疗作用而贻误病情；药量过大，伤正气，也可引起不良后果，或造成不必要的浪费。同时，中药多是复方应用，主要药物的剂量变化，影响到整个处方的功效和主治病证的改变。因此，对于中药剂量的使用应采取科学、谨慎的态度。比如：药性平和者，用量可大些，药性峻猛或有毒者用量宜小；质地重无毒者（如矿物药、贝壳类药）

用量宜大，质地轻者用量宜小；新鲜草药用量可大些。单味药剂量可大些，复方药物组成多者每味药剂量宜小些；重病、急病者一般用药量宜大，病轻或慢性病一般用药量宜小；体质虚弱者，用量宜小，体质壮实者用量宜大；儿童、老人用量宜小，尤其是毒药、峻药，更应注意。儿童用量与成人量更要注意，一般10岁以上儿童接近成人量，5～10岁约用成人量的一半，5岁以下通常用成人量的四分之一。

此外，地区不同、气候影响与用药剂量也要注意。夏季发汗解表药及辛温大热药不宜多用；冬季发汗解表药及辛热大热药可以多用；夏季苦寒降火药用量宜重；冬季苦寒降火药则用量宜轻。

除了剧毒药、峻烈药、精制药及某些贵重药外，一般中药常用内服剂量为5～10g；有部分常用量较大，剂量为15～30g；新鲜药物常用量为30～60g。

二、中药的煎煮与用法

主要指常用汤剂的煎煮以及服用方法。在煎煮汤药时，对用水和火候都有一定要求。

（一）汤剂的煎煮

汤剂是中药最为常用的剂型之一，自商代创制汤液以来，沿用至今，经久不衰。汤剂的煎煮对煎具、用水、火候、煮法都有一定的要求。

1. 煎药用具　以砂锅、瓦罐为好，搪瓷罐次之，忌用铜铁锅，以免发生化学变化，影响疗效。

2. 煎药用水　古时曾用长流水、井水、雨水、泉水等煎煮。现在多用自来水、井水、蒸馏水等，但以水洁净卫生安全为标准。

3. 煎药火候　常分为文火、武火。文火是指缓慢使温度上升及水液蒸发的火候；而武火又称急火，是指迅速使温度上升及水液蒸发的火候。

4. 煎煮方法　先将药材浸泡30～60分钟，一般用水量要高出药面为度。通常中药煎煮两次，第二煎加水量为第一煎的1/3～1/2。两次煎液滤过混合后摇匀，分2次服用。煎煮的火候和时间，还要根据药物性能而定。一般来讲，解表药、清热药宜武火煎煮，时间宜短，煮沸后5～15分钟即可；滋补药需用文火慢煎，时间宜长，煮沸后再续煎30～60分钟。某些药物因其质地不同，煎法比较特殊，需在处方上加以注明，归纳起来包括有先煎、后下、包煎、另煎、溶化、泡服、冲服、煎汤代水等不同煎煮法。

（二）中药的用法

汤剂一般宜温服，丸、散、片剂，除特别规定以外，一般都用温开水吞服。

1. 服药时间　一般汤剂每日一剂，煎二次，早晚二次分服，但病重病急者亦可一天二剂，分四次饮服，持续药力。在实际服用过程中，还必须根据病情和药性而定。一般来说，滋补药宜在饭前服，驱虫药和泻下药大多在空腹时服，健胃药和对胃肠刺激性较大的药物在饭后服；安眠药物应在睡前服。无论饭前或饭后服，都应略有间隔，通常以饭前、后1小时左右为宜。

2. 服药方法

（1）汤剂一般宜温服，但解表药要宜偏热服，服后还须温覆盖好衣被，或进热粥，以助汗出；寒证用热药宜热服，热证用寒药宜冷服。如出现真热假寒者当寒药温服，真寒假热者则当热药冷服，以防格拒药势。此即所谓"治热以寒，温以行之；治寒以热，凉以行之"的服药方法。

（2）丸剂粒度较小者，可直接用温开水送服；大蜜丸者，可以分成小粒吞服；若水丸质硬者，可用开水溶化后服。

（3）散剂、粉剂可用蜂蜜加以调和送服，或装入胶囊后吞服，避免直接吞服而刺激咽喉。

（4）膏剂宜用开水稀释冲服，避免直接倒入口中吞咽，粘喉引起呕吐。

（5）冲剂、糖浆剂冲剂宜用开水冲服，糖浆剂可以直接吞服。

此外，危重病人宜少量多次服用；呕吐患者可以浓缩煎药汁适量，少量频服；对于神志不清或因其他原因不能口服时，可采用鼻饲给药法。在应用发汗、泻下、清热药时，若药力较强，要注意患者个体差异，一般得汗、泻下、热降即可停药，适可而止，不必尽剂，以免汗、下、清热太过，削减人体的正气，造成不良后果。

第七节　发展现状与趋势

党和国家高度重视中医药事业的发展，党的十八大报告明确提出："扶持中医药和民族医药发展"，为继承和弘扬中医药创造条件，从而使中医药事业发展迎来了前所未有的机遇。为保障和促进中医药事业发展，保护人民健康，颁布了《中华人民共和国中医药法》（第十二届全国人大常委会第二十五次会议于2016年12月25日审议通过，2017年7月1日正式实施）。中医药立法明确了中医药事业是我国医药卫生事业的重要组成部分。有利于国家大力发展中医药事业，实行中西医并重的方针，建立符合中医药特点的管理制度，以充分发挥中医药在我国医药卫生事业中的作用。

就中药材方面来说，目前主要存在2个突出的问题：一是常用中药材野生资源大量减少，导致某些货源紧缺。二是药材质量参差不齐，导致药性不稳定。近年来，许多专家和学者由此开展了相关的科学研究，也获得了大量的成果，针对目前我国中药材现状，结合科学技术发展的程度和趋势，在以后相当长一段时间里，应重点从以下几个方面开展研究工作。

一、中药资源及可持续利用研究

1. **开展全国中药资源调查**　2010年黄璐琦院士牵头开始实施全国第四次中药资源普查，计划于2020年底完成全国全部区县的调查，调查完成后可摸清我国中药资源的家底，为实施下一步中药材发展规划提供依据。在此基础下，各区县或企业还可以根据自身需求，开展一些特殊区域或特定药材品种的详细资源调查，为自身的中药材产业发展和原料情况提供基础数据。

2. **中药材引种栽培和优质中药材的生产研究**　中药材种植解决了一些中药材野生资源匮乏的问题，

近几十年来，我国的药材专家一直从事着中药材野生变家种、栽培技术、繁殖技术等方面的研究，随着我国中医药事业的飞速发展，中药材栽培技术的研究及规范化生产有了很大的进展，但总体水平仍然很低。由于人类健康事业和中药产业的发展，对中药材需求的种类和产量不断增加、品质要求不断提高，因此，中药材引种栽培和优质中药材的生产研究在今后数十年里仍将是药材学科的重要研究内容。在研究的过程中应注意将一些新思路、新方法及时运用其中，如：遥感技术运用和中药材生态种植。

3. 濒危药用植物资源保护、引种繁殖、高质高产研究　野生资源目前仍是中药材的重要来源，同时也是发展中药材栽培和优良品种繁育的种源，对野生中药材资源进行保护无论是对中药产业的发展还是生物多样性保护都具有重要的意义。开展珍贵濒危药用植物资源保护、引种繁殖、高质高产等一系列研究，同时开展寻找濒危药材替代品新资源的研究工作，以减少对某一种药材的依赖。

二、深入研究传统本草学

中药的产生和发展，在我国已有几千年的历史，值得深入研究和不断发掘。古人研究中药很注重整体观和动态观，对中药的认识与形态、生态、发育、演化密切结合在一起。例如张志聪曾云："皮以治皮，节以治骨，核以治丸，子能明目，藤蔓者治筋脉，梢秒子实，其性主降。"因此，对本草学进行系统整理，并与现代科学技术和方法有机结合起来，一定会取得更好的成果，有利于促进中医药事业的发展。因此在今后的研究中，不仅要保持目前的研究特色，还要不断地从具有深厚底蕴的本草文献中发掘出不同的研究思路和方法。古为今用，将会起到取长补短，相得益彰的效果。

三、中药材品质评价及质量控制研究

中药材品质评价是指建立一定的评价方法和指标，以对中药的质量优劣进行评价。中药质量控制是指采用一定的分析方法建立中药的质量标准，对中药的质量进行控制，确保中药安全、有效。虽然近年来，国内外对中药真伪与品种鉴定、有害物质检测和化学成分的定性定量分析、质量标准及评价体系的构建等多方面进行了研究，但中药品质评价方法目前仍主要采用通过测定中药中一个或几个有效成分的含量来评价中药品质的优劣。由于中药中含有的化学物质极其复杂，某些中药中含有的主要化学物质，有时并不是主要有效成分，而某些微量成分的药理作用却能较客观地反映该中药的功效。因此，一种中药的药效应是其中所含全部化学物质的综合作用结果，其中一个或几个成分的含量不一定能客观反映中药的品质。未来中药鉴定的发展方向是分子鉴定以及应用现代色谱（HPLC、GC、TLCS）和光谱（UV、IR）技术得到一组能比较全面反映该中药整体成分的色谱和光谱信息，通过计算机进行统计分析，用于中药的真伪鉴别和品质评价。

要真正地掌握中药材品质评价的最佳方法和行之有效的质量标准控制体系，确保我国中医药持续稳定发展，应继续加强中药材品质评价和质量控制的相关研究，利用飞速发展的现代科学技术，在原有研究基础上深入探索、不断创新，确保中药材质优、可控。

主要参考文献

[1] 徐国钧，何红贤，徐珞珊，等.中国药材学（上）[M].北京：中国医药科技出版社，1996.

[2] 黄璐琦.展望分子生物技术在生药学中的应用[J].中国中药杂志，1995，20(11)：643.

[3] 屠鹏飞.生药学的发展及其研究思路[J].中国天然药物，2006，4(6)：411-419.

[4] 王德群.关于我国生药学发展的思考[J].药学教育，2012，28(3)：27-29.

[5] 高学敏.中药学[M].北京：中国中医药出版社，2007：1.

（重庆市药物种植研究所　张军　　陕西中医药大学　白吉庆　　天津中医药大学　李天祥）

第二章　中药材资源的调查与区划

第一节　资源调查

中药资源是指在一定地区或范围内分布的药用植物、动物或矿物的种类及其蕴藏量的总和，它会受到地形、气候等自然因素的影响，人们从事种植、采集、狩猎等社会生产活动也会对中药资源的分布起着重要的影响作用。

一、中药资源调查历史与现状

我国中药资源种类繁多，大多数品种分布区域广而零星分布，所以，全国中药资源的调查涉及学科多，调查难度大，特别是对有药用价值的动、植物蕴藏量的调查尤其困难。下面介绍我国开展全国性的中药资源普查情况。

第一次全国中药资源普查是在20世纪50年代初，普查以常用中药为主。其普查的成果集中体现在1959～1961年出版的《中药志》（四卷）中，共收载了常用中药500多种，成为中华人民共和国成立后我国首部有关中药资源的学术专著。

第二次全国中药资源普查是在20世纪70年代，结合全国中草药的群众运动，调查收集了全国各地的中草药资料，最后出版了《全国中草药汇编》（上、下册）。

第三次全国中药资源普查是在20世纪80年代，由中国药材公司牵头，调查我国中药资源种类达12807种。出版了《中国中药资源》《中国中药资源志要》《中国常用中药材》《中国中药区划》《中国药材资源地图集》等几部著作，使我国中药资源普查成果系统化，并成为宝贵的基础资料。

第四次全国中药资源普查由国家中医药管理局组织，自2008年起积极筹备，从2011年起，已支持31个省（区、市）2600多个县开展中药资源普查试点工作。目前已取得阶段性的成果，已收集到药用资源的种类、分布等信息约200万条，汇总整理46万份标本实物，并建立了覆盖全国中药资源主产区和交易市场的中药资源动态监测和信息服务网络。

二、调查遵循的原则与方法

普查是通过调查每一个对象，直接获得每个对象的情况，并能精确计算总体情况的调查。

调查也常常称为"抽样调查"，就是从总体中抽取一部分单位作为样本，并通过样本情况去估计总体情况调查。调查较之普查的优点是范围小、误差小及节省时间、人力、物力。但也存在着调查结果具有一定局限性问题。

中药资源普查是指对国家或一个政府辖区所有中药资源数量、质量、分布状况及开发利用和保护等情况进行全面调查。

中药资源调查则是对国家或某一地区具有药用价值的动物、植物和矿物中药资源进行抽样调查，即不是对所有地区和或所有种类进行全面普查。

但在实际操作中，人们习惯把较大规模的调查（如全国各省市，主要药材种类）称作"普查"。

1. **单种中药资源调查**　单种资源调查是对某一种药用植物（动物、矿物）进行资源分布、量值（蕴藏量，年允收量）、自然更新、人工更新的调查。例如：刺五加药用植物资源调查，唐古特大黄、掌叶大黄资源调查，甘草资源调查等。目前在我国已经进行了大量单种中药资源调查。

2. **专题中药资源调查**　是指确定专门的资源调查项目，包括地区中药资源调查、不同种类（珍稀濒危中药资源）等。例如：黑龙江省中药资源调查、长白山野生濒危中药资源调查、黄渤海野生中药资源调查、神农架野生中药资源调查等。

第二节　资源区划

中药区划是发展中药生产的重要基础工作，关于中药区划的研究始于20世纪90年代，相关研究从中药资源以及中药资源所在的生态环境等方面进行了不同类型的中药区划研究。经过20多年的发展，中药区划研究取得了可喜的成就。由于中药区划研究尚处于学科发展的初级阶段，随着人们对其研究的不断深入，新时期对中药区划研究提出了新的要求，并赋予了中药区划新的研究内容。

一、区划的基础理论

中药资源区划是研究中药资源及其地域系统的空间分异规律，并按照这种空间一致性和差异性规律对其进行区域划分。综观我国中药资源区划的相关研究，不同文献对中药资源区划有不同的理解，如《中国中药区划》认为中药资源区划是在中药资源调查的基础上，正确评价影响中药资源开发和中药生产的自然条件及社会经济条件的特点，揭示中药资源与中药生产的地域分异规律，按区内相似性和区际差异性划分不同级别的中药区，明确各区开发中药资源和发展中药生产的优势及其地域性特点，提出生产发展方向和建设途径。冉懋雄指出：中药资源区划是以中药生产及其自然资源为对象，从自然、社会经济、技术角度，进行生态环境、地理分布、区域特征、历史成因、时间空间变化、区域分异规律，以及与中药数量、质量相关因素等综合研究，按区间差异性和区内相似性加以分区划片，以充分利用各区自然资源及社会经济资源，发挥优势，扬长避短，因地制宜地发展中药生产及合理开发利用与保护中药资源，为中药生产的合理布局、发展规划及中药资源的总体开发与保护提供科学依据。郭兰萍等研究表明：中药资源区划就是对特定环境下药材的适生性进行评价，并以适当的方式表示出来，它是中药材引种栽培适生地选择的基本策略和依据。陈士林等分析认为，中药资源区划是以中药生产及其自然资源与中药生产地域系统为研究对象，从自然、经济、技术角度，在对中药生态环境、地理分布、历史成因、时空（间）变化、区域分布规律以及与中药质和量相关因素等方面综合研究基础上，按照地域区间差异性和区内相似性，本着因地制宜、扬长避短地发展中药生产及合理开发利用与保护中药资源的原则进行分区划片。中药资源区划包括两个方面：第一是生态类型区划分，即9个一级区和28个二级区，是从自然生态的宏观角度出发，且与区划发展规划密切相关；第二是生产适宜区划分，即药材区划，是从某一具体药材生产区域的微观角度出发，与生产布局和优质药材基地建设相关。

中药资源区划的理论基础还有基于传统中医临床优质药材的道地药材理论、基于环境胁迫与次生代谢产物积累关系的环境适应理论、人类经济行为的空间区位选择及区域内经济活动优化组合的区位理论、基于水桶原理的投入产出理论。

1. **道地药材理论**　道地药材是中医临床长期、反复实践中产生的、公认的优质中药材。它的形成与我国特有的生态地理、文化背景及中医药理论有关，不同种类道地药材的鉴别特征不同。可用于道地药材区划的鉴别特征主要为道地药材的有效成分。如苍术的挥发油中苍术酮、苍术素、茅术醇、β-桉叶醇呈现出的一种特定的配比关系；道地药材丹参的化学成分在居群内有较大的一致性；道地药材赤芍中芍药苷含量显著高于非道地药材。道地药材青蒿中青蒿素含量较高。因此，中药区划研究时需要明确不同药材的特征，再根据药材的特征对其进行区域划分。

2. **环境适应理论**　指导中药材生产的合理布局是进行中药区划的主要目的之一，大多数中药材进行人工种植（养殖）的生态环境与其野生环境存在一定的差异。这种环境差异对中药材的数量和质量产生怎样的影响，需要相应的理论作为中药区划研究的理论基础。环境适应是有机体对周围环境变化所产生的生理反应的综合表现。就主要源于生物资源的中药资源而言，每一种生物对生态因子的要求都有一定的范围和限度，超越了耐性限度都会影响生物生长或生存，如在生物耐性限度内，就会形成一个适宜生物生存的范围。根据药用动植物对环境的适应规律，可以明确最适宜其生长的生境特征，这种关系可作为适宜性区划的基础。因此，环境适应可作为中药区划研究的理论依据。

3. **地域分异规律**　地域分异规律是自然地理环境各组成成分及其构成的自然综合体在地表沿一定方向分异或分布的规律性现象。地域分异规律是自然界最普遍的特征之一，从理论上讲，凡具有比较稳定的地域分异现象的事物，都可以进行区域划分。一般认为，自然地域分异规律包括地带性规律、非地带性规律及地方性规律等方面。中药资源在区域间存在较大的差异，主要表现在受水热条件影响的经度地带性、纬度地带性，受地形影响的垂直地带性，受局部生境影响的非地带性规律等方面。如中药资源种类、数量和质量等在地域间的差异分布规律。因此，地域分异规律可作为中药区划研究的理论依据。

4. 区位理论　由于野生中药资源的不断减少，中药材人工种植和养殖技术的不断发展，中药材的人工种植和养殖成为解决中药材供求矛盾的主要手段，如何正确选建优质中药材商品生产基地，以及基地的合理布局，成为科研和生产实践面临的主要问题。区位理论是关于人类经济行为的空间区位选择及区域内经济活动优化组合的理论，关于人类活动的空间分布及其空间中的相互关系的学说。区位是指人类行为活动的空间，区位除了解释为地球上某一事物的空间几何位置，还强调自然界的各种地理要素和人类社会经济活动之间的相互联系和相互作用在空间位置上的反映，是自然地理位置、经济地理位置和交通地理位置在空间地域上有机结合的具体表现。因此，区位理论可作为中药区划研究的理论依据。

5. 投入产出理论　指导中药材的社会生产是中药区划研究的主要目的之一。中药材人工生产的目的是通过生产出优质高产的工业原料，从而获取经济效益。如何以最少的投入，获取最大的产出，需要相应的理论指导。投入产出理论是用经济数量分析方法研究一个经济系统中各个部门之间投入与产出的相互依存关系，帮助人们认识问题、发现问题和解决问题的基础理论。因此，投入产出理论可作为中药区划研究的理论依据。

二、区划的指标体系

（一）区划指标构建的方法

1. 定性描述法　定性描述法是根据调查研究和专家经验，以药材的数量和质量为依据进行区划的方法。区划方案多采用集成各专家经验和意见，根据药用动植物的生物特性与生态环境的吻合程度，以及各区域内药物的数量和质量，对中药资源的地理分布进行的定性描述。如对黄芪、三七、石斛等的区划均是采用定性描述的方法。

定性描述是在对中药资源分布情况进行实地调查研究基础上进行的，对于所研究药材及其生境特点、生态条件等方面的辅助资料有限的情况下，该方法较为适用。由于该方法中定性的因素较多，用定量的方法对生态因素的研究较少，若干重要界线的确定带有假定、推测的成分。因此区划方案图较粗糙、准确性较差，在一定程度上限制了对生产实践的指导。

2. 模糊数学法　模糊数学法在中药区划中应用的原理，是以某种药用动植物道地产区的生态因子为依据，通过对不同地区生态因子与道地产区生态因子的相似程度的比较，进而根据相似程度来进行区划的方法。如，濮社班等应用模糊数学方法，以石柱县的气候因子为基础，选择与黄连生物学特性有较大关系的气候生态因子，对我国黄连引种栽培进行区划。肖小河等对四川乌头和附子的主产地（绵阳和凉山）的气候因子为基础，根据模糊集合论分别建立乌头、附子与气候要素的隶属函数模型，综合评价了四川省乌头和附子产地气候条件的生态适宜性，并将四川划分为3个乌头不同适宜区和4个附子不同适宜区。

模糊数学方法适用于具有明确的道地产区、道地药材的生境特征已经明确的情况。模糊数学方法是对定性描述方法的发展，有效地弥补了传统区划方法的不足。但由于模糊数学方法运算较为复杂，而且区划结果仍然是以文字的形式进行表达，因此区划方案的准确性和实用性依然较差。

3. **构建模板法**　构建模板法（或称数值分析法）的原理是通过将区划范围内的点状数据转化为面状数据，再以中药材道地产区的生境特征为标准，依据区域内生态条件与道地产区的相似程度进行区域划分。点状数据转换为曲面数据的理论基础是，空间上距离较近的点比距离较远的点其特征值具有更大的相似性即空间数据的自相关性，根据空间数据的自相关性，可以利用已知样点的数据对任意未知点的数据进行预测，并将离散点的测量数据转换为连续的数据曲面。主要应用GIS的空间插值来实现，其特点是只根据插值要素自身的空间分布特征拟合生成函数方程，方程中只包含自身的特征值和地理位置，而不包含其他地理要素。

现阶段，采用构建模板法对药材的适宜性评价和区划进行了大量研究，如郭兰萍等运用构建模板的方法对苍术进行了气候适宜性区划研究；郑小华等运用该方法对中药产地的气候资源进行分析，得到陕南中草药种植气候生态区划图；陈士林等对黄芩、管花肉苁蓉、西洋参等药材的适宜性区划研究等。

构建模板法中大量的计算过程是由计算机来完成的，并把区划结果以地图形的形式输出。该方法不但能完成定性描述法、模糊数学方法的基本功能，而且还能克服上述两种方法的不足，增强了区划方案图的准确性。由于大区域内的气候条件不但水平方向上有变化，而且垂直方向上也有变化。因此，利用空间插值方法衍生出的曲面数据，来代替真实的数据会存在一定误差，应用插值数据进行区划时应根据区划区域的大小选择合适的数学模型对插值结果进行拟合和修正。如对气象数据的空间插值结果，可以根据气象站点的数字高程数据进行拟合和修正，最终得到准确的面状气象数据。现有文献中应用该方法进行中药区划时均未对插值结果进行拟合和修正。

4. **构建模型法**　如果对于尚未建立质量评价体系、生境特征不明确的药材进行适宜性区划研究，就需要新的区划方法——构建模型的方法对其进行区划。该方法首先需要通过调查研究来获取相关资料：包括观测药物生长发育、产量和有效成分的积累状况的相关数据，另一方面在同一时期观测分析生态环境条件的变化，使药用植物与自然生态环境条件紧密结合起来。再通过对两种资料的统计分析（相关分析、聚类分析、主成分分析、回归分析等），分析中药材质量和数量与不同生态要素间的关系、并构建关系模型。在明确药物的生境特征和关系模型的条件下，应用GIS技术对模型中各生态要素进行空间插值，再根据模型对空间插值结果进行空间计算，获得最终区划结果并将结果以地图的形式输出。

如郭兰萍等根据苍术挥发油组分形成与气候条件的关系模型，进行了苍术挥发油组分形成的气候适宜区划与苍术生长发育的气候适宜区划；张小波等根据广西地区气候条件与青蒿中青蒿素含量之间的关系模型，进行了广西青蒿的气候适宜性区划研究。

由于该方法中的药材数据与环境数据之间具有较好的对应关系，因此能较好地反映药材与环境之间的关系。该方法要求有大量的调查、测量、测定和地理信息数据做基础，区划工作才能够顺利的实现。"构建模型"的方法是以统计分析所建立的相关模型为区划的依据，整个分析过程中人为因素少，但建模过程较复杂。"构建模板"的方法，区划过程简单明了，人为因素多。

5. **基于遥感数据的区划法**　"构建模板"和"构建模型"的方法的共同之处是两种方法对中药生态

区划中的气候适宜性区划研究最为适用。但在进行地形地貌、植被群落等其他生态因素的区划和中药生产区划时，就需要新的区划方法——基于遥感数据的区划方法。该方法的基本思路是：通过野外调查获取中药资源信息，利用卫星遥感图像获取资源所在区域的生境信息（如地形地貌、植被群落、土地利用状况等）；辅以气象站的点状数据和数字高程模型生成区划范围内的曲面气候数据；构建中药资源与外部环境之间的关系模型；依据关系模型和各要素的空间分异规律对其进行区域划分。

遥感图像分析在农业估产和区划上已经广泛应用，如曹卫彬等应用遥感图像分析方法把新疆三大棉区划分为6种棉花遥感识别区。遥感技术在中药区划研究领域的应用尚属探索阶段，如张小波等对广西青蒿生产适宜性的区域差异分析中，应用遥感数据提取了广西地区的土地利用状况信息，增强了区划结果的准确性。

（二）区划指标构建的原则

1. **道地性原则** 中药材社会生产的主要目的是为中医药临床用药提供充足的药材资源。生产者的主要目的是在高产的基础上实现其最大的经济效益。而中药材品质好坏主要取决于有效成分的含量。因此，药用动、植物引种驯化的关键在于保持药用成分，否则就是引种驯化的失败。由此可知按药效成分积累多少进行地理分区，是中药区划的特点，保持动植物的药用价值是中药区划需要遵循的基本原则，也是中药区划与自然生态区划、农业区划的本质的差别。中药资源的产量和质量通常是一对矛盾，产量高的区域未必质量好，这是由于次生代谢产物在逆境条件下更容易积累，造成药材质量好的区域的中药资源的产量未必高。因此，在进行中药区划时首先必须遵循中药材的道地性原则，其次是遵循药材的高产性原则。

2. **差异性原则** 由于中药资源的质量（有效成分的形成、积累）和数量与自然生态环境密切相关，是中药资源形成和存在的客观基础；中药资源的数量、市场流通以及开发利用中存在的问题等与区域内社会经济活动发展水平密切相关，主要影响中药资源的发展方向。而且，自然生态环境、社会经济环境和中药资源的地理分布在区域间存在较大的差异性。因此在进行中药区划时，必须区分地域间中药资源特性、主导生态系统类型、社会经济环境特征以及主要生态环境问题等的差异性。

3. **相似性原则** 相似性原则是指进行区划时，必须保证同一区划单元内部特征的相似性，主要包括区划单元内部的药物特性、自然生态、社会条件基本一致，以及区划结果与行政区划基本保持一致。同一区划基本分类单元内自然生态环境条件的相似性，有利于正确地判别区域间中药材质量的差异性；社会经济条件的相似性，有利于正确地判别区域间中药生产、发展方向的差异性；行政区划的一致性有利于所提出相关问题解决办法的组织实施；引种地与原产地生态环境相似是保证药材质量相似的有效途径。

4. **实用性原则** 由于中药区划的目的是为了科学地指导工农业生产，从而实现中药农业的合理布局，以及中药资源的可持续利用。区划中除了必须突出药材品质，还要综合考虑各种社会经济因素和生态因素对中药资源的影响，如区域才能使区划更有实际意义。因此，中药区划必须遵循实用性原则，从而为正确选建优质中药材商品生产基地，以及基地的合理布局、资源的可持续利用提供科学依据。

三、区划的发展趋势和研究重点

中药区划的研究对象包括中药资源、自然环境和人文环境三个方面。较早的中药区划主要以中药资源为研究对象，以中药资源和道地药材的相关理论为依据进行中药区划。目前的中药区划主要以中药资源及其所在的自然环境为研究对象，主要是以中药资源、道地药材和生态学的相关理论为依据进行中药材的生产和生态适宜性区划。

根据中药区划的定义和研究对象，中药资源所在的社会经济环境也是中药区划的主要研究之一，而区位理论又是关于生产布局的基础理论。而以中药资源及其所在的社会经济环境为研究对象，以地域分异规律、道地药材理论及生态学的相关理论为依据进行中药区划的研究尚属空白，该领域可成为今后中药区划研究的一个新的发展方向。

土地是进行中药材生产的物质载体，各种中药材的生产均要布局在一定的土地上。过去和目前的相关中药区划研究多是大尺度范围的区划，而中小尺度的区划，如基于土地利用和土地覆被的区划研究尚属空白，该领域可成为今后中药区划研究的另一新的发展方向。

中药区划是农业区划的组成部分，中药区划虽然不是单纯的部门经济区划，但含有一定的社会经济属性。因此，在进行中药区划时需要对社会经济发展水平进行研究，区划指标的选取也应该包括社会经济发展水平指标。将区域内的社会经济发展条件引入中药区划中有利于提出科学的中药资源发展规划。

第三节　野生资源保护与管理

30多年来，传统医药的地位，特别是中药资源的状况和形势发生深刻变化。工业发展、生态环境和人类生活方式发生改变，人类疾病谱和医学模式随之发生改变。这些使我国传统医药发展面临着千载不遇的机会，与此同时，也使传统医药的原材料——野生药材资源的可持续利用面临前所未有的挑战。

一、保护资源的相关政策法规

目前，我国已制定了大量与野生药材资源管理有关的法律法规，初步形成了野生药材资源的管理体制，构建了野生药材资源管理的制度框架。

1982年《宪法》第9条和第26条分别规定"国家保障自然资源的合理利用，保护珍贵的植物和动物"，"禁止任何组织或个人用任何手段侵占或者破坏自然资源。"《宪法》的这些规定具有最高的权威性，是我国野生药材资源进行法制建设的宪法原则和指针。1980年以来，我国陆续制定（或修订）了大量与环境及自然资源相关的法律法规，其中不少与野生药材资源有关，可以作为野生药材资源管理相关问题的法律依据。

这些立法主要包括1985年《森林法》（1998年修订）、1985年《草原法》（2002年修订）、1986年《渔业法》（2000年修订）、1989年《野生动物保护法》、1993年《农业法》、2000年《种子法》等。这些自然资源法律分别对森林资源、草原资 源、渔业资源、野生动物资源、农业种质资源等资源的保护和利用、相关主体的权利与义务作出了相对具体的规定，适用于各自领域的野生药材资源的保护和管理。与此同时，国务院相继颁布了一系列涉及野生药材及遗传资源保护和利用的行政法规。其中比较重要的有1987年《野生药材资源保护管理条例》，这也是我国首部中药资源保护的条例。1994年《种畜禽管理条例》、1994年《自然保护区条例》、1997年《野生植物保护条例》。这些行政法规对相关野生药材资源的管理、开发和保护措施作了比较明确的规定。在自然资源领域，我国的各个省、自治区、直辖市也都相应地制定了地方性法规，例如《黑龙江省野 生药材资源保护条例》《湖南省野生植物资源保护条例》《吉林省野生植物保护管理暂行条例》《云南省陆生野生动物保护条例》和《云南省珍稀濒危植物管理办法》等。在生物资源方面，我国参加的1973年《濒危野生动植物物种国际贸易公约》（CITES）和1992年《生物多样性公约》（CBD）对我国相关立法的影响最为深刻。对于前者，我国已经通过《野生动物保护法》和《野生植物保护条例》《野生药材资源保护管理条例》等法律法规并实施。同时，我国还成立了"国家生物物种资源保护专家委员会"，为生物物种资源的保护提供科学支持。

二、管理资源的新举措

1. **动态监测**　随着近年来人类社会对野生中药资源需求量的增加和开发利用能力的提高，我国中药资源家底不断变化，中药资源相关问题已经引起行业和社会的高度重视和关注，如中药资源产地和市场供求信息不对称、中药材生产盲目，导致中药材产量和质量不稳定、价格大起大落等问题，严重影响了中药材产业的发展和临床用药安全。行业内急需开展中药资源监测工作，来掌握中药资源本底和变化情况，探索实现中医药行业健康持续发展的有效途径。经过国家中医药管理局组织的调研和论证，提出了覆盖我国中西部22个省份，包括1个中心平台、67个监测站和655个监测点的中药资源动态监测体系框架，成立了中药资源动态监测体系技术专家委员会，形成了覆盖全国主要中药材产区，比较系统、结构合理、由不同层次构成的中药资源动态监测技术服务队伍。并由中国中医科学院中药资源中心牵头，基于国家发改委高技术产业化项目正在开展中药资源动态监测技术方法和服务产品等研究，基于中医药行业科研专项正在开展中药资源动态监测数据库和信息管理系统的研发。可以看出国家在中药资源动态监测工作方面有规划、有落实，中药资源动态监测机制正在逐步建立，相关工作正在一步步推进。

2. **资源评估**　2017年原国家食品药品监督管理总局颁布了《中药资源评估技术指导原则》，明确中药资源评估是"中药生产企业对未来5年内中药资源的预计消耗量和预计可获得量之间的比较，以及中药产品生产对中药资源可持续利用可能造成的潜在影响进行的科学预估"，并要求新药注册和再注册时开展中药资源评估，目的是促进药品上市许可持有人或生产企业树立起"中药工业生产应先保证中药资源产量和质量"的理念。其评估的基本原则包括："坚持资源保护与产业发展相结合原则"、"坚持药材资源的供给与消耗平衡原则"、"坚持动态评估原则"，充分体现了国家开展中药资源评估中要确保中药资源"总量不减，保障供应"的总体思路。"总量不减"即通过管理手段的宏观调节促进国家中药资源总量不减少，"保障供应"即要求每一个中药生产企业均应具有保证企业自身所用中药材原料药材可持续供应的能力，两句话放在一起，即指通过每个企业自身的"保障供应"实现国家总体的"总量不减"。中药资源评估内容包括中药资源预计消耗量、预计供应量、潜在风险和可持续利用措施4个方面。此处，预计消耗量、预计供应量均针对某个企业的某个产品的原料药材而言，而可持续利用措施也是指企业针对该原料药材的潜在风险采取的措施。

3. 制定标准　中药材优质优价体系的建立及完善是实现中药材产业良性循环、推动产业升级、促进产业健康发展的必由之路。为此，行业主管部门曾先后制订过多个中药材商品规格等级的部颁标准。然而，自1984年原国家医药管理局与卫生部联合下达的《七十六种药材商品规格标准》至今已经过去35年余，此标准是在统一收购或调拨出售药材有所依据的背景下制订形成的，对当时的药材分级发展、促进优质优价起到了积极的作用。随着药材经营管理模式的转变，当前市场药材商品已发生较大变化，常用大宗药材由野生品转向了栽培品为主，加之各地无序的引种，重量轻质，照搬农作物的栽培生产方式，以及化肥、农药、植物生长调节剂等农业投入品的滥用，导致栽培药材的形态特征、质量等均发生了较大的改变。目前，中药材产业迫切需要制订适合当前中药材规格等级划分的标准，规范中药材市场交易，引导上游生产环节以品质为导向，实现良性循环。

2013年，商务部、国家中医药管理局共同支持以中国中医科学院中药资源中心为技术依托单位成立了"中药材商品规格等级标准技术研究中心"。2014年，商务部立项《中药材商品规格等级标准编制通则》及五种药材商品规格等级行业标准的制定。2015年，《200种常用中药材商品规格等级标准研制》被列为中华中医药学会团体标准首批试点。

自2013年起，中国中医科学院中药资源中心组织了全国五十多所科研、教学、监管及企业等相关单位共同开展中药材商品规格等级标准的重新制修订工作。通过5年多的系统整理、调查与研究，完成了230余种常用中药材标准的制修订工作。其中《中药材商品规格等级标准编制通则》以及三七等五种中药材商品规格等级行业标准已由商务部于2016年发布，《200种常用中药材商品规格等级》团体标准也已由中华中医药学会于2016年至2018年间分批发布。本次商品规格等级标准制修订的特点主要体现在以质量为导向、基于《中华人民共和国药典》、基于市场实际情况、注重影响质量的关键因素，以制订实用性强、简便易懂的中药材商品规格等级标准。本批标准的发布，将为推动优质优价起到积极的作用。

主要参考文献

[1] 中国药材公司. 中国中药区划[M]. 北京：科学出版社，1995.

[2] 张小波，黄璐琦. 中国中药区划[M]. 北京：科学出版社，2019.

[3] 黄璐琦，詹志来，郭兰萍. 中药材商品规格等级标准汇编[C]. 北京：中国医药科技出版社，2019.

（福建中医药大学　林青青　　中国中医科学院　詹志来）

第三章 中药材生产、加工、贮藏、流通及道地药材

第一节 药材的栽培与养殖发展

中药材是中医药事业传承和发展的物质基础，是关系国计民生的战略性资源。随着全民健康意识不断增强，食品药品安全特别是原料质量保障问题受到全社会高度关注，中药材在中医药事业和健康服务业发展中的基础地位更加突出。大力发展中药材规范化种植养殖，积极扶持道地中药材生产基地建设，推动中药资源持续健康发展，对于深化医药卫生体制改革、提高人民健康水平、促进生态文明建设，具有重要意义。

现今我国常用中药材达2000余种，其中野生药材变家种计200余种。近代特别是改革开放以来，随着技术进步和用药量的增加，人工栽培药材逐步取代野生药材的步伐不断加快，特别是道地药材生产加快发展。当前，我国中药材产业在规范化、规模化、组织化等方面取得了显著成效，中药材GAP的实施全面推动了中药材规范化种植技术的提升，但持续健康发展仍面临着诸多挑战。

一、中药材种植养殖产业获得长足发展

1. **政策法规逐步完善** 党和国家一贯重视中药材的保护和发展。为继承和弘扬中医药，保障和促进中医药事业发展，《中华人民共和国中医药法》第三章"中药保护与发展"中明确鼓励发展中药材规范化种植养殖和扶持道地中药材生产基地建设。同时，国务院办公厅还先后出台了《中药材保护和发展规划（2015—2020年）》《中医药健康服务发展规划（2015—2020年）》《中医药发展战略规划纲要（2016—2030年）》等中医药发展领域的专项规划，均明确提出大力推进中药材绿色生态种植。上述法律和规划，从政策层面促进中药材产业快速健康发展。农业农村部正积极制订《全国道地药材生产基地建设规划（2018—2025）》，致力于引导建设一批历史悠久、特色鲜明、优势突出的道地药材生产基地，加力推进中药产业发展，提升中药材质量、效益和竞争力。

2. **种植面积与产量持续增长** 经过多年技术积累和产业发展，目前50余种濒危野生中药材实现了种

植养殖或替代，200余种常用大宗中药材实现了规模化种植养殖，中药材种植面积、产量和产值逐年大幅度增加，目前栽培的药用植物和养殖药用动物已占到药材总产量的70%。

据调查统计，2017年除北京、西藏、台湾和香港、澳门外的29个省（市、自治区）中药材总种植面积已经达到6799.17万亩。其中，河南、云南两省分别达到760.20万亩和747.20万亩，广西678.63万亩，贵州、陕西两省超过400万亩，湖北、甘肃、广东、山西、湖南五省超过300万亩，四川、重庆、山东、河北四省超过200万亩，内蒙古、辽宁、宁夏、海南、黑龙江、安徽六省超过100万亩，江西、浙江、青海、新疆、吉林五省超过50万亩。

中药材年总产量为1850.33万吨。其中，山东产量最大为354.72万吨，广西产量达到181.29万吨，河南产量达到140.88万吨，广东产量115.60万吨，重庆、安徽、云南、陕西四省产量均超过90万吨。

中药饮片和中成药总产值3563.28亿元。其中，山东产值最高为462.19亿元，河南446.22亿元，云南351.80亿元，湖南、广西两省超过200亿元，陕西、湖北、宁夏、广东、重庆、海南六省市均超过100亿元。在未来一段时期内中药材种植规模将继续保持较快增长速度。

3. 建立了完善的生产服务体系　2017年，农业农村部在"十三五"现代农业产业技术体系建设中新增中药材产业技术体系，设立国家中药材产业技术研发中心1个、功能研究室6个、综合试验站27个，聘请包括首席专家在内岗位科学家23名、综合试验站站长27名。2018年农业农村部组织成立了由22名专家组成的中药材专家指导组，指导全国中药材种植生产。

2018年，国家中医药管理局启动第四次全国中药资源普查工作。第四次全国中药资源普查进行了近七年试点工作，在全国31个省份建立了由28个省级技术服务中心，以及由66个县级监测站组成的中药资源动态监测信息和技术服务体系。上述体系的建设，初步构建了全国中药材生产服务体系和网络，加强了中药材生产先进适用技术的转化和推广应用，促进了中药材基地建设整体水平的提高。

4. 成为脱贫攻坚的支柱产业　中药材广植于我国贫困地区，是我国农村贫困人口种植业收入的重要来源之一。2017年国家中医药管理局和国务院扶贫办等5部门，为深入贯彻党中央、国务院关于脱贫攻坚的决策部署，联合印发《中药材产业扶贫行动计划（2017—2020年）》，积极推进中药材产业扶贫相关工作。主要通过"三百工程"，引导中药企业在贫困地区建基地，发展大宗、道地药材种植和生产，带动农业转型升级，促进贫困户稳定增收脱贫。河北省62个贫困县中，43个县将中药材作为特色产业发展，实现亩均纯收入近2000元。甘肃省58个贫困县中有21个是中药材主产县，其中宕昌、岷县等县农民人均纯收入50%以上来自中药材。山西陵川县六泉乡西石盘村人均纯收入7120元，其中90%以上来自中药材；陕西柞水县南五味子、平利县绞股蓝在中药材产业扶贫中发挥了引领作用。

二、中药材产业发展面临诸多挑战

中药材产业发展势头强劲，中药材需求量和需求层次持续增长，但综合来看，持续健康发展仍面临着诸多挑战。中药材产业发展的水平和人民群众对优质中药材原料日益增长的需求相比还存在着发展不平衡和不充分问题，主要表现为产业规模增长与产业管理机制发展不平衡，优良品种和先进种植加工技术推广应用不充分等方面，具体有：

1. 中药材生产总体布局有待加强。各地盲目引种中药材，导致中药材质量参差不齐，中药道地性降低。

2. 中药材种子种苗生产、经营和流通缺乏有效管理，源头生产上种源混杂、质量参差不齐、良种覆盖率低下。

3. 缺乏科学种植模式及提质增效生产技术，生产过程中过分追求产量的现象比较突出。中药材种植和加工过程中化肥、农药、生长调节剂、农膜、硫黄等农业投入品日趋增多，并缺乏科学有效管理，导致中药材农残、重金属、激素等外源污染物超标问题日益突出。

4. 中药材生产基础条件差，现代农业技术装备和设施缺乏，田间生产、采收和产地初加工环节的机械化严重滞后。

5. 中药材生产组织模式有待优化，一家一户的小农经济依然是中药材生产的主体，这导致中药材质量和安全管理困难重重，同时还严重制约了中药农业产业升级，急需形成适合现代土地管理政策及运营模式的新型中药材生产模式。

6. 全国中药材市场需求量和中药材生产量、库存量缺乏权威的信息统计数据，盲目引种、扩充产区、跟风种植导致部分中药材产能过剩，中药材价格波动较大，缺乏大数据支撑下的宏观规划、合理布局和有效调控。

7. 中药材产业链不完整，产地加工条件落后、加工技术粗放、精深加工不够，产品产业链短，资源综合利用不足，产品附加值低下。

8. 中药材生产企业品牌意识差，多数中药材包装简单低劣，既没有标签更无商标，影响了中药材的商品质量及信誉，制约了中药材优质优价机制的形成。

9. 科研基础薄弱，产业科技支撑不够，专业技术人才匮乏，中药农业推广体系和技术服务能力有待加强。

10. 中药材管理制度不健全，虽然《中华人民共和国中医药法》与《中华人民共和国种子法》等中医药及中药农业相关的法规已颁布，但相关法律还有待进一步落实，道地药材认证管理、中药材品种登记及生产经营管理等一些具体的操作办法仍有待落地。

三、解决中药材种植和养殖中难点方法

中药材和其他农作物有着十分明显的区别，具有其独特性。一方面中药材是中医药事业传承和发展的物质基础，是关系国计民生的战略性资源，另一方面，中药材讲究道地性，和大部分农作物侧重于产量不同，中药材更注重品质。因此，中药材产业需要独具特色的发展方向和思路。

1. 以"有序""安全""有效"为目标　依据我国中药农业的发展现状和生产实际，国家中药材产业技术体系"十三五"启动会首次提出并确立了中药材农业"有序""安全""有效"的发展目标。"有序"即依据中药材道地性原理，全面优化全国中药材生产布局；"安全"即防止有害物质产生和污染，强化绿色安全生产，保障药材质量安全和环境生态安全；"有效"即一方面在中医药理论指导下，遵循中药植物

或药用植物的基本生物学特性，以提高中药的临床疗效为宗旨，确保药效，另一方面还要兼顾药农的经济效益。

2. 以科技创新驱动中药材生产"十化发展"　党的十九大高度重视创新驱动发展战略，明确提出"创新是引领发展的第一动力"，创新驱动发展的本质就是以科技创新为核心的全面创新为发展的主要动力。现阶段中药材生产应当以"有序""安全""有效"为目标，提高科技有效供给，加大科技成果的推广力度，推进中药材生产"十化发展"，以创新驱动中药农业的现代化。

第一，产地道地化。加强规划引导，加快出台《全国道地药材生产基地建设规划》，在中医药理论的指导下优化全国中药材生产布局，重视品种和产区的道地性，建设一批历史悠久、特色鲜明、优势突出的道地药材生产基地，限制中药材盲目引种，做到有计划生产。

第二，种源良种化。加快制定《中药材种子管理办法》，保护中药材种质资源，规范中药材种子种苗生产经营，加大中药材良种选育、生产和推广，提高中药材生产良种覆盖率，逐步解决中药材生产上种源混乱问题。

第三，种植生态化。发展"拟境栽培""人种天养"与现代农业规范化种植相结合的生态种植，大力推广中药生态种植模式和绿色高效生产技术，加大有机肥使用力度，大幅降低化肥施用量，严格控制化学农药、膨大剂、硫黄、农膜等农业投入品使用，不断提升中药材质量。

第四，生产机械化。大力研发适用的各类中药材农业机械，以代替不断减少的农业劳动力，降低人工成本；并积极引导农业机械合作社、农机生产服务组织发展壮大，为中药材生产、烘干、储藏、运输提供方便、高效的机械化服务。

第五，发展集约化。发展多种形式适度规模经营，构建农户分享全产业链利益保障机制。推广中药材大品种发展模式，由优势企业和优势科研团队联合攻关打通从资源保障、产品研发、科学应用到流通营销的全产业链发展环节，依赖中成药龙头企业带动中药材大品种的发展，推动中药材全产业链资源发展和资源整合优化，实现一二三产业融合发展，做大做强地方优势特色产品，带动区域经济腾飞。

第六，产业信息化。加快建设中药材大数据信息平台，构建全国统一权威的中药材生产供给和市场需求信息数据系统，推进供求对接、质量溯源、产业调控等方面的信息化管理。同时，加快培育现代化中药材市场体系，降低中药材交易和市场流通成本，充分运用互联网、物联网、区块链和人工智能等新技术，打造现代化中药材电子交易市场。

第七，开发多样化。拓展中药农业的深度和广度，加强中药材及副产品的综合利用，如地下药用部位的中药材，其地上部位可用于开发代用茶、中兽药、特定化合物的提取物等，或在中药材种植基地开发生态旅游、药膳、科普、康养体验等，大力发展中药农业产业相关第二产业、第三产业，提高中药农业综合收入。

第八，产品品牌化。发展品牌农业，大力培育知名品牌，塑造品牌核心价值。建立道地药材品牌目录制度，打造一批知名区域品牌、产品品牌、企业品牌、合作社品牌等。创建地域特色突出、产品特性鲜明的区域公用品牌，创响一批品质好、叫得响、占有率高的道地药材知名品牌，并采取地理标志产品保护等措施保护道地中药材。

第九，研究基础化。加强中药农业相关中药道地性形成的科学内涵、药用植物生物学特性和生长规律等基础研究，为中药农业提供科学的指导。目前，深入研究生长年限不够、抢青采收等不科学采收对中药材质量的影响，开展真菌类中药材、基原列入珍稀濒危物种的中药材、沙漠、石漠化等生态脆弱区域根类中药材种植采挖对生态环境影响的评估，研究制定中药生态种植技术规范等都是中药农业生产中亟待解决的问题。

第十，管理制度化。尽快落实中药材相关法规，制定《中药材种子管理办法》《中药材用农药登记管理细则》《道地药材认证管理办法》等工作制度和细则，加快道地药材认证，强化中药材生产投入品管理，健全交易管理和质量管理机制，维护中药材流通秩序，加大力度查处中药材市场中不正当竞争行为，促进中药材"优质优价"相关政策和机制的落实，实现优质中药产业的可持续发展。

第二节　药材的采收加工与贮藏

野生或家种家养殖药材的合理采收、加工、贮藏，对保证药材质量，保护和扩大药源具有重要意义。

一、采收

药材的合理采收与药用植物的种类、药用部位、采收季节密切相关。药用植物在不同生长发育阶段，其有效成分含量会有所不同。同时受气候、产地、土壤等多种因素的影响，因此采收时既要考虑产量，又要注意有效成分的含量，以期获得高产优质的药材。

（一）适宜的采收时期

确定药材适宜的采收时期，必须把有效成分的积累动态与植物生长发育阶段这两个指标结合考虑，这两个指标有时候一致，有时候则不一致。

1. 有效成分的含量有显著高峰期，而药用部分产量变化不显著，则含量高峰期即为适宜采收期。

2. 有效成分含量高峰期与药用部分产量高峰期不一致时，要考虑有效成分的总含量，即有效成分的总量=药材产量×有效成分百分含量，有效成分总量最大值时，即为适宜采收期。

3. 有效成分含量高峰期与产量高峰期基本一致时，共同的高峰期即为适宜采收期。

4. 有效成分无显著变化，药材产量的高峰期就是其适宜的采收时期。

（二）一般的采收原则

以有效成分含量或总量来指导药材的采收，虽然比较合理，但需要大量的科研工作，同时很多药材的有效成分尚未明了，因此，需要利用传统的采药经验及根据各药用部分的生长特点，分别掌握合理的采收时期。

1. **根及根茎类**　一般在秋、冬两季植物地上部分将枯萎时及春初发芽前或刚露苗时采收，此时根或根茎中贮藏的营养物质最为丰富，通常所含有效成分也比较高，如牛膝、党参、黄连、大黄、防风等。有些中药由于植株枯萎时间较早，则在夏季采收，如浙贝母、延胡索、半夏、太子参等。但也有例外，如明党参在春天采集较好。

2. **茎木类**　一般在秋、冬两季采收，如关木通、大血藤、首乌藤、忍冬藤等。有些木类药材全年可采，如苏木、降香、沉香等。

3. **皮类**　一般在春末夏初采收，此时树皮养分及液汁增多，形成层细胞分裂较快，皮部和木部容易剥离，伤口较易愈合，如黄柏、厚朴、秦皮等。少数皮类药材于秋、冬两季采收，如川楝皮、肉桂等，此时有效成分含量较高。根皮通常在挖根后剥取，或趁鲜抽去木心，如牡丹皮、五加皮等。采皮时可用环状、半环状、条状剥取或砍树剥皮等方法。如杜仲、黄柏采用的"环剥技术"，即在一定的时间、温度和湿度条件下，将离地面15～20cm处向上至分枝处的树皮全部环剥下来，剥皮处用塑料薄膜包裹，不久便长出新皮，一般3年左右可恢复原状。树皮、根皮的采收，容易损害植物生长，应注意采收方法，有些干皮的采收可结合林木采伐进行。

4. **叶类**　宜在植物生长最旺盛时，或开花前或果实未成熟前采收，如艾叶、臭梧桐叶等。但桑叶须经霜后采收，枇杷叶、银杏叶需落地后收集。

5. **花类**　一般不宜在花完全盛开后采收。开放过久几近衰败的花朵，不仅药材的颜色和气味不佳，而且有效成分的含量也会显著减少。花类中药，在含苞待放时采收的如金银花、辛夷、丁香、槐米等；在花初开时采收的如洋金花等；除虫菊宜在花头半开时采收；在花盛开时采收的如菊花、西红花等；红花则要求花冠由黄色变红色时采摘。对花期较长，花朵陆续开放的植物，应分批采摘，以保证质量。有些中药如蒲黄、松花粉等不宜迟收，过期则花粉自然脱落，影响产量。

6. **果实种子类**　一般果实多在自然成熟时采收，如瓜蒌、栀子、山楂等；有的在成熟经霜后采摘为佳，如山茱萸经霜变红，川楝子经霜变黄；有的采收未成熟的幼果，如枳实、青皮等。若果实成熟期不一致，要随熟随采，过早肉薄产量低，过迟肉松泡，影响质量，如木瓜等。种子类药材须在果实成熟时采收，如牵牛子、决明子、芥子等。

7. **全草类**　多在植物充分生长，茎叶茂盛时采割，如青蒿、穿心莲、淡竹叶等；有的在开花时采收，如益母草、荆芥、香薷等。全草类中药采收时大多割取地上部分，少数连根挖取全株药用，如细辛、蒲公英等。茵陈有两个采收时间，春季幼苗高6～10cm时，或秋季花蕾长成时。春季采的习称"绵茵陈"，秋季采的习称"茵陈蒿"。

8. **藻、菌、地衣类**　不同的药用部位，采收情况也不一样。如茯苓在立秋后采收质量较好；马勃宜在子实体刚成熟时采收，过迟则孢子散落；冬虫夏草在夏初子座出土孢子未发散时采挖；海藻在夏、秋两季采捞；松萝全年均可采收。

9. **动物类**　昆虫类必须掌握其孵化发育活动季节。以卵鞘入药的如桑螵蛸，在3月收集，过时则虫卵孵化成虫影响药效；以成虫入药的均宜在活动期捕捉；有翅昆虫在清晨露水未干时便于捕捉；两栖动物如蛤士蟆，则于秋末当其进入冬眠时捕捉；鹿茸须在清明后适时采收，过时则角化。

在药材采收中要注意保护野生药源，计划采药，合理采挖。凡用地上部分者要留根；凡用地下部分者要采大留小，采密留稀，合理轮采；轮采地要分区封山育药。动物药如以锯茸代砍茸，活麝取香。野生药用动物严禁滥捕。

二、产地加工

药材产地加工的目的是提高药效和有效成分的含量，保证药材的品质，达到医疗用药的目的，并利于包装、贮存和运输，而对于种植药材则是从农作物向药材转变的重要环节。总的任务是去粗取精，去伪存真，保证质量，以提高药材的疗效。具体任务是：第一，清除非药用部分、杂质、泥沙等，以保证药材的纯洁；第二，按《中国药典》规定的标准，加工修制成合格的药材；第三，要根据医疗要求进行处理，减除药材的毒性和不良性味，以保证药材的效用和安全用药；第四，进行干燥、包装成件，以利贮存和运输。

中药除少数如鲜生地、鲜石斛、鲜芦根等鲜用外，大多于采收后要在产地进行简单加工。根和根茎类药材一般于采挖后经过挑选。洗净泥土、去除毛须（根须、叶基维管束或纤维束），迅即干燥；有的须先刮去外皮使色泽洁白，如沙参、桔梗、山药、半夏；有的质地坚硬或较粗，需趁鲜切片或剖开而后干燥，如天花粉、苦参、地榆、狼毒、商陆、乌药；有的需要抽去木心，如远志；有的富含黏液质或淀粉，需用开水稍烫或蒸后干燥，如天麻、百部、延胡索、白及、郁金。皮类药材一般在采收后修切成一定大小而后晒干；或加工成单筒、双筒，如厚朴；或先削去栓皮，如关黄柏、丹皮。叶类及草类药材含挥发油较多的，采后放通风处阴干；草类一般先行捆扎，使成一定的重量或体积，而后干燥，如薄荷。花类药材在加工时要注意花朵的完整和保持色泽的鲜艳，一般是直接晒干或烘干。果实类药材一般采后直接干燥；有的经烘烤、烟熏等加工过程，如乌梅；或经切割加工，如枳实、枳壳、化州橘红。种子类药材通常采收果实干燥后去果皮取种子。或直接采收种子干燥；也有将果实干燥贮存，使有效成分不致散失，用时取种子入药，如豆蔻。

三、干燥

药材的干燥温度常因所含成分而异。一般含苷类和含生物碱药材的干燥温度为50～60℃，这样可抑制所含酶的作用而避免成分的分解；含维生素C的多汁果实可用70～90℃迅速干燥，不能立即干燥时可进行冷藏；含挥发油的药材一般不宜超过35℃，以免挥发油散失；用于制备杏仁水的杏仁、枇杷仁以及制备挥发芥子油的芥子等，都需要借助酶的作用，故不宜用50℃以上温度干燥。

药材干燥的方法，通常有阳干法、阴干法和烘干法。阳干法是直接利用日光晒干，可将药材置于搭架的竹席、竹帘上晒在日光下，或铺于河滨沙砾地，其干燥时间可显著缩短，适用于肉质根类。注意含挥发油类的药材，以及外表色泽或所含有效成分受日晒易变色变质的药材如黄连、大黄，在烈日下晒后易开裂的药材如郁金、白芍等，均不宜采用阳干法。阴干法是将药材置于通风室内或屋檐下等阴处，使水分自然散发，主要用于芳香性花类、叶类、草类药材的干燥。烘干法可不受天气的限制，加温时要注意富含淀粉的药材如欲保持粉性，烘干温度须慢慢升高，以防新鲜药材遇高热而淀粉发生糊化。

有些药材不适于上述方法干燥的，可用石灰干燥器进行干燥，此法也适用于易变色药材的干燥。

药材干燥后仍含有一定量的水分。每种药材的干燥程度须与贮藏时空气的相对湿度相适应。一般药材干燥后含水分8%～11%即可。有些药材如洋地黄，《中国药典》规定含水分不得超过8%，并应储存于密闭器中。

四、贮藏

药材的合理贮藏，对保证药材的品质有重要意义。如果贮存保管不当，药材可能会发生虫蛀、霉烂、变色、泛油等现象，导致变质，影响疗效，在物质上、经济上造成损失。因此，在贮藏中应注意贮藏方法，以防止发生这些现象。

（一）虫蛀

即害虫侵入药材内部所引起的破坏作用。药材经虫蛀后，有的形成孔洞、产生蛀粉，有的外形被破坏，有的甚至完全蛀成粉状，失去药用价值。

害虫的来源主要是药材在采收时受到污染，加工干燥中未能将害虫或虫卵消灭，或贮藏过程中害虫由外界侵入。害虫一般生长条件为温度在16～35℃之间，相对湿度在60%以上，药材中含水量在11%以上。这些条件随害虫种类而有不同。

常见的有害昆虫有：

1. 大谷盗 *Tenebroides mauritanicus* L. 成虫扁平，长椭圆形，常6.5～10mm，头部三角形，黑褐色，为果实、种子常见的害虫。

2. 药谷盗 *Stegobium peniccum* L. 成虫长椭圆形，长2～3mm，暗红褐色，有假死性。蛀蚀根、根茎类及芳香性药材，如人参、当归、川芎、白芷、商陆等。

3. 赤拟谷盗 *Tribolium ferrugineum* Fabricius 成虫长椭圆形，长3.5～4mm，红褐色，能飞。常蛀蚀红花、当归、牛膝、槟榔等。

4. 谷象 *Sitophilus granarius* L. 成虫圆筒形，稍扁，长约4mm，红褐色，头延伸成象鼻状，无后翅，不能飞。蛀蚀果实、种子类。

5. 米象 *Sitophilus oryzac* L. 成虫圆筒形，长2.3～4mm，深红褐色至黑褐色，后翅膜状，善飞翔。蛀蚀果实、种子类。

6. 日本标本虫 *Ptinus japonicus* Reitter 成虫头胸较小，腹部肥长，密生灰白色及黄褐色细毛，有假死性。对芳香性和粉性药材蛀蚀较严重。

7. 烟草甲虫 *Lasiuderma serricorne* Fabricius 成虫椭圆形，长2.5～3mm，头部向下隐于胸，红褐色，密生黄褐色细毛。

8. 赤毛皮蠹 *Dermestes tesselatocollis* Mots. 成虫长椭圆形，长9～10mm，黑色。为动物类药材的主

要害虫。

9. 谷蛾*Tinea granella* L. 成虫长5～8mm，翅展1.2～1.6cm，前翅银灰色，有褐色斑点。

10. 印度谷斑螟*Plodia interpunctella* Hubner. 成虫长6.5～9mm，翅展1.3～1.8cm，前翅基部2/5灰黄色，余红褐色，上有紫黑色斑点。为种子类重要害虫。

11. **螨类** 为节肢动物蜱螨目动物，种类很多，体形微小，椭圆形，一般长0.1～0.7mm，肉眼仅可看及，有足4对。在药材或中成药中检出的，有粉螨*Tyroglyphus farinae* L.、干酪螨*Tyroglyphus* sino L.、钳蠊螨*Blattisocius dentriticus*（Beriese）、腐食酪螨、景天螨、虱状蒲螨、真革螨、肉食螨、革螨、橘色触足螨等。一些螨可直接危害身体健康或传播多种疾病。

（二）发霉

即毒菌在药材表面或内部的滋生现象。霉变的起因是大气中存在着真菌孢子，当散落药材表面，在适当的温度（25℃左右）、湿度（相对湿度在85%以上，或药材含水量超过15%）和足够的营养条件下，即萌发成菌丝，分泌的酶溶蚀药材组织，以致有效成分发生变化而失效。俗云"霉药不治病"，说明药材霉变后对疗效的影响。发霉与药材在贮藏过程中内部发热使水分蒸发至表面（所谓"发汗"）以及受潮密切有关。

（三）变色

各种药材都有固有的色泽，色泽是药材品质的标志之一。如药材贮存不妥，可能使色泽变异，以致变质。引起药材变色的原因：有些药材所含成分的结构中具有酚羟基，在酶的作用下经过氧化、聚合作用，形成大分子的有色化合物，如含黄酮类、羟基蒽醌类、鞣质类的药材较易变色；或因药材所含的糖及糖酸类分解产生糖醛或其他类似化合物，这些化合物有活泼的羟基，能与一些含氮化合物缩合成棕色色素；或因药材所含蛋白质中的氨基酸，可能与还原糖作用而生成大分子棕色物质；在药材发霉、虫蛀过程中也会变色。此外，可因使用某些药剂杀虫而引起变色，如用硫黄熏后其所产生的二氧化硫遇水成亚硫酸，作为还原剂，而使药材褪色。

（四）泛油

泛油又称"走油"，是指某些含油药材的油质泛出药材表面，或药材受潮、变色、变质后表面泛出油样物质。如柏子仁、杏仁、桃仁含脂肪油；当归、肉桂含挥发油；天门冬、太子参、枸杞（含黏性糖质）。药材泛油与贮藏中的温度高和时间久有关。此外，有的药材由于化学成分自然分解、挥发、升华而不能久贮的，应注意贮存期限。如松香久贮，在石油醚中溶解度降低；明矾、芒硝久贮易风化失水；洋地黄、麦角久贮有效成分易分解等。

（五）贮藏方法

1. **贮藏前处理** 药材入库贮藏前必须进行干燥处理，以防发霉、虫蛀。

2. **高温处理** 用曝晒、烘焙杀虫。高温致死害虫的主要原因是温度升高使虫体新陈代谢加快，失水过多，熔化虫体的蜡层，破坏表皮结构，引起虫体内蛋白质凝固，使体内类脂质液化，损害虫体神经系统。也有用沸水蒸煮杀死虫卵，如桑螵蛸、蜂房。

3. **冷藏处理** 在低温（-5℃以下）贮藏可灭蛀虫，防止霉菌的生长，以及防止变色、泛油。由于条件限制，一般用于少数贵重药材的贮藏，如人参、枸杞、蛤士蟆油、全蝎、鹿茸。

4. 化学药剂处理　应用化学药剂消灭害虫和霉菌，必须考虑到药剂对害虫有效而不影响药材性质及对人体的安全。

5. 经验贮藏　适用于数量不多的药材，如泽泻与丹皮同贮，泽泻不生虫，丹皮不变色；动物药材如蕲蛇、海马放入花椒可防虫蛀变质；瓜蒌、蛤士蟆油用酒可防虫、防霉；利用谷糠、干砂埋药防虫；撒石灰防虫等。

6. 充氮、降氧贮藏（气调养护）　近年来将充氮降氧法应用于药材贮藏取得成效。将药材贮存于密闭塑料帐内，充氮气使含氧量降到5%以下，在较短时间内可使害虫缺氧窒息而死；如为防霉防虫，将含氧量控制在8%以下即达到预期目的。充氮降氧法可保持药材原有的品质，无采用化学药剂的残留污染和对人体的影响。也有充二氧化碳养护药材。充氮加除氧剂更能达到无氧或极少氧，杀虫效果好，用于人参等贵重药材能确保质量。

此外，有用红外线、微波、钴-60照射等试用于药材贮藏。

第三节　药材的商品流通

我国动植物药材来源于野生和人工种养殖，野生药材由采药人采集加工后售给产地药材商，产地药材商交给在集镇的收购药材站，药材站经过加工整理后，销往中药材专业市场、饮片厂或制药企业。矿物药有不少是大型矿藏，有的是与其他矿共生或伴生，多由国家开采，拨出部分供药用，也有零散开采。中药材的经营机构，国家实行的放开机制，只要具有收购场所和具备经营能力个人、实体均可经营，中国药材公司、中国医药保健品进出口总公司是进行药材的对外贸易和进口业务的国有企业。

中药材具有品种多，来源广，一地用产全国，一地产全国用等特点。因此，在中药发展史上，产生了药材集散地即中药材专业交易市场。集散地按规模大小可分初、中、高三级。初级集散地一般靠近产区，以收购本地药材为主，先"集"后向中、高级集散地转运，通常规模较小，品种较少。中级集散地规模较大，品种较多，在省内及邻省有一定影响。高级集散地为一方的药材贸易中心，品种齐全，集散量大，采、种、制、用齐全，对一方的药材供应、价格、加工技术起重要作用。近几年来，部分中药材作为农副产品，开始进入农贸市场，形成了目前在全国有一定影响的药市，如安徽亳州、河北安国、广西玉林、成都荷花池、江西樟树、广州清平药市、河南禹县等中药材专业交易市场。每年在安徽亳州、河北安国、江西樟树均召开全国性药材交流大会，这对中药贸易的繁荣和中药事业的发展，发挥了积极作用。

中药材是为广大人民群众防治疾病的特殊商品。加强药品管理，保证药品质量，是直接关系到人民身体健康的大事。1984年颁布的《中华人民共和国药品管理法》（2019年8月26日，新修订的《中华人民共和国药品管理法》经第十三届全国人大常委会第十二次会议审议通过，于2019年12月1日施行），把国家有关药品监督的方针、政策和原则，用法律的形式确定下来，成为药品生产、经营、管理、检验部门共同遵守的法则。考虑到我国用药的实际情况，对中药材还作了有关规定，如既要对集市贸易市场药品经营从严管理，又要使中药材商品的流通渠道畅通，在城乡集市贸易可以出售中药材；为保护道地药材，销售道地中药材必须标明产地；为满足国内防病治病的需要，对国内供应不足的中药材、中成药，国家卫生行政部门有权限制或禁止出口；销售新发现的和从国外引种的药材，必须经国家或省级卫生行政部门审核批准。国家保护野生药材资源，对药品的生产、经营管理、使用等也都有规定。有关药材质量控制由药检部门负责监督和检验。

我国是世界上最负盛名的药材宝库。中药材是我国医药保健品对外贸易的重要组成部分，行销世界各地，对各国人民的保健事业作出了贡献。我国各省区均有药材商品出口。全国可供出口的药材近500种。今参照中国医药保健品进出口总公司药材出口目录，将其中大部分植物药（依药用部位归类）、动物药、矿物药介绍如下。

植物类药材

根类：人参（野生人参）、园参（各种规格）、甘草、川乌、附子（盐）、草乌、龙胆、巴戟天、葛根、黄芪、桔梗、远志、紫菀、柴胡、乌药、秦艽、防风、新疆紫草、紫草、赤芍、白芍、前胡、何首乌、白头翁、茜草、地榆、当归、木防己、党参（各种规格）、太子参、明党参、丹参、玄参、南沙参、丝石竹、银柴胡、天花粉、生地、黄芩、百部、白薇、葛根、牛膝、续断、天门冬、白薇、冬葵子、独活、川木香、云木香、土木香、甘遂、白前、青木香、缬草、颠茄根、枸杞、根常山、板蓝根、翻白草，麦冬、白芷、三七、大戟、苦参、郁金、金果榄、莨菪根。

根茎类：大黄（各种规格）、浙贝、川贝（松贝、青贝、芦贝、眼贝）、新疆贝、平贝、黄连、川芎、菖蒲、知母、升麻、玉竹、香附子、白茅根、芦根、甘松、竹节参、骨碎补、天麻、荆三棱、鬼臼、羌活、姜黄、苍术、白术、泽泻、山药、藕节、半夏、黄精、干姜、九节菖蒲、天南星、珠儿参、莪术、紫河车、土茯苓、山柰、贯众、白附子、良姜、延胡索、白及、山慈菇、藁本、野白头。

皮类：厚朴、杜仲、黄柏、丹皮、地骨皮、香加皮、合欢皮、肉桂、秦皮。

茎藤、木类：苏梗、夜交藤、关木通、竹茹、灯心花（草）、桑枝、西河柳、桑寄生、钩藤、皂角刺。

叶类：艾叶、忍冬叶、桑叶、枇杷叶、淡竹叶、紫苏叶、功劳叶、枸杞叶、洋地黄叶、银杏叶、铁树叶、人参叶。

花类：款冬花、辛夷花、厚朴花、红花、芙蓉花、鸡冠花、绿梅花、凌霄花、白茅花、芫花、扁豆花、金银花、玫瑰花、密蒙花、槐花、米椴树花、菊花、旋覆花、雪莲花、蚕豆花、合欢花、闹羊花、蒲黄、松花粉、人参花、木棉花、佛手花、腊梅花。

果实类：鸦胆子、桑椹、枳椇子、川楝子、牛蒡子、覆盆子、蔓荆子、女贞子、枸杞子、紫苏子、天竺子、五味子、枳壳、枳实、青皮、山茱萸、臭椿籽、牙皂、连翘、花椒、刺蒺藜、乌梅、马兜铃、火麻仁、路路通、茺蔚子、瘪桃干、瓜蒌、小茴香、梓实、大麦芽、谷芽、楮实子、草果、春砂仁、草豆蔻、益智仁、蛇床子、木瓜、罗汉果、鹤虱、佛手片、地肤子、金樱子、栀子、槐角子、山楂、苍耳子、补骨脂、夏枯草（带花果穗）、柿蒂、苦丁香、大腹皮、广陈皮、石榴皮、丝瓜络、橘红、橘络、红花子。

种子类：薏苡仁、葶苈子、菟丝子、千金子、沙苑子、韭菜子、榧子、冬葵子（苘麻子）、车前子、荔枝核、瓜蒌仁、巴豆、蕤仁、牵牛子、柏子仁、决明子、冬瓜仁、葫芦巴、青葙子、郁李仁、桃仁、石莲子、胡麻子、木鳖子、槟榔、扁豆、莱菔子、白芥子、王不留行、酸枣仁、稆豆衣、扁豆衣。

草类：麻黄、茵陈、颠茄草、肉苁蓉、锁阳、老鹳草、木贼、问荆、白屈菜、旱莲草、鱼腥草、香薷、鹿含草、车前草、佛耳草、荆芥、白毛藤、蒲公英、益母草、当药、细辛、石松、萹蓄、苜蓿、瞿麦、石韦、刘寄奴、淫羊藿、藿香、广藿香、仙鹤草、瓜子金、红旱莲、浮萍、紫花地丁、一叶萩、老鹳草、青蒿、败酱草、泽兰、佩兰、薄荷、石斛。

菌类：冬虫夏草、马勃、猪苓、茯苓、雷丸、银耳。

其他：石松粉、海金沙、青黛、芜荑。

动物类药材

鹿茸（各种规格）、鹿角、鹿筋、鹿尾、鹿角霜、蟾酥、麝香、阿胶、蛤士蟆、蕲蛇、乌梢蛇、蛇蜕、蛤蚧、蝉花、蝉衣、蜈蚣、龟甲、鳖甲、僵蚕、刺猬皮、桑螵蛸、全蝎（全虫）、土鳖虫、红娘子、斑蝥、鼠妇、蜣螂、蛴螬、牛虻、九香虫、蚯蚓干、水蛭、蜂房、鸡内金、麝角、狍筋、黄羊筋、望月沙、蚕沙、五灵脂。

矿物类药材

龙骨、龙齿、朱砂、赭石、磁石、阳起石、石燕、秋石、玄精石、金礞石、青礞石、滴乳石（鹅管石）、琥珀、赤石脂、白石英、花蕊石、自然铜、寒水石。

出口的药材均有一定的标准规格，有的药材经加工规格等级很多，均注明传统商品名，或冠以装运地名、包装名。例如出口大黄有九成吉、八成吉、八成（小吉）、水根等；党参有东北党参、野党参、潞党参（白条、红条）、防党参、叙党参、纹党参等；人参分野山参和园参两大类，园参有移生晒参、石柱参、大力参、红参、白混须、红混须、红直须、红弯须、红参节、盒装红参等。

我国出口药材大多经由天津、青岛、上海港装运，或经广东集中到香港输出。一般出口药材均要接受进口国家卫生部门的药事检查和农林部门的动植物检疫，通过海关，然后由进口工商业者运销市场。这是保证药材品质的常规手续。

从以上介绍，可以进一步认识到发展中药材生产的重大社会效益和经济效益。另一方面，我国对进口药材的国产资源开发利用和引种生产方面已取得一定成效，但在品种或数量上有时仍需进口。主要进口药材有大风子、马钱子（番木鳖）、沉香、丁香、母丁香、肉豆蔻、肉豆蔻衣、豆蔻、胖大海、西红花、番泻叶、儿茶、芦荟、血竭、安息香、乳香、没药、苏合香、阿魏、牛黄等。近年来出现了新的变化，如从越南、泰国进口鸡血藤、蛤蚧等。

第四节　道地药材

一、道地药材的概念

《中华人民共和国中医药法》中指出"道地药材"是指经过中医临床长期应用优选出来的，产在特定地域，与其他地区所产同种中药材相比，品质和疗效更好，且质量稳定，具有较高知名度的中药材。具体是指在一定自然条件、生态环境的地域内所产出的药材，且生产较为集中，栽培技术、采收加工也都有一定的讲究，以致较同种药材在其他地区所产者品质较佳、疗效较好，为世人所公认而久负盛名者，因此，在药名前多冠以地名，以示其道地产区。道地药材的含义是多方面的，由字面理解，它是关于药材生产的地理性概念，但究其形成的渊源及本质内涵，它辐射了生态、质量、经济、文化等方方面面，是人类药物发展史的一段缩影。

中药材生产及其自然资源往往具有强烈的地域性和继承性，特定的生态环境是道地药材的天然孕床。自古以来，大医家对此颇为认同，如《神农本草经》序录中记述："土地所出，真伪新陈，并各有法"；梁代陶弘景曰："诸药所生，皆有境界"；《本草衍义》谓之："用药必依土地所宜者，则药力具，用之有据"；李时珍谓"性从地变，质与物迁。"以上各家之言，均是对"道地性"最朴素的认识。

道地药材不仅仅是自然的产物，也是科学技术与生产力发展的结晶。在生产技术方面，种植、养殖、加工、炮制等对道地药材形成和发展的作用是关键而深远的。生产技术历史越悠久、技术越精湛，则药材品质越优良，自古沿革的道地性也就越突出。如河南的怀地黄、四川江油的附子，其栽培与加工都有数百年历史和技术独到之处。同时，"道地药材"还是历代医药学家经由千百年的临床实践层层筛选出来的。"草"与"宝"的区别亦在于此，是我国传统医学的瑰宝。

此外，道地药材还是自然经济的产物。它使药材生产逐渐规模化、市场化，最终形成独具专业优势的"药材生产基地"。据统计，全国道地药材约有二百余种，其生产基地遍布川广云贵、南北浙怀、秦陕甘青。如云南文山的三七基地、四川都江堰的川芎基地、河北张家口的防风基地、甘肃岷县的当归基地等都是在漫长的历史实践中逐渐形成的。

二、道地药材的形成因素

（一）优良品种是形成道地药材的内因

药材质量的好、坏，首先与"种"直接相关。其形态特征及"有效"物质基础化学成分都是由植物体的遗传基因直接控制的。不同物种的化学成分千差万别，反映到临床疗效上就呈现出药材质量的参差不齐。例如：黄芪有多个种，但以蒙古黄芪为上品；大黄亦有多个种，但波叶组的河套大黄和华北大黄由于极少含有蒽醌类成分，无论环境如何改变都无法如掌叶大黄或唐古特大黄那样形成道地药材；又如紫草的品种有软紫草和硬紫草，两者来源于同属不同种的植物，软紫草的色素含量为硬紫草的3.5倍，其抑菌效果也优于硬紫草，从而为"软紫草品质最佳"这一自古即有的说法提供了科学依据。因此，我们认为优良品种是道地药材质优、效佳的内部因素。

（二）得天独厚的生态环境是形成道地药材的外因

任何植物的生长、发育、繁殖都与其生长的环境条件息息相关。水分、土壤、气候等生态因素不仅影响植物的生长发育，也影响各种有效物质在植物体内的发生和积累。同一物种由于生态环境的不同，其形态、成分等往往差异很大。如北方栽种的北沙参经药材加工成捆后呈束状，被称为"高香子"或"一炷香"；中药青蒿（黄花蒿）的青蒿素含量会因为光照时间和光照强度的差异而有不同，这就造成生长在南方的青蒿（黄花蒿）中青蒿素含量远高于北方；又如同为广藿香，产于海南的挥发油含量高，但抗菌成分广藿香酮的含量低；产于广东的则与此相反。此外，中药的疗效还与其所含有的无机微量元素密切相关，如内蒙古地区的蒙古黄芪，其微量元素硒（Se）远较其他地区的高；著名的"四大怀药"中锌、锰、铜、钴、镍、铬等微量元素含量均比其他各地的同类药材高。因此，微量元素的检测也成为识别道地药材的方法之一。

（三）传统的栽培技术与采收加工是形成道地药材的第三因素

中药品质的好坏，最终取决于有效成分的含量，其有效成分的积累还与栽培、采收、加工密不可分。特殊的栽培技术不仅能够增加产量，提高抗病力，而且还会对有效物质的积累起积极的作用。如在人参的栽培过程中，施用含锗（Ge）的微量元素的肥料，能在增产方面起到关键作用。此外，掌握药材的采收季节和产地加工是把握好药材质量的两道关口，如金银花、辛夷、丁香等花类中药必须在含苞待放时采收，红花要求在花冠由黄色变红色时采摘等；又如杜仲、玄参、续断等中药，为了使其内部水分外溢，药材变软，变色，增加香味和减少刺激性等原因而必须进行"发汗"；含有黏液质、淀粉、糖类多的药材，必须先经过蒸、煮或烫处理后再进行干燥等等。这些都是药材产区的劳动人民在长期的实践中摸索总结出来，并且被临床疗效验证了的宝贵经验。

三、道地产区的划分

"中药区划"简单地说就是按照自然条件和植物分布规律及中药材生产传统，将全国分成不同级别的中药资源区和生产区域。完成于1995年的全国中药区划系统研究，对药材基地生产布局具有非常重要的指导意义。道地区划的总原则是按照我国地形地貌的自然特点和民族医药体系的中心来划分道地药材。在自然地理方面：由西向东有昆仑山横断山脉、大兴安岭—太行山脉（向南至南岭），将我国大致分为高低不同的三个台阶；由北向南有万里长城、秦岭淮河、南岭分制成纬度高低不同的气候土壤带。在民族医药方面：继承藏、蒙、维、傣等多民族医学体系。以此为据，可将我国划分为14个药材区。

（一）关药

是指山海关以北、东北三省以及内蒙古自治区东北部地区所产的道地药材。如：人参、鹿茸、关防风、辽细辛、北五味子、刺五加、关黄柏、知母、龙胆。

（二）北药

是指长城两侧及其以南的河北、山东、山西以及陕西北部所产的道地药材。如：北沙参、党参、金银花、板蓝根、连翘、酸枣仁、远志、黄芩、赤芍、山楂、知母、宁夏枸杞子、全蝎、五灵脂、龙骨、龙齿。

（三）怀药

取义源自四大怀药，现引申为河南境内所产的药材。如：怀地黄、怀牛膝、怀山药、怀菊花、白芷、辛夷、红花、金银花、款冬花、旋覆花、全蝎。

（四）浙药

取义为"浙八味"等浙江省所产的道地药材，如：浙贝母、浙白术、浙元胡、山茱萸、浙玄参、杭白芍、杭菊花、杭麦冬、温厚朴、天台乌药。

（五）川药

主要起源于巴、蜀古国，现指产于四川、重庆的道地药材。如：川贝母、川芎、黄连、附子、麦冬、丹参、姜郁金、姜黄、半夏、天麻、石菖蒲、金毛狗脊、川牛膝、常山、青皮、陈皮、橘红、仙茅、补骨脂、川楝子、川楝皮、使君子、巴豆、花椒、乌梅、黄柏、厚朴、枇杷叶、金钱草、虫白蜡、五倍子、冬虫夏草、银耳、麝香。

（六）西药

西药是指"丝绸之路"的起点西安以西的广大地区，包括陕西、甘肃、宁夏、青海、新疆及内蒙古西部所产的道地药材。陕西产著名的"秦药"（秦归、秦艽、秦皮、秦椒等）、西牛黄、远志、黄芩、天麻、连翘、猪苓、南五味子等；甘肃主产当归、大黄、党参；宁夏主产宁夏枸杞子、甘草；青海生产麝香、马鹿茸、川贝母、冬虫夏草、肉苁蓉；新疆盛产甘草、紫草、阿魏、麻黄、伊贝母、红花、肉苁蓉、马鹿茸等；内蒙古西部的甘草、麻黄、肉苁蓉、锁阳等为本地区大宗道地药材。

（七）江南药

是指江南药产区包括湘、鄂、苏、皖、闽、赣等淮河以南各省所产的药材。著名的药材有安徽亳菊、凤丹皮、霍山石斛、宣城木瓜；江苏的苏薄荷、茅苍术、太子参、蟾酥等；福建的建泽泻、莲子、建厚朴、闽西乌梅（建红梅）、蕲蛇、建曲；江西的凤眼车前子、清江枳壳、宜春香薷、泰和乌鸡；湖北的大别山茯苓，鄂北蜈蚣，江汉平原的龟甲、鳖甲，襄阳山麦冬，板桥党参，鄂西味连和紫油厚朴、长阳资丘木瓜、独活，京山半夏；湖南平江白术、沅江枳壳、湘乡木瓜、邵东湘玉竹、零陵薄荷、零陵香、湘红莲、汝升麻等。

（八）淮药

指淮河流域以及长江中下游地区（鄂、皖、苏三省）所产的道地药材，如：半夏、葛根、独活、苍术、射干、续断、南沙参、太子参、明党参、天南星、荆三棱、八角莲、青木香、牡丹皮、马兜铃、木瓜、女贞子、娑罗子、银杏、艾叶、薄荷、连钱草、半枝莲、墨旱莲、石韦、夏枯草、绞股蓝、蒲黄、龟甲、蟾酥、斑蝥、蜈蚣、蕲蛇、石膏。

（九）南药

指长江以南，南岭以北地区（湘、赣、闽、台的全部或大部分地区）所产的道地药材。如：百部、白前、威灵仙、徐长卿、泽泻、蛇床子、枳实、枳壳、莲、紫苏、车前、莱菔子、功劳叶、牡荆叶、白花蛇舌草、仙鹤草、香薷、半边莲、桑、樟脑、建曲、神曲、僵蚕、蚕沙、乌骨鸡、石燕、雄黄。

（十）广药

主要指南岭以南，广东、广西和海南所产的道地药材。如：砂仁、广藿香、穿心莲、广金钱草、广防己、粉防己、槟榔、益智、沉香、肉桂、桂枝、苏木、巴戟天、山豆根、千年健、高良姜、鸦胆子、八角茴香、胡椒、荜茇、胖大海、马前子、木鳖子、番石榴、木蝴蝶、咖啡、罗汉果、佛手、陈皮、香茅、石斛、桑寄生、三尖杉、鸡血藤、钩藤、芦荟、松香、蛤蚧、血竭、金钱白花蛇、穿山甲、海龙、海马、地龙。

（十一）云药

主要指产于云南境内的道地药材。如：云黄连、云当归、云龙胆、昭通天麻等。

（十二）贵药

主要指产于贵州境内的道地药材。如：天冬、天麻、黄精、白及、杜仲、九香虫、朱砂、钟乳石。

（十三）海药

主要指沿海大陆架，中国海岛及河湖水网所产的道地药材。如：珍珠、珍珠母、石决明、瓦楞子、海螵蛸、牡蛎、海龙、海马、海参。

（十四）藏药

藏药是指青藏高原所产道地药材。本区域产的道地药材有川贝母、冬虫夏草、麝香、胡黄连、大黄、秦艽、甘松、鹿茸等。

四、道地药材研究现状及问题

道地药材研究主要是从本草考证、药材性状、有效成分、药效、生态环境、遗传基因、栽培和采收加工技术等方面进行。

1. **本草考证方面的研究** 主要是对主流本草，二十六史各道、州、府、郡进贡药材史料，历代地理志，方志，清宫医案等有关道地药材的资料进行分析整理，通过这些研究明确许多道地药材的来源和产地，如对地黄、当归等药材的本草考证，发现这些药材的道地产区分别为河南怀庆、甘肃的岷县。但是这方面的研究，目前主要集中在主流本草和药材史料的研究，相比之下对于历代地理志、方志方面的考证较少，应加强此方面的研究。

2. **药材性状、有效成分及药效方面的研究** 道地药材性状的研究，主要集中在药材的外观形态、色泽等，并借助其他学科的技术来研究道地药材的性状，客观地评价药材的道地性，如肖小河等在研究附子的道地性时，借助计算机对药材进行三维重建与显示。

对于道地药材的有效成分方面的研究，主要利用色谱法和光谱法对道地药材和非道地药材中有效成分或指标性成分进行研究，比较异同，如：张重义等采用紫外-可见光分光光度法对怀山药道地产区与非道地产区药材质量进行分析，发现不同产地怀山药中的淀粉、蛋白质、浸出物、多糖含量不同，但道地产区怀山药中淀粉、多糖含量较高。近来越来越多的学者采用化学指纹图谱和模式识别等对道地药材加以识别鉴定。王荣等、陈闽军等、王雁等、马英丽等分别采用化学指纹图谱和模式识别的方法对大黄、川芎、三七、黄芪等药材的道地性进行了分析。

3. 生态环境方面的研究　主要研究太阳辐射的强度、水分、温度、土壤等生态因子以及地质背景方面对道地药材形成的影响，其中研究较多的为土壤的性质。范俊安等在测定四川道地药材味连、雅连、川芎、贝母、天麻、郁金、枳壳、麦冬、川乌、白芷、党参中所含微量元素铁、铜、锌、锰、锶等的量都高于非道地药材，研究表明生态系统中GBS（地质背景系统）制约效应对川产道地药材产生影响。张重义等比较了5个不同产区同一种质金银花的地质背景，分析土壤理化状况，发现道地金银花产区土壤受其成土母质影响，道地金银花最适合的土壤类型是中性或稍偏碱性的砂质土壤，且要求土壤的交换性能较高。

4. 遗传基因方面的研究　道地药材的形成从生物学角度来看应是基因型和环境之间相互作用的产物。近年来，国内外从DNA分子水平上来研究中药材道地性取得了许多进展。如高文远等采用了RAPD的方法对当归药材的道地性进行分析，说明不同产地当归居群的遗传背景具有丰富的多样性，为当归药材道地性提供了基因水平上的参考信息；郭宝林等采用RAPD方法研究丹参主要居群的遗传关系及药材的道地性问题，研究表明山东和河南产的丹参也可认为是丹参的道地药材。

5. 栽培和采收加工技术方面的研究　道地药材除少数野生品外，已多数属于栽培品。千百年来对药材不断精心培育和采取特殊的栽培技术与管理措施，是形成道地药材重要成因之一。这部分研究较少，而且也不系统，大部分道地药材独特的采收加工及栽培技术的机理没有得到阐明，只知其然，不知其所以然。今后应加强相关研究。

6. 道地药材研究　存在的问题通过以上对道地药材研究现状的分析，不难看出，道地药材的研究存在以下几个问题：①没有从道地药材是一个涉及遗传、环境以及人文这一复杂系统出发，树立起系统复杂性科学的思想观念，即使有多学科的联合研究，但相互之间没有进行有机的联系。对研究所取得的成果只是进行孤立地分析，没有遵循科学的规律，围绕相应的假说和理论，进行阐述和验证；②忽视了"自然等级理论"和"尺度效应"，如对气候、气象条件的研究尺度过粗，只考虑年温差、年降水等气象因子，忽视微生态气象因子在植物生长阶段的时间变化规律；③观察分析没有把数学作为基本工具，对研究样本的代表性、全面性及结果等没有统计数学详尽的量化分析及处理。

当然，强调道地药材并不等于保守和禁锢发掘新的药材资源或道地产区。"道地性"的本质在于保证药材质量的优良和稳定。多年以来，提倡野生变家种、引种，扩大种植区，出现了一大批新的道地产区，这些都说明了道地药材与道地产区是在不断丰富和发展的。但是我们还必须清楚地看到，即便是道地药材，由于栽培和采收加工技术的不规范，有效成分的含量也有较大波动，加之品种退化、农药残留及重金属超标的问题比较突出，使得人们对道地药材的品质提出了新的质疑。为此，如何提高中药的安全性、稳定性、有效性，如何保持传统道地药材的优势，使其在质量标准上与国际接轨，成为每个中医药人面临的新课题。

主要参考文献

[1] 康传志，王升，黄璐琦，等. 道地药材生态农业集群品牌培育策略[J]. 中国中药杂志，2020，45(9)：1996-2001.

[2] 彭华胜，郝近大，黄璐琦. 道地药材形成要素的沿革与变迁[J]. 中药材，2015，38(8)：1750-1755.

[3] 袁媛，魏渊，于军，等. 表观遗传与药材道地性研究探讨[J]. 中国中药杂志，2015，40(13)：2679-2683.

[4] 曾燕，王浩，李鹏英，等. 进口药材现状及原产国发展道地药材基地的必要性和可行性分析[J]. 中国现代中药，2019，21(11)：1573-1578.

[5] 卢道会，李敏，吴发明，等. 中药材商品分类标准的研究[C].中国商品学会. 第二届全国中药商品学术大会论文集，2010：265-269.

[6] 罗水平，彭任辉. 2000年版《中国药典》载中药材自然分类索引编制[J]. 中国药房，2001(2)：54-55.

[7] 贾海彬. 2019年中药材市场盘点及2020年市场趋势展望[J].中国现代中药，2020，22(3)：332-341.

[8] 范俊安，易尚平，李胜容. 四川道地药材及其微量元素与地质背景的相关性[J]. 中药材，1991(7)：3-6.

[9] 张重义，李萍，齐辉，等. 金银花道地与非道地产区地质背景及土壤理化状况分析[J]. 中国中药杂志，2003(2)：23-26.

（陕西中医药大学　白吉庆）

第四章　中药材品质评价

中药品质是中药的生命，是临床疗效的基本保证。早在中药的初创时期即产生了中药品质评价的概念。《神农本草经》关于中药上中下三品、"土地所出，真伪陈新""有毒、无毒"和"性、效、用"的论述，就体现了原始的中药品质观。李时珍《本草纲目》对中药基原、产地、采收加工、炮炙和"性、效、用"均做出了比较详细的论述与评价，系统地表达了中药的品质观，为传统的中药品质评价奠定了基础。基于中药材具有"形、色、气、味"的外观性状，传统评判通过"辨状论质"判断药材的真伪优劣，成为中药材鉴别的精髓。随着近代生药学的兴起，引入了生药质量评价的技术和方法，澄清了一些药材的混乱品种，为中药品质的标准化、规范化开辟了途径。

第一节　药材鉴别

一、基原鉴别

基原直接影响中药品种的正确与否，是临床用药安全与有效的保障。基原鉴别是利用植（动、矿）物的分类学知识，对中药的来源进行鉴定，确定其学名以保证物种正确的过程。以原植物鉴定为例，主要包括以下内容。

（一）观察植物形态

形态较完整的植物体样品，观察其根、茎、叶、花、果实等器官的形态，可借助放大镜或立体显微镜观察微小的特征。对不完整的检品，除对特征十分突出的品种可以鉴定外，需追究其原植物，必要时到产地进行调查，采集实物对照鉴定。

（二）核对文献

根据观察到的形态特征和样品的产地、别名、效用等线索，可查阅《中国药典》及全国性或地方性的中草药书籍和图鉴。在核对文献时，首先应查考植物分类方面的著作，其次再查阅有关论述中药品种方面的书籍，如《植物志》《中药志》《中药材品种论述》《中国高等植物图鉴》《中药大辞典》《全国中草药汇编》等书籍。由于文献对同一植物形态记述有不一致的情况，必要时需进一步查阅第一次发现该种植物的原始文献。

（三）核对标本

在初步确定样品来源科、属、种的前提下，可到权威专业植物标本馆核对已定名的该植物科属标本。在核对标本时，要注意同种植物在不同生长期的形态差异，需要参考更多标本才能鉴定准确，必要时核对模式植物标本。

二、性状鉴别

中药性状鉴别是根据传统鉴别经验，结合现代科学知识，通过眼观、手摸、鼻闻、口尝、水试、火试等手段，进行宏观鉴定中药真伪优劣的一种方法，具有简单、易行、迅速的特点。性状鉴别是对中药内在质量和临床疗效的重要判别方式，是人们数千年来对中药品质判定的经验总结，指导中药专属鉴别理论的形成。《中国药典》2020年版在第四部"药材与饮片检定通则"项下对药材形状、大小、表面、质地、气味等方面均制定了检定方法与标准，是法定质量标准。

（一）形状

形状是指药材和饮片的形态，具有特异性的鉴别特征，与药用部位和加工方法有关。如根类药材多为圆柱形、圆锥形、纺锤形等；皮类药材常为板片状、卷筒状等；种子类药材常为类球形、扁圆形等。有很多十分形象的传统经验鉴别术语，如银柴胡顶端有密集的疣状突起的茎痕俗称"珍珠盘"，天麻一端残留的棕红色干枯的芽形似鹦哥嘴习称"鹦哥嘴"，白芷药材外皮皮孔横长突起称"疙瘩丁"等。

（二）大小

大小是指药材和饮片的长短、粗细（直径）和厚薄。一般应测量较多的供试品，常用毫米刻度尺，单位多用"cm"，是药材商品规格等级划分的重要指标。

（三）色泽

色泽是指在日光灯下观察的药材和饮片颜色及光泽度。大部分药材的颜色多用两种色调复合描述，例如黄棕色（以棕色为主色）。色泽能反映药材的质量，如紫草以色紫者为佳，乌梅以色黑色为佳，桔梗以白色者为佳。现代研究表明，色泽与有效成分有一定相关性，丹参以红色者为佳，红色物质丹参酮类即为发挥药效的主要活性物质；大黄以黄色者为佳，主要含有的蒽醌类衍生物为黄色。有些药材由于品种不同、加工、贮存条件变化，会改变其色泽，如柏子仁走油，说明其已变质；生地黄加黄酒蒸制后以乌黑油亮者为佳，若蒸后外面黑褐色，内里棕黑色且无光泽，则为次品。

（四）表面特征

表面特征指药材表面所能看到的特征，包括光滑、粗糙，有无皱纹、皮孔、毛茸或其他附属物，有无纹、皱、槽、沟、节等。如决明子表面光滑，鸦胆子表面有网状纹理，海桐皮表面有钉刺，厚朴表面有椭圆形皮孔，密蒙花外表面密被绣色毛绒等，均为其重要鉴别特征。龙胆根头部表面具有明显的横环纹，而坚龙胆没有，这一特征是鉴别两者的重要依据。

（五）质地

质地指药材和饮片的轻重、软硬、坚实、坚韧、疏松、致密、黏性、粉性、纤维性、绵性、角质性、油润性等特征。这与组织结构、细胞中所含的成分、炮制加工方法等有一定的关系。以薄壁组织为主，结构较疏松的药材及饮片一般较脆或较"松泡"，如南沙参；富含淀粉的显"粉性"，折断时有粉尘散落如天花粉、粉葛等；纤维性强，木质成分多则表现为"柴性"，如桑白皮；含糖、黏液多的一般"黏性"大，如枸杞子、天门冬；富含淀粉、多糖成分的经蒸煮糊化干燥后质地坚实呈"角质状"，断面呈半透明或有光泽，如红参、延胡索、天麻等。

（六）断面

断面是指药材折断时的现象及其饮片横切面的特征。如是否易折、有无粉尘散落及折断面是否平坦，有无胶丝，是否分层，有无放射状纹理，包括断面的色泽和质地等，这些特征与组织结构、细胞内含物有密切的关系。以薄壁组织、淀粉为主的药材断面一般较平坦，如牡丹皮；含纤维多的具纤维性，如黄柏；含石细胞多的呈颗粒性，如木瓜；纤维束或石细胞群与薄壁组织相间排列，有硬韧、软韧之分，断面常显层状裂隙，可层层剥离，如苦楝皮；木类中药主要由木纤维组成，质硬，折断面呈刺状，如沉香、苏木；富含淀粉的饮片折断时粉尘飞扬，如山药；折断时有白色胶丝，如杜仲。

横切面的经验鉴别术语很多，"菊花心"是药材断面维管束与较窄的射线相间排列成细密的放射状纹理，形如开放的菊花，如黄芪、甘草、白芍等；"车轮纹"是指药材断面维管束与较宽的射线相间排列成稀疏整齐的放射状纹理，形如古代木制车轮，如防己、青风藤等；"朱砂点"是指药材断面散在的红棕色油点，如茅苍术。断面可以反映出异常构造的特征，如大黄的"星点"；牛膝与川牛膝的"筋脉点"；何首乌的"云锦状花纹"；商陆的"罗盘纹"等，这些特征在鉴别药材及饮片方面具有重要的实践意义。

（七）气

有些药材有特殊的气味，源于药材中含有挥发性成分，如挥发油、芳香酸、酚类，是专属性的鉴别特征之一，通常以表示气味的字冠名，如木香、臭椿、鱼腥草、鸡屎藤、败酱草，气味越浓，表示质量越好。鉴定"气"时，可直接鼻嗅，对气味不明显的药材，可在折断、破碎、搓揉或用热水浸泡时进行。如天麻具有特异马尿臭气，白鲜皮具有羊膻气，木香燃之有浓烈香气。

（八）味

味是指口尝中药的味觉，有酸、甜、苦、辣、咸、涩、淡等，与中药"四气五味"的味不同。药材的味感与其所含有的化学成分有关。每种药材的味感是比较固定的，味感的强度与所含化学成分的量有关，是衡量药材品质的标准之一。某些中药因味得名，如酸橙、苦参、辛夷、淡竹叶等。

具有酸味的中药常含有机酸及维生素，以果实居多，如乌梅、木瓜、山楂；具有甜味的中药多含糖类、苷类，如甘草含甘草酸、甜叶菊含甜菊苷；具有苦味的中药多含生物碱类、苷类，如黄连、黄柏含小檗碱；具有涩味的中药多含鞣质，如五倍子含五倍子鞣质；具有辛辣味的中药与挥发油类、生物碱类、皂苷类有关，如干姜含姜辣素而味辣；具有咸味的中药含有无机盐类，如海藻含钾盐而味咸。

（九）水试

水试是利用某些药材在水中或遇水发生沉浮、溶解、变色、透明度改变及黏性、膨胀性、荧光等特殊现象进行鉴别药材的一种方法，与药材中所含有的化学成分或其组织构造有关。

如红花加水浸泡后，水液染成黄色；秦皮水浸，浸出液在日光下显碧蓝色荧光；苏木投热水中，水显鲜艳的桃红色；车前子加水浸泡，种子变黏滑，且体积膨胀。

（十）火试

火试是利用某些药材用火烧能产生特殊的气味、颜色、烟雾、闪光或响声等现象鉴别药材的一种方法。如降香微有香气，点燃则香气浓烈，有油状物流出，灰烬白色；海金沙火烧有爆鸣声且有闪光；青黛火烧产生紫红色烟雾等。

三、显微鉴别

显微鉴别是利用显微技术对中药进行显微分析，以确定其品种、纯度的一种鉴定方法。显微鉴别主要包括组织鉴定、粉末鉴定、显微常数测定和显微定量等。组织鉴定是粉末鉴定的基础，以粉末鉴定应用最为广泛。进行显微鉴别时，由于鉴定材料的不同（完整、破碎、粉末）和药用种类及药用部位的不同，选择的方法也不同。鉴定时，首先要根据观察的对象和目的，选择具有代表性的药材，制备不同的显微制片，然后进行鉴别。

（一）组织鉴定

组织鉴定是通过观察药材的切片或磨片，鉴别其组织构造特征，适合于完整的药材或粉末特征相似的同属药材的鉴别。

（二）粉末鉴定

粉末鉴定是通过观察药材的粉末制片或解离片，鉴别其细胞分子及内含物的特征，适合于破碎、粉末状药材鉴别。

（三）显微常数测定

主要用于药用植物的叶或某些较为完整的叶类、花类和带叶的全草类药材或饮片的定性鉴别，常见的显微常数有栅表细胞比，气孔数、气孔指数、脉岛数等，适用于中药品种鉴别。

（四）显微定量

利用显微镜及显微测量的某些手段，对一定质量单味药粉末中的某些显微特征数量进行分析，或测定粉末性中成药中某个组分百分含量的一种方法。适用于利用理化或生物方法难以控制中药质量问题的一些方法。如在丁香粉末中掺入丁香梗粉，掺杂后混合物的丁香酚含量仍符合规定，在这种情况下可以通过显微定量技术鉴定杂质的含量；含量测定方面，单味药材的显微特征常数与指标成分的有一定相关性，如红花花粉粒的显微特征常数与羟基红花黄色素A具有显著的正相关性。

（五）超微结构鉴定

主要通过电子显微技术观察中药的组织和细胞等超微结构。扫描电镜由于样品制备简单，分辨率高，图像立体感强，可清晰观察物体表面亚显微结构，如种皮、果皮、花粉粒的纹饰，茎、叶表皮组织的结构（毛、腺体、分泌物、气孔、角质层、蜡质等），个别组织和细胞（管胞、导管、纤维、石细胞）以及后含物晶体等，在中药鉴定方面应用较广泛。对同属不同种药材表面细微特征的鉴别效果显著，可用于种下区分，为近缘植物分类提供了新的证据。有的动物药材的体壁、鳞片及毛等在光学显微镜下特征相似，由扫描电镜提供的细微构造，可准确地加以区别。

四、理化鉴别

（一）显色反应

利用药材的某些化学成分能与某些试剂产生特殊的颜色反应来鉴别。一般在试管中进行，亦有直接在药材饮片或粉末上滴加各种试液，观察呈现的颜色以了解某成分所存在的部位。例如取木香粉末0.5g置白瓷板上，加10ml乙醇，水浴加热1分钟，放冷，取上清液置试管中，加硫酸0.5ml，显紫色；取地黄干燥细粉0.2g置白瓷板上，加水5ml，浸泡过夜，取上清液浓缩点于圆形滤纸上，用甲醇展开，喷0.2%茚三酮乙醇溶液，80℃烘干后，呈现紫红色斑点。

（二）沉淀反应

利用药材的某些化学成分能与某些试剂产生特殊的沉淀反应来鉴别，如山豆根的70%乙醇提取液，蒸干，残渣用1%盐酸溶解，滤液加碘化汞钾，生成明显的淡黄色沉淀；赤芍用水提取、滤液加三氯化铁，生成蓝黑色沉淀；芦荟水提液，加等量饱和溴水，生成黄色沉淀。

（三）泡沫指数和溶血指数的鉴定

利用皂苷的水溶液振摇后能产生持久性泡沫和溶解红细胞的性质，可通过测定含皂苷类成分的泡沫指数或溶血指数作为质量鉴定指标。如有标准的皂苷进行平行比较则更具意义。溶血指数测定时需说明温度和使用何种动物的血，以能产生溶血的最低浓度进行表示。但是由于此种溶血指数受到动物特异性、生理状态和放置温度以及时间等方面影响很大，故重复性极差。如2020年版《中国药典》用泡沫反应鉴别猪牙皂，用溶血反应鉴别灯盏细辛注射液中的野黄芩苷成分。

（四）微量升华

利用中药中所含的某些化学成分，在一定温度下能升华的性质，获得升华物，在显微镜下观察其升华物的结晶形状、颜色及化学反应作为鉴别特征。如大黄粉末升华物有黄色针状（低温时）、枝状和羽状（高温时）结晶，在结晶上加碱液则呈红色，可进一步确证其为蒽醌类成分；薄荷的升华物为无色针簇状结晶（薄荷脑），加浓硫酸2滴及香草醛结晶少许，显黄色至橙黄色，再加蒸馏水1滴即变紫红色；牡丹皮、徐长卿的升华物为长柱状或针状、羽状结晶（牡丹酚）。

少数中成药制剂也能使用微量升华法进行鉴别，如大黄流浸膏（1味药）中鉴别大黄；牛黄解毒片（8味药）中鉴别冰片等。

（五）显微化学反应

显微化学反应是将中药粉末、切片或浸出液，置于载玻片上，滴加某些化学试剂使产生沉淀、结晶或特殊颜色，在显微镜下观察反应结果对药材品种进行鉴定的一种方法。显微化学反应主要用于细胞壁、糖类如淀粉、菊糖、可溶性糖类、黏液质果胶质类、蛋白质（糊粉粒）、草酸盐、碳酸盐和各类化学成分的鉴别。如可利用草酸钙结晶的有无鉴别三七真伪，五加科植物三七根的薄壁细胞中含有草酸钙簇晶，而其伪品菊科植物菊三七根茎中无草酸钙晶体，另一种伪品姜科植物莪术的根茎中也没有草酸钙晶体。

（六）荧光分析

利用中药中所含的某些化学成分，在紫外光或自然光下能产生一定颜色的荧光性质进行品种鉴别。直接取中药饮片、粉末或浸出物在紫外光灯下进行观察。例如牛膝断面置紫外光灯下观察，显黄色荧光；延胡索取切面或粉末置紫外光灯下观察呈亮黄色荧光；川芎横切面置紫外光灯下观察呈亮淡紫色荧光，外皮显暗棕色荧光。有些中药本身不产生荧光，但用酸、碱或其他化学方法处理后，可使某些成分在紫外光灯下产生可见荧光。例如银柴胡取粉末1g加无水乙醇10ml，浸渍15分钟，取滤液2ml，置紫外光灯（365nm）下观察，显亮蓝微紫色荧光；人参滤液滴在滤纸上，干后置紫外光灯下观察，呈黄绿色荧光。利用荧光显微镜观察还可分析化学成分存在的部位，如黄连含小檗碱成分，折断面在紫外光灯下显金黄色荧光，木质部尤为显著，说明在木质部小檗碱含量较高。矿物药所含锌、硼、铅等元素和某些有机试剂作用也能产生荧光现象。有些中药表面附有地衣或真菌，也可能有荧光出现。荧光分析还可用于检查某些中药的变质情况。

理化鉴别除以上方法外，还包括光谱鉴别和色谱鉴别，如薄层色谱、高效液相色谱、紫外–可见分光光度法和指纹图谱等重要的鉴别方法，在质量评价一节的含量测定部分有相关介绍，在此不一一赘述。

五、生物鉴别

生物鉴别是指利用中药或其所含的药效组分对生物体的作用强度，以及用生命信息物质特异性遗传标记特征和基因表达差异等鉴定中药的一种方法。其与基原鉴定、性状鉴定、显微鉴定、理化鉴定一起，并称为中药的五大鉴定，具有先进性、适用性、可操作性以及专属性强、重现性好等特点。常用的技术有DNA分子标记鉴定、DNA分子条形码鉴定、mRNA差异显示鉴定、生物芯片技术、免疫学鉴定等。

DNA分子遗传标记技术具有遗传稳定性、遗传多样性、化学稳定性的特点。常用的DNA分子标记技术有限制性片段长度多态性（RFLP）、随机扩增多态性DNA（RAPD）、扩增片段长度多态性（AFLP）、简单重复序列区间（SSR）、相关序列扩增多态性（SRAP）、单核苷酸多态性（SNP）、DNA测序（DNA-seq）。2020年版《中国药典》用PCR-RFLP分子标记鉴别川贝母。

DNA条形码鉴定是近年来基于分子标记技术发展起来的一种物种鉴定新技术，具有快速准确、重复性好和稳定性高的特点，有明确的判断标准，能够实现对中药材及其基原物种的准确鉴定，有望实现中药鉴定标准化和自动化，是传统中药鉴定方法的有效补充。中药材DNA条形码分子鉴定是以ITS2为主体条形码序列鉴定中药材的方法，其中植物类中药材选用ITS2为主体序列，psbA-trnH为辅助序列，动物类中药材采用COI为主体序列，ITS2为辅助序列。如红豆蔻为姜科植物红豆蔻Alpinia galanga（Linn.）Willd.的干燥果实，同属植物节鞭山姜Alpinia conchigera Griff.、华山姜Alpinia chinensis（Retz.）Rosc.、假益智Alpinia maclurei Merr.、多花山姜Alpinia polyantha D. Fang的果实亦作为红豆蔻入药。对红豆蔻及四种混淆品nrDNA ITS区序列进行分析，可准确鉴定红豆蔻及其混淆品。由于紫河车药材来源特殊，市场上有以猪和牛胎盘经炮制后进行掺伪的现象，通过DNA条形码鉴定技术，可以很好区分紫河车正品与伪品。目前，DNA分子鉴定技术已被《中国药典》收载，如用于乌梢蛇、蕲蛇药材的鉴别。

mRNA差异显示鉴定法是利用中药材不同组织或细胞在基因表达上的差异进行鉴定的一种方法。通过将总mRNA反转录成单链cDNA，然后进行PCR扩增反应，分离出不同分子大小的DNA，筛选出差异表达的目的基因并进行序列分析。用该方法可鉴别栽培和野生、道地与普通药材之间的特征。

第二节　质量评价

一、水分测定

中药中含有过量的水分，不仅易霉烂变质，使有效成分分解，而且因相对减少了实际用量而达不到治疗目的。因此，控制中药中水分的含量对保证中药质量有密切关系。2020年版《中国药典》规定了水分的含量限度，如北豆根不得过12.0%，丁香不得过12.0%，干姜不得过19.0%等。水分测定方法2020年版《中国药典》规定有五种，即费休氏法、烘干法、甲苯法、减压干燥法和气相色谱法。费休氏法适用于任何可溶解于费休氏试液但不与其反应的药材水分测定，含热敏性成分的中药可用此法；烘干法适用于不含或少含挥发性成分的中药；甲苯法适用于含挥发性成分的中药；减压干燥法适用于含有挥发性成分的贵重中药。此外，也可应用红外线干燥法和导电法测定水分含量，迅速而简便。

二、灰分测定

将中药粉碎、加热，高温灼烧至灰化，则细胞组织及其内含物灰烬成为灰分而残留，由此所得的灰分称为生理灰分或总灰分（不挥发性无机盐类）。各种中药的生理灰分应在一定范围以内，所测灰分数值高于检测限量时，可能在加工或运输、储存等环节中有其他无机物污染或掺杂。2020年版《中国药典》规定了中药总灰分的最高限量，如远志不得过6.0%，补骨脂不得过8.05%，地榆不得过10.0%等，它对保证中药纯度具有重要意义。

三、膨胀度检查

膨胀度是衡量药品膨胀性质的指标，按干燥品计算，每1g样品在水或其他规定的溶剂中，在一定的时间与温度条件下膨胀后所占有的体积（ml）。主要用于含黏液质、胶质和半纤维类的天然药材，如葶苈子、车前子等种子类药材种皮含有丰富的黏液质，其吸水膨胀的程度和其所含的黏液呈正比关系。葶苈子有南葶苈子和北葶苈子之分，外形有时不易区分，但两者的膨胀度差别较大，2020年版《中国药典》要求北葶苈子膨胀度不得低于12，南葶苈子膨胀度不得低于3，通过测定比较可以区别二者。

四、酸败度检查

酸败度是指油脂或含油脂的种子类药材，在贮藏过程中发生复杂的化学变化，产生游离脂肪酸、过氧化物和低分子醛类、酮类等分解产物，因而出现异臭味，影响药材的感观和内在质量。通过酸值、羰基值或过氧化值的测定，可以控制含油脂种子类药材的酸败程度。酸败度限度制定要与种子药材外观性状或经验鉴别结合起来，以确定上述各值与种子泛油程度有无明显的相关性，具明显相关性的才能制定限度。如2020年版《中国药典》规定核桃仁的过氧化值不得超过0.10；柏子仁的酸值不得超过40.0、羰基值不得过30.0、过氧化值不得过0.26。

五、色度检查

药材色泽发生变化，会影响药材质量及用药的安全性、有效性。含挥发油类成分的中药，常易在贮藏过程中氧化、聚合而致变质，经验鉴别称为"走油"。2020年版《中国药典》规定检查白芍的色度，就是利用比色鉴定法，检查有色杂质的限量，也可了解和控制其药材走油变质的程度。

六、含量测定

中药材含有多种成分，常共具临床疗效，有时甚至具双向调节作用，很难确定某一化学成分即是中医用药的唯一有效成分，有些尚不一定能与中药疗效完全吻合，或不能与临床疗效直观地比较。然而药物有效必定有其物质基础，以中医理论为指导，结合现代科学研究择其具生理活性的主要化学成分，作为有效或指标性成分之一，进行含量测定，鉴定评价中药质量。有效成分或指标性成分清楚的可进行针对性定量；有效成分尚不清楚而化学上大类成分清楚的可对总成分如总黄酮、总生物碱、总皂苷、总蒽醌等进行含量测定；含挥发油成分的可测定挥发油含量。

含量测定的方法很多，常用的有分析方法容量法、重量法，以及光谱法和色谱法如紫外-可见分光光度法、薄层色谱法、高效液相色谱法、气相色谱法等。

紫外—可见分光光度法　是在190～800nm波长范围内测定物质的吸光度，当光穿过被测物质溶液时，物质对光的吸收程度随光的波长不同而变化，通过测定物质在不同波长处的吸光度，并绘制其吸光度与波长的关系图即得被测物质的吸收光谱。

薄层色谱法　系将供试品溶液点于薄层板上，在展开容器内用展开剂展开，使供试品所含成分分离，所得色谱图与适宜的标准物质按同法所得的色谱图对比，亦可用薄层色谱扫描仪进行扫描，用于鉴别、检查或含量测定。

高效液相色谱法 系采用高压输液泵将规定的流动相泵入装有填充剂的色谱柱，对供试品进行分离测定的色谱方法。注入的供试品，由流动相带入色谱柱内，各组分在柱内被分离，并进入检测器检测，由积分仪或数据处理系统记录和处理色谱信号。

气相色谱法 系采用气体为流动相（载气）流经装有填充剂的色谱柱进行分离测定的色谱方法。物质或其衍生物气化后，被载气带入色谱柱进行分离，各组分先后进入检测器，用数据处理系统记录色谱信号。

如2020年版《中国药典》规定，采用容量法测定雄黄中含二硫化二砷（As_2S_2）的含量不得少于90.0%；采用重量法测定赭石中三氧化二铁（Fe_2O_3）的含量不得少于45.0%；采用分光光度法测定人工牛黄中胆酸含量不得少于13.0%；采用气相色谱法测定麝香中麝香酮（$C_{16}H_{30}O$）的含量不得少于2.0%；采用高效液相色谱法测定斑蝥中的斑蝥素（$C_{10}H_{12}O_4$）不得少于0.35%。

含挥发油类、脂肪油类、树脂、蜡的药材，除进行油、脂、蜡等含量测定外，尚需进行物理常数和化学常数测定，如羟值、酸值、皂化值、碘值等，以表示药材品质的优劣度。

挥发油含量测定是利用药材中所含挥发性成分能同水蒸气同时蒸馏出来的性质，在挥发油测定器中进行测定。如《中国药典》2020年版中规定，花椒中含挥发油的含量不得少于1.5%。当常用样品量无法测定时，有人提出用气质-色谱联用技术。即先使中药中具升华性或挥发性成分充分地被油脂吸收，然后用适当的溶剂提取，经色谱分析，可以有效地进行定量分析。此法灵敏度高，中药中仅含万分之几的挥发油成分也可进行测定。

七、中药化学物质组学

中药化学物质组学，是指在一定条件下作用于生物系统的外部扰动系统的所有化学物质和（或）化学成分的集。以化学物质组学为主要手段的中药质量评价方法，主要是借助中药化学指纹图谱技术和一定的现代分析手段，整体反映中药及复方的有效成分群。中药化学指纹图谱是一种综合的、可量化的鉴定手段，它建立在中药成分系统分析的基础上，通过指纹图谱的特征性表现，能客观地揭示和反映中药内在质量的整体性和特征性，用以评价中药的真实性、有效性、稳定性和一致性。有薄层色谱（TLC）、气相色谱（GC）、高效液相色谱（HPLC）、超临界流体色谱（SFC）、紫外光谱、红外光谱、核磁共振谱（NMR），以及GC—MS，HPLC—MS，HPLC—NMR和LC—DAD等联用技术。2020年版《中国药典》中药提取物用指纹图谱或特征图谱进行质量控制。国际上，如日本、德国、英国、法国、美国、加拿大、印度等许多国家，对一些传统药、天然药和草药，都把化学指纹图谱作为质量控制标准的内容之一。

除化学指纹图谱外，针对中药特点的多指标质量控制评价方法还有"一测多评"。即利用中药有效成分内在的函数关系和比例关系，采用只测定一个成分（对照品廉价或易得），同时获得多个成分（对照品难以得到或难供应）同步测定的计算结果，采用适宜的方法和标准（如成分含量总量），实现其质量评价，提升质量控制水平。以黄连生物碱为例，小檗碱、药根碱、巴马汀等生物碱在黄连属植物中分布广泛，通过建立小檗碱与其余几个常见黄连生物碱之间的校正因子，可以应用于多种药材质量评价。

第三节　安全性评价

药物的安全性、有效性和真实性在中药品质评价研究中是同等重要的。长期以来中药凭借长期临床安全有效的应用经验作为安全的保证，缺乏对中药安全的深入研究与认识，更缺乏安全性评价方法。在中药品质研究和评价中，对有害物质的检查和控制是一项长期而艰巨的任务。根据引起中药毒副作用，影响药物安全性的物质来源，将中药的有害物质主要分为内源性的有害物质和外源性的有害物质两大类。

（一）内源性的有害物质

主要为严重危害人体健康的毒性成分。如：①肾毒性成分马兜铃酸，主要存在于马兜铃科马兜铃属的关木通、广防己、青木香、马兜铃、天仙藤、朱砂根等药材中。②肝毒性成分吡咯里西啶生物碱，主要存在于款冬、黄药子、天花粉、番泻叶、何首乌药材中。③心脏毒性成分乌头碱类成分及强心苷类成分，主要存在于附子及其炮制品中。④呼吸系统毒性成分苦杏仁苷、八厘麻毒素、甲基丁香酚主要存在于苦杏仁、桃仁、闹羊花和细辛中。对中药中马兜铃酸和吡咯里西啶生物碱常用的检测方法是高效液相色谱法、高效毛细管电泳及其与质谱联用等技术。《中国药典》2005年版一部已取消了广防己、关木通、青木香的药用标准，因细辛的地上部分含马兜铃酸，并将细辛的药用部位由全草改为根和根茎。2020年版《中国药典》不再收载含马兜铃酸类品种马兜铃、天仙藤标准，并制定"九味羌活"丸中马兜铃酸Ⅰ的限量标准。

（二）外源性的有害物质

主要是检查砷盐、残留的农药、重金属及有害元素、真菌毒素和二氧化硫等。

1.**砷盐检查**　2020年版《中国药典》一部采用古蔡氏法或二乙基硫代氨基甲酸银法两种方法检查砷盐。2020年版《中国药典》规定玄明粉含砷盐不得过20mg/kg，芒硝含砷盐不得过10mg/kg，石膏含砷盐不得过2mg/kg，阿胶含砷盐不得过2mg/kg。

2.**农药残留量的检测**　农药在中药材生产种植和规范化管理等方面发挥着重要作用，然而一部分农药会残留于植物和土壤中，这不仅对中药材造成严重污染，也对人类的健康带来巨大隐患。有机农药根据化学结构不同主要分为3种类型：有机氯、有机磷和拟除虫菊酯类。目前，我国中药材农残污染主要表现为有机氯类农药污染，常见的有敌敌畏、对硫磷、乐果等。目前较常见的检测方法有气相色谱法、高效液相色谱法。为了同时检测多种农药，国内外开始向多元化检测技术方向发展，并逐渐兴起高效的检测技术（联用技术）：气相色谱-质谱联用技术、液相色谱-质谱联用技术等。2020年版《中国药典》已经对33种农药制定了检测方法和标准。如对人参和西洋参有机氯农药的残留量进行了规定，五氯硝基苯（PCNB）不得超过0.1mg/kg，六氯苯不得过0.1mg/kg，七氯不得过0.05mg/kg，氯丹不得过0.1mg/kg。

3.**重金属的检查**　重金属是指在实验条件下能与硫化氢或硫化钠作用显色的金属杂质，如铅、镉、汞、砷、铜等。测定重金属总量用硫代乙酰胺或硫化钠显色反应比色法，测定铅、镉、汞、铜、砷重金属元素采用原子吸收光谱法和电感耦合等离子体质谱法。《中国药典》2020版规定，甘草、黄芪、丹参、白芍、西洋参、金银花等含铅不得过5mg/kg，镉不得过1mg/kg，汞不得过0.2mg/kg，铜不得过20mg/kg，砷不得过2mg/kg。矿物药如石膏、芒硝含重金属不得过10mg/kg，玄明粉不得过20mg/kg，地龙含重金属不得过30mg/kg；植物药如银杏叶、黄芩、连翘的提取物含重金属不得过20mg/kg等。

4. 真菌毒素的检查　中药材采集后不及时干燥、贮存不当或在制备与加工过程中处理不善，均可能被各种真菌污染并产生真菌毒素。真菌毒素具有肝毒性、肾毒性、神经毒性、致癌致突变等毒害作用，常见的真菌毒素有黄曲霉毒素、赭曲霉毒素、赭曲霉毒素A、玉米赤霉烯酮、呕吐毒素、伏马毒素、杂色曲霉毒素等。霉变已成为影响药材质量和用药安全的主要问题之一，因此研究真菌污染路径，真菌毒素发生发展过程，完善检验检测手段，制定限量标准，对完善中药材品质控制标准，保证中药材用药安全具有重要意义。目前，真菌毒素一般采用高效液相色谱法和高效液相色谱-串联质谱法测定。2020年版《中国药典》已针对不少药材制定了真菌毒素限量标准，如肉豆蔻每1000g含黄曲霉毒素B_1不得过5μg，黄曲霉毒素G_2、黄曲霉毒素G_1、黄曲霉毒素B_2和黄曲霉毒素B_1的总量不得过10μg；薏苡仁每1000g含玉米赤霉烯酮不得过500μg。

5. 二氧化硫的检查　有的中药材在加工或储藏中常使用硫黄熏蒸以达到杀菌防腐、漂白药材的目的。利用硫黄熏制促进水分蒸发、防止药材褐变和抑制微生物的生长繁殖，由此造成中药中二氧化硫（SO_2）残留量超标。二氧化硫是一种无色且易溶于水的有刺激性气味的气体，因其化学性质活泼，具有氧化和还原性，常常被作为保鲜剂和防腐剂来使用。二氧化硫可以改变中药的化学成分和pH值，使中药的药性和药效发生变化。二氧化硫也可被吸收进入血液，通过破坏酶的活性，降低糖类、蛋白质的代谢，对全身产生毒副作用。目前许多国家对药品或食品中残留的二氧化硫均作了严格的限量。《中国药典》采用酸碱滴定法、气相色谱法、离子色谱法测定经硫黄熏蒸处理过的药材或饮片中二氧化硫的残留量。

主要参考文献

[1] 梁·陶弘景.本草经集[M].北京：人民卫生出版社，1994.

[2] 明·李时珍.本草纲目[M].北京：人民卫生出版社，1975.

[3] 胡世林.中国道地药材[M].哈尔滨：黑龙江科学技术出版社，1989.

[4] 康廷国.中药鉴定学[M].北京：中国中医药出版社，2012.

[5] 万德光.中药品质研究——理论、方法与实践[M].上海：上海科学技术出版社，2008.

[6] 万德光.中药品种、品质与药效[M].上海：上海科技出版社，2007.

[7] 谢宗万.中药品种理论研究[M].北京：中国中医药出版社，1991.

[8] 国家药典委员会.中华人民共和国（一部）、（四部）[S].北京：中国医药科技出版社，2020.

[9] 陈科力，黄林芳，刘义梅.中药鉴定方法学发展历程[J].中国中药杂志，2014，39(7)：1203-1208.

[10] 陈士林，姚辉，韩建萍，等.中药材DNA条形码分子鉴定指导原则[J].中国中药杂志，2013，38(2)：141-148.

[11] 陈士林.《中药分子鉴定技术与应用》评价[J].中国中药杂志，2017，42(5)：1011.

[12] 韩磊，孙欣.植物分子标记研究进展[J].现代农业科技，2015(15)：47-48.

[13] 姜华，高原，杨景明，等.源于"整体观"思想的中药质量评价方法研究概述[J].中国中药杂志，2015，

40(6)：1027-1031.

[14] 刘昌孝，陈士林，肖小河，等. 中药质量标志物（Q-Marker）：中药产品质量控制的新概念[J]. 中草药，2016，47(9)：1443-1457.

[15] 刘东方，赵丽娜，李银峰，等. 中药指纹图谱技术的研究进展及应用[J]. 中草药，2016，47(22)：4085-4094.

[16] 刘青松，陈立波，李志勇，等. 基因组DNA分子标记在紫花苜蓿遗传多样性研究中的应用[J]. 华北农学报，2013，28(S1)：36-40.

[17] 卢志雁，李春燕，李磊，等. 水试法和火试法在中药性状鉴别中的应用[J]. 中国药物与临床，2016，16(9)：1294-1295.

[18] 罗晖明，肖炳燚，聂平，等. 阿胶原料驴源性成分的DNA分子鉴别方法[J]. 药物分析杂志，2017，37(2)：202-211.

[19] 毛雯雯，万晓婧，刘惠娟，等. 显微检定在中药质量标准的应用及进展[J]. 世界科学技术，2014，16(3)：538-542.

[20] 戚进，余伯阳. 药质量评价新模式——"谱效整合指纹谱"研究进展[J]. 中国天然药物，2010，8(3)：171-176.

[21] 施溯筠，孙志双，郑光浩. 性状鉴别在生药学实验中开设的必要性[J]. 教育教学论坛，2018(39)：273-276.

[22] 王珺，张南平. 中药显微鉴别研究与应用进展[J]. 中国药事，2018，32(8)：1051-1057.

[23] 王学勇，廖彩丽，刘思琦，等. 一种中药精确鉴定方法——中药系统鉴定法[J]. 中国中药杂志，2013，38(9)：1451-1454.

[24] 魏晓楠，铁成，刘庆华，等. 中药鉴别方法与技术探究[J]. 中国野生植物资源，2018，37(4)：65-69.

[25] 吴冲，邓贵华，林朝展，等. 苦木成分分析及质量评价初步研究[J]. 中国中药杂志，2014，39(9)：1656-1659.

[26] 肖培根，陈士林. 中药鉴定学的研究展望[J]. 中国中药杂志，2012，37(8)：1041-1042.

[27] 谢宗万. 中药品种经验鉴别"辨状论质"论[J]. 时珍国药研究，1994(3)：19-21.

[28] 杨诗龙，吴娜，袁星，等. 药"气味"鉴别的现状与思考[J]. 世界科学技术—中医药现代化，2014，16(9)：1876-1879.

[29] 杨毅，田侃，倪新兴，等. 中药材品质影响因素实证研究[J]. 中药材，2016，39(6)：1251-1256.

[30] 张红印，刘冬，刘侗，等. DNA条形码鉴定技术在动物类中药材鉴定领域的研究进展[J]. 吉林中医药，2017，37(4)：378-381.

[31] 张铁军，王杰，陈常青，等. 基于中药属性和作用特点的中药质量标志物研究与质量评价路径[J]. 中草药，2017，48(6)：1051-1060.

[32] 张旭，任晓航，王慧，等. 生物效应评价在中药质量控制研究中的应用进展[J]. 中草药，2018，49(11)：2686-2691.

[33] 赵中振，陈虎彪，肖培根，等. 传统中药鉴定学科的继承与创新[J]. 中国中药杂志，2015，40(17)：3385-3390.

[34] 赵中振，梁之桃. 近红外光谱技术在中药鉴定中的应用与优势[J]. 中国中药杂志，2012，37(8)：1062-1065.

[35] 郑东，黄华平，王炳成. 应用微性状鉴定法对易混淆中药饮片的鉴别分析[J]. 福建医药杂志，2017，39(6)：152-154.

[36] 钟可，周汉华，丁宁，等.《中药鉴定学》性状鉴别经验术语的传承与创新[J]. 中国中医基础医学杂志，2016，22(8)：1105-1106.

[37] 朱晶晶，王智民，高慧敏，等. 一测多评法在中药质量评价中的应用研究进展[J]. 中国实验方剂学，2016，22(16)：220-228.

[38] 胡佳哲，赖宇红，陈浩桉. 中药材中常见真菌毒素污染状况及分析方法研究进展[J]. 海峡药学，2019，31(1)：1-5.

[39] 康传志，郭兰萍，周涛，等. 中药材农残研究现状的探讨[J]. 中国中药杂志，2016，41(2)：155-159.

[40] 方文韬，邓爱平，任振丽，等. 丹参品质评价研究进展[J]. 中国中药杂志，2018，43(6)：1077-1085.

[41] 王玉，杨雪，夏鹏飞，等. 大黄化学成分、药理作用研究进展及质量标志物的预测分析[J]. 中草药，2019，50(19)：4821-4837.

[42] 王晓玥，陈晓辰，廖保生，等. 基于DNA条形码鉴定豆蔻类中药材[J]. 中国现代中药，2014，16(11)：888-894.

[43] 桑晓霞，马江媛，黄登宇. 曲霉毒素A检测方法的研究进展[J]. 食品安全质量检测学报，2019，10(21)：7271-7277.

[44] 姜冬梅，王荷，武琳霞，等. 小麦中呕吐毒素研究进展[J]. 食品安全质量检测学报，2020，11(2)：423-432.

（山东中医药大学　刘谦）

第五章　中药材开发与利用

第一节　中药材的开发

随着我国医药事业的蓬勃发展和人民生活水平的不断提高，人们对保健和提高生命的愿望愈来愈强烈，中药的需求量将越来越大，特别是疾病谱的改变、老龄化社会的到来、生活方式的转变和对健康的不断追求，给中药产业带来了巨大的市场需求和发展机遇。目前，我国对中药材进行综合开发利用也得到飞速发展，也为许多领域新产品的拓展提供了广阔的天地。当然中药材的开发利用应以药物开发为中心，同时也进行其他相关品种的渗透，如保健食品、饮料、美容化妆品、生活日用品、色素、香精和香料、甜味剂、饲料添加剂、中药农药等。

中药材综合开发利用主要表现在：

1. 扩大药用部位，减少资源浪费；

2. 加强药材中活性成分的研究，挖掘药用价值；

3. 利用中药成分的结构改造，增加药物新品种；

4. 综合利用中药药渣，变废为宝；

5. 摆脱中药材过去传统单一的临床用药格局，拓展众多领域，进行广泛渗透和开发。

我国在中药行业流通的中药材约1000种，其中常用中药约500～600种。目前中药材开发利用有如下方面。

一、现代中药制剂的开发

在临床应用时，一般取中药饮片直接配方用于汤剂，或制成成方制剂即中成药服用。中药成方制剂品种极为丰富，传统剂型有丸、散、膏、丹、锭、酒、露、茶、胶剂等。近年来，中药剂型不断发展，如浓缩丸、普通片剂、肠溶片、长效片、微囊片、口含片、黏膜用片、泡腾片、口服纸型剂、肠溶胶丸、滴丸、胶囊剂、微囊剂、冲剂、袋泡剂、膜剂、栓剂、软膏剂、霜剂、橡皮膏、口服安瓿剂、火棉胶剂、气雾剂、注射剂、油性注射剂、注射用乳剂、血浆代用液、粉针剂、离子导入剂等。现全国经批准生产的中成药已超过9700种。

二、非药用部位的开发利用

许多动、植物药的入药部位常是其某一部分，例如有的仅用花，则根、茎弃之；有的仅用根，则茎、叶、花等被舍弃。但是，现代研究表明，传统非药用部位一般含有与药用部位相同或相似的生物活性成分，有可能代替入药部位，使药源得到充分利用，即使所含的化学成分可能不一样，也可寻找其他相关领域的用途。

随着科学的进步，目前对于非药用部位的研究逐渐深入，并在不同领域取得成果，尤其在发展新药物、扩大药用部位、综合利用中药资源上占据重要地位。例如在新药发现及替代用药评估方面，人参叶、杜仲叶就已被收入《中国药典》作为人参、杜仲的替代用药不同部位；菊花在采收完花之后，茎叶被弃，而滁菊叶的黄酮含量高于花，并且有研究发现菊叶黄酮具有显著抑制小鼠实体肿瘤的作用，此外，菊根茎叶中多糖含量高，这些多糖具有抗结肠炎、抗肿瘤、保护神经、调节肠道菌群、抗凝血等多种作用。此外，很多非药用部位的提取物具有较好的抗氧化能力，可作为水乳、精华液、面膜的配方成分。连翘花的主要成分具有抑制酪氨酸酶活性，山西连翘产区居民有用连翘花煮水美白的习惯；杜仲雄花中的总黄酮和环烯醚萜类成分具有抗皮肤老化的作用，可加入防晒霜和乳液中；牡丹籽油含90%的不饱和脂肪酸，还具有较好的保湿作用，可作为化妆品的基础油；三七花具有预防化疗性口腔炎的作用，可用作治疗口腔炎症的牙膏。植物源农药方面的研究，苦参碱既可以杀灭害虫，也可以促进果实的生长发育。厚朴叶粗提物对小麦白粉病、蚕豆赤斑病等植物病原真菌均有较强的抑制作用。曼陀罗叶生物碱可抑制根线虫乙酰胆碱酯酶的活性从而达到杀线虫的作用，其茎、叶、种子均对植物病原真菌具有杀灭作用，且种子作用效果优于叶、茎。中药药渣及非药用部位可作为动物饲料添加剂，改善动物免疫能力。研究已从蒲公英花中提取出丰富的黄酮类化合物，具有显著抗氧化活性，可将其应用于药品、食品、化妆品中。因此，应加强中药非药用部位的系统研究与开发，挖掘非药用部位综合利用潜在价值，可产生较高的社会效益和经济效益。相关内容在本章第二节也有介绍。

三、中药活性成分的开发，创制制剂和新药

中药所含化学成分复杂，往往含多种药用成分，其他成分也可能有生物活性，若能充分利用，既可开发药源，又可降低成本。如虎杖具有活血化瘀、清热利湿、解毒、祛痰止咳等多种功效，若将其提取分离，其总蒽醌类化合物除有抗菌、抗病毒、平喘、镇咳作用外，还有升高白细胞作用；白藜芦醇苷能降低血清胆固醇；分离的鞣质有收敛作用，可促进结痂及抗感染。细叶小檗药材提取小檗碱后，其剩余物中含小檗胺，具有明显的升白细胞作用，而将小檗胺甲基化后，研制成的化合物称为檗肌松，为汉肌松的立体异构体，具肌肉松弛作用。又如，从黄连中提制的小檗碱，从麻黄中提制的麻黄素，马钱子中提制的士的宁（番木鳖碱，大脑神经兴奋药），延胡索中提制的延胡索乙素，萝芙木中提制的利血平，喜树中提制的羟基喜树碱，石蒜中提制的加兰他敏，牡丹皮中的提制牡丹酚等。

四、利用化学合成，改造中药成分的结构

对中药成分的结构改造是中药综合利用的深化。如果以原药使用，中药有时其药效价值或经济价值较低，若进行结构改造或制成衍生物，有可能提高用途，扩大其价值。例如从元胡中提取分离的延胡索乙素具有显著的镇痛作用，但此成分在该药材中含量甚少，仅含约十万分之三。现已用巴马丁经氢化还原，制备延胡索乙素，而巴马丁在中药黄藤的根及根茎中含量高达10%左右，而黄藤的资源丰富。因此，用黄藤作原料提取分离巴马丁，再还原成延胡索乙素，不仅扩大了黄藤的用途和价值，又缓解了延胡索的资源短缺。

抗癌新药三尖杉酯碱、异三尖杉酯碱、高三尖杉酯碱等生物碱在植物体内含量很低，可以从三尖杉中得到三尖杉碱，再通过人工合成途径得到三尖杉酯碱的异构体的混合物，从而扩大了药源。

从青蒿的茎、叶中提取青蒿素，经制备成甲基青蒿素（青蒿醚）及青蒿酯钠后，其抗疟作用比原青蒿素的更强。

利用有机化学合成的方法，改变中药材中某些成分的化学结构，从中获取符合人体需要的药物，这在药物资源的利用中，尤其是中药材的开发利用中具有广阔前景。

五、中药保健食品的开发

有些中药既用于临床治病，又是常用的滋补性食品。我国历来有"药食同源"的说法，而且中药有相当一部分本来就是一种食物。药食兼用的植物药资源是我国中药的重要优势之一，原卫生部规定是药品又是食品的中药名单，为保健食品的原料，如百合、桃仁、芦根、麦芽、罗汉果、乌梅、白果、菊花、紫苏、莲子、桑椹、蜂蜜、薏苡仁、甘草、酸枣仁等。其中许多有着重要的保健功能，如枸杞能改善心肌缺血，减弱动脉硬化程度，降低血压、血糖，提高人体免疫功能，调节中枢自主神经系统功能，因此，能防治心血管疾病，推迟细胞衰老时间等。

近几年，我国又开发了许多野生及家种中药材资源，如红景天、绞股蓝、猕猴桃、沙棘、沙枣、酸枣、刺梨、银杏叶、柿叶、大蒜等，品种繁多。如有的含丰富维生素、矿物质等营养成分，具有滋补强身作用；有的含有能阻断人体中亚硝胺的合成，具有明显抗癌作用的成分。目前，国内已开发了很多品种，如绞股蓝茶、刺梨汁、沙棘冲剂、猕猴桃汁等。我国野生资源十分丰富，有针对性地、科学地进行开发，将会丰富我国保健食品的品种，提高人民的身体健康水平。

六、药膳的开发

药食同出一源，药膳配方运用历史很久，早见于《千金方》《补养方》《食疗本草》《食性本草》《食物本草》等医药著作中，在宫廷或民间的食谱、菜谱、粥谱等书中也有记载。一般药膳可分饮、鲜汁、汤液、速溶饮料、酒、醪、蜜膏、粥食、羹（汤）、糖果、蜜饯、米面食品、菜肴等类。各种药膳均有一定的配比、

制法和功效，例如姜糖饮可治气管炎咳嗽；西瓜番茄汁可治夏季感冒；冰糖黄精汤治肺结核或支气管扩张的低热、咯血；蜜饯双仁（甜杏仁、核桃仁）治肺肾两虚型久咳、久喘症；茯苓饼治气虚体弱、心悸；天麻猪脑羹治神经性偏头痛症；冬虫夏草鸭能补虚、助阳，用于久病体弱、肢冷自汗、阳痿遗精者。

此外，我国生产药酒也较广泛，超过200种。在治疗性药酒中，主要用于风湿性关节炎和跌打损伤方面的有风湿木瓜酒、国公酒、白花蛇药酒、蕲蛇药酒、骨刺消痛酒、风湿骨痛酒等。在补益性药酒，主要用于壮阳和温补的有三鞭补酒、龟龄集酒、十全大补酒、人参鹿茸酒、海龙酒、天麻酒等。

七、中药化妆品的开发利用

中药不仅是防病治病的药物，而且有相当部分中药是天然的化妆品添加剂。现代研究证明，许多中药材中含有生物碱、苷类、氨基酸、维生素、植物激素活性成分，具有营养皮肤的功能。中药作为化妆品添加剂，能促进皮肤新陈代谢，增强皮肤免疫力，延缓皮肤衰老，同时，具有杀菌、抑菌功效，对痤疮、雀斑等皮肤病有显著疗效。近年来，国内以中药研制的中药化妆品日益增多。目前，中药化妆品的开发与研制品种主要有以下几种类型：

1. 人参类含人参皂苷、人参醇、人参酸等，可润肤养颜，防皱抗衰。

2. 花粉类含蛋白质、矿物质、维生素、氨基酸、酶类等，可滋肤养颜，健身防老。

3. 当归类含糖类、氨基酸、挥发油、维生素，可通经补血，养肌养颜。

4. 芦荟类含芦荟素、芦荟大黄素、树脂、糖类、氨基酸、生物酶、蒽醌等，可治疗暗疮、粉刺、皮脂腺溢出等。

5. 灵芝类含麦角甾醇、氨基酸、有机酸、多糖类等，可嫩肤增白，减皱防衰。

6. 黄芩类含黄酮类衍生物，如黄芩苷等，可治疗皮肤病，防晒护肤。

7. 桑叶类含黄酮苷、氨基酸、维生素、微量元素酚类等，可抑制皮肤色素沉着。

8. 薏仁油类富含护肤有机物质，可治疗皮肤损伤，防治粉刺、日晒等。

此外，还有含黄芪、首乌、黄柏、沙棘、绞股蓝、月见草、白及、紫草、啤酒花等化妆品。

八、中药在香料和香精方面的开发

许多药用动、植物，是天然香料、香精的原料，在我国已有2000多年的使用历史。近年来，随着化学工业的快速发展，合成香料使用越来越多。中药香精具有天然性，无化学合成香精的多种缺点，因而在现代化妆品中也被广泛使用。常用的有苦杏仁油、茴香油、苍术油、樟脑、小豆蔻油、肉桂叶油、香紫苏油、丁香油、云木香油、桉叶油、松针油、姜油等。许多中药的精油，经过提纯分离后，还可用作合成香料的中间体或作其他化工产品的原料。如樟科中许多植物的香桂油富含黄樟油素，是半合成洋茉莉醛的良好原料。山苍子油中柠檬醛是制造紫罗兰酮的原料；松柏科植物提制的松节油含β-蒎烯，能合成几十种香料等。

九、天然色素

许多中药材常是提取天然色素的原料，如姜黄色素是从姜黄的根茎中提取，从西红花中提取西红花色素，从红花中提取红花黄色素，从玫瑰茄的花萼中提取玫瑰茄色素，从桑椹中提取桑椹红，从落葵中提取落葵红，从苋菜中提取苋菜红，由栀子的果实中提取栀子黄色素等。目前，这些天然色素已广泛应用于医药、食品和化妆品中。

十、畜禽饲料添加剂的开发

随着中药多领域的开发研究，中药在饲养业领域已得到广泛的运用。科研成果显示，中草药可作为畜禽饲料添加剂，具有驱虫，防病治病的效果，并加速畜禽生长发育。目前中药添加剂已成为畜禽混合饲料的重要组成之一。

目前为止，用作饲料添加剂或混饲剂的中药已超过200种，如苍术、大蒜、松针、艾叶、麦冬、甘草、蛇床子、仙鹤草、艾蒿、蒲公英、野菊花、贯众、槟榔子、茴香油、芥子、肉桂、党参、天门冬、麦门冬等，已广泛用作饲料添加剂。

十一、中药农药

目前，中药杀虫剂的开发迅速。研究表明，中药农用杀虫剂在空气和土壤中具有易分解、无蓄积、无污染、不易产生抗药性的特点，并能促进农作物快速生长，而且原料丰富，成本低廉，制作工艺相对简便等，往往在功效及作用上均优于化学农药。现在，我国已有中药植物杀菌剂、杀虫剂、小麦增产剂等，用作农药的有：杠柳、苦楝、茶子饼、雷公藤、大茶根、烟草类、侧柏叶、胡桃叶、黄滕根、皂角树叶、野菊花、闹羊花、大黄、何首乌、黄芩、黄芪、商陆、雷公藤、川楝子、银杏外种皮、麻黄油、芦荟、除虫菊、鱼藤根等，可作为中药农药的原料。

第二节　中药资源的综合利用

中药资源综合利用是中药资源可持续利用的重要任务之一，是指通过对资源进行综合开发、合理采收、深度加工、循环使用和再生利用等方式，变无用为有用，小用为大用，一用为多用，变废为宝，充分发挥其多方面的功能和综合效益。中药资源综合利用的核心问题是"综合"，是中药相关产业化的延伸和发展，是以先进的科学技术和方法，对中药资源各个组成要素进行多方面、多层次、多用途、多方向和多样性的合理开发利用的过程。我国古代人民很早就开始了对中草药资源的"综合利用"。如《山海经》就记载了毒鱼，《神农本草经》《本草经集注》《大明本草》等还记载了用乌头和附子作箭毒射猎禽兽。唐代《千金翼方》中记载了76种植物可以用来美容，并收载了25个美容药方。中国古代农书《齐民要术》《种树书》中还有利用艾、苍耳等中草药粉末或碎块拌粮，防治粮仓害虫的记载。

中药资源综合利用是指对药用资源多目标的开发利用，为充分、合理地利用资源的重要方式。通过综合利用不仅可提高资源的利用程度，扩大原材料来源，还可降低产品生产成本，保护环境，如"三废"资源的综合利用，最终取得经济、社会和生态效益发展的统一。按其综合开发利用的特点和形式分为两类：①中药资源直接开发过程中的综合利用，如药用植物、药用真菌等，以及海洋中药资源综合利用等。②中药资源加工过程中的综合利用，如饮片加工和中药制药综合利用后，可产出废弃物、药渣等。中药资源综合开发利用程度同生产力发展水平和生产技术条件密切相关。随着新技术、新设备和新工艺的大量采用，中药资源综合利用程度也将不断提高。

目前，中药资源综合利用主要体现在中药材料效能方面，或制成多种产品，以及利用中药工业三废即废渣、废气、废液等资源。包括中药种植采收、加工、炮制及工业生产等领域。

一、非药用部位的综合利用

药用植物的采收过程是中药材生产的重要环节，也是实施中药资源综合利用的途径之一。传统的采收方式是用其某一部位或器官入药，例如用根取根，而将地上部位废弃。这种方式无法充分利用药用植物的其他部位药用价值，造成中药资源的浪费。现今，人们对中药资源综合利用意识逐渐增强，对非传统药用部位展开了研究和开发利用。

1. 非药用部位的药用价值综合开发利用　通过药用植物次生代谢产物在不同部位分布的特性来研究开发，以扩大药用部位。利用次生代谢产物在植物器官、组织部位分布的差异性、广泛性、相似性的特点，结合药效学和临床研究结果，发现许多药材的非传统药用部位同样具有药用价值。如龙胆属植物的主要药用成分为龙胆碱和龙胆苦苷，具有保肝、健胃、利胆、抗炎、抗菌等活性，药理作用比较广泛，对糖尿病和癌症的治疗也有一定作用。药理作用结果表明，龙胆地上部分在抗炎方面明显优于地下部分，在抗菌方面也与地下部分相差不大。杜仲子油是提取杜仲胶过程中的副产品，其中a-亚麻酸含量丰富，抗氧化性比EPA、DHA较优，具有抗衰老、减肥、消炎等作用，杜仲子油可分离a-亚麻酸，用于药品和保健食品领域。

2. 初加工处理中废弃物的综合利用　中药材采收后，一般趁鲜用水清洗，进行加工处理，一些溶解在废水中的水溶性有效成分也随着废水被弃去。因此，可对溶有活性成分的废水进行研究并进行综合利用，如人参和黄芪鲜药材在清洗过程中就会部分皂苷溶解水中，现在将这部分废水收集用来生产护手霜、洗发水等产品。根、地下茎、种子、果实以及一些皮类药材常需去除外皮，药材光洁，内部水易向外渗透，便于干燥。在这个处理过程中会产生大量的废料，若将这些废料进行收集处理分离活性成分，则可以作为其他产业的原料。

3. 净制过程中劣质品的利用 在净制过程中要修制药材，便于捆扎、包装、划分商品药材的等级，多选择用刀、剪等工具去除药材的残根、芦头、新芽等不平滑部位，而被去除的部位仍含有效成分，如果收集进行利用，也可以产生的经济效益。如在人参修整过程中会剪除芦头、须根、侧根，若将人参初加工中修剪下来的部位收集，进提取有效成分或其他利用，不但增加了经济效益，而且可以有效节约药用植物资源。

二、饮片加工与炮制过程中产生废料的综合利用

1. 饮片加工过程中产生药渣的应用 在中药饮片加工过程中，会产生大量的中药碎渣，一般多将碎渣废弃，现今发现中药碎渣有多种应用途径。如芳香类残渣可作为香熏剂，部分中药碎末燃烧还可以作为消毒剂使用，如苍术、艾叶的碎渣可燃烧消毒空气。在中药贮藏过程中，一些中药材加工时产生的碎渣可作药材的防虫剂，如碎丹皮与泽泻同贮，碎细辛或碎花椒与土鳖虫、蛤蚧、蕲蛇等存放在一起，可防止这些药材生虫。药末也可以直接制成酊剂、散剂、药酒、药茶等中药产品。具有杀虫、增强免疫力等功效的中药材，其加工时产生的药材粉末可作为兽药和饲料添加剂。对某些中药碎渣如黄芩、黄柏、丹皮等碎药可炮制成炭，甘草、桂枝、黄芪等可制成蜜炙品，既减少炮制时间，又能提高炮制质量，碎甘草和干姜制煎汁用作炮制其他中药的辅料。

2. 炮制过程中废弃物的综合利用 中药的炮制大多仍沿用传统的炮制方法，造成很多在炮制过程中流失大量有效成分。因此，可对中药炮制过程中产生的废液进行综合应用，尤其对于有毒的药物。古人为了得到毒性较小、适宜使用的药物饮片，往往将药物反复用水进行浸泡，如附子、川乌、草乌的炮制过程中，反复水泡导致大量生物碱的流失，水浸泡方法流失掉的乌头碱也是药物中的生物活性物质。将其浸泡液收集，通过适当处理制成膏剂，用于治疗某些疾病。

三、药用植物在田间生产管理过程中的综合利用

一般药用植物在生长过程中需要进行田间管理，如间苗、疏叶、疏花和疏果等，在田间管理过程中会产生大量的废弃枝叶花果，如收集起来，可作为中药化妆品或中药饲料等产品的原料。如药用植物五味子在每年的春季和秋季修剪过程中都会产生大量的废弃藤茎，其藤茎中含有大量与五味子果实所含成分类似的木脂素，还有较丰富的多糖和挥发油，在抗肿瘤、保肝利胆以及祛痰止咳、增强免疫力、延缓衰老、扩张血管等方面具有良好的药用开发前景。对于五味子藤茎的综合利用，不但解决了北五味子果实资源紧缺的状况，而且增加了经济效益。

四、中药制剂产品生产过程中的综合利用

1. 改进提取工艺对中药材进行综合利用 在传统中药制剂的生产过程中，因加工技术、方法的落后

和工艺不完善，导致有效成分丢失或提取不完全、收得率低，使中药材资源不能得以充分利用，造成资源的浪费。现今采用一些综合利用的新技术、方法，不但减少生产过程中有效成分的流失和破坏，还可以提高药品的质量和药材资源的利用率。例如以小檗属植物为原料提取小檗碱时，这些植物中尚含有小檗胺、药根碱等生物碱，而以往在生产过程中，只提取小檗碱，其余作为废料弃去。现今利用小檗碱、小檗胺、药根碱在不同溶剂中溶解度的不同，可同时制备得到小檗胺和药根碱。通过这些工艺的改进，可有效综合利用一些中药资源。

2. 中药化学成分具有多种活性的综合利用 以中药中的有效成分可以开发多种类型的药品，同时，也应用于食品以及精细化工等领域，呈现多元化发展。目前，随着不断发现与阐明中药活性成分具有多种药理活性和功效，并通过科学提取、分离，得到广泛的综合利用，有效提高中药材的经济价值。如白藜芦醇具有抗炎作用，能抑制多种呼吸道病菌。对癌症也有预防作用，能抑制黑色素瘤细胞的生长；对心血管具有保护作用，具有抗心肌纤维化的作用，对抗心肌缺血和抗动脉粥样硬化等作用；此外，还具有保健功能，如抗氧化、抗衰老、抗运动性疲劳等功能。因此，可以利用白藜芦醇开发多类型的产品。

3. 副产品和废弃物的综合利用 在中药工业生产过程中，可产生大量的废弃物，将产生的废弃物进行再利用和资源化，即将废弃物直接作为原料进行利用或者对废弃物进行再生利用。

（1）中药提取后的药渣再提取目前中药的提取往往只针对单一成分进行提取，在提取后的药渣中仍存在大量其他有效化合物，导致中药中其他成分的浪费。如人参精的生产中只用了总有效部位的4%～5%，而经实验证明，提取人参精后的药渣再经其他方法提取处理后可得到总糖类成分。在鹿茸精提取后，可利用鹿茸药材残渣提取鹿茸蛋白，鹿茸蛋白水解后可获得多种对人体有益的氨基酸。

（2）用于食用菌栽培传统的食用菌固体培养基原料多用棉籽壳、玉米芯、麦麸、木屑等一类物质。在中药生产过程中产生的中药渣却可以代替棉籽壳作为培料，如益母草、夏枯草等一些草本植物的药材，其药渣主要成分是纤维素，纤维素经过合理加工后，其质地疏松，能被食用菌的酶分解利用，可以替代食用菌栽培用固体培养基原料物料。

（3）加工成饲料或兽药在药渣综合利用过程中，将药渣转化为动物饲料或兽药，也是对目前中药生产中没有提取完全有效成分的充分应用。现代研究成果证明，适宜添加中药渣的饲料，有助于动物的生长发育。如药厂生产提取黄酮类物质，一般采用水提取法，但黄酮类物质大多数微溶于水，因此，经水提取后的黄酮类物质在药渣中仍有较多的残留量。因此，对残留在药渣中的黄酮类物质可进行再提取，将提取物制成兽药，或将废药渣直接按照比例添加到饲料中，可提高药材利用率。

此外，多种药渣具有广泛的综合利用途径。如制酒工艺，百花酒就是将多种药渣进行发酵而制成的，还可收集药渣中的挥发油做香料。随着科技的进步，药渣的应用也随之多样化，药渣将来也会产生更大的功用。

五、区域性中药资源的综合利用

从总体上看，我国区域中药资源综合利用的经济发展不平衡问题仍然存在，一般中药资源富集区发展滞后。主要表现为中药资源分布地区与加工地的分割、资源开发与环境保护的矛盾、贫困的中药资源富集区与富裕的资源贫困区并存、资源区的环境破坏与加工地的环境污染并存等问题。如何从根本上协调这些矛盾，解决这些问题，具有十分紧迫的现实意义。

我国中药资源分布划分为多个区域，因此，根据各个地区中药生产条件和特点，可对不同地区中药资源进行区域化综合利用。例如，在华北地区中成药工业基础雄厚、技术水平较高、设备先进，对资源进行深度开发，发展中药产业，扩大企业规模，创制高质量的中成药产品，推进中药向国际市场发展。在一定区域范围内对中药资源进行综合利用，不仅避免随便引种导致的中药材品质下降，同时充分利用该地区资源，增加了当地的经济效益。又如，东北地区由于种植多年生药材容易导致土壤肥力下降，将中药产业与林业、农业结合，不仅保护地力、增加了经济收入，而且缓解了林、药之间的矛盾。

民族药作为中药发展史中的一朵奇葩，由于民族药是在不同地域、文化背景、信仰等综合因素下产生的，其地域性和民族性较强。大力发展中药资源区域化综合利用，可将民族中药资源与其他产业结合发展，明确各地区中药产业发展方向，提高民族区域性中药资源的综合利用。

六、大健康中药产业发展的综合利用

大健康中药产业是以中药工业为主体，除了生产治疗药品外，还可以开发保健品、食品、饮料、中药化妆品、日用品、食品添加剂、中药农药、中药饲料添加剂等，逐渐形成大健康中药产业，提升中药综合利用规模和水平，促进中药资源可持续利用。

七、动物药的综合利用

与植物药资源相比，动物药不但分布数量少且生长发育时间较长，而且其药效在某一方面又具有不可替代性和稀缺性。一些珍贵的动物资源已濒临灭绝，动物药的使用和研究受到了更多的限制。对药用动物的研究表明，一些"下脚料"和其他非传统药用部位含有相同的有效成分，故可以扩大药用部位，对药用动物进行综合利用，如龟甲传统用药只用其腹甲，但现代研究证明，背甲也可入药。所以，开展动物药综合利用，可以节约中药资源。

总之，中药资源的综合利用，有利于合理利用资源、提高经济效益、保护自然生态平衡，对于促进中药资源保护与可持续开发利用，都有着重要的意义。相信将会越来越受到广泛重视。

主要参考文献

[1] 徐国钧，何宏贤，徐珞珊，等.新编中国药材学[M].北京：中国医药科技出版社，1996：10.

[2] 刘德军.中药材综合开发技术与应用[M].北京：中国中医药出版社，1998：4.

[3] 丁安伟，王振月.中药资源综合利用与产品开发[M].北京：中国中医药出版社，2013：4.

（天津中医药大学　李天祥）

新编中国药材学

各论

1. 人参

Renshen

GINSENG RADIX ET RHIZOMA

【别名】棒槌、圆参、黄参、神草、土精。

【来源】为五加科植物人参*Panax ginseng* C. A. Mey.的干燥根和根茎。

【本草考证】本品始载于《神农本草经》，列为上品。《图经本草》载："初生小者，三、四寸许，一桠五叶；四五年后生两桠五叶，末有花茎；至十年后，生三桠；年深者生四桠，各五叶。中心生一茎，俗名百尺杆。三月、四月有花，细小如粟，蕊如丝，紫白色；秋后结子，或七、八枚，如大豆，生青熟红，自落。根如人形者神。"《本草纲目》载："人参，根如人形，有神，故谓之人参、神草。"本草记载与现今所用人参基本一致。

【原植物】多年生宿根性草本，株高30～60cm。主根表面黄白色，肥厚，呈圆柱形或纺锤形，稍有分枝；根状茎短，直立，称为"芦头"；茎直立，不分枝，圆柱形；掌状复叶，小叶3～5片，中间3片近等大，有小叶柄；小叶片椭圆形或微呈倒卵形，长4～15cm，宽2～6.5cm，先端渐尖，基部楔形，边缘有细锯齿，上面叶脉上散生少数刚毛，下面无毛，最下1对小叶甚小，无小叶柄。夏季开花，伞形花序单一顶生叶丛中，总花梗长达30cm，每花序有4～40余花，小花梗长约5mm。苞片小，条状披针形；萼片钟形，与子房愈合，裂片5，绿色；花瓣5，卵形，全缘，淡黄绿色；雄蕊5，花丝短；雌蕊1，子房下位，2室，花柱2，上部分离，下部合生。浆果扁圆形，成熟时鲜红色，内有两粒半圆形种子；种子肾形，乳白色。（图1-1）

主要为栽培，亦野生于海拔数百米的落叶阔叶林或针叶阔叶混交林下。分布于辽宁、吉林、黑龙江，河北、山西亦有引种。俄罗斯、朝鲜也多栽种。

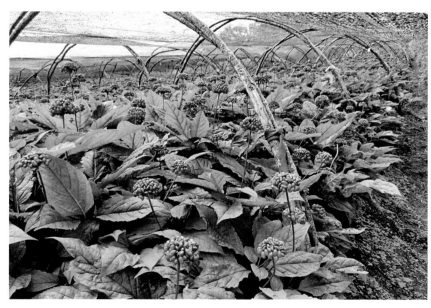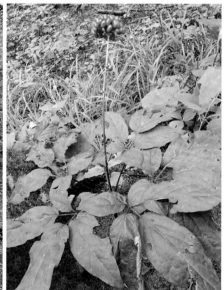

图1-1　人参

（左：栽培人参　右：半野生林下参）

【主产地】主产于吉林东部、辽宁东部和黑龙江东部。

【栽培要点】

1. 生物学特性　喜湿、怕涝，怕强光。对土壤要求严格，宜在富含腐殖质、通透性良好的砂质壤土栽培，尤以森林腐殖土最适宜栽参，农田栽参前茬以禾本科为好。忌连作[1-2]。

2.栽培技术　有直播和移栽两种方式，可以春播、秋播，也可以春栽和秋栽。

3.病虫害　病害：黑斑病、疫病、立枯病、猝倒病、锈病、菌核病、根腐病、细菌性烂根病等。虫害：蝼蛄、蛴螬、金针虫、小地老虎等。

【采收与加工】人参在9～10月采挖，除去茎叶后加工。生晒分下须生晒和全须生晒。下须生晒，选体短有病疤，除留主根及大的支根外，其余的全部去掉。全须生晒，全须生晒则不下须，只去掉小主须。洗净泥土，病疤用竹刀刮净，放40～50℃烘干。

【商品规格】

1.人参商品规格

（1）生晒野山参　特级：≥15g；一级：12～15g；二级：9～12g；三级：7～9g；四级：5～7g；五级：3～15g；六级：1.3～3g；七级：<1.3g。

（2）生晒移野山参　一级：≥25g；二级：20～25g；三级：15～20g；四级：10～15g；五级：5～10g；六级：2.5～5g；七级：<2.5g。

（3）全须长脖生晒参　一级：12～15g；二级：9～12g；三级：7～9g；四级：5～7g；五级：3～5g；六级：1.5～3g。

（4）全须边条生晒参　10支：单支重≥50.0g，主根长≥10cm；15支：单支重≥33.3g，主根长≥9cm；20支：单支重≥25.0g，主根长≥8cm；30支：单支重≥16.7g，主根长≥7cm；40支：单支重≥12.5g，主根长≥7cm；50支：单支重≥10.0g，主根长≥7cm；60支：单支重≥8.3g，主根长≥7cm；80支：单支重≥6.2g，主根长≥7cm。

（5）全须普通生晒参　10支：单支重≥50.0g；15支：单支重≥33.3g；20支：单支重≥25.0g；30支：单支重≥16.7g；40支：单支重≥12.5g；50支：单支重≥10.0g；60支：单支重≥8.3g；80支：单支重≥6.2g；100支：单支重≥5.0g。

（6）边条生晒参　10支：单支重≥50.0g，主根长≥10cm；15支：单支重≥33.3g，主根长≥9cm；20支：单支重≥25.0g，主根长≥8cm；30支：单支重≥16.7g，主根长≥7cm；35支：单支重≥14.3g，主根长≥7cm；40支：单支重≥12.5g，主根长≥7cm；60支：单支重≥8.3g，主根长≥7cm；80支：单支重≥6.2g，主根长≥7cm。

（7）普通生晒参　10支：单支重≥50.0g；15支：单支重≥33.3g；20支：单支重≥25.0g；25支：单支重≥20.0g；30支：单支重≥16.7g；40支：单支重≥12.5g；50支：单支重≥10.0g；60支：单支重≥8.3g。

2.人参等级划分

（1）生晒野山参

特等　三节芦，芦碗紧密、芦较长，个别双芦或三芦以上。枣核艼，其重量小于主体50%，不抽沟。灵体、疙瘩体，色正有光泽，黄褐色或淡黄色，腿分档自然，不抽沟、无疤痕，不泡体。主体上有环纹细而深，皮紧纹细、细而长，疏而不乱，有珍珠点，主须完整，艼须下伸。

一等　二节芦或三节芦，芦碗较大、紧密，个别三芦以上；枣核艼、蒜瓣艼、毛毛艼或顺长艼，其重小于主体50%，不抽沟，色正有光泽；顺体、过梁体，色正有光泽，黄褐色或淡黄色，腿分档自然，不抽沟、无疤痕，不泡体；主体上部环纹明显。细而长，疏而不乱，主须完整，艼须下伸。

二等　二节芦、缩脖芦，芦碗较大、排列扭曲，有残缺、疤痕、红皮；艼大或无艼，有残缺、疤痕、红皮。顺体、笨体、横体，黄褐色或淡黄色，皮较松，抽沟、体小、艼变，有疤痕、红皮；主体上部环纹不全、断纹或纹较少；细而长，有伤残和红皮。

（2）生晒移野山参

特等　芦长，二节芦或三节芦，芦碗较大；艼重量小于主体50%，无疤痕、红皮；灵体、疙瘩体，浅黄白色，有光泽，腿分档自然，不抽沟、无疤痕、红皮；顺体、过梁体或笨体，色正有光泽，不抽沟、无疤痕和红皮；环纹明显；须长。

一等　二节芦或竹节芦，芦碗较大；芋重量小于主体50%，无红皮；芋变或无芋，有疤痕、红皮；环纹粗而浅，或断纹、跑纹；须较长，不清疏。

二等　二节芦、竹节芦或缩脖芦，芦碗较小；芋大，有残缺、红皮；纹残缺不全；较短，不清疏。

（3）全须长脖生晒参

特等　线芦或竹节芦，碗间距小而紧密；枣核芋，其重量小于主体50%，不抽沟，色正有光泽；主根较短，呈圆柱形或纺锤形；支根两条，上部"人"字形自然分叉；根形舒展，横灵体圆；主根上部环纹明显；参须略少，须根长，清疏，生有多数疣状突起；表皮黄褐色，无红皮、不抽沟；断面黄白色，呈粉性，树脂道明显；质硬，无空心；香气特异，味微苦、甘。

一等　圆膀圆芦；枣核芋或顺长芋，其重小于主体50%，不抽沟，色正有光泽；主根较短，呈圆柱形或纺锤形；支根两条，上部"人"字形自然分叉；根形舒展，横灵体圆；环纹粗而浅；参须略少，须根长，清疏；表皮黄褐色，无红皮、不抽沟；断面黄白色，呈粉性，树脂道明显；质硬，无空心；香气特异，味微苦、甘。

二等　草芦或竹节芦，碗间距大而稀疏，或芦碗左右错位；顺长芋，其重小于主体50%，不抽沟，色正有光泽；主根较短，呈圆柱形或纺锤形；环纹粗而浅或断纹、跑纹；参须略少，须根长，清疏；表皮黄褐色，无红皮、不抽沟；断面黄白色，呈粉性，树脂道明显；质硬，无空心；香气特异，味微苦、甘。

（4）全须边条生晒参

特等　圆柱形；主根2～3条；粗细较均匀；芦须齐全；支根黄白色或灰黄色，无红皮，无抽沟；表面淡黄白色，树脂道明显；质硬、粉性，无空心；无虫蛀、霉变、杂质。

一等　圆柱形；主根2～3条；粗细较均匀；芦须较齐全；支根黄白色或灰黄色，可轻度红皮和轻度抽沟；表面淡黄白色，树脂道明显；质硬、粉性，无空心；可轻度破损；香气特异，味微苦、甘；无虫蛀、霉变、杂质。

二等　圆柱形；支根1～4条，粗细不均匀，残缺；黄白色或灰黄色，明显红皮、抽沟；淡黄白色，树脂道明显；质硬、粉性，无空心；破损明显；香气特异，味微苦、甘；无虫蛀、霉变、杂质。

（5）全须普通生晒参

特等　主根纺锤形或圆柱形；芦须齐全；支根不绑尾或轻绑尾，不夹小参；表面黄白色或灰黄色，无红皮，无抽沟；断面淡黄白色；质硬、粉性，无空心；无破损；香气特异，味微苦、甘；无虫蛀、霉变、杂质。

一等　主根纺锤形或圆柱形；芦须较齐全；支根不绑尾或轻绑尾，不夹小参；表面黄白色或灰黄色，轻度红皮、抽沟；断面淡黄白色；质硬、粉性，无空心；轻度破损；香气特异，味微苦、甘；无虫蛀、霉变、杂质。

二等　主根纺锤形或圆柱形；芦须残缺；支根不绑尾或轻绑尾，不夹小参；表面黄白色或灰黄色，明显红皮、抽沟；断面淡黄白色；质硬、粉性，无空心；明显破损；香气特异，味微苦、甘；无虫蛀、霉变、杂质。

（6）边条生晒参

特等　主根圆柱形；表面黄白色或灰黄色，无红皮，无抽沟；断面淡黄白色，树脂道明显；质硬、粉性，无空心；无破损；香气特异，味微苦、甘；无虫蛀、霉变、杂质。

一等　主根圆柱形；表面黄白色或灰黄色，轻度红皮、抽沟；断面淡黄白色，树脂道明显；质硬、粉性，无空心；轻度破损；香气特异，味微苦、甘；无虫蛀、霉变、杂质。

二等　主根圆柱形；表面黄白色或灰黄色，明显红皮、抽沟；断面淡黄白色，树脂道明显；质硬、粉性，无空心；明显破损；香气特异，味微苦、甘；无虫蛀、霉变、杂质。

（7）普通生晒参

特等　主根圆柱形；表面黄白色或灰黄色，无红皮，无抽沟；断面淡黄白色；质硬、粉性，无空心；无破损；香气特异，味微苦、甘；无虫蛀、霉变、杂质。

一等　主根圆柱形；表面黄白色或灰黄色，轻度红皮、抽沟；断面淡黄白色；质硬、粉性，无空心；轻度破损；香气特异，味微苦、甘；无虫蛀、霉变、杂质。

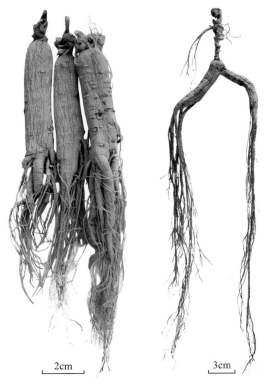

图1-2 生晒参药材图　　图1-3 生晒山参药材图

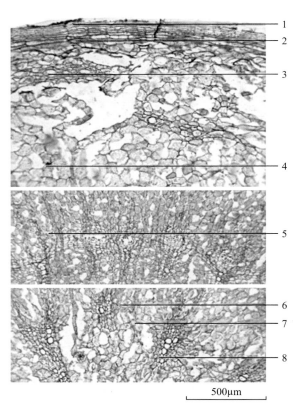

图1-4 人参根横切面图

1. 木栓层　2. 皮层　3. 树脂道　4. 草酸钙簇晶　5. 韧皮部
6. 形成层　7. 木质部　8. 导管

二等　主根圆柱形；表面黄白色或灰黄色，明显红皮、抽沟；断面淡黄白色；质硬、粉性，无空心；明显破损；香气特异，味微苦、甘；无虫蛀、霉变、杂质。

【药材鉴别】

（一）性状特征

1. 生晒参　主根表面灰黄色，长3~15cm，直径1~2cm，呈纺锤形或圆柱形，上部或全体有疏浅断续的粗横纹及明显的纵皱纹，下部有支根2~3条，并着生多数细长的须根，须根上常有不明显的细小疣状突起。芦头多拘挛而弯曲，具芦碗，长1~4cm，直径0.3~1.5cm。质地较硬，断面呈淡黄白色，显粉性，形成层棕黄色，有环纹，皮部有黄棕色的点状树脂道及放射状裂隙。香气特异，味微苦、甘。（图1-2）

2. 生晒山参　主根表面灰黄色，长2~10cm，呈人字形、菱形或圆柱形，与芦头等长或较短。具纵纹，上端有紧密而深陷的环状横纹，支根多为2条，须根细长，清晰不乱，有明显的疣状突起，习称"珍珠疙瘩"。根茎细长，上部具密集的茎痕，不定根较粗，形似枣核。（图1-3）

（二）显微鉴别

1. 根横切面　木栓层为数列细胞，皮层窄；韧皮部外侧有裂隙，内侧薄壁细胞排列较紧密，有树脂道散在，内含黄色分泌物；形成层成环；木质部射线宽广，导管单个散在或数个相聚，断续排列成放射状，导管旁偶有非木化的纤维；薄壁细胞含草酸钙簇晶。（图1-4）

2. 粉末特征　粉末淡黄白色。树脂道碎片易见，含黄色块状分泌物；草酸钙簇晶直径20~68μm，棱角锐尖；木栓细胞表面观类方形或多角形，壁细波状弯曲；网纹导管和梯纹导管直径10~56μm；淀粉粒甚多，单粒类球形、半圆形或不规则多角形。（图1-5）

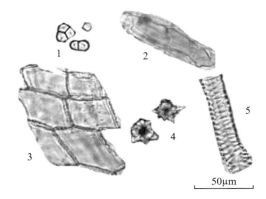

图1-5 人参粉末图

1. 淀粉粒　2. 树脂道　3. 木栓细胞　4. 草酸钙簇晶　5. 导管

（三）理化鉴别

薄层色谱　取本品粉末，加三氯甲烷，回流1小时，弃三氯甲烷层，挥干药渣，加水拌匀湿润后，加水饱和正丁醇，超声处理30分钟，取上清液，加3倍量氨试液，摇匀，放置分层，取上层液蒸干，残渣加甲醇溶解，作为供试品溶液。再取人参皂苷Rb$_1$、Re、Rf、Rg$_1$对照品，加甲醇制成每1ml各含2mg的混合溶液，作为对照品溶液。照薄层色谱法试验，吸取上述两种溶液各1～2μl，分别点于同一硅胶G薄层板上，以三氯甲烷-乙酸乙酯-甲醇-水（15∶40∶22∶10）10℃以下放置的下层溶液为展开剂，展开，取出，晾干，喷以10%硫酸乙醇溶液，在105℃加热至斑点显色清晰，分别置日光和紫外光灯（365nm）下检视。供试品色谱中，在与对照品色谱相应的位置上，显相同颜色的荧光斑点。（图1-6）

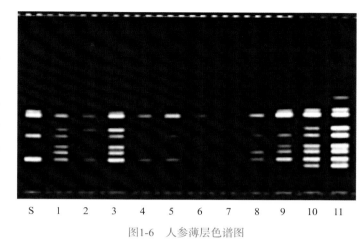

图1-6　人参薄层色谱图

S. 人参皂苷Rb$_1$、Re、Rf、Rg$_1$对照品　1～11. 人参药材样品

【质量评价】野山参以支大、浆足、纹细、芦长、碗密、有圆芦及珍珠点者为佳。园参以身长、支大、芦（根茎）长者为佳。采用高效液相色谱法测定，按干燥品计算，含人参皂苷Rg$_1$（C$_{42}$H$_{72}$O$_{14}$）和人参皂苷Re（C$_{48}$H$_{82}$O$_{18}$）的总量不得少于0.30%，含人参皂苷Rb$_1$（C$_{54}$H$_{92}$O$_{23}$）不得少于0.20%。

【化学成分】主要含有皂苷、糖类、挥发油等成分。

1. 皂苷类　皂苷是人参特征性成分和有效成分。皂苷类包括原人参二醇类、原人参三醇类及齐墩果酸类。

（1）原人参二醇类　人参皂苷（ginsenoside）Ra$_1$、Ra$_2$、Ra$_3$、Rb$_1$、Rb$_2$、Rb$_3$、Rc、Rd、Rg$_3$、Rh$_2$、Rs$_1$、Rs$_2$，三七皂苷R$_4$，西洋参皂苷R$_1$，20（S）-人参皂苷Rg$_3$，20（R）-人参皂苷Rh$_2$，20（S）-人参皂苷Rh$_2$等。

（2）原人参三醇类　人参皂苷（ginsenoside）Re、Rf、Rg$_1$、Rg$_2$、Rh$_1$、Rh$_3$、Rf$_1$，20-葡萄糖基人参皂苷Rf，20（R）-人参皂苷Rg$_2$，20（R）-人参皂苷Rh$_1$，三七皂苷R$_1$（notoginsenoside R$_1$）等。

（3）齐墩果酸类　人参皂苷（ginsenoside）Ro等。

2. 挥发油类　主要为人参烯（panasinsene，C$_{15}$H$_{24}$）。

3. 其他类　软脂酸、硬脂酸及亚油酸的混合物形成的人参酸等。

【性味归经】甘，微苦，微温。归脾、肺、心、肾经。

【功能主治】大补元气，复脉固脱，补脾益肺，生津养血，安神益智。用于体虚欲脱，肢冷脉微，脾虚食少，肺虚喘咳，津伤口渴，内热消渴，气血亏虚，久病虚羸，惊悸失眠，阳痿宫冷。

【药理作用】

1. 对中枢神经系统的作用　适量对中枢神经系统具有兴奋作用，而大量使用有抑制作用，能增强机体对一切非特异性刺激的适应能力，减少疲劳感；能调节中枢神经系统兴奋过程和抑制过程的平衡；对学习记忆的影响有双向性及成分依赖性。

2. 对心血管系统的作用　①对心脏功能的作用：与强心苷相似，能提高心肌收缩力，大剂量则减弱收缩力并减慢心率。②对心肌的作用：有保护心肌的作用。③对血管的作用：为血管扩张药，有小剂量收缩，大剂量扩张或先收缩后扩张的作用。④对血压的作用：在正常或高血压状态下，有降低血压的作用，在低血压状态下，有升高血压的作用。⑤对耐缺氧能力的作用：能提高耐缺氧的能力，能使心房在缺氧条件下收缩时间延长。⑥对造血功能的作用：对骨髓的造血功能有保护和刺激作用，能使红细胞数、白细胞数和血红蛋白量增加。⑦对血小板功能的作用：有抑制血小板聚集的作用。⑧有降血脂和抗动脉粥样硬化作用。⑨对心肌及血管有直接作用，在小剂量时兴奋，大剂量时抑制[3-4]。

3.对内分泌系统的作用　人参皂苷对垂体-肾上腺皮质系统有刺激作用，各种人参皂苷因其化学结构不同，使其刺激作用亦有所不同。

4.加强机体对有害因素的抵抗力　能增强人体适应气温变化的能力，可使降至很低水平的血压稳固回升，有抗维生素B$_1$、B$_2$缺乏症的作用，能减弱苯、四乙铅、三甲酚磷酸等毒物对机体的作用等。

【用药警戒或禁忌】不宜与藜芦、五灵脂同用。

【分子生药】人参皂苷生物合成途径已经基本明确，主要有三个反应步骤[5]：①IPP和DMAPP的生物合成。人参通过MVA和MEP两个途径来合成IPP和DMAPP，主要途径是存在于细胞质中的甲羟戊二酸途径（MVA途径）。②2,3-氧化角鲨烯的合成。IPP及其异构化的DMAPP在法尼基焦磷酸合成酶（FPS）作用下合成法尼基焦磷酸（FPP），FPP在鲨烯合成酶（SS）等的作用下合成鲨烯，再经鲨烯环氧酶（SE）催化转化为2,3-氧化角鲨烯（2,3-oxidosqualene）。③氧化角鲨烯的环化及环上复杂官能团的修饰。

主要参考文献

[1] 孙娟娟.10种中药材道地产地的本草文献研究[D].北京：中国中医科学院，2010.

[2] 沈亮，李西文，徐江，等.人参无公害农田栽培技术体系及发展策略[J].中国中药杂志，2017，42(17)：3267-3274.

[3] 杨秋娅，李晓宇，刘皋林.人参皂苷Rb$_1$的药理作用研究进展[J].中国药学杂志，2013，48(15)：1233-1237.

[4] 王巍，苏光悦，胡婉琦，等.近10年人参皂苷对心血管疾病的药理作用研究进展[J].中草药，2016，47(20)：3736-3741.

[5] Kim Y J, Zhang D, Yang D C. Biosynthesis and biotechnological production of ginsenosides[J]. Biotechnology Advances, 2015, 33(6): 717-735.

（吉林农业大学　许永华　杨鹤　殷乐）

2. 人参叶

Renshenye

GINSENG FOLIUM

【别名】棒槌叶、参叶。

【来源】为五加科植物人参*Panax ginseng* C. A. Mey.的干燥叶。

【本草考证】【原植物】【主产地】【栽培要点】参见"人参"。

【采收与加工】人参叶在9～10月采收，晾干或烘干。

【药材鉴别】

（一）性状特征

常扎成小把，呈束状或扇状，长12～35cm。掌状复叶带有长柄，暗绿色，3～6枚轮生。小叶通常5枚，偶有7或9枚，呈卵形或倒卵形。基部的小叶长2～8cm，宽1～4cm，上部的小叶大小相近，长4～16cm，宽2～7cm。基部楔形，先端渐尖，边缘具细锯齿及刚毛，上表面叶脉生刚毛，下表面叶脉隆起。纸质，易碎。气清香，味微苦而甘。（图2-1）

（二）显微鉴别

1.叶横切面　上表皮细胞一列；下表皮多由小型类方形薄壁细胞构成；栅栏组织由1～2层长椭圆形或长方形

的栅栏细胞组成，排列紧密；海绵组织为2～3层细胞；木质部中的导管呈单列放射状排列，外侧为韧皮部。（图2-2）

2.粉末特征　粉末黄绿色。上表皮细胞形状不规则，略呈长方形，长35～92μm，宽32～60μm，垂周壁波状或深波状；下表皮细胞与上表皮相似，略小；气孔不定式；叶肉含叶绿体或草酸钙簇晶，草酸钙簇晶直径12～40μm，棱角锐尖。

（三）理化鉴别

薄层色谱　取本品粉末0.2g，加水湿润，加水饱和正丁醇5ml，摇匀，室温放置48小时，上清液加3倍量正丁醇饱和的水，摇匀，静置分层，取上层液作为供试品溶液。再取人参皂苷Rb$_1$、Re对照品，加乙醇制成每1ml各含2.5mg的混合溶液，作为对照品溶液。照薄层色谱法试验，吸取上述溶液各1～2μl，分别点于同一硅胶G薄层板上，以正丁醇–乙酸乙酯–水（4∶1∶5）的上层溶液为展开剂，展开，取出，晾干，喷以10%硫酸乙醇溶液，在105℃加热至斑点显色清晰，分别置日光和紫外光灯（365nm）下检视。供试品色谱中，在与对照品色谱相应的位置上，显相同颜色的荧光斑点。

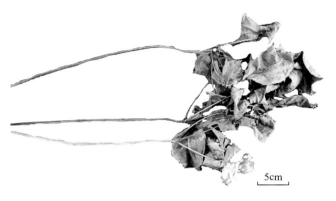

图2-1　人参叶药材图

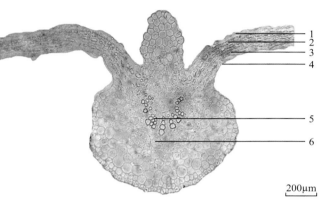

图2-2　人参叶横切面图

1.上表皮细胞　2.栅栏组织　3.海绵组织　4.下表皮细胞
5.木质部　6.韧皮部

【质量评价】采用高效液相色谱法测定，本品按干燥品计算，含人参皂苷Rg$_1$（C$_{42}$H$_{72}$O$_{14}$）和人参皂苷 Re（C$_{48}$H$_{82}$O$_{18}$）的总量不得少于2.25%。

【化学成分】主要成分为三萜皂苷类、黄酮类、挥发油等，其中皂苷是其特征成分和有效成分[1]。

1.三萜皂苷类　人参皂苷Rb$_1$、Rb$_2$、Rc、Re、Rf、Rg$_1$、Rg$_3$、Rg$_4$、Rh$_1$、Rh$_2$、Rh$_3$、F$_1$、F$_2$、F$_3$、F$_4$、La，20（R）人参皂苷Tg$_2$、Rh$_2$，20（S）人参皂苷Rh$_2$，20-葡萄糖人参皂苷Rf，20（R）原人参二醇，20（R）原人参三醇等。

2.黄酮类　山柰酚、三叶豆苷、山柰酚-3-O-葡萄糖基（1→2）半乳糖苷等。

3.挥发油类　棕榈酸、十三烷酸、正十五烷、β-金合欢烯、2-十七烷酮、亚麻酸甲酸、亚油酸甲酯等。

【性味归经】苦、甘，寒。归肺、胃经。

【功能主治】补气，益肺，祛暑，生津。用于气虚咳嗽，暑热烦躁，津伤口渴，头目不清，四肢倦乏。

【药理作用】

1.对中枢神经系统的作用　人参叶提取物能够引起中枢神经系统抑制和抗精神病作用，有镇痛和抗惊厥作用，能增加脑内RNA的含量和全脑去甲肾上腺素的含量，改善学习记忆能力[2]。

2.对心血管系统的作用　人参提取物对心脏和血管系统具有保护作用，能够预防心肌缺血，能够增加冠状动脉扩张和预防冠状动脉血管功能障碍，能有效治疗冠心病心绞痛；茎叶皂苷有拮抗去甲肾上腺素的作用，能够抑制细胞内和细胞外Ca^{2+}依赖性收缩[3]。

3.对生长和新陈代谢的影响　人参茎叶皂苷能够显著增加肌肉中的蛋白质和RNA含量，促进生长，增加体重；结合有氧运动可以降低血脂，调节脂质代谢，促进抗氧化和增强免疫力[4]。

4.降低高血糖作用　人参茎叶提取物能够增加胰岛素的分泌，降低高血糖作用。

5.**抗肿瘤作用** 人参叶酸性多糖能够增强全身化学疗法或放射治疗的治疗效果，减少并发症；人参茎叶皂苷能够通过至少5个途径杀死癌细胞，减少凋亡细胞数量，有抗前列腺癌、膀胱癌和肾癌的作用。

【**用药警戒或禁忌**】脾胃虚寒者慎服，不宜与藜芦、五灵脂同用。

主要参考文献

[1] 张兰兰，高文远，宋兆辉，等. 不同年份林下山参叶中皂苷类成分含量变化研究[J]. 中国中药杂志，2012，37(17)：2530-2533.

[2] Wang H，Peng D，Xie J . Ginseng leaf-stem：bioactive constituents and pharmacological functions[J]. Chinese Medicine, 2009, 20(4): 1-8.

[3] Zhang J M，Matsuura Y，Sueda T，et al. Beneficial effects of ginsenosides of stems and leaves on cardiac and coronary vascular functions after 12-hour rat heart preservation[J]. Transplantation Proceedings, 1999, 31(5): 2175-2178.

[4] Laura S M，Oderda L H . Importance of cultural issues in managing a patient with diabetes[J]. Consultant Pharmacist, 2007, 22(5): 431-437.

（吉林农业大学　许永华　杨鹤　殷乐）

3. 大豆黄卷

Dadouhuangjuan

SOJAE SEMEN GERMINATUM

【**别名**】大豆卷、大豆蘗、黄卷、卷蘗。

【**来源**】为豆科植物大豆 *Glycine max*（L.）Merr. 的成熟种子经发芽干燥的炮制加工品。

【**本草考证**】本品始载于《神农本草经》，列为中品，载："大豆黄卷：味甘平，主湿痹，筋挛，膝痛。"《名医别录》，列为中品，载："黑大豆为蘗芽，生五寸长，便干之，名为黄卷。"《吴普本草》载："此法，大豆初出土黄芽是也。"《食物本草·大豆黄卷》载："蘗长五分者，破妇人恶血良。"《本草纲目》载："生豆芽一法：壬癸日以井花水浸大豆，候生芽，去皮，阴干用。"《本草汇言》载："大豆黄卷，活血气，消水胀之药也。"《本草便读》载："豆卷，即黑豆浸水中生芽者也，其性味功用，与黑豆大同。"本草记载与现今所用大豆黄卷一致。

【**原植物**】一年生草本，高30～90cm。茎直立，或上部近缠绕状，上部多少具棱，密被褐色长硬毛。叶通常具3小叶；托叶宽卵形，渐尖，长3～7mm，具脉纹，被黄色柔毛；叶柄长2～20cm，幼嫩时散生疏柔毛或具棱并被长硬毛；小叶纸质，宽卵形，近圆形或椭圆状披针形，顶生一枚较大，长5～12cm，宽2.5～8cm，先端渐尖或近圆形，稀有钝形，具小尖凸，基部宽楔形或圆形，侧生小叶较小，斜卵形，通常两面散生糙毛或下面无毛；侧脉每边5条；小托叶披针形，长1～2mm；小叶柄长1.5～4mm，被黄褐色长硬毛。总状花序短的少花，长的多花；苞片披针形，长2～3mm，被糙伏毛；花萼长4～6mm，密被长硬毛或糙伏毛，常深裂成二唇形，裂片5，披针形，上部2裂片常合生至中部以上，下部3裂片分离，均密被白色长柔毛，花紫色、淡紫色或白色。（图3-1）

全国各地均有栽培，以东北产的最著名。

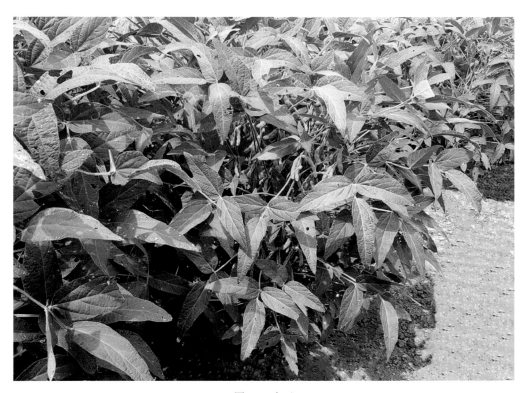

图3-1　大豆

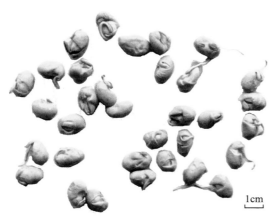

图3-2　大豆黄卷药材图

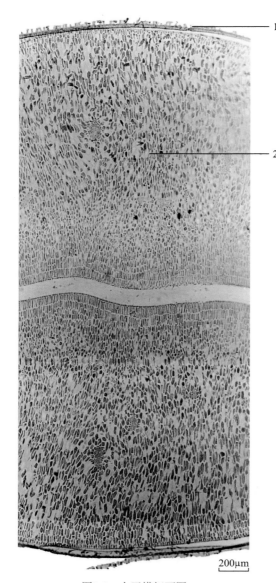

图3-3　大豆横切面图

1.种皮　2.子叶薄壁细胞

【主产地】主产于东北地区。

【栽培要点】

1. 生物学特性　喜光，耐涝。

2. 栽培技术　种子繁殖，4月下旬到5月上旬开始播种，利用大豆播种机进行等距精量点播，使植株分布均匀，播种深度3～5cm。垄作。大豆出苗后进行查苗、缺苗补苗，确保苗全，并及时间苗剔除疙瘩苗，中耕培土[1]。

3. 病虫害　病害：根腐病、菌核病、霜霉病等。虫害：大豆孢囊线虫、大豆蚜虫、大豆菟丝子虫害[2]。

【采收与加工】秋季果实成熟时采收，脱壳后放阴凉干燥处，备用。取净大豆，用水浸泡至膨胀，放去水，用湿布覆盖，每日淋水二次，待芽长至0.5～1cm时，取出，干燥。

【药材鉴别】

（一）性状特征

本品略呈肾形，长约8mm，宽约6mm。表面黄色或黄棕色，微皱缩，一侧有明显的脐点；一端有1弯曲胚根。外皮质脆，多破裂或脱落。子叶2，黄色。气微，味淡，嚼之有豆腥味。（图3-2）

（二）显微鉴别

1. 横切面　种子的种皮从外向内有5层形状不同的细胞组织结构，最外层由1层排列整齐的长条形细胞组成，形似栅栏细胞，外壁很厚，为角质层，有蜡质光泽。第二层为圆柱状细胞组织，由两头较宽而中间较窄的细胞组成，细胞间有空隙。第三层类似海绵状组织，由6～8层薄壁细胞组成，细胞间隙较大。海绵状组织内部为糊粉层，由类似长方形细胞组成，细胞壁厚。最内一层为胚乳退化而养分转化到子叶部分后形成的压缩细胞，紧附在糊粉层细胞内面。（图3-3、图3-4）

2. 粉末特征　粉末灰黄色。种皮栅状细胞成片，黄色。横断面观细胞有较多纵沟纹；顶面观呈多角形，壁极厚，有细密

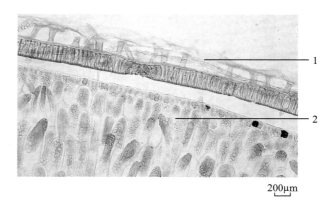

图3-4　大豆横切面局部放大图

1.种皮　2.子叶薄壁细胞

孔沟，胞腔小；底面观壁稍厚，胞腔大，内含红棕色物。种皮支持细胞单个散在或数个并列，无色或淡黄色，胞腔较小。星状细胞呈星芒状或不规则形，有分枝状突起，枝端钝圆，胞腔内含红棕色物，有大形细胞间隙。子叶细胞呈多角形、类圆形或长圆形，有的呈栅状，胞腔内充满细小糊粉粒、脂肪油滴和少数细小淀粉粒，并含草酸钙结晶。（图3-5）

（三）理化鉴别

薄层色谱 （1）取本品粉末1g，加稀乙醇3ml，超声处理30分钟，3000转/分钟离心10分钟，滤过，滤液蒸干，残渣加稀乙醇1ml使溶解，取上清液作为供试品溶液。另取亮氨酸对照品，加稀乙醇制成每1ml含0.5mg的溶液，作为对照品溶液。照薄层色谱法试验，吸取

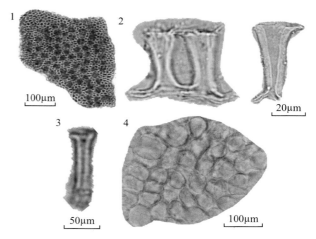

图3-5 大豆黄卷粉末图

1. 种皮栅状细胞 2. 种皮支持细胞 3. 星状细胞 4. 子叶细胞

上述两种溶液各5μl，分别点于同一硅胶G薄层板上，以正丁醇–冰醋酸–水（19∶5∶5）为展开剂，展开，取出，晾干，喷以茚三酮试液，在105℃加热至斑点显色清晰。供试品色谱中，在与对照品色谱相应的位置上，显相同颜色的斑点。

（2）取本品粉末2g，加80%乙醇30ml，超声处理30分钟，滤过，滤液蒸干，残渣加80%乙醇1ml使溶解，取上清液作为供试品溶液。另取染料木苷对照品，加80%乙醇制成每1ml含1mg的溶液，作为对照品溶液。照薄层色谱法试验，吸取供试品溶液5～10μl、对照品溶液2μl，分别点于同一硅胶G薄层板上，以乙酸乙酯–甲醇–水（10∶1.7∶1.3）为展开剂，置展开缸中预饱和30分钟，展开，取出，晾干，喷以2%三氯化铝乙醇溶液，在105℃加热数分钟，置紫外光灯（365nm）下检视。供试品色谱中，在与对照品色谱相应的位置上，显相同颜色的荧光斑点。

【质量评价】以粒大饱满、色黑褐、有皱纹及短芽者为佳。采用高效液相色谱法，本品按干燥品计算，含大豆苷（$C_{21}H_{20}O_9$）和染料木苷（$C_{21}H_{20}O_{10}$）的总量不得少于0.080%。

【化学成分】主要成分为大豆异黄酮、大豆皂苷、大豆低聚糖、大豆蛋白、大豆卵磷脂、大豆膳食纤维、植物甾醇以及不饱和脂肪酸等。其中，大豆异黄酮是其有效成分[3]。

1. 大豆异黄酮 大豆苷、染料木苷、黄豆苷等。

2. 大豆皂苷 A族大豆皂苷、B族大豆皂苷、E族大豆皂苷和DDMP族大豆皂苷等。

3. 其他 磷脂酰胆碱（PC）、磷脂酰乙醇胺（PE）、磷脂酰肌醇（PI）以及大豆油、谷甾醇、豆甾醇以及菜油甾醇等。

【性味归经】甘，平。归脾、胃、肺经。

【功能主治】解表祛暑，清热利湿。用于暑湿感冒，湿温初起，发热汗少，胸闷脘痞，肢体酸重，小便不利。

【药理作用】

1. 抑菌作用 对肺炎球菌、金黄色葡萄球菌等均有抑制作用。

2. 抗病毒作用 用于病毒性感冒、流感。

主要参考文献

[1] 孙亚璞.大豆栽培技术及病害防治措施[J].农民致富之友，2018(16)：153.

[2] 梁运苏.大豆高产栽培技术[J].农民致富之友，2018(3)：46.

[3] 汪旭.大豆中化学成分的研究[D].长春：吉林大学，2008.

（辽宁中医药大学 杨燕云 张婷婷 许亮）

4. 大青叶

Daqingye

ISATIDIS FOLIUM

【别名】蓝靛叶、菘青。

【来源】为十字花科植物菘蓝 *Isatis indigotica* Fort. 的干燥叶。

【本草考证】本品始载于《神农本草经》，原植物"蓝"，谓之"蓝实"。陶弘景在《本草经集注》蓝实下注："其茎叶可以染青，生河内（今河北安国一带）……此即今染襟碧所用者，以尖叶者为胜。"《本草求真》载："蓝叶与茎，即名大青，大泻肝胆实之。"此处将蓝的叶和茎统称为大青叶。本草记载与现今所用大青叶基本一致。

【原植物】二年生草本，高40～100cm。茎直立，绿色，顶部多分枝，植株无毛或稍有柔毛，带白粉霜。基生叶莲座状，长圆形至宽倒披针形，长5～15cm，宽1.5～4cm，先端钝或尖，基部渐狭，全缘或稍具波状齿，具柄；基生叶蓝绿色，长椭圆形或长圆状披针形，长7～15cm，宽1～4cm，基部叶耳不明显或为圆形。萼片宽卵形或宽披针形，长2～2.5mm；花瓣黄白，宽楔形，长3～4mm，顶端近平截，具短爪。短角果近长圆形，顶端圆钝或截形，扁平，无毛，边缘有翅；果梗细长，微下垂。种子1枚，长圆形，长3～3.5mm，褐色。（图4-1）

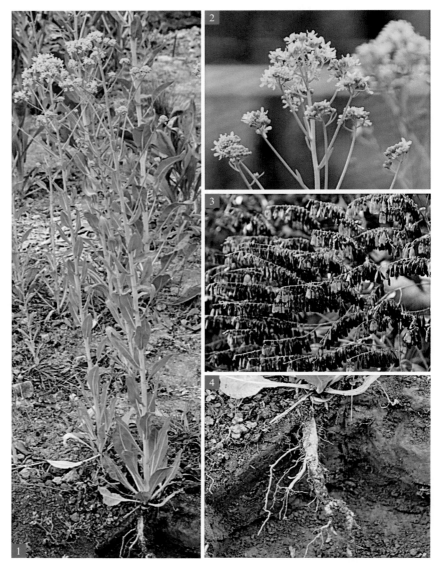

图4-1 菘蓝（陈军峰 摄）

1. 菘蓝全植株 2. 菘蓝花序 3. 菘蓝果序 4. 菘蓝根系

主要为栽培，亦有野生，生于山地林缘较潮湿的地方。各地均有栽培。

【主产地】主产于河北、江苏。

【栽培要点】

1. **生物学特性** 菘蓝栽培对土壤及气候条件不严格，适应性强，耐寒、耐旱，忌涝，宜选肥沃砂质壤土。种子繁殖，春播秋播皆可。

2. **栽培技术** 种子繁殖，播种期3～4月。采用条播，行距25cm，开2cm浅沟，播种后覆土1～2cm，每亩播种量

1.5~2kg。苗高6~10cm后间苗，株距8~10cm。生长前期宜干不宜湿，以促进根系向下生长，后期可适当多浇水以保持土壤湿润，雨季需排水防止烂根。地上部分为大青叶，可收割2~3次，收割后需及时追肥，以氮肥为主。

3.病虫害 病害：霜霉病、菌核病等。虫害：菜粉蝶、蚜虫等。

【采收与加工】一年可采叶2~3次，第一次在5月中旬，采后及时施肥，第2次在6月下旬，如施肥管理得当，8月份可采收第3次。北方地区一般在秋季（霜降前后）一次采收。

【药材鉴别】

（一）性状特征

叶多皱缩卷曲，有的破碎。完整叶片展平后呈长椭圆形至长圆状倒披针形，长5~20cm，宽2~6cm；上表面暗灰绿色，有的可见色较深稍突起的小点；先端钝，全缘或微波状，基部狭窄下延至叶柄呈翼状；叶脉于背面较明显。叶柄长4~10cm，淡棕黄色。质脆。气微，味微酸、苦、涩。（图4-2）

（二）显微鉴别

1.叶横切面 上下表皮均为1列横向延长的细胞，外被角质层。叶肉组织栅栏细胞3~4列，近长方形，与海绵细胞分化不明显，略呈长圆形。主脉维管束4~9个，外韧型，中间1个形状较大，每个维管束上下侧均可见厚壁组织。薄壁组织中有含芥子酶的分泌细胞，呈类圆形，较其周围薄壁细胞为小，直径10~40μm，内含棕黑色颗粒状物质。（图4-3）

2.叶表面制片 上表皮细胞垂周壁近平直，可见角质层纹理（图4-4），下表皮细胞垂周壁稍弯曲，略呈连珠状增厚，气孔不等式，副卫细胞3~4个。（图4-5）

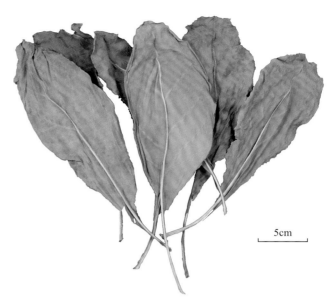

图4-2 大青叶药材图

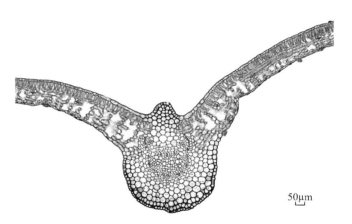

图4-3 大青叶横切面图

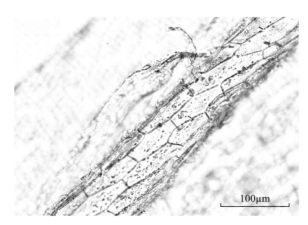

图4-4 大青叶上表皮

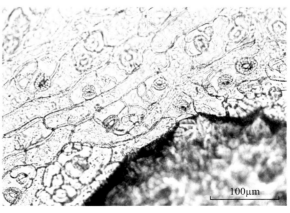

图4-5 大青叶下表皮

3.粉末特征　粉末绿褐色。靛蓝结晶，蓝色，与叶肉细胞中多见，呈细小颗粒状或片状，多聚集成堆。橙皮苷样结晶，在叶肉或表皮细胞中，呈淡黄绿色或无色，类圆形或不规则形，有的呈针簇状，直径3～22μm。厚角细胞较多，纵断面观呈长条形，直径14～45μm，角隅处壁厚14μm。导管网纹及螺纹，直径7～54μm。（图4-6）

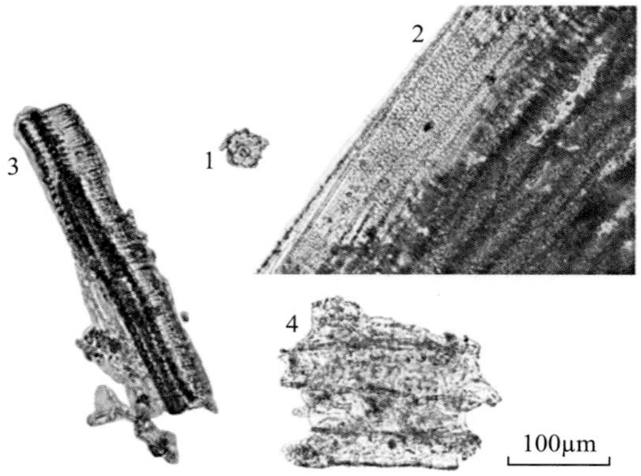

（三）理化鉴别

薄层色谱　取本品干燥细粉0.5g，加三氯甲烷20ml，加热回流1小时，滤过，滤液浓缩至1ml，作为供试品溶液。取靛蓝对照品、靛玉红对照品，加三氯甲烷制成每1ml各含1mg的混合溶液，作为对照品溶液。照薄层色谱法试验，吸取对照品溶液、供试品溶液分别点于同一硅胶G薄层板上，以环己烷-三氯甲烷-丙酮（5:4:2）为展开剂，展开，取出，晾干。供试品色谱中，在与对照品色谱相应的位置上，分别显相同的蓝色斑点和浅紫红色斑点。（图4-7）

【质量评价】以叶大、完整、色暗灰绿色者为佳。采用高效液相色谱法测定，本品按干燥品计算，含靛玉红（$C_{16}H_{10}N_2O_2$）不得少于0.020%。

【化学成分】主要成分为生物碱类、木脂素类、有机酸类、甾醇等。

1.生物碱类　有靛蓝（indigo）、靛玉红（indirubin）、4（3H）喹唑酮［4（3H）-quinazolinone］、青黛酮（ingdainone）和色胺酮（tryptanthrin）等。《中国药典》2020年版以靛玉红作为大青叶药材及其制剂的质量控制指标。

2.木脂素类　有落叶松脂素（lariciresinol）、开环异落叶松脂素（seco-isolariciresinol）、罗汉松脂素（matairesinol）、落叶松脂素苷（lariciresinol-4-O-β-D-glucopyranoside）、clemastanin B [7S，8R，8′R-（－）-lariciresinol-4,4′-bis-O-β-D-glucopyranoside]等。落叶松脂素及其衍生物落叶松脂素苷和clemastanin B具有显著的抗病毒活性[1-2]。

3.其他化合物　机酸类、芥子苷类、含硫化合物、甾醇类、腺苷及挥发性成分等。

【性味归经】苦，寒。归心、胃经。

【功能主治】清热解毒，凉血消斑。用于温病高热，神昏，发斑发疹，痄腮，喉痹，丹毒，痈肿。

【药理作用】

1.抗菌作用　大青叶各级提取物具有广谱抗菌作用，对金黄色葡萄球菌、白色葡萄球菌、甲型链球菌、乙型链球菌等均有明显抑制作用，对金黄色葡萄球菌的抑制作用最为明显[3]。

2.抗病毒作用　大青叶注射液对甲型流感病毒、乙型脑炎病毒、腮腺炎病毒、流感病毒有抑制感染并有抑制增殖作用。4（3H）喹唑酮具有抑制流感病毒和柯萨奇病毒的活性[4]。靛玉红能够抑制病毒T细胞的表达和分泌[5]。落叶松脂素苷可以抑制流感病毒诱导的炎症反应[1]，其衍生物clemastanin B具有抗甲型和乙型流感病毒的活性[2]。

3.抗内毒素活性　大青叶的正丁醇萃取部位能够中和降解内毒素；大青叶三氯甲烷提取物具有显著破坏内毒素的作用。大青叶中的有机酸、氨基酸等成分通过直接灭活细菌内毒素以抑制其毒性生物效应，或增强机体免疫机能抵御毒素侵袭而发挥持久有益的抗内毒素作用[3]。

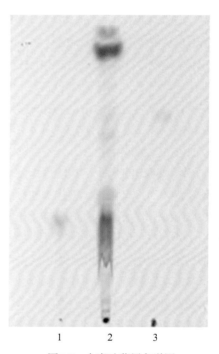

图4-6　大青叶粉末图

1.气孔　2.靛蓝和橙皮苷样结晶　3.导管　4.厚角细胞

图4-7　大青叶薄层色谱图

1.靛玉红对照品　2.大青叶药材样品
3.靛蓝对照品

4.对免疫系统的作用　大青叶水煎剂对小鼠脾淋巴细胞的增殖反应具有上调作用，对小鼠腹腔巨噬细胞的吞噬功能具有促进作用。靛玉红可抑制干扰素-γ和白细胞介素的生成。色胺酮具有改善右旋糖酐硫酸钠诱发的大肠炎症的功能[3]。

5.抗癌作用　靛玉红对动物移植性肿瘤具有较强的抑制作用，对慢性粒细胞白血病有较好的治疗效果，参与调节肺癌细胞的新陈代谢[6]。

【分子生药】

1. 遗传标记　ITS和psbA-trnH序列可以准确鉴别中药材大青叶正品及其混淆品[7-8]。

2. 功能基因　菘蓝中落叶松脂素生物合成途径已初步探明，该途径催化酶基因cDNA全长序列已全部获得，包括苯丙氨酸解氨酶PAL、肉桂酸-4-羟化酶C4H、羟基肉桂酸-辅酶A连接酶4CL、咖啡酰辅酶A氧甲基转移酶CCoAOMT、香豆酸-3-羟化酶C3H、肉桂酰辅酶A还原酶CCR、肉桂醇脱氢酶CAD、聚合蛋白酶Dir、松脂醇还原酶PLR，并均以基因家族的形式存在，其中Ii4CL3（KC430623）和IiRLR1（JF264893）是落叶松脂素生物合成的关键酶基因[9]。

【附注】古籍文献中记载的大青叶来源十分复杂，包括十字花科菘蓝、爵床科马蓝、蓼科蓼蓝、马鞭草科路边青、豆科木蓝等。虽然上述多种同名异物品均具有"清热解毒"特性，但根据使用及研究情况，认为菘蓝叶是大青叶的主流品种。《中国药典》自1985年版起明确规定十字花科植物菘蓝叶为大青叶正品。

主要参考文献

[1] Li J, Zhou B, Li C, et al. Lariciresinol-4-O-β-D-glucopyranoside from the root of *Isatis indigotica* inhibits influenza A virus-induced pro-inflammatory response [J]. Journal of Ethnopharmacology, 2015, 174: 379-386.

[2] Yang Z, Wang Y, Zheng Z, et al. Antiviral activity of *Isatis indigotica* root-derived clemastanin B against human and avian influenza A and B viruses in vitro [J]. International Journal of Molecular Medicine, 2013, 31(4): 867-873.

[3] 武彦文，高文远，肖小河，等.大青叶的研究进展 [J].中草药，2006，37(5)：793-796.

[4] 李玲，董同义，李修禄，等.青叶类药材及其制剂质量控制的研究 [J].药学学报，1994(2)：128-131.

[5] Mak N K , Leung C Y , Wei X Y , et al. Inhibition of RANTES expression by indirubin in influenza virus-infected human bronchial epithelial cells [J]. Biochemical Pharmacology, 2004, 67(1): 167-174.

[6] Spink B C , Hussain M M , Katz B H , et al. Transient induction of cytochromes P450 1A1 and 1B1 in MCF-7 human breast cancer cells by indirubin [J]. Biochemical Pharmacology, 2003, 66(12): 2313-2321.

[7] 孙稚颖，罗红梅，陈士林.大青叶及其混淆品的ITS2序列鉴定研究 [J].世界科学技术-中医药现代化，2011，13（2）：395-399.

[8] 陈士林.中国药典中药材DNA条形码标准序列 [M].北京：科学出版社，2000：74-75.

[9] Zhang L, Chen JF, Zhou X, et al. Dynamic metabolic and transcriptomic profiling of methyl jasmonate treated hairy roots reveals synthetic characters and regulators of lignan biosynthesis in *Isatis indigotica* Fort [J]. Plant Biotechnology Journal, 2016, 14(12): 2217-2227.

（上海中医药大学　肖莹）

5. 小蓟

Xiaoji

CIRSII HERBA

【别名】野红花、刺蓟菜、刺角菜。

【来源】为菊科植物刺儿菜*Cirsium setosum*（Willd.）MB.的干燥地上部分。

【本草考证】本品始载于《名医别录》。历代本草对于大蓟与小蓟形状与生态的区别为：大蓟生山谷，较高大，叶皱；小蓟生平泽，较矮小，叶不皱。再结合《证类本草》的冀州小蓟及《救荒本草》刺蓟菜图，均似刺儿菜*C. setosum*。《本草纲目》的小蓟图颇似刺儿菜*C. setosum*。《图经本草》载："小蓟根，不著所出州土，今处处有之，俗名青刺蓟。苗高尺余，叶多刺，心中出花头如红兰花而青紫色。北人呼为千针草。"《本草纲目》的大蓟图及《植物名实图考》的大蓟图均似蓟*C. japonicum*。而《救荒本草》的大蓟及《植物名实图考》的小蓟图则均似飞廉*Carduus crispus*。由此可见，历代本草所指大蓟，主要应是蓟*C. japonicum*，而小蓟则为刺儿菜*C. setosum*。多数本草记载与现今所用小蓟基本一致。

【原植物】多年生草本。茎直立，高30～80cm。基生叶和中部茎叶椭圆形、长椭圆形或椭圆状倒披针形，顶端钝或圆形，基部楔形，通常无叶柄，上部茎叶渐小，椭圆形、披针形或线状披针形，或全部茎叶不分裂，叶缘有细密的针刺，针刺紧贴叶缘全部茎叶两面同色，绿色或下面色淡，两面无毛，极少两面异色。头状花序单生茎端，或植株含少数或多数头状花序在茎枝顶端排成伞房花序；总苞卵形、长卵形或卵圆形；总苞片约6层，覆瓦状排列，向内层渐长；小花紫红色或白色，雌花花冠长2.4cm，两性花花冠长1.8cm。瘦果淡黄色，椭圆形或偏斜椭圆形，压扁，顶端斜截形。（图5-1）

主要为野生，生于山坡、河旁或荒地、田间。分布于除广东、广西、云南、西藏外的全国各地区。

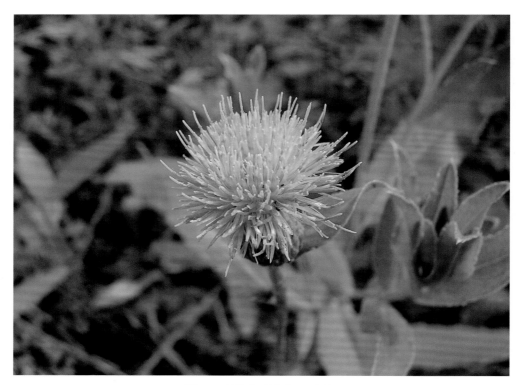

图5-1 刺儿菜（周秀丽 摄）

【**主产地**】主产于安徽、山东、江苏等省。

【**栽培要点**】

1. 生物学特性　喜温暖气候，耐寒，抗旱，以土层深厚、肥沃砂质壤土或疏松土壤栽培为宜。忌水浸。

2. 栽培技术　种子繁殖为主，要用当年收获的新种子。6～7月待花苞枯萎时采种，晒干，备用。

3. 病虫害　病害：灰斑病等。虫害：红蜘蛛、蚜虫等。

【**采收与加工**】夏、秋二季花开时采割，除去杂质，晒干。可连续收获3～4年。

【**药材鉴别**】

（一）性状特征

茎圆柱形，有的上部分枝，长5～30cm，直径0.2～0.5cm；表面灰绿色或带紫色，具纵棱及白色柔毛；质脆，易折断，断面中空。叶互生，无柄或有短柄；叶片皱缩或破碎，完整者展平后呈长椭圆形或长圆状披针形，长3～12cm，宽0.5～3cm；全缘或微齿裂至羽状深裂，齿尖具针刺；上表面绿褐色，下表面灰绿色，两面均具白色柔毛。头状花序单个或数个顶生；总苞钟状，苞片5～8层，黄绿色；花紫红色。气微，味微苦。（图5-2）

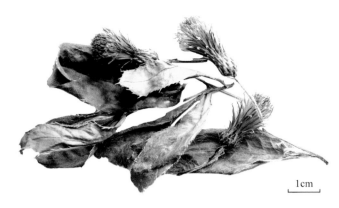

图5-2　小蓟药材图

（二）显微鉴别

1. 茎横切面　茎表皮细胞1列；皮层由多列细胞组成；外韧型维管束，排列十分紧密，微木化，形成层不明显；韧皮部由数列小类方形细胞组成。髓部中空[1]。（图5-3）

2. 叶横切面　上表皮细胞多角形，垂周壁平直，表面角质纹理明显；下表皮垂周壁波状弯曲；气孔不定式或不等式；维管束外韧型，连接较为紧密，微木化，韧皮部及木质部外侧均有成束纤维；叶肉细胞中含草酸钙结晶，多呈针簇状。（图5-4、图5-5）

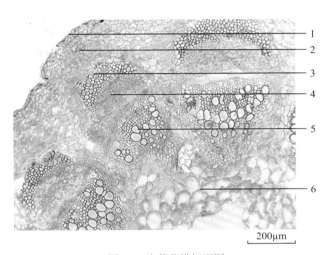

图5-3　小蓟茎横切面图

1. 表皮　2. 皮层　3. 韧皮纤维　4. 韧皮部　5. 木质部　6. 髓

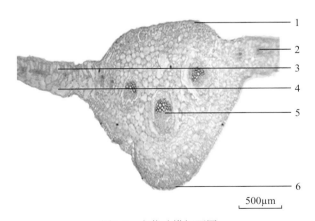

图5-4　小蓟叶横切面图

1. 上表皮　2. 导管　3. 栅栏组织　4. 海绵组织
5. 木质部　6. 下表皮

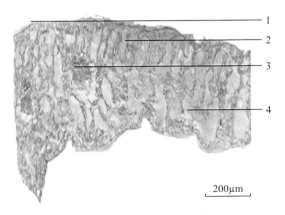

图5-5　小蓟叶横切面局部放大图

1. 上表皮　2. 栅栏组织　3. 导管　4. 海绵组织

3.粉末特征　粉末黄棕色或棕绿色。多细胞非腺毛常见，完整者3～10个细胞，多断裂，直径6～13μm；单细胞非腺毛较少，先端尖或稍钝圆；上表皮细胞多角形，垂周壁稍增厚或者略成连珠状，有波状角质纹理；下表皮波状弯曲，角质纹理不明显；上、下表皮均有气孔，副卫细胞3～5个；草酸钙结晶多存在于叶肉细胞中，多呈类圆形，直径3～20μm；花粉粒类圆形，表面有刺，直径38～60μm[2-3]。（图5-6）

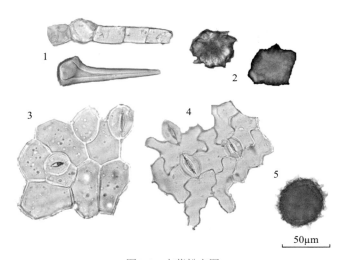

图5-6　小蓟粉末图

1.非腺毛　2.草酸钙簇晶　3.上表皮细胞　4.下表皮细胞　5.花粉粒

（三）理论鉴别

薄层色谱　取本品粉末0.5g，加甲醇5ml，超声处理30分钟，滤过，滤液蒸干，残渣加甲醇2ml使溶解，作为供试品溶液。另取小蓟对照药材0.5g，同法制成对照药材溶液。再取蒙花苷对照品，加甲醇制成每1ml含0.5mg的溶液，作为对照品溶液。照薄层色谱法试验，吸取上述三种溶液各10μl，分别点于同一硅胶G薄层板上，以正己烷-乙酸乙酯（10:1）为展开剂，展开，取出，晾干，喷以10%硫酸乙醇溶液，在105℃加热至斑点显色清晰，置紫外光灯（365nm）下检视。供试品色谱中，在与对照药材色谱和对照品色谱相应的位置上，显相同颜色的荧光斑点。（图5-7）

【质量评价】以质脆、易断、叶片完整者为佳。采用高效液相色谱法测定，本品按干燥品计算，含蒙花苷（$C_{28}H_{32}O_{14}$）不得少于0.70%。

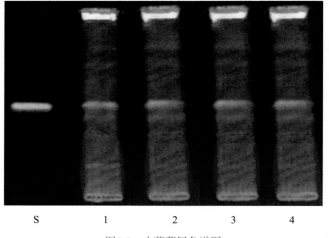

图5-7　小蓟薄层色谱图

S.蒙花苷对照品　1.小蓟对照药材　2～4.小蓟样品

【化学成分】主要成分为黄酮类、有机酸类、生物碱类、三萜类等。其中，黄酮类是其特征性成分和有效成分[4]。

1.黄酮类　蒙花苷（linarin）、刺槐素（acacetin）、芦丁（rutin）、黄芩苷（astragalin）、apigenin等[5]。

2.有机酸类　原儿茶酸（protocatechuicacid）、咖啡酸（caffeicacid）、绿原酸（chlorogenicacid）等。

3.生物碱类　lycoperodine-1、adenosine、尿嘧啶（uracil）等。

4.三萜类　羽扇豆醇乙酸酯（lupeolacetate）、羽扇豆醇（lupeol）、齐墩果酸（oleanolicacid）等[6]。

【性味归经】甘，苦，凉。归心、肝经。

【功能主治】凉血止血，散瘀解毒消痈。用于衄血，吐血，尿血，血淋，便血，崩漏，外伤出血，痈疮肿毒。

【药理作用】

1. 止血、凝血作用　小蓟中芦丁、柳穿鱼苷、蒙花苷及芦丁有促进凝血作用。

2. 对心血管系统的作用　小蓟水煎液和乙醇提取物对肾上腺素能受体有激动作用，酪胺对大鼠有显著的升压作用。

3. 抗菌、抗炎作用　小蓟粗提物具有明显的抗菌、抗炎活性。小蓟水煎剂对溶血性链球菌、肺炎球菌、白喉杆菌、金黄色葡萄球菌、铜绿假单胞菌、变形杆菌、大肠埃希菌、伤寒杆菌、副伤寒杆菌及福氏痢疾杆菌均有抑制作用[7]。

4. 其他作用　小蓟水煎剂对肠平滑肌有抑制作用，对支气管平滑肌有收缩作用[8]。

【分子生药】基于DNA条形码序列的分子鉴定：ITS2和psbA-trnH序列可以准确鉴别小蓟与同属近缘种[8]。

主要参考文献

[1] 梁鹏，康廷国.大蓟与小蓟的显微鉴别研究[J].中药材，2016，39(04)：757-759.

[2] 金延明，李胜华，陈辉，等.中药小蓟叶的显微鉴别研究[J].中国中药杂志，1996，31(6)：16-17.

[3] 柯睿，朱恩圆，俞桂新.小蓟的质量标准研究[J].时珍国医国药，2010，21(7)：1662-1663.

[4] 刘学.小蓟化学成分研究[D].长春中医药大学，2007.

[5] 孟永海，王秋红，姜海，等.小蓟化学成分研究[J].中药材，2009，32(1)：58-61.

[6] 李泠鸽，孙珍，尚小雅，等.小蓟三萜类化合物成分的研究[J].中国中药杂志，2012，37(7)：951-955.

[7] 杨炳友，杨春丽，刘艳，等.小蓟的研究进展[J].中草药，2017，48(23)：5039-5048.

[8] 孙稚颖，纪莎莎.基于DNA条形码技术的中药小蓟基原植物的分子鉴定[J].中华中医药学刊，2014，32(3)：532-534.

（长春中医药大学　姜大成　周秀丽）

6. 五味子

Wuweizi

SCHISANDRAE CHINENSIS FRUCTUS

【别名】辽五味、北五味、山花椒、玄及、会及。

【来源】为木兰科植物五味子*Schisandra chinensis*（Turcz.）Baill.的干燥成熟果实。

【本草考证】本品始载于《神农本草经》，列为上品，载："五味子味酸，温，主益气，咳逆上气，劳伤羸瘦，补不足，强阴，益男子精。"《名医别录》载："今第一出高丽，多肉而酸、甜，次出青州、冀州，味过酸，其核并似猪肾。又有建平者，少肉，核型不相似，味苦，亦良。"《本草经集注》载："味酸，温，无毒。"《本草纲目》载："今有南北之分，南产者，色红；北产者，色黑，入滋补药必用北产者乃良。"本草记载与现今所用五味子基本一致。

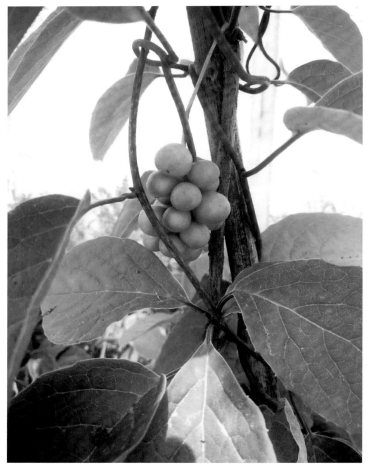

图6-1　五味子

【原植物】落叶木质藤本。除幼叶背面被柔毛及芽鳞具缘毛外余无毛；幼枝红褐色，老枝灰褐色，常起皱纹，片状剥落。叶膜质，宽椭圆形、卵形、倒卵形、宽倒卵形，或近圆形，两侧由于叶基下延成极狭的翅。雄花：花梗长5～25mm，中部以下具狭卵形、长4～8mm的苞片，花被片粉白色或粉红色，6～9片，长圆形或椭圆状长圆形，外面的较狭小；无花丝或外3枚雄蕊具极短花丝；雌花：花梗长17～38mm，花被片和雄花相似；雌蕊群近卵圆形，长2～4mm，心皮17～40，子房卵圆形或卵状椭圆体形，柱头鸡冠状，下端下延成1～3mm的附属体。聚合果长1.5～8.5cm，聚合果柄长1.5～6.5cm；小浆果红色，近球形或倒卵圆形，径6～8mm，果皮具不明显腺点；种子1～2粒，肾形。（图6-1）

主要为野生，生于海拔1200～1700m的沟谷、溪旁、山坡等处。分布于黑龙江、吉林、辽宁、内蒙古、河北、山西、宁夏、甘肃、山东。

【主产地】主产于东北东部和北部各山区。

【栽培要点】

1. 生物学特性　喜湿润而阴凉的环境，但不耐低洼积水，不耐干旱。喜肥沃微酸性土壤。耐寒，需适度荫蔽，幼苗前期忌烈日照射，但长出5～6片真叶后，则要求比较充足的阳光。

2. 栽培技术　种子繁殖和根茎繁殖均有，种子繁殖为主，种子繁殖方法简单易行，并能在短期内获得大量苗子。

3. 病虫害　病害：根腐病、叶枯病、白粉病和黑斑病等。虫害：卷叶虫等[1]。

【采收与加工】9～10月果实成熟采收，去除杂质，晒干。

【商品规格】商品规格分为两等。

一等 呈不规则球形、扁平形或推圆形。皱缩，内有肾形种子1~2粒，果肉味酸，种子有香气，味辛微苦。表面红色、暗红色或紫红色，质柔润。干瘪粒小于2%。

二等 呈不规则球形、扁平形或推圆形。皱缩，内有肾形种子1~2粒，果肉味酸，种子有香气，味辛微苦。表面黑色或出现"白霜"，质柔润。干瘪粒小于20%。

【药材鉴别】

（一）性状特征

果实为不规则球形或扁球形。直径5~8mm。表面红色、紫红色或暗红色，皱缩，显油润；有的表面呈黑红色或出现"白霜"。果肉柔软，种子1~2粒，肾形，表面黄棕色，有光泽，种皮薄而脆。果肉气微，味酸；种子粉碎后，有香气，味辛、微苦。（图6-2）

（二）显微鉴别

1. 横切面 外果皮为1列方形或长方形表皮细胞，壁厚，外被角质层，散有油细胞。中果皮有10余层薄壁细胞，细胞切向延长，内含淀粉粒，散有小型外维管束。内果皮为1列小方形薄壁细胞。种皮最外层为1列径向延长的石细胞，呈栅栏状，壁厚，孔沟细密，其下为数列类圆形、三角形或多角形的石细胞，壁厚，孔沟较大而疏，最内侧的石细胞形状不规则，壁较薄。石细胞下方为3~4列较小的薄壁细胞。在种脊部位有维管束，并有纤维束。油细胞1列，细胞径向长，含棕黄色挥发油。种皮内层细胞形小，壁略厚。胚乳细胞呈多角形，内含脂肪油和糊粉粒。（图6-3）

2. 粉末特征 粉末暗紫色。果皮的表皮细胞呈多角形，排列紧密。油细胞多数，类圆形或多角形。石细胞群内含棕色物质，呈多角形、类圆形或不规则形，直径18~80μm；种皮油细胞类圆形，含黄色挥发油。导管螺放，偶有网纹，直径15~24μm。胚乳细胞呈多角形，内含脂防油及粉粒。淀粉粒类圆形或多角形，可见脐点，偶有复粒。（图6-4）

（三）理化鉴别

薄层色谱 取本品粉末1g，加三氯甲烷20ml，加热回流30分钟，滤过，滤液蒸干，残渣加三氯甲烷1ml使溶解，作为供试品溶液。另取五味子对照药材1g，同法制成对照药材液。再取五味子甲素对照品，加三氯

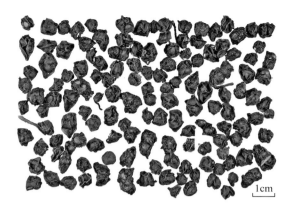

图6-2 五味子药材图

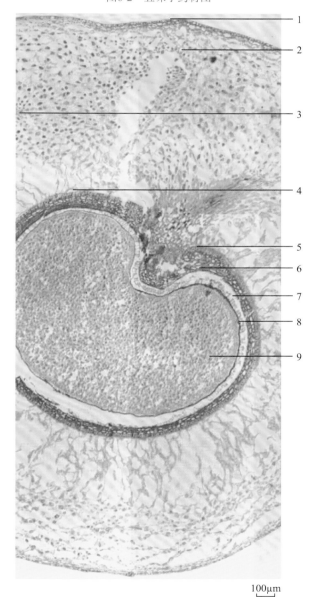

图6-3 五味子横切面图

1.外果皮 2.中果皮 3.维管束 4.内果皮细胞 5.种皮表皮石细胞
6.种皮内层石细胞 7.油细胞层 8.种皮内表皮细胞 9.胚乳组织

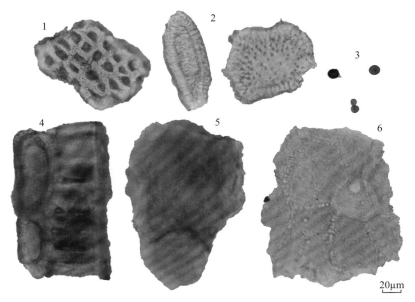

图6-4　五味子粉末图

1. 种皮表皮石细胞表面观　2. 种皮内层石细胞　3. 淀粉粒（碘液染色）
4. 种皮表皮石细胞纵断面观　5. 中果皮细胞　6. 果皮表皮细胞

甲烷制成每1ml含1mg的溶液，作为对照品溶液。照薄层色谱法试验，吸取上述三种溶液各2μl，分别点于同一硅胶GF$_{254}$薄层板上，以石油醚（30～60℃）-甲酸乙酯-甲酸（15：5：1）的上层溶液为展开剂，展开，取出，晾干，置紫外光灯（254nm）下检视。供试品色谱中，在与对照药材色谱和对照品色谱相应的位置上，显相同颜色的斑点。（图6-5）

【质量评价】以紫红色或红褐色、肉厚、质柔润、果肉味酸、种子有香气者为佳。采用高效液相色谱法测定，本品按干燥品计算，含五味子醇甲（C$_{24}$H$_{32}$O$_7$）不得少于0.40%。

【化学成分】主要成分为木脂素类、挥发油、有机酸类等。其中，木脂素类是其有效成分[2]。

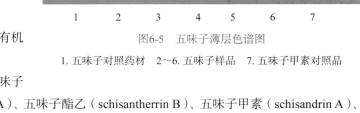

图6-5　五味子薄层色谱图

1. 五味子对照药材　2～6. 五味子样品　7. 五味子甲素对照品

1. 木脂素类　五味子醇甲（schisandrol A）、五味子醇乙（schisandrol B）、五味子酯甲（schisantherrin A）、五味子酯乙（schisantherrin B）、五味子甲素（schisandrin A）、五味子乙素（schisandrin B）、五味子丙素（schisandrin C）、戈米辛A（gomisin A）等[3]。

2. 挥发油　倍半萜烯（sesquicarene）、β-花柏烯（β-chamigrene）、α-花柏烯（α-chamigrene）等[4]。

3. 有机酸类　苹果酸（malic acid）、琥珀酸（succi-nic acid）、柠檬酸（citric acid）、莽草酸（shikimic acid）[5]。

【性味归经】酸、甘，温。归肺、心、肾经。

【功能主治】收敛固涩，益气生津，补肾宁心。用于久嗽虚喘，梦遗滑精，遗尿尿频，久泻不止，自汗盗汗，津伤口渴，内热消渴，心悸失眠。

【药理作用】

1. 镇静作用　五味子乙醇、水提取物均能明显延长戊巴比妥钠睡眠时间，减少小鼠自发活动，对抗苯丙胺中枢兴奋作用，并协同氯丙嗪抑制自主活动。五味子甲素、乙素、丙素、醇乙、酯乙能减少小鼠自主活动，明显延长小鼠戊巴比妥钠或环己巴比妥钠的睡眠时间[6]。

2. 催眠作用　五味子水煎液、五味子果实挥发油及其有效成分五味子甲素、丙素、醇乙等均可增加阈下睡眠剂量戊巴比妥钠致小鼠睡眠比率，延长阈上睡眠剂量戊巴比妥钠致小鼠睡眠时间[7]。

3. 保肝作用　五味子醇提物能保护化学毒物如四氯化碳、硫代乙酰胺（TAA）、对乙酰氨基酚等引起的动物肝脏细胞损伤，减轻肝细胞的坏死，防止脂肪性变，抗纤维化，并能使血清ALT活性降低。五味子乙素降低血清ALT和AST作用明显[8]。

4. 对呼吸系统的作用　五味子乙醇提取物可增强小鼠慢性支气管炎支气管上皮细胞功能，使气管腺中酸性黏多糖减少，具有镇咳和祛痰作用。五味子素能增强家兔和大鼠的呼吸功能，并能对抗吗啡的呼吸抑制作用。

主要参考文献

[1] 赵时泳，张凤萍.北五味子种植存在的问题及解决措施[J].农业与技术，2018，38(2)：148.

[2] 刘晓杰，程东岩，王隶书，等.五味子药材质量评价新标准的建立[J].中国药师，2018，21(10)：1755-1758.

[3] 于浩然，高翔，田振坤，吴伦.五味子化学成分的分离和结构鉴定[J].化学工程师，2018，32(04)：70-73.

[4] 刘华，郭江涛，王知斌，等.五味子挥发油中萜类、芳香族和脂肪族化合物的成分分析[J].化学工程师，2016，30(08)：27-29.

[5] 陈舒妤，石婧婧，邹立思，等.UFLC-Q-TRAP-MS/MS同时测定五味子中木脂素及有机酸类成分[J].中国中药杂志，2018，43(10)：2104-2111.

[6] 曹佳红，贾占荣，杨若聪，等.北五味子醇提取物和水提取物的镇静催眠作用比较[J].中医学报，2017，32(10)：1943-1946.

[7] 于泽鹏，高佳琪，刘聪，等.五味子醋镇静催眠抗焦虑作用及其作用机制[J].中国实验方剂学杂志，2018，24(11)：139-143.

[8] 周永峰，牛明，房吉祥，等.基于UPLC-Q-TOF-MS的五味子保肝作用代谢组学研究[J].中国中药杂志，2018，43(18)：3756-3763.

（辽宁中医药大学　许亮　王佳豪　杨燕云）

7. 牛蒡子

Niubangzi

ARCTII FRUCTUS

【别名】恶实、鼠粘子、黍粘子、大力子。

【来源】为菊科植物牛蒡Arctium lappa L.的干燥成熟果实。

【本草考证】本品始载于《名医别录》，列为上品，载："生鲁山平泽。又，恶实，一名牛蒡."《新修本草》载："其草叶大如芋，子壳似粟状，实细长如茺蔚子."《图经本草》载："恶实即牛蒡子也，生鲁山平泽，今处处有之。叶如芋而长。实似葡萄核而褐色，外壳如栗球，小而多刺。鼠过之则缀惹不可脱，故谓之鼠黏子."《本草纲目》载："牛蒡古人种子，以肥壤栽之……二月生苗，起茎高者三四尺。四月开花成丛，淡紫色。结实如枫球而小，蒂上细刺百十攒簇之，一球有子数十颗."本草记载与现今所用牛蒡子基本一致。

【原植物】二年生草本，高达2m。粗壮，通常带紫红或淡紫红色，有多数高起的条棱，多数分枝斜生，被稀疏的短毛并混杂以棕黄色的小腺点。直根肉质粗大，长达15cm，基生叶宽卵形，长达30cm，宽达21cm，边缘具稀疏的浅波状凹齿或齿尖，基部心形，有稀疏毛及腺点，上面绿色，下面灰白色或淡绿色，叶柄灰白色。茎生叶与基生叶同形或近同形，上部叶较小。头状花序多数或少数在茎枝顶端排成疏松的伞房花序或圆锥状伞房花序，花序梗粗壮。总苞卵形或卵球形，直径1.5～2cm。总苞片多层，多数，外层三角状或披针状钻形，中内层披针状或线状钻形；全部苞近等长，顶端有软骨质钩刺。小花紫红色。瘦果倒长卵形或偏斜倒长卵形，长5～7mm，宽2～3mm，两侧压扁，浅褐色，有多数细脉纹、色斑或无色斑。冠毛多层，浅褐色，刚毛糙毛状。（图7-1）

生于海拔750～3500m的山坡、山谷、林缘、林中、灌木丛中、河边潮湿地、村庄路旁或荒地。各国各地亦有栽培。

【主产地】主产于东北、浙江等地。以东北产量大，称作"关大力"，现时关大力主产于吉林桦甸、蛟河、敦化、延吉；辽宁本溪、清源、凤城、恒仁；黑龙江五常、尚志、富绵、阿城。以浙江桐乡产者质佳，称作"杜大力"，主销江苏、浙江。此外，四川绵阳、南充、达州、成都以及山东亦产。

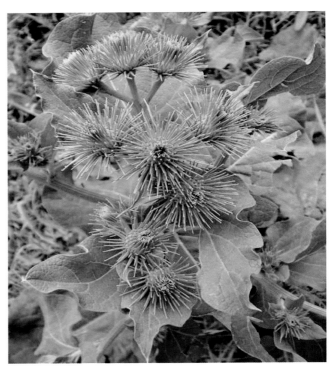

图7-1 牛蒡

【栽培要点】

1. 生物学特性　喜温暖湿润气候、耐寒、耐旱，怕涝。以土层深厚、疏松肥沃、排水良好的砂质壤土栽培为宜。

2. 栽培技术　种子繁殖，以直播为主。播种期南方于秋季8～9月；北方于春季3～4月；夏季亦可播种。播种前将种子按行株距70cm×50cm开穴，穴深10cm，穴内施腐熟厩肥或堆肥，填一薄层细土，播5～6粒种子，覆土3～5cm，稍加镇压。每1hm²用种量15～30kg。播后16日左右出苗。待苗有2～3片真叶时进行间苗、补苗，

3. 病虫害防治　病害：白粉病、褐斑病。虫害：食子虫、蚜虫、红蜘蛛、银纹夜蛾、地老虎等。

【采收与加工】7～8月果实呈灰褐色时，分批采摘，堆积2～3小时，暴晒，脱粒，扬净，再在晒至全干。

【商品规格】

1. 选货　颗粒饱满，大小均匀，杂质含量小于1.5%，瘪粒小于3.0%。

2. 统货　颗粒不饱满，大小不均匀，杂质含量小于3.0%，瘪粒小于5.0%。

【药材鉴别】

（一）性状特征

果实长倒卵形，略扁，微弯曲，长5～7mm，宽2～3mm。表面灰褐色，带紫黑色斑点，有数条纵棱，通常中间1～2条较明显。顶端钝圆，稍宽，顶面有圆环，中间具点状花柱残迹；基部略窄，着生面色较淡。果皮较硬，子叶2，淡黄白色，富油性。气微，味苦后微辛而稍麻舌。（图7-2）

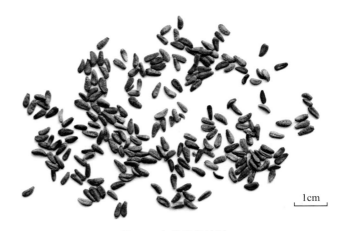

图7-2 牛蒡子药材图

（二）显微鉴别

1. 纵切面　外果皮为1列细胞，壁弯曲，多数细胞壁破裂。中果皮厚薄不匀，厚者多达十余列，细胞壁稍厚，微木化，分布有小型外韧型维管束。草酸钙方晶直径 3～9μm，大量存在于靠近内果皮的中果皮细胞中。内果皮为1列栅状排列的石细胞。种皮为数列颓废细胞，细胞界线不明显。胚乳细胞1～2列。子叶细胞内充满糊粉粒、油滴，有的含有细小结晶[1]。（图7-3）

2. 粉末特征　粉末灰褐色。内果皮石细胞略扁平，呈尖梭形、长椭圆形或尖卵圆形，长70～224μm，壁厚约至20μm，纹孔横长；中果皮网纹细胞类多角形。草酸钙方晶直径3～9μm，成片存在于黄色的中果皮薄壁细胞中，含晶细胞界限不分明。糊粉粒中有细小簇晶，并含脂肪油滴。（图7-4）

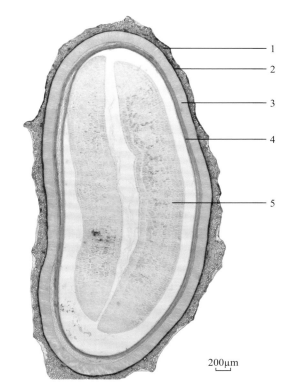

图7-3　牛蒡子纵切面图

1. 外果皮　2. 中果皮　3. 内果皮石细胞　4. 种皮　5. 子叶

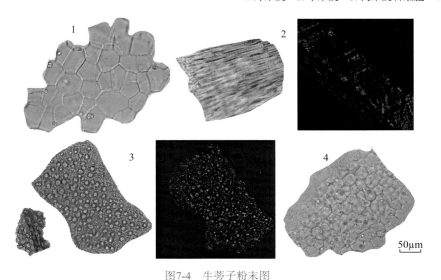

图7-4　牛蒡子粉末图

1. 中果皮网纹细胞　2. 内果皮石细胞　3. 草酸钙方晶　4. 子叶细胞

（三）理化鉴别

薄层色谱　取本品粉末0.5g，加乙醇20ml，超声处理30分钟，滤过，滤液蒸干，残渣加乙醇2ml使溶解，作为供试品溶液。另取牛蒡子对照药材0.5g，同法制成对照药材溶液。再取牛蒡苷对照品，加乙醇制成每1ml含5mg的溶液，作为对照品溶液。照薄层色谱法试验，吸取供试品溶液及对照药材溶液各3μl、对照品溶液5μl，分别点于同一硅胶G薄层板上，以三氯甲烷-甲醇-水（40：8：1）为展开剂，展开，取出，晾干，喷以10%硫酸乙醇溶液，在105℃加热至斑点显色清晰。供试品色谱中，在与对照药材色谱和对照品色谱相应的位置上，显相同颜色的斑

点。（图7-5）

【质量评价】以粒大、饱满、色灰褐者为佳。采用高效液相色谱法测定，本品按干燥品计算，含牛蒡苷（$C_{27}H_{34}O_{11}$）不得少于5.0%。

【化学成分】牛蒡子的化学成分主要包括木脂素类、挥发油类、脂肪油类、萜类等。主要化学成分为木脂素类，牛蒡苷为有效成分。

1. 木脂素类　牛蒡苷（arctiin）、牛蒡苷元（arctigenin）、异牛蒡苷元（isoarcgenin）、新牛蒡苷、罗汉松树脂酚（matairesinol）、thujaplicatin methyl ether、罗汉松脂素苷（matairesinoside）、（－）-secoisol ariciresinol、（＋）-secoisolariciresinol、落叶松脂素酚（lariciresinol）、松脂素（pinoresinol）、络石苷元（trachelogenin）、2，3-二苄基丁内脂木脂素[2-3]。

2. 挥发油类　R-胡薄荷酮、S-胡薄荷酮等。

3. 脂肪油类　亚油酸、油酸、棕榈酸等[4]。

4. 萜类　α-香树脂醇（α-amyrin）、β-香树脂醇（β-amyrin）、蛇麻脂醇（lupeol）等。

【性味归经】辛、苦，寒。归肺、胃经。

【功能主治】疏散风热，宣肺透疹，解毒利咽。用于风热感冒，咳嗽痰多，麻疹，风疹，咽喉肿痛，痄腮，丹毒，痈肿疮毒。

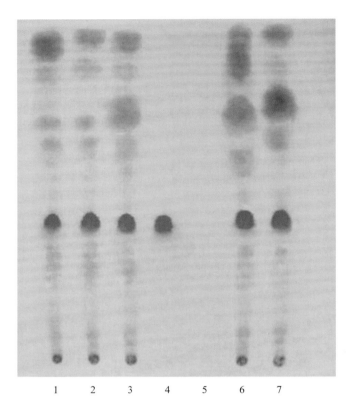

图7-5　牛蒡子薄层色谱图

1、2. 牛蒡子药材样品　3. 对照药材　4. 牛蒡苷对照品
5. 阴性对照　6、7. 牛蒡子药材样品

【药理作用】

1. 抗菌抗病毒作用　提取物有显著的抑菌作用，牛蒡子总木脂素对流感病毒具有抑制作用，并呈现浓度依赖性[5]。

2. 降血糖　从牛蒡根中提取纯化获得牛蒡多糖ALP1，ALP1对糖尿病小鼠显示出较好的降血糖效果[6]。

3. 抗肿瘤　牛蒡子苷元能提高机体免疫系统对肿瘤细胞的杀伤作用，提高机体免疫力[7]。

【分子生药】利用高通量测序技术，以ITS2序列作为DNA条形码，可以检测出混合粉末中含有牛蒡子及其伪品[8]。

主要参考文献

[1] 中华人民共和国香港特别行政区卫生署. 香港中药材标准（第四期）[S]. 2012：269.

[2] 李艳丽，许亮，杨燕云，等.不同采收期及部位牛蒡草中3种有效成分的测定[J]. 中成药，2013，35(06)：1266-1269.

[3] 马天宇，陈燕平，程素盼，等.牛蒡子研究进展[J]. 辽宁中医药大学学报，2018，20(09)：113-116.

[4] 卢淑君，杨燕云，许亮，等.气相色谱法测定牛蒡子脂肪油中3种脂肪酸含量[J]. 中国实验方剂学杂志，2011，17(20)：56-60.

[5] 王劲.牛蒡子抗病毒有效部位研究[D]. 辽宁中医药大学，2004.

[6] 王佳佳，刘玮，朱静，等.牛蒡多糖的降血糖活性[J]. 中国药科大学学报，2013，44(5)：455-459.

[7] 李涛，程国良，董方，等.牛蒡子苷元对小鼠和大鼠抗肿瘤免疫增强作用研究[J]. 中国药物警戒，2017，14(7)：389-393.

[8] 邢艳萍，陈思有，许亮，等.基于高通量测序技术对牛蒡子药材与伪品药材混合粉末鉴定研究[J]. 中国中药杂志，2018，43(19)：3862-3866.

（辽宁中医药大学　许亮　李胜男　杨艳云）

8. 升麻

Shengma

CIMICIFUGAE RHIZOMA

【别名】绿升麻、西升麻、窟窿牙根。

【来源】为毛茛科植物兴安升麻*Cimicifuga dahurica*（Turcz.）Maxim.、大三叶升麻*Cimicifuga heracleifolia* Kom. 或升麻*Cimicifuga foetida* L.的干燥根茎。

【本草考证】本品始载于《神农本草经》。《名医别录》载："生益州（今四川及陕西汉中一带）。"《本草经集注》载："旧出宁州者第一，形细而黑，极坚实，顷无复有，今惟出益州，好者细削皮青绿色，谓之鸡骨升麻。北部间亦有，形又虚大黄色。"《新修本草》载："生益州""旧出宁州者第一，今惟出益州。"《图经本草》载："春生苗，高三尺以来。叶似麻叶并青色。四月五月著花似粟穗，白色。六月以后结实，黑色。根紫如蒿根，多须。二月八月采，日暴干。"《本草品汇精要》载："升麻……有须多孔，其孔如眼。用引诸药上升，故俗谓之鬼眼升麻也。"《本草纲目》载："今人惟取里白外黑而紧实者，谓之鬼脸升麻，去须及头芦，锉用。"据以上本草所述考证，《神农本草经》所云"生益州"者，《本草经集注》所云"形细而黑，极坚实""出益州"者，《本草品汇精要》所载"鬼眼升麻"，以及李时珍所述"鬼脸升麻"等，均为毛茛科植物升麻*Cimicifuga foetida* L.及其药材，与现用药材一致。

【原植物】

1. 升麻　根状茎粗壮，坚实，表面黑色，有许多内陷的圆洞状老茎残迹。茎高1～2m，被短柔毛。叶为二至三回三出羽状复叶；花序具分枝3～20条；轴密被灰色或锈色的腺毛及短毛；苞片钻形；花两性；萼片倒卵状圆形，白色或绿白色；退化雄蕊宽椭圆形，顶端微凹或二浅裂；花药黄色或黄白色；心皮2～5，密被灰色毛。蓇葖果长圆形，长8～14mm，宽2.5～5mm，有伏毛；种子椭圆形，褐色，有横向的膜质鳞翅，四周有鳞翅。

主要分布于西藏、云南、四川、青海、甘肃、陕西、河南西部和山西，生山地林缘、林中或路旁草丛中。（图8-1）

2. 大三叶升麻　与前一种不同：茎无毛。下部的茎生叶为二回三出复叶，无毛，三角状卵形，宽达20cm。花序具2～9条分枝，分枝和花序轴所成的角度通常小于45度；萼片黄白色；退化雄蕊椭圆形，顶部白色；花丝丝形，长3～6mm；心皮3～5枚，有短柄，无毛。蓇葖果长5～6mm，宽3～4mm；种子通常2粒，四周生膜质的鳞翅。

分布于辽宁、吉林、黑龙江，生山坡草丛或灌木丛中。（图8-2）

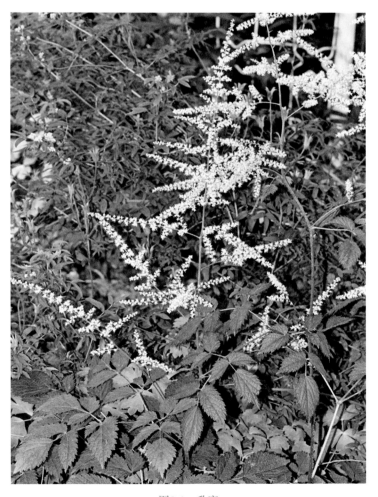

图8-1　升麻

3.兴安升麻　与前两种的主要不同：雌雄异株。根状茎多弯曲。茎无毛或微被毛。下部茎生叶为二回或三回三出复叶；叶片三角形，宽达22cm。花序复总状，雄株花序大，长达30cm以上，具分枝7～20余条，雌株花序稍小，分枝也少；退化雄蕊叉状二深裂，先端有二个乳白色的空花药；心皮4～7，疏被灰色柔毛或近无毛；蓇葖果长7～8mm，宽4mm，顶端近截形被贴伏的白色柔毛；种子3～4粒，四周生膜质鳞翅，中央生横鳞翅。

在我国分布于山西、河北、内蒙古、辽宁、吉林、黑龙江，生山地林缘灌丛以及山坡疏林或草地中。（图8-3）

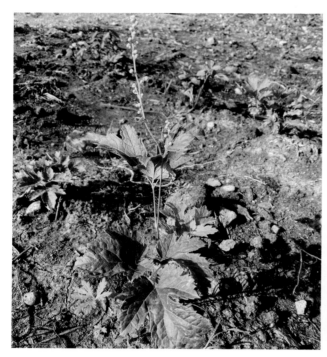

图8-2　大三叶升麻（张欣欣　摄）

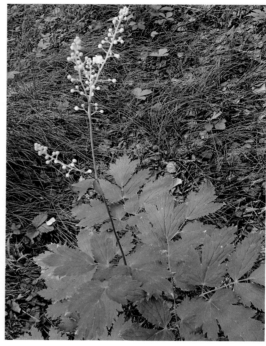

图8-3　兴安升麻

【主产地】

1.升麻　根茎称川升麻、西升麻，主产于陕西、四川、青海；云南、甘肃、河南、湖北亦产，以四川和云南产量较大。

2.大三叶升麻　根茎称关升麻，主产于辽宁、吉林、黑龙江、内蒙古和河北。

3.兴安升麻　根茎称北升麻，主产于黑龙江、辽宁、吉林和内蒙古。

【栽培要点】

1.生物学特性　升麻喜湿润气候。幼苗期怕强光直射，开花结果期需要充足光照，喜微酸性或中性的腐殖质土，在碱性或重黏土中栽培生长不良。

2.栽培技术　育苗地最好选择土层深厚、肥沃、排水良好的砂壤土或壤土地、农田地、庭院的菜园地、附近有水源的阴坡林缘地及林下空地。可春秋两季育苗，春季育苗优于秋季。

3.病虫害　病害：灰斑病。虫害：蛴螬[1-2]。

【采收与加工】秋季采挖，除去泥沙，晒至须根干时，燎去或除去须根，晒干。

【商品规格】按来源及产地分为升麻和关升麻。升麻通常只有统货；关升麻分为选货（直径≥4.8cm）和统货（直径2.0～4.8cm）。

【药材鉴别】

（一）性状特征

根茎呈不规则的长形块状，多分枝，呈结节状，长10～20cm，直径2～4cm。表面黑褐色或棕褐色，粗糙不平，有坚硬的细须根残留，上面有数个圆形空洞的茎基痕，洞内壁显网状沟纹；下面凹凸不平，具须根痕。体轻，质坚硬，不易折断，断面不平坦，有裂隙，纤维性，黄绿色或淡黄白色。气微，味微苦而涩。（图8-4）

（二）显微鉴别

1. 横切面　升麻根茎后生表皮为1～3列细胞，中柱维管束达到20～60个，环列，外韧型，韧皮部外侧有木化纤维束，木质部宽广，木质部束宽狭不一，髓部偏小或者较大不一。（图8-5）

2. 粉末特征　粉末黄棕色。后生皮层细胞黄棕色，表面观呈类多角形，有的垂周壁及平周壁瘤状增厚，突入胞腔。木纤维多，散在，细长，纹孔口斜裂缝状或相交成人字形或十字形。韧皮纤维多散在或成束，呈长梭形，孔沟明显。（图8-6）

（三）理化鉴别

薄层色谱　取本品粉末1g，加乙醇50ml，加热回流1小时，滤过，滤液蒸干，残渣加乙醇1ml使溶解，作为供试品溶液。另取阿魏酸对照品、异阿魏酸对照品，加乙醇制成每1ml各含1mg的溶液，作为对照品溶液。照薄层色谱法试验，吸取上述三种溶液各10μl，分别点于同一硅胶G薄层板上，以苯–三氯甲烷–冰醋酸（6：1：0.5）为展开剂，展开，取出，晾干，置紫外光灯（365nm）下检视。供试品色谱中，在与对照品色谱相应的位置上，显相同颜色的荧光斑点。（图8-7）

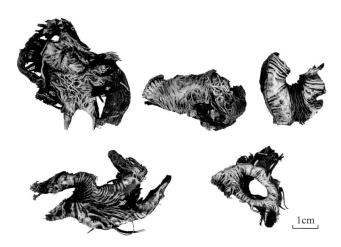

图8-4　升麻药材

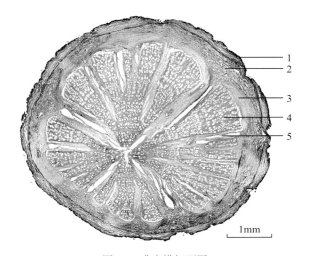

图8-5　升麻横切面图

1. 周皮　2. 皮层　3. 韧皮部　4. 木质部　5. 射线

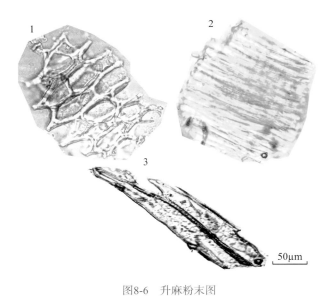

图8-6　升麻粉末图

1. 后生皮层细胞　2. 木纤维　3. 韧皮纤维

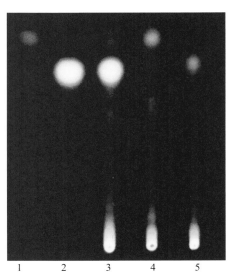

图8-7　升麻薄层色谱图

1. 阿魏酸对照品　2. 异阿魏酸对照品　3. 大三叶升麻
4. 升麻　5. 兴安升麻

【质量评价】以个大、质坚，无须根，表面色黑褐者为佳。采用高效液相色谱法测定，本品按干燥品计算，含异阿魏酸（$C_{10}H_{10}O_4$）不得少于0.10%。

【化学成分】主要成分为三萜及其苷类、酚酸类、色酮类和生物碱类等。其中，三萜类和酚酸类是其有效成分[3]。

1. 三萜及其苷类成分　12β-羟基升麻醇（12β-hydrox-ycimigenol）、7β-羟基升麻醇（7β-hydroxyci-migenol）、25-O-乙酰升麻醇（25-O-acetylcimigenol）、7,8-去氢升麻醇（7,8-dihydrocimigenol）27-脱氧升麻亭（27-deoxyactein）、actein和小升麻醇（acerionol）等。

2. 酚酸类成分　咖啡酸（caffeic acid）、升麻酸（cimicifugic acid）、阿魏酸（ferulic acid）、异阿魏酸、芥子酸（sinapic acid）、番石榴酸（piscidicacid）、富井酸（fukiic acid）、升麻酸 A～E（cimicifugicacid A～E）等。

3. 其他成分　升麻中还含有少量的色酮类、生物碱类和挥发油类成分等[4]。

【性味归经】辛、微甘，微寒。归肺、脾、胃、大肠经。

【功能主治】发表透疹，清热解毒，升举阳气。用于风热头痛，齿痛，口疮，咽喉肿痛，麻疹不透，阳毒发斑，脱肛，子宫脱垂。

【药理作用】

1. 抗病毒作用　升麻提取物、总皂苷、总有机酸均具有明显抗 HBV活性及肝保护作用，也能有效抑制呼吸道合胞病毒引起的空斑形成，并能抑制病毒吸附及增强肝素对病毒吸附的作用。

2. 抗肿瘤作用　升麻提取物对人肝癌细胞、耐药肿瘤人肝癌细胞耐药株、口腔癌等均有良好的抑制作用。

3. 抗骨质疏松作用　升麻能够抑制破骨细胞的形成和吸收作用，并能够保护去势小鼠的骨密度。

4. 抗抑郁作用　升麻总皂苷能明显改善围绝经期抑郁症患者的抑郁症状和围绝经期综合征症状，且不升高体内雌激素水平[4]，升麻总皂苷制剂对啮齿类动物具有抗抑郁作用，其作用机制可能与血清素和去甲肾上腺素激活作用，以及下丘脑-垂体-肾上腺轴正常化有关。

【分子生药】采用ITS2序列可以对升麻及其混伪品进行分子鉴定[5]。

主要参考文献

[1] 王彦辉.北升麻规范化栽培技术[J].农业开发与装备，2016(7)：136.

[2] 荣光琳，陈彦博，荣光旭.升麻人工栽培技术研究[J].农业开发与装备，2015(2)：124-125.

[3] 中华中医药学会.中药材商品规格等级：升麻[S].北京，2018.

[4] 孙启泉，左爱侠，张婷婷.升麻属植物化学成分、生物活性及临床应用研究进展[J].中草药，2017(14)：3005-3016.

[5] 任伟超，马孝熙，于俊林，等.基于ITS2序列鉴定中药材升麻及其混伪品[J].中国中药杂志，2014，39(12)：2184-2188.

（沈阳药科大学　路金才　吕重宁）

9. 水飞蓟

Shuifeiji

SILYBI FRUCTUS

【别名】水飞雉、奶蓟、老鼠簕。

【来源】为菊科植物水飞蓟 *Silybum marianum*（L.）Gaertn.的干燥成熟果实。

【本草考证】水飞蓟原产南欧至北非，为引进种，历代本草未有记载，只在近现代著作中有所记载。《新华本草纲要》中记载水飞蓟：有解毒的功能，用于黄疸、肝硬化、肝肿大及其他肝病、胆结石。《全国中草药汇编》记载水飞蓟有清热解毒、保肝、利胆、保脑、抗X射线等作用。《中华本草》记载："主慢性肝炎，肝硬化，脂肪肝，胆石症，胆管炎。"

【原植物】一年生或二年生草本，高1.2m。茎直立，有条棱，多分枝。叶羽状浅裂至全裂，具大型白色花斑边缘或裂片边缘及顶端有坚硬的黄色针刺，椭圆形或倒披针形，长达50cm，宽达30cm；中部与上部茎叶渐小。植株含多数头状花序，较大。总苞球形或卵球形，直径3～5cm。总苞片6层，中外层宽匙形、椭圆形、长菱形至披针形，包括顶端针刺长1～3cm，包括边缘针刺宽达1.2cm。小花红紫色，少有白色，长3cm，细管部长2.1cm，檐部5裂，裂片长6mm。花丝短而宽，上部分离，下部由于被黏质柔毛而黏合。瘦果压扁，长椭圆形或长倒卵形，长7mm，宽约3mm，褐色，有线状长椭圆形的深褐色色斑。冠毛多层，刚毛状，白色。（图9-1）

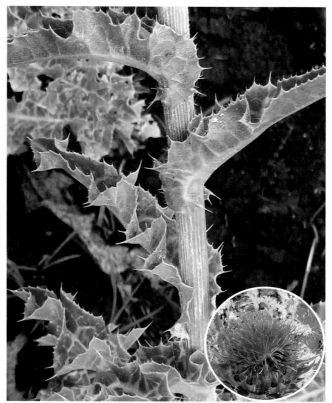

图9-1　水飞蓟

分布欧洲、地中海地区、北非及亚洲中部。我国各地公园、植物园或园庭都有栽培。黑龙江、陕西等地有引种栽培。

【主产地】主产于黑龙江北部黑河及大兴安岭。

【栽培要点】

1. 生物学特性　水飞蓟适应性强，对土壤要求不严，耐瘠薄耐盐碱，一般荒原、荒滩地区均可种植，但不能选择低洼积水地块。

2. 栽培技术　种子繁殖，先将土地深翻，使土壤细碎、疏松，以利出苗，行距60～70cm，株距20～30cm，一般春播小麦后即可播种水飞蓟。

3. 病虫害　病害：软腐病、叶斑病、白绢病等。虫害：菜青虫、蚜虫、金龟子、苜蓿、夜蛾等。

【采收与加工】秋季果实成熟时采收果序，晒干，打下果实，除去杂质，晒干。

【药材鉴别】

（一）性状特征

果实长倒卵形或椭圆形，长5～7mm，宽2～3mm。表面淡灰棕色至黑褐色，光滑，有细纵花纹。顶端钝圆，稍宽，有一圆环，中间具点状花柱残迹，基部略窄。质坚硬。破开后可见子叶2片，浅黄白色，富油性。气微，味淡。（图9-2）

（二）显微鉴别

1. 纵切面　外果皮为一列类圆锥形薄壁细胞，侧壁弯曲，外被角质层。中果皮厚类圆形细胞构成，最

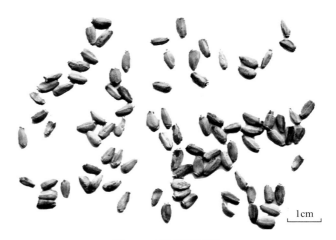

图9-2　水飞蓟药材图

外层为一层薄壁细胞构成的色素层，中果皮有小型果皮维管束呈线状排列。内果皮狭窄，为颓废的细胞层，种皮最外层为一列栅栏细胞，细胞壁显著加厚。栅栏层之内为营养层，在两端可见种皮维管束。胚乳不明显。子叶两枚，肥大，细胞内充满糊粉粒和脂肪油。（图9-3）

2. 粉末特征 粉末灰褐色。外果皮细胞表面观类长多角形，有的细胞含有色素。中果皮细胞圆柱形或椭圆形，壁具网状纹理。草酸钙柱晶散在。内果皮石细胞表面观宽梭形，层纹不明显。子叶细胞含有细小簇晶和脂肪油滴。（图9-4）

（三）理化鉴别

薄层色谱 取本品粉末0.5g，加乙醚20ml，加热回流30分钟，滤过，弃去乙醚液，药渣挥尽乙醚，加甲醇20ml，加热回流30分钟，滤过，滤液蒸干，残渣加甲醇1ml使溶解，作为供试品溶液。另取水飞蓟宾对照品，加甲醇制成每1ml含2mg的溶液，作为对照品溶液。照薄层色谱法试验，吸取上述供试品溶液2μl、对照品溶液5μl，分别点于同一硅胶G薄层板上，以甲苯-甲酸乙酯-甲酸（10：6：1）为展开剂，展开二次，展距8cm，取出，晾干，喷以5%三氯化铝乙醇溶液，置紫外光灯（365nm）下检视。供试品色谱中，在与对照品色谱相应的位置上，显相同颜色的荧光斑点。

【质量评价】以质硬、椭圆形者为佳。采用高效液相色谱法测定，本品按干燥品计算，含水飞蓟宾（$C_{25}H_{22}O_{10}$）不得少于0.60%。

【化学成分】主要成分为黄酮类、脂肪酸类、萜类等。其中，酚酸类是其特征性成分，油类和酚酸类是其有效成分[1]。

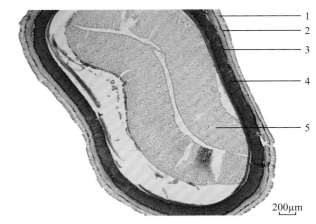

图9-3 水飞蓟纵切面图

1. 外果皮 2. 中果皮 3. 种皮栅栏层 4. 种皮营养层 5. 子叶细胞

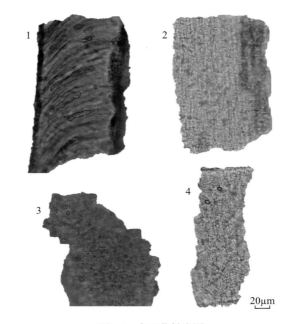

图9-4 水飞蓟粉末图

1. 内果皮石细胞 2. 外果皮细胞 3. 子叶细胞 4. 中果皮细胞

1. 黄酮类化合物 水飞蓟宾（silybin）、3-羟基水飞蓟莫林（silydianim）等。

2. 脂肪酸类化合物 亚麻酸（linolenic acid）、亚油酸（linoleic acid）、油酸（olic acid）、棕榈酸（behenic acid）等[2]。

3. 萜类 有β-谷甾醇（β-sitosterol）、菜油甾醇（campesterol）、豆甾醇（stigmasteroil）等。

【性味归经】苦，凉。归肝、胆经。

【功能主治】清热解毒，疏肝利胆。用于肝胆湿热，胁痛，黄疸。

【药理作用】

1. 保肝作用 水飞蓟素对药物引起的急性或者慢性肝炎有保护作用[3]。

2. 降血脂作用 水飞蓟素具有调整和促进脂蛋白代谢的作用，能够影响高血脂大鼠血清中胆固醇的水平[4]。

3. 抗氧化作用 水飞蓟素可能通过抑制生成含氧自由基的黄嘌呤氧化酶和细胞色素P450酶的活性发挥抗氧化作用[5]。

4. 其他作用 具有抗癌、抗炎等作用。

主要参考文献

[1] 陈效忠，张艳. 水飞蓟中黄酮和木脂素类化学成分研究[J]. 中医药学报，2017，45(04)：64-66.

[2] 马星海. 水飞蓟化学成分和药理作用研究进展[J]. 亚太传统医药，2015，11(19)：62-65.

[3] 张立海，慈慧. 水飞蓟素保肝的药理作用及临床应用[J]. 首都医药，2012，19(8)：47-48.

[4] 朱士文，刘修芹，侯清奎，等. 脑梗塞患者血脂变化及水飞蓟的降脂效果[J]. 中西医结合实用临床急救，1996(8)：8-10.

[5] 张君，吴凤鸣，郭凯，等. 水飞蓟素对于急性肝损伤修复的抗氧化作用研究[J]. 江西畜牧兽医杂志，2019(1)：15-18.

（辽宁中医药大学　许亮　王佳豪　杨燕云）

10. 玉米须

Yumixu

ZEA STYLUS ET STIGMA

【别名】玉麦须、玉蜀黍蕊、苞米胡子、棒子毛。

【来源】为禾本科植物玉蜀黍（玉米）*Zea mays* L.的花柱和柱头。

【本草考证】本品始载于《滇南本草》，为民间常用药物，在1977年版《中国药典》及1992年版《卫生部药品标准》中收载。

【原植物】一年生高大草本。秆直立，不分枝，高1～4m，基部各节具气生支柱根。叶鞘具横脉；叶舌膜质，长约2mm；叶片扁平宽大，线状披针形，基部圆形呈耳状，无毛或具疣柔毛，中脉粗壮，边缘微粗糙。顶生雄性圆锥花序大型，主轴与总状花序轴及其腋间均被细柔毛；雄性小穗孪生，长达1cm，小穗柄一长一短，分别长1～2mm及2～4mm，被细柔毛；两颖近等长，膜质，约具10脉，被纤毛；外稃及内稃透明膜质，稍短于颖；花药橙黄色；长约5mm；雌花序被多数宽大的鞘状苞片所包藏；雌小穗孪生，成16～30纵行排列于粗壮之序轴上，两颖等长，宽大，无脉，具纤毛；外稃及内稃透明膜质，雌蕊具极长而细弱的线形花柱。颖果球形或扁球形，成熟后，其大小随生长条件不同产生差异，一般长5～10mm，宽略过于其长，胚长为颖果的1/2～2/3。（图10-1）

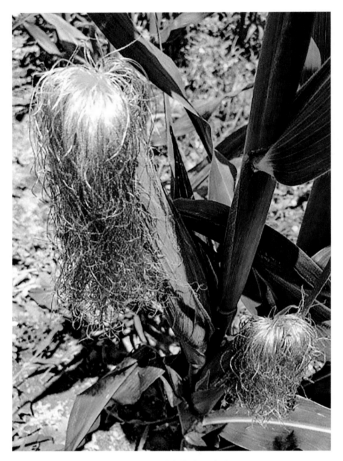

图10-1 玉蜀黍（玉米）

主要为栽培，全国各地均有分布，全世界热带和温带地区广泛种植，是重要的粮食作物。

【主产地】主产于东北及四川、河北、河南、山东等地。

【栽培要点】

1. 生物学特性 喜高温、多水，适宜疏松肥沃的土壤。

2. 栽培技术 选地整地时要注意保水、保苗。根据不同的土壤类型采用不同的肥料配方。

3. 病虫害 病害：玉米大斑病、玉米小斑病、玉米病毒病、玉米青枯病、丝黑穗病等。虫害：玉米螟、蚜虫、红蜘蛛，地下害虫有蝼蛄、蛴螬、地老虎等。

【采收与加工】成熟时采收，摘取花柱，晒干或烘干。

【药材鉴别】

（一）性状特征

疏松团簇，花柱线状或须状，完整者长30mm，直径约为0.5mm，淡绿色、黄绿色至棕红色，表面有光泽，略透明，柱头2裂，叉开，长至3mm，质柔软。（图10-2）

（二）显微鉴别

1. 纵面观　两侧排列大量非腺毛，长约400μm，2～3个成一束；导管排列在两侧，直径在7～10μm之间；周围伴有充满棕黄色物质的薄壁纤维。（图10-3）

2. 粉末特征　粉末黄棕色。薄壁细胞呈长方形，长34～41μm，宽约14μm，壁略厚；导管主要为螺纹导管和环纹导管，直径在7～10μm之间，导管常伴有微黄色的薄壁纤维，直径在7～10μm之间；非腺毛多列性，长约500μm。（图10-4）

【质量评价】以柔软、有光泽者为佳。

【化学成分】主要成分为黄酮及其苷类、糖类、甾醇类、有机酸等，其中糖类和有机酸是其特征性成分和有效成分。

1. 黄酮及其苷类　含有木犀草素（luteolin）、芹菜素（apigenin）、金圣草素（chrysoeriol）、刺槐素（acacetin）、异荭草素（isoorientin）等[1]。

2. 有机酸　有甲酸（formic acid）、乙酸（acetic acid）、乳酸（lactic acid）、丁二酸（amber acid）、软脂酸（palmitic acid）、硬脂酸（stearic acid）、绿原酸（chlorogenic acid），其中绿原酸是其利胆、抗菌、兴奋中枢神经的主要成分。

3. 其他　有β-谷甾醇（β-sitosterol）等。

【性味归经】甘、淡，平。归肾、膀胱、肝、胆经。

【功能主治】利尿消肿，平肝利胆。用于急、慢性肾炎，水肿，急、慢性肝炎，高血压，糖尿病，慢性鼻窦炎，尿路结石，胆道结石，小便不利，湿热黄疸等症，也可预防习惯性流产。

【药理作用】

1. 降血糖、血脂作用　玉米须多糖成分可以降低血浆中甘油三酯及胆固醇的水平。

2. 抑菌作用　玉米须中多糖成分可以抑制曲霉菌生长；玉米须乙醇提取物在中性到酸性条件下抑菌活性稳定。

3. 调节免疫力　玉米须提取物中的糖蛋白与二硝基酚-卵清蛋白（DVA）对I型变态反应疾病有一定的疗效，可以调节免疫力[2]。

4. 抗氧化作用　玉米须正丁醇萃取部位总抗氧化活性最强，乙醇粗提物次之，石油醚提取物最小；玉米须黄酮成分的抗氧化作用较好，并具有良好的量效关系[3]。

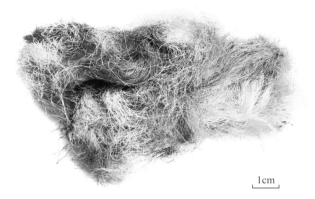

1cm

图10-2　玉米须药材图

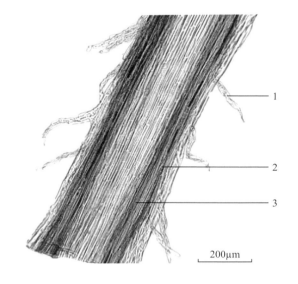

200μm

图10-3　玉米须纵面观图

1. 非腺毛　2. 导管　3. 纤维

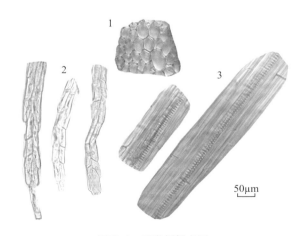

50μm

图10-4　玉米须粉末图

1. 薄壁细胞　2. 非腺毛　3. 导管

主要参考文献

[1] 杜娟.玉米须多糖的药效学研究[D].河南大学，2007.

[2] 鲁彦,吴绍宇,姚嵩坡,等.玉米须对老年小鼠细胞免疫功能的影响[J].中国老年学杂志，2005(11)：103-104.

[3] 刘军.玉米须黄酮类化合物制备及抗氧化活性研究[D].吉林大学，2011.

（长春中医药大学　姜大成　王英哲）

11. 龙胆

Longdan

GENTIANAE RADIX ET RHIZOMA

【别名】草龙胆、龙胆草、四叶胆、山龙胆、地胆草。

【来源】为龙胆科植物条叶龙胆*Gentiana manshurica* Kitag.、龙胆*Gentiana scabra* Bge.、三花龙胆*Gentiana triflora* Pall.或坚龙胆*Gentiana rigescens* Franch.的干燥根和根茎。前三种习称"龙胆"，后一种习称"坚龙胆"。

【本草考证】本品始载于《神农本草经》，列为上品。《名医别录》载："龙胆生齐朐山谷及宛句（今山东菏泽）。"《本草经集注》云："今出近道，吴兴（今浙江吴兴）为胜，状似牛膝，味甚苦，故以胆为名。"《图经本草》又载："宿根黄白色，下抽根十余本，类牛膝。直上生苗，高尺余。四月生叶似柳叶而细，茎如小竹枝，七月开花，如牵牛花，作铃铎形，青碧色。"《救荒本草》记载："叶似柳叶而细短""开花如牵牛花，青碧色"。《开宝本草》曰："叶似龙葵，味苦如胆，因以为名。"本草记载与现今所用龙胆基本一致。

【原植物】

1. 条叶龙胆　为多年生草本，株高30～50cm，全株光滑无毛，地上茎带紫红色。根茎较粗短，节间甚短，每节通常生1～3条绳索状根，黄褐色，具明显皱纹。茎直立，单一不分支。叶对生，茎中部叶线形或线状披针形，革质，长5～10cm，宽0.3～1cm，先端渐尖，边缘反卷。花于茎顶或上部叶腋。苞片2枚，线形。花萼和花冠钟形或筒状钟形，花冠蓝紫色，先端5裂，裂片三角形至卵状三角形，先端尖，裂片间褶卵状三角形，先端锐尖；雄蕊5，着生于花冠筒部稍向下；雌蕊1根，子房上位，花柱短，柱头2裂，反卷。蒴果长圆状披针形或长圆形；种子细小，椭圆形，边缘有翅，红褐色。分布于黑龙江省林甸、安达、太康、富裕、泰来、肇州、肇源、富锦、佳木斯等市县及吉林省镇赉、大安、前郭等地。（图11-1）

2. 龙胆　茎粗壮，常带紫褐色，粗糙。叶较宽，卵形或卵状披针形，长3～7cm，宽1～2cm，有3～5条脉，急尖或渐尖，无柄，边缘及下面主脉粗糙。分布于黑龙江、吉林、辽宁、浙江等地。生于林区草甸、灌丛或林缘。（图11-2）

3. 三花龙胆　主要区别在于本种全株高40～80cm；叶边缘及叶脉光滑，先端钝，边缘不反卷；花簇生于茎顶或叶腋，通常3～5朵，长3.5～4cm，基部被3～5片叶状苞所包围，比花长；花冠裂片先端钝或圆，叶片间褶甚短，三角形，先端有细齿。分布于东北山区湿甸和沼泽地带。（图11-3）

4. 坚龙胆　主茎粗壮，有分枝。高30～50cm。花枝多数，丛生，直立，坚硬，紫色或黄绿色，中空，近圆形。种子黄褐色，有光泽，矩圆形，表面有蜂窝状网隙。生于山坡草地、灌丛中、林下及山谷中。分布于云南、四川、贵州、湖南、广西。（图11-4）

【主产地】坚龙胆主于云南临沧等地，为现在商品的主流品种；龙胆主产于辽宁新宾、清原县，条叶龙胆的道地产区为黑龙江省松嫩平原的林甸、安达、明水等县。

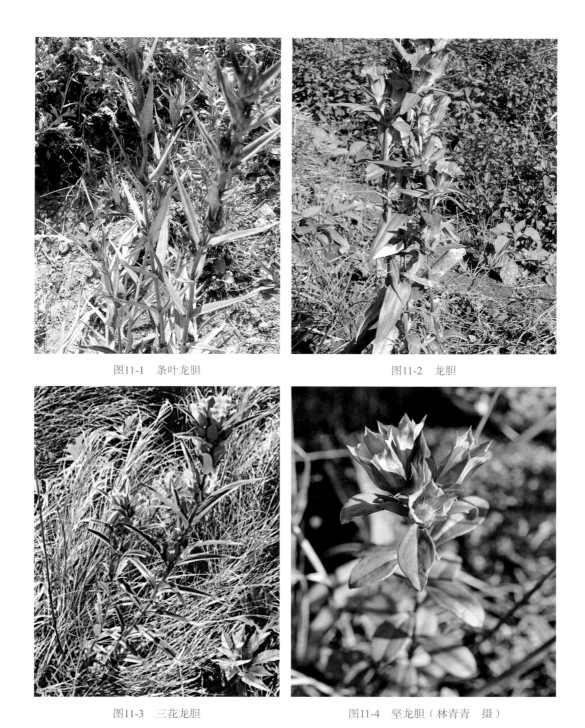

图11-1　条叶龙胆

图11-2　龙胆

图11-3　三花龙胆

图11-4　坚龙胆（林青青　摄）

【栽培要点】

1. 生物学特性　喜凉爽气候，对土壤要求不严，但以轻黏土及腐殖质土为宜。不宜在高燥和阳光直射强烈的地区栽培。

2. 栽培技术　生产上多用种子繁殖，春、秋两季均可移栽，但以秋季为好。分根繁殖8～9月选发育旺盛的植株旁所生的子根为种根。按株距15cm栽植，覆土将根茎基部埋上，稍镇压。如春季栽种，宜3～4月进行。

3. 病虫害　病害：斑枯病、白绢病、根腐病。虫害：蚜虫。

【采收与加工】春、秋季采挖，以秋季10月中、下旬采挖质量较好，选大的除去茎叶，洗净，干燥。

【商品规格】

1. 龙胆　选货：长短粗细均匀，完整，根条较多，根茎表面灰棕色，根表面淡黄色或黄棕色，中部直径大于0.2cm，杂质小于1.5%。统货：长短粗细欠均匀，不完整，根条较少，根茎表面灰棕色，根表面淡黄色或黄棕色。

2. 坚龙胆　选货：长短粗细均匀，完整，根条较多，根茎表面黄棕色，根表面红棕色或黄棕色，中部直径大于0.2cm，杂质小于1.5%。统货：长短粗细欠均匀，不完整，根条较少，根茎表面黄棕色，根表面深红棕色或深棕色。

【药材鉴别】

（一）性状特征

1. 条叶龙胆　根茎多直生，块状或长块状。根头处具越冬芽1～3个，长不超过1cm，中有小芽2～3个。根细长圆柱形，长可达15cm，直径1.5～4mm。上下粗细几乎相等，外表黄褐色至暗棕色，具细密的横环纹，以上部较为明显，并有不规则的皱纹。质脆易折断，断面略平坦，皮部黄白色或淡黄棕色，木部色较浅，外侧有多数裂隙，中央有一淡黄色点状髓部。气微，味极苦。（图11-5）

2. 龙胆　与条叶龙胆的区别为根多斜生。根呈细长圆柱形，根4～30余条，通常在20条以上，长可达20cm，直径1～4mm，上下粗细相差较大，表面灰白色，淡黄褐色或橘黄色。

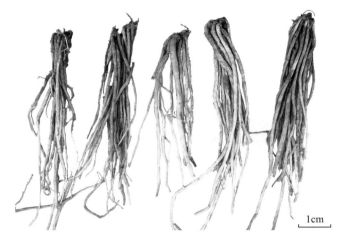

图11-5　龙胆药材图

3. 坚龙胆　根茎呈不规则结节状，根丛生于根茎上，细长稍弯曲，长8～20cm，直径1～3mm。表面黄棕色，具纵皱纹，略呈角质样半透明。体轻质脆，断面木部黄白色。

（二）显微鉴别

1. 条叶龙胆根横切面　表皮细胞有时残存，外壁较厚。皮层窄；外皮层细胞类方形，壁稍厚，木栓化；内皮层细胞切向延长，每一细胞由纵向壁分隔成数个类方形小细胞。韧皮部宽广，有裂隙。形成层不甚明显。木质部导管3～10个群束。髓部明显。薄壁细胞含细小草酸钙针晶。坚龙胆内皮层以外组织多已脱落。木质部导管发达，均匀密布。无髓部。且条叶龙胆根的形成层通常成环，薄壁细胞中草酸钙结晶成2.5～10μm。（图11-6）

2. 粉末特征　粉末淡黄棕色。龙胆外皮层细胞表面观类纺锤形，每一细胞由横壁分隔成数个扁方形的小细胞。内皮层细胞表面观类长方形，甚大，平周壁显纤细的横向纹理，每一细胞由纵隔壁分隔成数个栅状小细胞，纵隔壁大多连珠状增厚。薄壁细胞含细小草酸钙针晶。网纹导管及梯纹导管直径约至45μm。（图11-7）。

（三）理化鉴别

薄层色谱　取本品粉末（过四号筛）约0.5g，精密称定，精密加入甲醇20ml，称定重量，加热回流15分钟，放冷，再称定重量，用甲醇补足减失的重量，摇匀，滤过，滤液备用，作为供试品溶液。另取龙胆苦苷对照品，加甲醇制成每1ml含1mg的溶液，作为对照品溶液。照薄层色谱法试验，吸取供试品溶液5μl、对照品溶液1μl，分别点于同一硅胶GF$_{254}$薄层板上，以乙酸乙酯-甲醇-水（10：2：1）为展开剂，展开，取出，晾干，置紫外光灯（254nm）下检视。供试品色谱中，在与对照品色谱相应的位置上，显相同颜色的斑点[1]。（图11-8）

【质量评价】 以根条粗长、黄色或黄棕色、无碎断者为佳。采用高效液相色谱法测定，本品按干燥品计算，龙胆含龙胆苦苷（$C_{16}H_2O_9$）不得少于3.0%。坚龙胆含龙胆苦苷（$C_{16}H_{20}O_9$）不得少于1.5%。

【化学成分】 主要含有苦味成分，大多是环烯醚萜及裂环环烯醚萜的苷类。此外，含有生物碱、多糖、有机酸和黄酮类等成分。

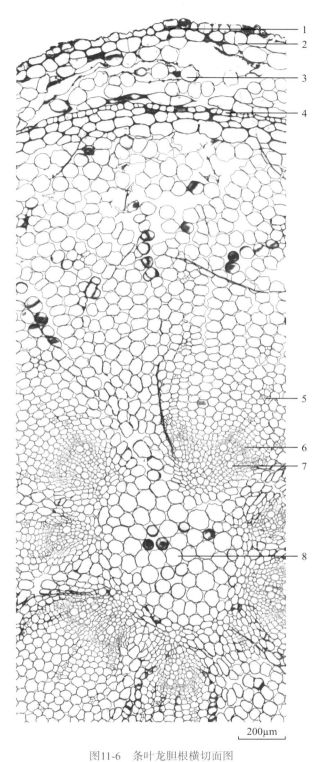

图11-6　条叶龙胆根横切面图

1. 表皮　2. 外皮层　3. 皮层　4. 内皮层　5. 韧皮部　6. 形成层
7. 木质部　8. 髓

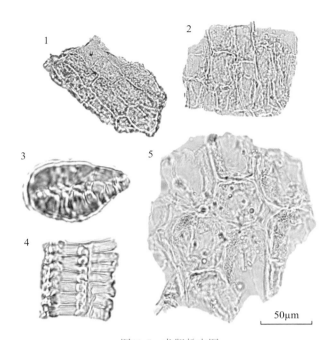

图11-7　龙胆粉末图

1. 外皮层细胞　2. 内皮层细胞　3. 薄壁细胞
4. 梯纹导管　5. 草酸钙结晶

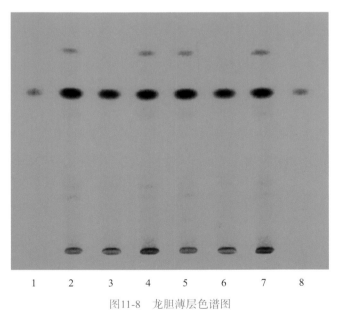

图11-8　龙胆薄层色谱图

1、8. 龙胆苦苷对照品　2～7. 龙胆样品

1. 环烯醚萜及其苷类　龙胆苦苷（gentiopicrin）、獐牙菜苦苷（swertiamarin）、当药苷、当药苦苷、苦龙胆酯苷、三叶苷、苦龙苷、四乙酰龙胆苦苷等。

2. 生物碱　龙胆碱、龙胆黄碱、秦艽乙素、秦艽丙素等。

【性味归经】 苦，寒。归肝、胆经。

【功能主治】 清热燥湿，泻肝胆火。用于湿热黄疸，阴肿阴痒，带下，湿疹瘙痒，肝火目赤，耳鸣耳聋，胁痛口苦，强中，惊风抽搐。

【药理作用】

1. 保肝作用　龙胆提取物具有很好的保肝作用，龙胆苦苷等对多种肝损伤有一定的保护作用[1-2]。

2. 健胃作用　治疗胃病的中成药中龙胆也是重要的组成成分[3]。

3. 抗炎作用　龙胆苦苷对角叉菜胶引起的大鼠足趾水肿有抑制作用[4]，抗炎机制与其能兴奋神经-垂体-肾上腺皮质系统有关。

4. 对中枢神经系统功能的影响　龙胆酸和龙胆苦苷等成分对于治疗神经性疾病有潜在作用[5]。

5. 其他作用　龙胆有降压作用，可能与其对心肌的抑制有关。龙胆还有一定利尿、骨骼肌松弛等作用。

主要参考文献

[1] 李艳秋，赵德化，潘伯荣，等.龙胆苦苷抗鼠肝损伤的作用[J].医学争鸣，2001，22(18)：1645-1649.

[2] 江蔚新，薛宝玉.龙胆对小鼠急性肝损伤保护作用的研究[J].中国中药杂志，2005，30(14)：1105-1107.

[3] 王焱，曾文雪，宋小玲，等.龙胆苦苷药学研究进展及其临床配伍应用[J].西北药学杂志，2012，27(05)：502-505.

[4] 陈长勋，刘占文，孙峥嵘，等.龙胆苦苷抗炎药理作用研究[J].中草药，2003，34(9)：814-816.

[5] 邓雅婷.龙胆苦苷镇痛与抗抑郁的中枢作用及机制研究[D].第四军医大学，2015.

（黑龙江中医药大学　夏永刚　李陈雪）

12. 平贝母

Pingbeimu

FRITILLARIAE USSURIENSIS BULBUS

【别名】 坪贝、贝母、平贝。

【来源】 为百合科植物平贝母*Fritillaria ussuriensis* Maxim.的干燥鳞茎[1]。

【本草考证】 平贝母在历代本草著作中没有记载，药用历史较短，1977年版《中国药典》收载平贝母。

【原植物】 多年生早春植物，植株高0.5m。鳞茎由2枚鳞片组成，直径1～1.5cm，周围还常有少数小鳞茎，容易脱落。叶轮生或对生，在中上部常兼有少数散生的，条形至披针形，长7～14cm，宽3～6.5mm，先端不卷曲或稍卷曲。花1～3朵，紫色而具黄色小方格，顶端的花具4～6枚叶状苞片，苞片先端强烈卷曲；外花被片长约3.5cm，宽约1.5cm，比内花被片稍长而宽；蜜腺窝在背面明显凸出；雄蕊长约为花被片的3/5，花药近基着，花丝具小乳突，上部更多；花柱也有乳突，柱头裂片长约5mm。花期5～6月。本种花柱有乳突，叶较多轮，顶端的花具有4～6枚叶状苞片，很容易区别于其他国产种类。（图12-1）

生于低海拔地区的林下、草甸或河谷。分布于辽宁、吉林、黑龙江。亦分布于俄罗斯远东地区。

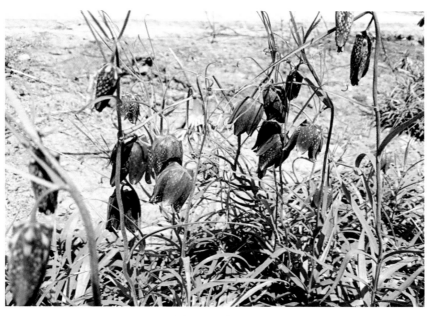

图12-1　平贝母

【主产地】主产于东北三省，以吉林省、黑龙江省山区、半山区栽培面积较大。

【栽培要点】

1. 生物学特性　喜冷凉湿润气候，耐寒，怕干旱、炎热，能耐-37℃的低温，当气温28℃时，地上植株枯萎。从幼苗到枯萎，生长期60日左右。

2. 栽培技术　用鳞茎和种子繁殖，以鳞茎繁殖为主。种子繁殖春、秋播均可，6月份果实成熟，种子采下稍干，立即播种。

3. 病虫害　病害：平贝母锈病、黑腐病等。虫害：金针虫、蛴螬、蝼蛄等。

【采收与加工】鳞茎繁殖1～2年收获，种子繁殖5～6年收获。5月下旬或6月上旬采收，将鳞茎挖出，除去泥土及须根，晒干或烘干。

【商品规格】

1. 家种平贝母　一等：干货鳞茎圆而扁平，表面白色或黄白色。顶端闭口或开口，凹形，断面白色，具粉性，味苦微酸，大小粒不分，间有黑脐或破碎，无油粒、黑粒。二等：带有油粒、黑粒或略有虫蛀，不影响药用，但无全黑枯粒，其他同一等。

2. 野生平贝母　一等：表面颜色较家种白，顶端呈凸形，质成实，粉性足，无黑脐，其他同家一种等。二等：不符合野生一等的，均为二等。

【药材鉴别】

（一）性状特征

鳞茎呈扁球形，高0.5～1cm，直径0.6～2cm。表面乳白色或淡黄白色，外层鳞叶2瓣，肥厚，大小相近或一片稍大抱合，顶端略平或微凹入，常稍开裂；中央鳞片小。质坚实而脆，断面粉性。气微，味苦。（图12-2）

（二）显微鉴别

粉末特征　粉末黄白色。淀粉粒甚多，多为单粒，广卵形、椭圆形或不规则圆形，直径5～64μm，脐点短缝状或点状，层纹不明显；气孔不易观察，类圆形者扁圆形，直径40～50μm，有的表皮细胞壁略为增厚；草酸钙晶体细小易见，直径约至10μm。（图12-3）

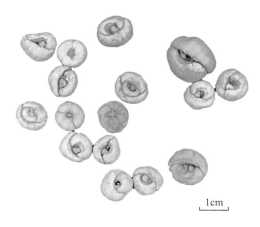

图12-2　平贝母药材图

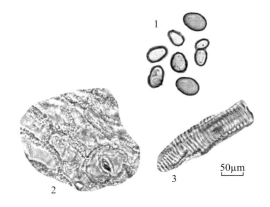

图12-3　平贝母粉末图

1. 淀粉粒　2. 草酸钙晶体、表皮细胞及气孔　3. 导管

（三）理化鉴别

薄层色谱　取本品粉末5g，加浓氨试液2ml、氯仿20ml，搅拌，放置过夜，滤过，滤液蒸干，残渣加氯仿溶解使成0.2ml，作为供试品溶液。取平贝母对照药材，同法制成对照药材溶液。照薄层色谱法试验，吸取供试品溶液、对照药材溶液各4～10μl，分别点于同一硅胶G薄层板上，以氯仿-乙酸乙酯-甲醇-水（30：40：20：10）10℃以下放置后的下层溶液作为展开剂。上行展开，展距8cm，取出，晾干。依次喷烯碘化铋钾试液和亚硝酸钠乙醇试液，置日光下检视。供试品色谱中，在与对照药材色谱相应的位置上，显相同颜色的斑点。（图12-4）

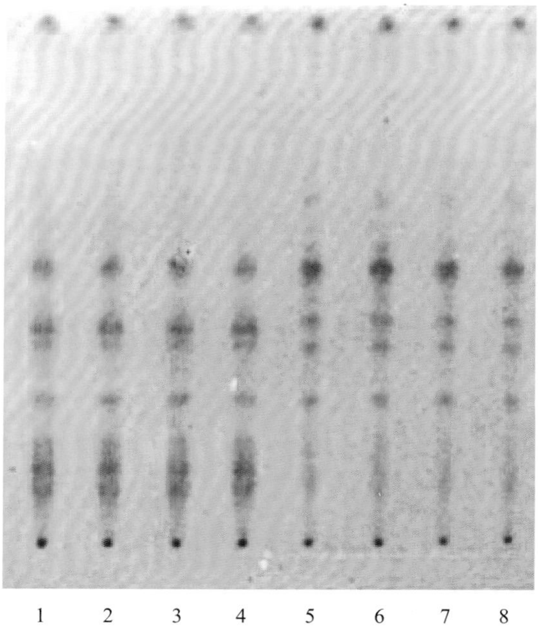

【质量评价】采用高效液相色谱法测定，本品按干燥品计算，含总生物碱以贝母素乙（$C_{27}H_{43}NO_3$）计，不得少于0.050%[1]。

【化学成分】主要活性成分为生物碱类、腺苷类及多糖类等，其中异甾体生物碱是其主要的生物活性成分。

1. 生物碱类　贝母素乙、西贝素、西贝母碱、平贝碱甲、平贝碱乙、平贝碱苷等[1]。

2. 核苷类　胸苷、腺苷等[1]。

【性味归经】苦、甘，微寒。归肺、心经。

【功能主治】清热润肺，化痰止咳。用于肺热燥咳，干咳少痰，阴虚劳嗽，咳痰带血。

图12-4　平贝母薄层色谱图

1～5. 平贝母药材样品　6. 平贝母对照药材
7、8. 平贝母药材样品

【药理作用】

1. 镇咳作用　西贝素镇咳效果明显，是天然高效止咳成分。游离的甾体生物碱西贝素及其糖苷（西贝素-3-葡萄糖苷）是止咳的主要活性成分[2]。

2. 平喘作用　贝母素甲和贝母素乙可松弛支气管平滑肌，减轻气管痉挛，改善通气状况。

3. 祛痰作用　平贝母总生物碱、平贝碱甲有明显的祛痰作用和降压作用[3]，对平滑肌的松弛作用也有利于痰液排出与减轻咳嗽。

4. 其他作用　平贝母还有降压、抗溃疡、抗血小板聚集、抗氧化、抗癌、抗炎作用[4]。

【用药警戒或禁忌】 不宜与川乌、制川乌、草乌、制草乌、附子同用。

主要参考文献：

[1] 陈泽乃、陆阳、徐佩娟、等.中药贝母中水溶性成分的研究[J].中国中药杂志，1996，21(7)：420-422.

[2] Li P, Zeng L, Li S, et al. The extraction of imperialine and imperialine-3β-glucoside from *Fritillaria pallidiflora* Schrenk and quantitative determination by HPLC-evaporative light scattering detection[J]. Phytochem Anal, 2002, 13(3):61-158.

[3] 徐东铭、张本、李焕荣、等.平贝母生物碱的分离和鉴定[J].药学学报，1982，5：355-359.

[4] 熊玮、郭小玲、何嘉琅.湖北贝母药理作用的初步研究[J].中草药，1986，17(03)：19-22.

（吉林农业大学　许永华　杨鹤　佐月）

13. 北豆根

Beidougen

MENISPERMI RHIZOMA

【别名】 黄条香、野豆根、蝙蝠藤。

【来源】 为防己科植物蝙蝠葛*Menispermum dauricum* DC.的干燥根茎。

【本草考证】 历代本草无记载，始载于《中国药植志》，北豆根一名始见于1977年版《中国药典》。

【原植物】 多年生缠绕藤本。根茎细长，横走，黄棕色或黑褐色，有分枝；小枝绿色，有细纵纹。叶互生，圆肾形或卵圆形，边缘3～7浅裂片，近三角形，长、宽各5～15cm，先端尖，基部心形或截形，掌状脉5～7条；叶柄盾状着生，长6～15cm。腋生短圆锥花序，总花梗长3～7cm；花小，黄绿色，有小苞片；雄蕊10～20；雌花心皮3，分离。核果扁球形，直径8～10mm，熟时黑紫色。（图13-1）

主要为野生，生于山坡荒地、林缘灌丛中、田边、路旁及石砾滩地，或攀缘于岩石上。分布于东北、华北、华东及陕西、宁夏、甘肃等地。

【主产地】 主产于东北及河北、山西、山东等地。

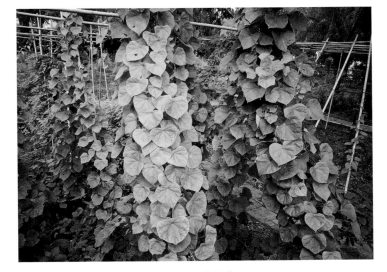

图13-1　蝙蝠葛

【栽培要点】

1. 生物学特性　喜温暖、凉爽的环境，不耐寒，25～30℃最适宜生长。一般土壤均能种植。忌积水。

2. 栽培技术　秋播或春播，以秋播较好，随采随播，发芽率高。直接将种子均匀撒播于苗床内，浇水，保持土壤湿润。

3. 病虫害　病害：白粉病、日灼病等。虫害：斜纹夜蛾、象甲等。

【采收与加工】秋季采挖，除去茎、叶及须根，洗净，切片晒干即可。

【药材鉴别】

（一）性状特征

根茎呈细长圆柱形，弯曲，有分枝，长可达50cm，直径0.3～0.8cm。表面黄棕色至暗棕色，多有弯曲的细根，并可见突起的根痕和纵皱纹，外皮易剥落。质韧，不易折断，断面不整齐，纤维细，木部淡黄色，呈放射状排列，中心有髓。气微，味苦。（图13-2）

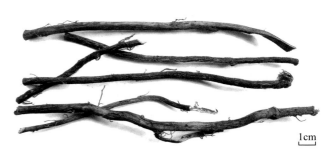

图13-2　北豆根药材图

（二）显微鉴别

1. **根茎横切面**　外被棕黄色角质层，木栓层为数列细胞；皮层较宽，老的根茎有石细胞散在；中柱鞘纤维排列成新月形，维管束外韧型，环列；束间形成层不明显；木质部由导管、管胞、木纤维及木薄壁细胞组成，均木化；中央有髓。薄壁细胞含细小草酸钙结晶。（图13-3）

2. **粉末特征**　粉末淡棕黄色。石细胞单个散在，淡黄色，分枝状或不规则形，直径43～147μm（200μm），胞腔较大；木纤维成束，直径10～26μm，壁具斜纹孔或交叉纹孔；具缘纹孔导管；草酸钙结晶细小。（图13-4）

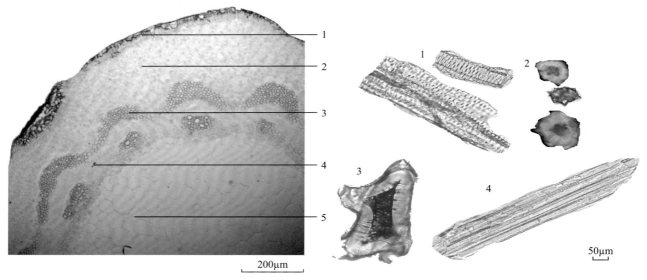

图13-3　北豆根茎横切面图

1. 木栓层　2. 皮层　3. 中柱鞘纤维　4. 草酸钙簇晶　5. 髓

图13-4　北豆根粉末图

1. 导管　2. 草酸钙簇晶　3. 石细胞　4. 木纤维

（三）理化鉴别

薄层色谱　取本品粉末0.5g，加乙酸乙酯15ml，浓氨试液0.5ml，加热回流30分钟，滤过，滤液蒸干，残渣加乙酸乙酯1ml使溶解，作为供试品溶液。另取北豆根对照药材0.5g，同法制成对照药材溶液。照薄层色谱法试验，吸取上述两种溶液各2μl，分别点于同一硅胶G薄层板上，以三氯甲烷-甲醇-浓氨试液（9∶1∶1）为展开剂，展开，取出，晾干，置紫外光灯（365nm）下检视。供试品色谱中，在与对照药材色谱相应的位置上，显相同颜色的荧光斑点。

【质量评价】以条粗、外皮黄棕色、断面浅黄色者为佳。采用高效液相色谱法测定，本品按干燥品计算，含蝙蝠葛苏林碱（$C_{37}H_{42}N_2O_6$）和蝙蝠葛碱（$C_{38}H_{44}N_2O_6$）的总量不得少于0.60%。

【化学成分】主要成分为生物碱类、多糖类、醌类、强心苷类、内酯、皂苷、鞣质、蛋白质及树脂等化学成分，其中生物碱类分为双苄基四氢异喹啉类、吗啡烷类，是药材特征成分和有效成分[1]。

1. 双苄基四氢异喹啉类　蝙蝠葛碱（dauricine）、蝙蝠葛苏林碱（dauriso-line）、蝙蝠葛诺林碱（daurinol-ine）等。

2. 吗啡烷类　木兰花碱（magnoflorine）、尖防己碱（acutu-mine）、N-去甲尖防己碱（acutumidin）、去羟尖防己碱（acutu- minine）、青藤碱（sinomenine）[2-4]等。

【性味归经】苦，寒；有小毒。归肺、胃、大肠经。

【功能主治】清热解毒，祛风止痛。用于咽喉肿痛，热毒泻痢，风湿痹痛。

【药理作用】

1. 抗心律失常作用　蝙蝠葛碱对正常心脏各部位传导均有抑制作用，蝙蝠葛苏林碱对室性心律失常有明显的保护作用，对房性心律失常有对抗作用[5]。

2. 抗高血压作用　北豆根可抑制交感神经兴奋引起的儿茶酚胺释放，尤其是去甲肾上腺素的释放，有降低血压的作用。

3. 对心肌的保护作用　蝙蝠葛碱能改善心肌缺血时血流动力学的紊乱，对心肌起到保护作用[4-5]。

4. 抗肿瘤作用　北豆根对泌尿系统肿瘤有显著的增殖抑制作用，且浓度和时间呈依赖性[6]。

【用药警戒或禁忌】北豆根水提物和醇提物给小鼠灌胃一定剂量可导致明显的肝毒性损伤[7-8]。

【分子生药】ITS2序列可以准确鉴别北豆根与同属近缘种。

主要参考文献

[1] Cao Y, Chu Q, Ye J. Chromatographic and electrophoretic methods forpharmaceutically active compounds in *Rhododendrom dauricum*[J] .Chromatogr B Analyt Technol BIomed Life Sci, 2004, 812(1-2): 231-240.

[2] Sugimoto Y, Matsui M, Takikawa H, et al. Dechlorodauricumime from cultured roots of *Menispermum dauricum*[J]. Phycochemistry, 2005, 66 (22): 2627-2631.

[3] Nonaka G,Tanaka T, Nita M, et al.A dimeric hydrolyzable tannin, sanguiin H-6 from *Sanguisorba officinalis* L[J] .Chem Pharm Bull, 1982, 30(6): 2255-2257.

[4] 杜佐华，曾晚成，龚培力，等.蝙蝠葛苏林碱抗实验性心律失常作用[J]. 中药药理与临床，1996，12(4)：21-23.

[5] 苏云明，苏慧，盛波，等.蝙蝠葛酚性碱对实验性心肌缺血血流动力学的影响[J]. 中国药师，2004，7(2)：83-85.

[6] 李铭.蝙蝠葛酚性碱对泌尿系统肿瘤作用的实验研究[D]. 河北医科大学，2006：23-28.

[7] 张亚囡，罗栋，孙蓉.北豆根不同组分致小鼠肝毒性与氧化损伤相关性研究[J]. 中国药物警戒，2012，9(12)：721-724.

[8] 郑艳春，秦婷，崔雅慧，等.北豆根化学成分及其药理作用的研究进展[J]. 中国医药导报，2011，8(13)：9-10.

（长春中医药大学　姜大成　张宁）

14. 白屈菜

Baiqucai

CHELIDONII HERBA

【别名】牛金花、土黄连、八步紧。

【来源】为罂粟科植物白屈菜*Chelidonium majus* L.的干燥全草。

【**本草考证**】本品始载于《救荒本草》，云："生田野中，苗高二尺，初作丛生，茎叶皆青白色，茎有毛刺，梢头分叉，上开四瓣黄花，叶颇似山芥菜叶、而花叉极大，又似漏芦叶而色淡。"《植物名实图考》又引其文并附图，与今所用白屈菜相符。该品被1977年版《中国药典》收录。

【**原植物**】多年生草本，全株高20～100cm。主根粗壮，圆锥形，暗褐色或土黄色，密生须根。茎聚类伞状，多分枝，具白色细长柔毛，有白粉，高30～100cm；叶互生，叶片倒卵状长圆形或宽倒卵形，羽状全裂。花数朵，排列成伞形聚伞花序，花瓣倒卵形，全缘，黄色。蒴果狭圆柱形，直立，灰绿色，具柄；种子多数卵形，暗褐色，具光泽及蜂窝状小格。（图14-1）

主要为野生，生于山坡、山谷林缘草地或路旁、石缝。中国大部分省区均有分布。

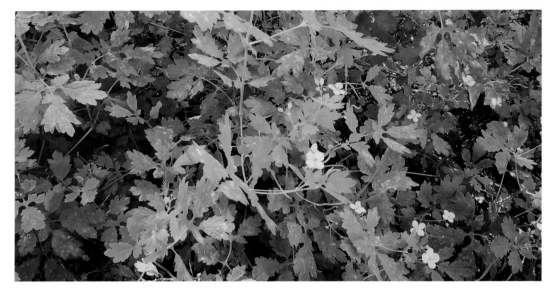

图14-1　白屈菜

【**主产地**】主产于东北地区及内蒙古、河北、河南、山东、山西、江苏、江西、浙江等地。

【**栽培要点**】

1. 生物学特性　喜温暖湿润气候，耐寒。宜生长在疏松、肥沃、排水良好的砂质土壤上。

2. 栽培技术　种子繁殖。春、夏、秋季均可播种。春播、秋播者15天左右出苗。

3. 病虫害　虫害：棉红蜘蛛。

【**采收与加工**】盛花期采收，割取地上部分，阴干或晒干，贮放于通风干燥处。

【**药材鉴别**】

（一）性状特征

根圆锥状，多有分枝，密生须根。茎干瘪中空，表面黄绿色或绿褐色，有的可见白粉。叶互生，多皱缩、破碎，完整者为一至二回羽状分裂，裂片近对生，先端钝，边缘具不整齐的缺刻；上表面黄绿色，下表面绿灰色，具白色柔毛，脉上尤多。花瓣4片，卵圆形，黄色，雄蕊多数，雌蕊1。蒴果细圆柱形；种子多数，卵形，细小，黑色。气微，味微苦。（图14-2）

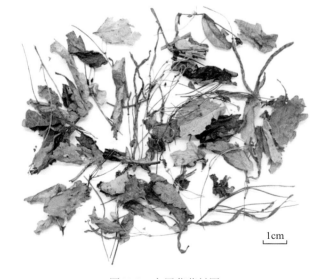

1cm

图14-2　白屈菜药材图

（二）显微鉴别

1.**茎横切面** 表皮细胞1～3列，排列紧密，与绿皮层有间隙。皮层薄壁细胞类圆形或多角形，散布有乳汁管，部分薄壁细胞中含草酸钙方晶。外韧型维管束环状排列，束中形成层明显，维管束周围分布有乳汁管。髓部常中空，薄壁细胞大，间隙明显。（图14-3）

2.**叶横切面** 上、下表皮细胞类方形，排列紧密；下表皮细胞垂周壁稍弯曲，主脉下方长着生非腺毛；栅栏组织不通过主脉，含叶绿体，海绵组织较小，细胞疏松；主脉维管束类圆形，其周围及韧皮部内分布多个橙黄色乳汁管。（图14-4）

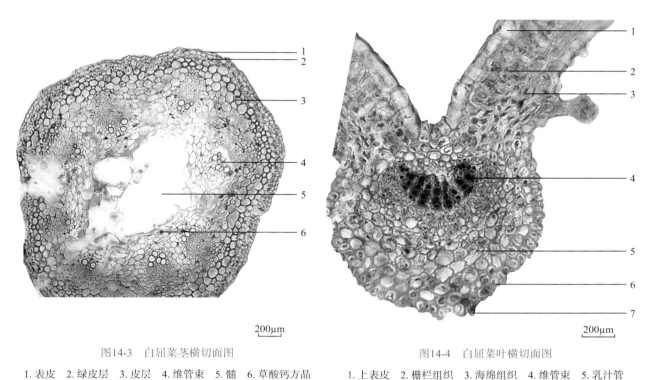

图14-3 白屈菜茎横切面图
1.表皮 2.绿皮层 3.皮层 4.维管束 5.髓 6.草酸钙方晶

图14-4 白屈菜叶横切面图
1.上表皮 2.栅栏组织 3.海绵组织 4.维管束 5.乳汁管 6.下表皮 7.非腺毛

3.**粉末特征** 粉末绿褐色或黄褐色。导管多为网纹导管及螺纹导管，直径25～45μm；叶上表皮细胞多角形，叶下表皮细胞壁波状弯曲，气孔为不定式；非腺毛多破碎不完整，由1～10余个细胞组成，表面有细密的疣状突起，顶端细胞较尖，中部常有一至数个细胞缢缩；花粉粒类球形，直径20～38μm，表面具细密的点状纹理，具3个萌发孔；果皮表皮细胞长方形或长梭形，长60～100μm，宽25～40μm，有的细胞中含草酸钙方晶，细胞壁呈连珠状增厚；淀粉粒单粒，直径3～10μm；复粒由2～10分粒组成。（图14-5）

（三）理化鉴别

薄层色谱 取本品粉末1g，加盐酸-甲醇混合溶液20ml，加热回流45分钟，滤过，滤液蒸干，残渣加甲醇1ml使溶解，作为供试品溶液。另取白屈菜对照药材1g，同法制成对照药材溶液。再取白屈菜红碱对照品，加甲醇制成每1ml含0.1mg的溶液，作为对照品溶液。照薄层色谱法试验，吸取上述三种溶液各2μl，分别点于同一硅胶G薄层板上，以甲苯–乙酸乙酯–甲醇（10∶2∶0.2）为展开剂，展开，取出，晾干，置紫外光灯（365nm）下检视。供试品色谱中，在与对照药材色谱和对照品色谱相应的位置上，显相同颜色的荧光斑点。（图14-6）

【**质量评价**】以茎有白粉、质轻易折断、叶具柔毛者为佳。采用高效液相色谱法测定，本品按干燥品计算，含白屈菜红碱（$C_{21}H_{18}NO_4^+$）不得少于0.020%。

【**化学成分**】主要成分为生物碱类。

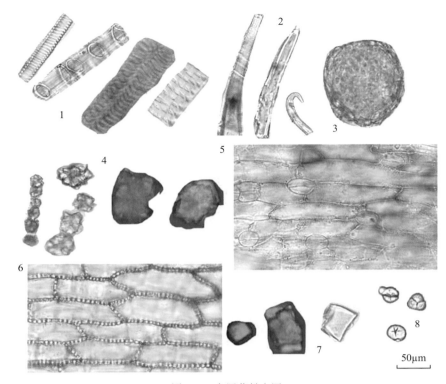

图14-5　白屈菜粉末图

1. 导管　2. 非腺毛　3. 花粉粒　4. 草酸钙簇晶　5. 气孔　6. 果皮表皮细胞　7. 草酸钙方晶　8. 淀粉粒

1. 生物碱类　白屈菜碱（chelidonine）、白屈菜红碱、原鸦片碱（protopine）、白血根碱（sanguinarine）等[1]。

2. 非生物碱类　白屈菜酸（cheloidonic acid）、白屈菜醇（chelidoniol）、苹果酸（malic acid）、柠檬酸（citric acid）、琥珀酸（succinic acid）、甲胺（methylamine）、酪胺（tyramine）、胆碱（choline）等[1]。

【性味归经】苦，凉；有毒。归肺、胃经。

【功能主治】解痉止痛，止咳平喘。用于胃脘挛痛，咳嗽气喘，百日咳。

【药理作用】

1. 对中枢神经系统的作用　白屈菜碱有类似吗啡的作用，可以抑制痛觉中枢，并对中枢神经末梢有麻痹作用[2-3]。

2. 抑菌作用　白屈菜碱对金黄色葡萄球菌、白色葡萄球菌及大肠埃希菌有抑制作用。

3. 抗肿瘤作用　白屈菜甲醇提取物有明显的抗癌活性，白屈菜碱对小鼠肉瘤-180、艾氏瘤有抑制作用，但副作用大[4]。

【用药警戒或禁忌】本品有小毒，使用时应注意。

【附注】白屈菜在适宜的环境条件下生长非常快，是一种优势群落，能够很快形成一定的产量[5]。

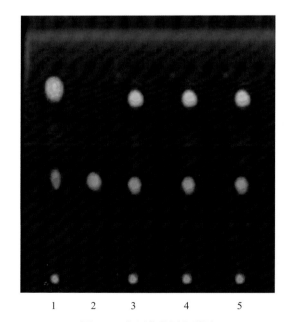

图14-6　白屈菜薄层色谱图

1. 白屈菜对照药材　2. 白屈菜红碱对照品　3～5. 白屈菜样品

主要参考文献

[1] 王雪，刘洪章，刘树英，等.白屈菜生物碱作用研究进展[J].黑龙江畜牧兽医，2016(14)：180-181.

[2] 袁磊.白屈菜综合研究最新进展[J].安徽农业科学，2015，43(7)：15-17.

[3] 才玉婷，武蕾蕾，常乐，等.白屈菜药理作用研究进展[J].牡丹江医学院，2012，33(2)：57-60.

[4] 白冰，张文娓.白屈菜的最新研究进展[J].黑龙江医药，2009，22(6)：794-796.

[5] 徐娜，宁淑香，张美艳.白屈菜快速繁殖技术研究[J].现代农业科技，2010(21)：119-123.

（长春中医药大学　姜大成　容路生）

15. 冬瓜子

Dongguazi

BENINCASAE SEMEN

【别名】白瓜子、瓜子、瓜瓣、冬瓜仁。

【来源】为葫芦科植物冬瓜*Benincasa hispida*（Thunb.）Cogn.的种子。

【本草考证】本品始载于《新修本草》。《广雅》载："冬瓜经霜后，皮上白如粉涂，其子亦白，故名白冬瓜，而子云白瓜子也。"《名医别录》载："白瓜子生嵩高平泽，冬瓜仁也。八月采之。"《图经本草》载："今处处园圃莳之。其实生苗蔓下，大者如斗而更长，皮浓而有毛，初生正青绿，经霜则白粉。人家多藏蓄弥年，作菜果。入药须霜后取，置之经年，破出核洗，燥乃擂取仁用之。"古代本草记载与现今所用冬瓜子基本一致。

【原植物】一年生蔓生或架生草本，全株被毛；茎有棱沟，叶柄粗壮，长5～20cm；叶片肾状近圆形，宽15～30cm，5～7浅裂或有时中裂，裂片宽三角形或卵形，先端急尖，边缘有小齿，基部深心形，近圆形，深、宽均为2.5～3.5cm，表面稍粗糙，深绿色，老后渐脱落；背面粗糙，灰白色，叶背叶脉稍隆起。卷须2～3歧。雌雄同株；雄花梗长5～15cm，花梗基部苞片卵形或宽长圆形，长6～10mm，先端急尖；花萼筒宽钟形，裂片披针形，有锯齿，长8～12mm，反折；花冠黄色，辐状，裂片宽倒卵形，先端钝圆，长3～6cm，宽2.5～3.5cm，具5脉；雄蕊3，离生，花丝长2～3mm，基部膨大，药室3回折曲，雌花梗长5cm以下；子房卵形或圆筒形，花柱长2～3mm，柱头3。果实长圆柱状或近球状，有硬毛和白霜，长25～60cm，径10～25cm。（图15-1）

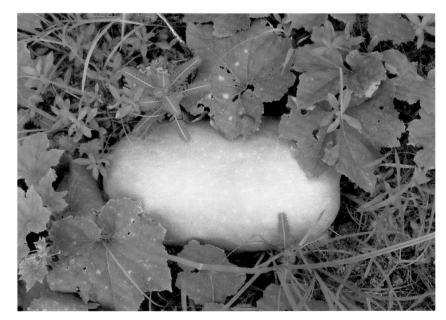

图15-1　冬瓜

中国各地地区均有栽培。中国云南南部（西双版纳）有野生者，果较小。

【主产地】 全国大部地区均产，以山东、江苏、河南、河北、浙江、湖北等黄河中下游和长江中下游地区产量大。

【栽培要点】

1. 生物学特性　喜温、耐热、喜肥、不耐旱；短日照、低温有利于花芽分化，但整个生育期中还要求长日照和充足的光照。忌连作。

2. 栽培技术　对土壤要求不严格，砂壤土或黏壤土均可栽培，种子繁殖。缓苗时进行搭架引蔓上架。一般第一瓜多发育不良，大多选留第2瓜胎及以上的瓜。为提高坐果率，可采用人工授粉。

3. 病虫害　病害：主要有枯萎病、疫病、炭疽病、病毒病等。虫害：蚜虫、蝽象、白粉虱、螨类、红蜘蛛、瓜食蝇等。

【采收与加工】 冬瓜成熟后即可采收。冬瓜主要用于食用蔬菜，食用冬瓜时，收集种子，洗净，选成熟者，晒干。

【药材鉴别】

（一）性状特征

种子长椭圆形或卵圆形，扁平，长1～1.5cm，宽0.5～1cm，厚约0.2cm。表面黄白色，略粗糙。冬瓜子的另一端稍尖，有2个小突起，较大的突起上有珠孔，较小的为种脐。种皮稍硬而脆，剥去种皮，可见子叶2枚，白色，肥厚，胚根短小。体轻，富油性。气无，味微甜。（图15-2）

商品有单边和双边两种。单边冬瓜子一端钝圆，尖端一侧有小凸起的种脐；双边冬瓜子两面外缘各有1环纹。

（二）显微鉴别

1. 横切面特征　种皮外表皮细胞1列，微木化，壁稍厚，近栅状；下皮层薄壁细胞具纹孔，10余列，微木化；内侧为2～3列石细胞；通气薄壁组织紧靠石细胞，1列，细胞间隙较大；两端有维管束；内表皮细胞1列。珠心表皮细胞1列，外被角质层，内侧为残存的珠心及胚乳。中央有2枚子叶，细胞含脂肪油及糊粉粒。（图15-3）

2. 粉末特征　粉末浅黄色，富油性。种皮表皮细胞成片，不规则多角形。薄壁细胞长圆形，不规则。厚

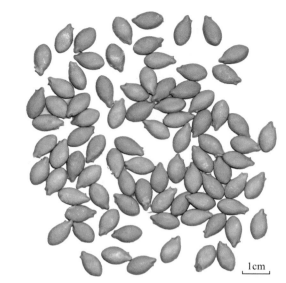

图15-2　冬瓜子药材图

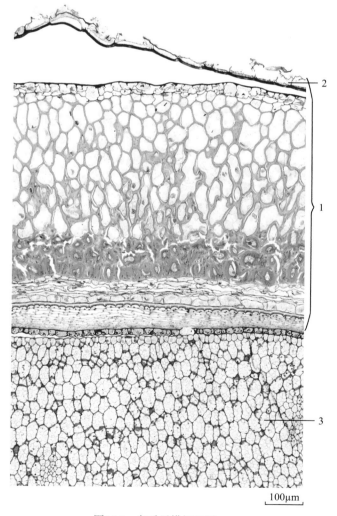

图15-3　冬瓜子横切面图

1. 种皮　2. 表皮细胞　3. 子叶

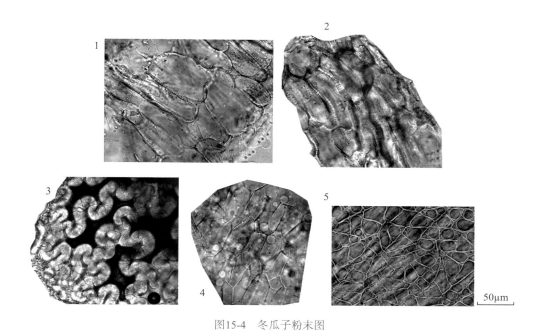

图15-4　冬瓜子粉末图

1. 薄壁细胞　2. 厚壁细胞　3. 石细胞　4. 内胚乳细胞　5. 种皮表皮细胞

壁细胞长方形。内胚乳细胞近无色，细胞界线呈不规则形，含脂肪油滴。石细胞类圆形数个成群，黄色。（图15-4）

（三）理化鉴别

薄层色谱　取药材粉末2g，用70%乙醇10ml超声处理30分钟，滤液作为供试品溶液。取冬瓜子对照药材，同法制成对照药材溶液。再分别取瓜氨酸对照品、精氨酸对照品，加70%乙醇制成1mg/ml的溶液作为对照品溶液。照薄层色谱法试验，吸取上述供试品溶液及对照药材溶液各5μl、对照品溶液1μl，分别点于同一以羧甲基纤维素钠为黏合剂的硅胶G薄层板上，以正丁醇–无水乙醇–冰醋酸–水（8：2：2：3）为展开剂展开，喷茚三酮试液，在105℃加热至斑点显色清晰。供试品色谱中，在与对照品色谱和对照药材色谱相应的位置上，显相同颜色的斑点[1]。

【质量评价】以颗粒饱满、色白者为佳。

【化学成分】主要含脂肪酸、脂类、甾醇类及三萜类等成分。

1. 脂肪酸　亚油酸（linoleic acid）、油酸（oleic acid）、硬脂酸（stearic acid）、棕榈（palmitic acid）以及十八碳三烯酸（octadecatrienoic acid）等[2]。

2. 脂类　磷脂酰胆碱（phosphati-dylcholine）、磷脂酰已醇胺（phosphatidyl ethanola-mine）、磷脂酰丝氨酸、磷脂酰肌醇（phosphatityl ino-sitol）、神经鞘磷脂（sphingomyelin）、脑苷脂（cerebro-side）等脂类物质[2-3]。

3. 甾醇类及三萜类　β-谷甾醇、豆甾醇、菜油甾醇等甾醇类化合物及黏霉烯醇、西米杜鹃醇、葫芦素B等三萜类化合物[4]。

【性味归经】甘，微寒。归肺、肝、小肠经。

【功能主治】清热化痰、排脓利湿。用于肺热咳嗽、肺痈、肠痈、淋病、水肿、带下、阑尾炎。

【药理作用】

1. 除痰及抑制肺纤维化作用　能促进黏液分泌，因此有除痰的效果；冬瓜子提取物能有效缓解博莱霉素诱导的大鼠肺纤维化进程，且其作用机制可能与下调TGF-β1和TNF-α的水平有关。

2. 抗肿瘤作用　能抑制肿瘤新血管生成和通过增强免疫力而抗肿瘤[3-4]。

3. 抗氧化作用　水提物能够清除Fenton反应羟自由基、光照核黄素超氧自由基，抑制脂质过氧化[5]。

4. 抗糖尿病　冬瓜子在链脲霉素诱导的小鼠糖尿病动物验中，可使肝糖原、血浆甘油酸酯和游离脂肪酸恢复正常[6]。

5.抑制前列腺增生　冬瓜子有抗前列腺细胞血管增生作用和对睾酮诱导的小鼠前列腺增生有抑制作用[7]。

6.其他　还具有解热、镇痛、抗炎、驱虫、止血、催眠等作用[8-9]。

主要参考文献

[1] 刘静，刘向国，李国强，等.冬瓜子饮片质量标准研究[J].中药材，2012，35(12)：1939-1942.

[2] Sew CC, Zaini NAM, Anwar F, et al. Nutritional compositionand oil fatty acids of Kundur *Benincasa hispida*（Thunb.）Cogn. Seed[J]. Pak J Bot, 2010, 42(5): 3247-3255.

[3] Lee KH, Choi HR, Kim CH, et al. Anti-angiogenic effect of the seed extract of *Benincasa hispida* Cogniaux [J]. J Ethnopharmacol, 2005, 97: 509-513.

[4] Yoshizumi S, Murakami T, Kadoya M, et al. Medicinal food stuffs. XI. Histamine release inhibitors from wax gourd, the fruits of *Benincasa hispida* Cogn[J]. Yakugaku Zasshi, 1998, 118: 188-192.

[5] Gill NS, Dhiman K, Bajwa J, et al. Evaluation of free radi-cal scavenging, anti-inflammatory and analgesic potential of *Benincasa hispida* seed extract [J]. Int J Pharmacol, 2010, 6: 79-84.

[6] Lim SJ，Kim YR. Effects of *Benincasa hispida* seeds intake on blood glucose and lipid levels in streptozotocin induced diabetic rats[J]. Korean J Nutr, 2004, 37(4): 259-265.

[7] Nandecha C, Pharm M, Nahata A, et al. Effect of *Benincasa hispida* fruits on testosterone induced prostatic hypertro-phy in albino rats [J]. Current Therapeutic Research, 2010, 71(5): 331-343.

[8] Moon MK, Kang DG, Lee YJ, et al. Effect of *Benincasa hispida* Cogniaux on high glucose-induced vascular in-flammation of human umbilical vein endothelial cells[J]. Vasc Pharmacol, 2009, 50: 116-122.

[9] Oadrie ZL, Hawisa NT, Khan MW, et al. Antinociceptive and anti-pyretic activity of *Benincasa hispida* (Thunb.)Cogn in Wistar albino rats[J]. Pak J Pharm Sci, 2009, 22(3): 287-290.

（黑龙江中医药大学　匡海学　李波　赵倩）

16. 冬瓜皮

Dongguapi

BENINCASAE EXOCARPIUM

【别名】白瓜皮、白东瓜皮。

【来源】为葫芦科植物冬瓜*Benincasa hispida*（Thunb.）Cogn.的干燥外层果皮。

【本草考证】本品始载于《广雅》，载："冬瓜经霜后，皮上白如粉涂，其子亦白，故名白冬瓜，而子云白瓜子也。"《图经本草》云："今处处园圃莳之。其实生苗蔓下，大者如斗而更长，皮浓而有毛，初生正青绿，经霜则白粉。"《开宝本草》曰："而冬瓜皮虽青，经霜亦有白衣。"《本草纲目》载："主驴马汗入疮肿痛，阴干为末涂之，又主折伤损痛。"古代本草记载与现今所用冬瓜皮基本一致。

【原植物】【主产地】【栽培要点】参见"冬瓜子"。

【药材鉴别】

（一）性状特征

果皮外表面灰绿色或黄白色，为不规则的向内卷曲片状，筒状或双筒状，多数被有白霜，大小不一。有的较光滑不被白霜；内表面较粗糙，有的可见筋脉状维管束。体轻，质脆。气微，味淡。（图16-1）

（二）显微鉴别

1. 横切面 表皮下层有4～8列木化的薄壁细胞组成的环带。中果皮偶见椭圆形细胞，细胞较大，直径可达150μm以上。（图16-2）

2. 粉末特征 粉末淡棕黄色至黄绿色。果皮表皮细胞类圆形，壁厚，垂周壁平直。石细胞纹孔和孔沟明显，孔沟细密，成群或单个，直径10～56μm，类圆形、类三角形或不规则形。导管多为螺纹和梯纹，少网纹。淀粉粒多单粒，较小，类圆形，脐点点状。复粒由2～4分粒组成。（图16-3）

（三）理化鉴别

薄层色谱 取冬瓜皮粉末1g，各加甲醇10ml超声处理20分钟，滤过，滤液蒸干，残渣加甲醇1ml使溶解，作为供试品溶液。取冬瓜皮对照药材，同法制成对照药材溶液。照薄层色谱法，吸取上述两种溶液各10μl，分别点于同一硅胶G板上，以石油醚（60～90℃）-乙酸乙酯（4：1）为展开剂，展开，取出，晾干，喷以1%香草醛硫酸溶液，在105℃加热呈现4个清晰斑点，Rf值分别为0.34、0.55、0.72和0.79。（图16-4）

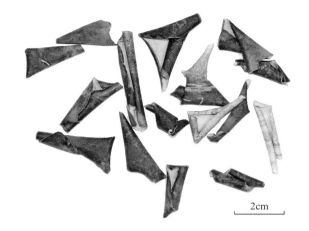

图16-1 冬瓜皮药材图

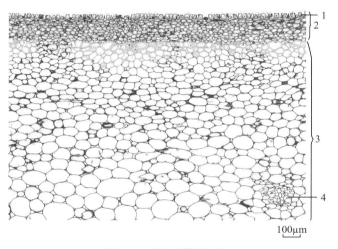

图16-2 冬瓜皮横切面图

1. 角质层 2. 外果皮 3. 中果皮 4. 维管束

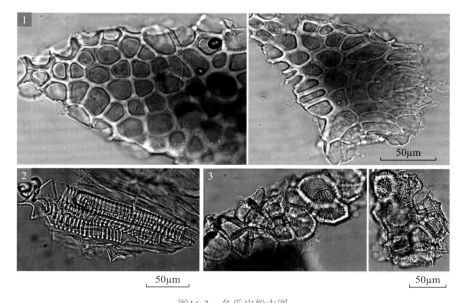

图16-3 冬瓜皮粉末图

1. 果皮表皮细胞 2. 导管 3. 石细胞

【质量评价】以皮薄、条长，色灰绿、有粉霜，干燥、洁净者为佳。

【化学成分】含挥发性成分、三萜类化合物、胆甾醇衍生物等成分。

1. 挥发性成分　E-2-己烯醛（E-2-hexe-nal）、正己烯醛（N-hex-enal）、甲酸正己醇酯（N-hexyl formate）、2, 5-二甲基吡嗪（2, 5-di-methylpyra-zine）、2, 6-二甲基吡嗪（2-ethyl-5-methylpyrazine）等。

2. 三萜类化合物　己酸异多花独尾草烯醇酯（isomultiflorenyl acetate）、粘霉烯醇（glutinol）、西米杜鹃醇（simiarenol）、5, 24-葫芦二烯醇（cucurbita-5, 24-dienol）等。

3. 胆甾醇衍生物　24-己本胆甾-7, 25-二烯醇（24-ethylcholes-ta-7, 25-dienol）、24-己基胆甾-7, 22, 25-三烯醇（24-ethylcholesta-7, 22, 25-trienol）、24-己本胆甾-7-烯醇（24-ethylcholesta-7-enol）、24-己基胆甾-7, 22-二烯醇等。

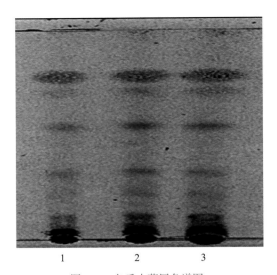

图16-4　冬瓜皮薄层色谱图
1. 冬瓜皮对照药材　2、3. 冬瓜皮药材样品

【性味归经】甘，凉。归脾、小肠经。

【功能主治】利尿消肿。用于水肿胀满，小便不利，暑热口渴，小便短赤。

【药理作用】

1. 利尿作用　非肾性水肿恢复期患者内服冬瓜皮，在服药后2小时内排出尿量较对照组显著增加。冬瓜皮炭无论在降低氮质代谢产物、纠正酸中毒还是肾脏病理方面，均有治疗作用。

2. 抗氧化作用　冬瓜皮提取物不同浓度乙醇组分均具有对DPPH、·OH的清除能力及对Fe^{3+}的还原能力，在一定浓度范围内，其抗氧化活性与浓度呈正相关[1-2]。

3. 抑菌作用　对革兰阴性细菌大肠埃希菌、革兰阳性金黄色葡萄球菌和枯草芽孢杆菌有较好的抑制作用[3]。

4. 降糖作用　冬瓜皮提取物对肥胖小鼠进行治疗，结果显示冬瓜皮提取物具有降低血清和肝脏甘油三酯（TG）含量以及空腹血糖并改善糖耐量的作用[4]。

主要参考文献

[1] 臧延青，李执坤，冯艳钰，等.冬瓜皮乙醇提取物的体外抗氧化活性研究[J].黑龙江八一农垦大学学报，2018，30(1)：29-32.

[2] 王栋梁，王娜，王丹蕾，等.冬瓜皮成分及抗氧化活性成分分析[J].江苏农业科学，2015，43(11)：411-414.

[3] 范会平，李嘉，陈月华，等.冬瓜皮提取物抑菌活性研究[J].医药论坛杂志，2018，39(1)：126-128.

[4] GU M, FAN S J, LIU G G, et al. Extract of Wax Gourd Peel Prevents High-Fat Diet-Induced Hyperlipidemia in C57BL/6 Mice via the Inhibition of the PPAR gamma Pathway[J]. Evidence-based Complementary and Alternative Medicine, 2013, 9(10): 3-4.

（黑龙江中医药大学　匡海学　李波　赵倩）

17. 冬葵果

Dongkuiguo

MALVAE FRUCTUS

【别名】冬葵子、玛宁占巴、额布勒珠尔其其格。

【来源】为锦葵科植物冬葵Malva verticillata L.的干燥成熟果实。

【本草考证】本品始载于《神农本草经》，载："主五脏六腑寒热，羸瘦，五癃，利小便。久服坚骨，长肌肉，轻身延年。"《本草纲目》载："其实大如指顶，皮薄如扁，实内子轻虚如榆荚仁""能缓解关格胀满、大小便不通"之疾。本草记载形态描述与功用与现今所用冬葵果基本一致。

【原植物】二年生草本，茎秆被星状长柔毛，株高50～100cm。叶肾形或圆形，两面被极疏糙伏毛或近无毛，掌状5～7裂，裂片三角形，尖端钝；叶柄长2～8cm，上面槽内被绒毛；托叶被星状柔毛，卵状披针形。花簇生于叶腋，具短柄至近无柄；小苞片3，被纤毛，线状披针形；萼杯状，被星状长硬毛，萼裂5；花冠淡白色至淡红色，花瓣5，长6～8mm，先端凹入；雄蕊柱长约4mm，被毛；花柱10～11分枝。果扁球形，径约5～7mm；背面平滑，厚1mm，两侧具网纹；种子肾形，径约1.5mm，无毛，紫褐色。（图17-1）

主要为栽培。北自吉林、内蒙古，南达四川、云南，东起沿海，西至新疆、青海，不论平原和山野，均有野生。

【主产地】主产于湖北、四川、河北、河南、山东、辽宁、青海等地。

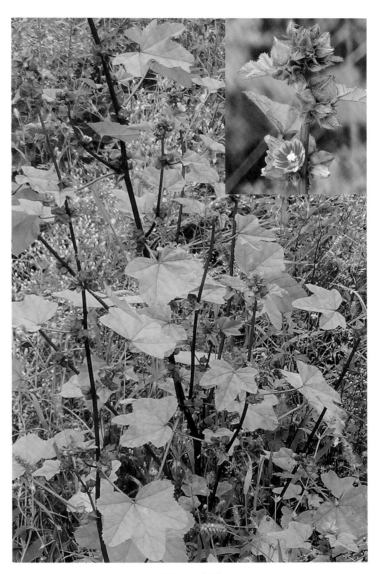

图17-1　冬葵

【栽培要点】

1. 生物学特性　冬葵喜冷凉湿润气候，适应性强，耐高温和严寒。对土壤要求不严，但在排水良好、疏松肥沃、保水保肥的土壤中栽培更易丰产，不宜连作。

2. 栽培技术　冬葵对土壤的要求不严，不论瘠薄、肥沃均可种植。冬葵宜采用种子繁殖。直播多采用条播，按20cm行距开播种沟。播种前种子应先催芽。将种子均匀撒于沟内，再覆土1cm。苗期杂草生长旺盛，要及时除草，同时进行中耕松土，防止土壤板结。

3. 病虫害　冬葵病虫害较少。但生长期间需注意防治蚜虫及其传播的病毒病。可利用黄板诱蚜或用银灰色膜避蚜。

【采收与加工】种子成熟期差异较大，可分批采收，将采下的种子至阴凉通风处阴干，轻轻抖落种子，清除其中的枯枝残叶或其他杂物。

【药材鉴别】

（一）性状特征

果实直径4～7mm，呈扁球状盘形，外被膜质钟状宿萼。宿萼黄绿色或黄棕色或微带紫色，先端5齿裂，裂片内卷，其外有3片条状披针形小苞片。果梗细短。果实由分果瓣10～12枚组成，在圆锥形中轴周围排成1轮，分果表面黄白色或黄棕色，类扁圆形，直径1.4～2.5mm，具隆起的环向细脉纹。种子肾形，棕黄色或黑褐色。气微，味涩。（图17-2）

（二）显微鉴别

1. **果皮横切面** 下表皮星状毛由2～8个细胞组成，外果皮为一层厚壁表皮细胞，外被角质层。中果皮由2～3层类圆形薄壁细胞和一层含碳酸钙棱晶的细胞组成，薄壁组织中散在大型黏液细胞，含晶细胞类圆形，壁厚且木化。中果皮与内果皮间有呈环状排列的纤维10余束。内果皮为1列径向延长的石细胞，呈栅栏状，侧壁及内壁甚厚，木化。栅状细胞1列，长柱状。（图17-3）

2. **粉末特征** 粉末棕黄色。下表皮星状毛细胞长50～1140μm，直径约75μm，稍厚；腺毛头部椭圆形，直径25～40μm。上表皮单细胞非腺毛细长，弯曲或平直，长约至1190μm。上下表皮气孔均为不等式。叶肉薄壁细胞含草酸钙簇晶，棱角较尖。（图17-4）

（三）理化鉴别

薄层色谱 取本品粉末1g，加70%乙醇加热回流2小时，蒸干滤液，用10ml甲醇溶解，再取2ml上清液通过C18固相萃取小柱，用5ml水洗脱，洗脱液作为供试溶液。取咖啡酸对照品，加甲醇制成每1ml含1mg的溶液，作为对照品溶液。照薄层色谱法试验，吸取供试品溶液20μl、对照品溶液4μl，分别点于同一聚酰胺薄膜上，以甲醇-水-冰醋酸（3：2：0.1）为展开剂展开，晾干后置紫外光灯（365nm）下检视。供试品色谱中，在与对照品色谱相应的位置显现相同颜色的荧光斑点。

【质量评价】 以籽粒饱满为佳。采用高效液相色谱法测定，本品按干燥品计算，含总酚酸以咖啡酸（$C_9H_8O_4$）计，不得少于0.15%。

【化学成分】 主要含苯丙素类、黄酮类和挥发油类成分。

1. **苯丙素类成分** 主要是咖啡酸[1]。

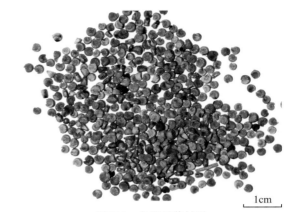

图17-2 冬葵果药材图

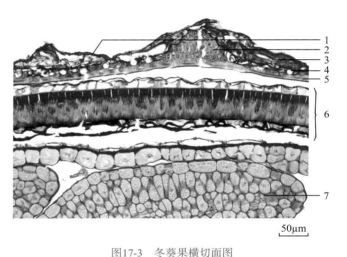

图17-3 冬葵果横切面图

1. 外果皮 2. 纤维束 3. 黏液细胞 4. 含晶细胞 5. 内果皮
6. 种皮 7. 子叶

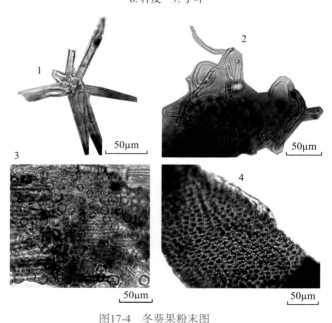

图17-4 冬葵果粉末图

1. 下表皮星状毛 2. 上表皮非腺毛细胞
3. 含草酸钙棱晶细胞 4. 石细胞

2. 黄酮类成分　表儿茶素、儿茶酸、槲皮苷、槲皮素-3-*O*-葡萄糖醛酸酯、槲皮素-3-己糖苷-葡萄糖醛酸酯、山奈酚、山奈酚-3-葡萄糖醛酸酯等[2]。

3. 挥发油类成分　己醛、苯基-1-乙醛、（*E*）-壬烯醛、芳樟醇、（*E*，*E*）-2,4-癸二烯醛、（1*S*）-1,7-三甲基-双环[2.2.1]庚烷-2-酮、（*E*）-2-辛烯醛、（*Z*）-2-辛烯-2-醇、（*Z*）-2-壬烯醛、3，5-辛二烯-2-醇等[3-4]。

4. 其他　此外还含有多糖、脂肪酸、三萜甾体等成分。

【**性味归经**】甘，寒。入大小肠、膀胱经。

【**功能主治**】清热利尿，消肿。用于尿闭，水肿，口渴；尿路感染。

【**药理作用**】

1. 利尿　有显著促进排尿的作用。主要成分可能是脂肪酸及黄酮类成分。

2. 抗氧化作用　多糖对氧自由基的清除作用及对脂质过氧化的抑制作用，对羟自由基（·OH）具有很强的清除作用，与维生素C比较达到显著水平，对超氧阴离子自由基（O_2^-·）的清除能力与维生素C相当[3,5]。

3. 抗胃溃疡　水提物对小鼠胃溃疡有一定的预防作用[6]。

4. 其他　此外，冬葵果还具有抑菌和增强机体免疫力的作用[7,8]。

【**附注**】冬葵果系蒙古族习用药材。圆叶锦葵 *Malva rotundifolia* L. 和冬葵 *Malva crispa* Linn.的干燥成熟果实也称冬葵果。

主要参考文献

[1] 马强，董玉，那生桑，等.高效液相色谱法测定蒙药冬葵果中咖啡酸的含量[J].北京中医药大学学报，2010，33(2)：117-119.

[2] Liming Bao, Xiaohua Bao, Peng Li, et al. Chemical profiling of *Malva verticillata* L. by UPLC-Q-TOF-MS E and their antioxidant activity in vitro[J]. Journal of Pharmaceutical and Biomedical Analysis, 2018, 150(2): 420-426.

[3] 曾富佳，丁丽娜，高玉琼，等.冬葵挥发性成分研究[J].中国民族民间医药，2013，22(14)：19.

[4] 李增春，徐宁，杨利青，等.蒙药冬葵果挥发油化学成分分析[J].中成药，2008，30(6)：922-924.

[5] 乌兰格日乐，赵杰，等.冬葵果多糖的抗氧化作用研究[J].天然产物研究与开发，2012，24(4)：536-538.

[6] KS Shim, CJ Lee, NH Yim, et al. A water extract of *Malva verticillate* seeds suppresses osteoclastogenesis and bone resorption stimulated by RANK ligand[J]. BMC Complement. Altern. Med., 2016, 16: 332-342.

[7] 朱凯，赵欣.冬葵子对胃溃疡模型小鼠的预防效果研究[J].中国药房，2015，26(1)：49-52.

[8] 楼之芩，泰波.常用中药材品种整理和质量研究(第2册)[M].北京：北京医科大学出版社，2001：560.

（黑龙江中医药大学　匡海学　李波　赵倩）

18. 地榆

Diyu

SANGUISORBAE RADIX

【别名】黄瓜香、山地瓜、血箭草。

【来源】为蔷薇科植物地榆*Sanguisorba officinalis* L.或长叶地榆*Sanguisorba officinalis* L. var. *longifolia*（Bert.）Yü et Li的干燥根。后者称"绵地榆"。

【本草考证】本品始载于《神农本草经》，列为中品。《名医别录》载："其叶似榆而长，初生布地，故名。其花子紫黑色如豉，故又名玉豉。一茎长直上。"《图经本草》载："今处处平原川泽皆有之。宿根三月内生苗，初生布地，茎直，高三四尺，对分出叶，叶似榆，少狭细长，作锯齿状，青色"，并附有"江宁府地榆"和"衡州地榆"二图。本草记载"衡州地榆"似为长叶地榆，而"江宁府地榆"，与现今所用地榆基本一致。

【原植物】

1. 地榆　多年生草本，高30~120cm。根粗壮，多呈纺锤形，表面棕褐色或紫褐色，有纵皱及横裂纹。茎直立，无毛或基部有稀疏腺毛；基生叶为羽状复叶，叶柄无毛或基部有稀疏腺毛；茎生叶较少，小叶片有短柄至几无柄，长圆形至长圆披针形，狭长，基部微心形至圆形，顶端急尖。穗状花序椭圆形，圆柱形或卵球形，直立，从花序顶端向下开放，花序梗光滑或偶有稀疏腺毛；苞片膜质，披针形，顶端渐尖至尾尖，比萼片短或近等长，背面及边缘有柔毛；萼片4枚，紫红色，椭圆形至宽卵形，背面被疏柔毛，中央微有纵棱脊，顶端常具短尖头；雄蕊4枚，花丝丝状，不扩大，与萼片近等长或稍短；子房外面无毛或基部微被毛，柱头顶端扩大，盘形，边缘具流苏状乳头。果实包藏在宿存萼筒内。（图18-1）

2. 长叶地榆　基生叶小叶带状长圆形至带状披针形，基部微心形，圆心形至宽楔形；茎生叶较多，与基生叶相似，但更长而狭窄。花穗长圆柱形，长2~6cm，径0.5~1cm；雄蕊与萼片近等长。（图18-2）

主要为野生，生于草原、草甸、山坡草地、灌丛中、疏林下。分布于全国各地。

【主产地】主产于产黑龙江、吉林、辽宁、内蒙

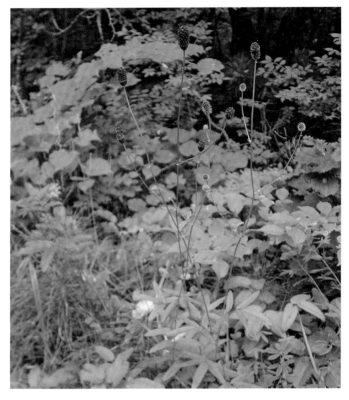

图18-1　地榆（张宁　摄）

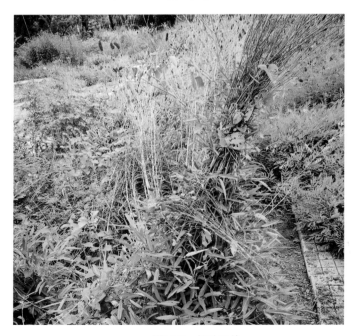

图18-2　长叶地榆

古、河北等地。

【栽培要点】

1. 生物学特性　喜沙性土壤，生于向阳山坡、灌丛。地榆的生命力旺盛，对栽培条件要求不严格，其地下部分耐寒，地上部分又耐高温多雨，对土壤要求较低。

2. 栽培技术　春播或秋播均可，北方露地栽培。覆盖塑料薄膜保持畦面湿润，一般地温在18℃左右，20天可出苗[1]。地榆种子的采集时间应在9月中下旬，既可保证种子的数量，又有相对质量保证。引种栽培的地榆受环境条件影响小，种实不易脱落，适当延迟采种，时间为10月上中旬，可提高种子品质。

3. 病虫害　病害：白粉病。虫害：金龟子。

【采收与加工】春季发芽前或秋季苗枯萎后采挖，除去残茎及须根，洗净晒干。

【药材鉴别】

（一）性状特征

1. 地榆　根呈不规则的纺锤形或圆柱形，稍弯曲，长约8～13cm，径约0.5～2cm。外皮暗紫红色或棕黑色，有纵皱及横向裂纹，顶端有时具环纹，少数有圆柱状根茎，多数留痕迹。质坚硬，不易折断，断面粉红色残淡黄色，有放射状纹理。气微，味微苦、涩。（图18-3）

2. 长叶地榆　根圆柱形，常弯曲，长15～26cm，直径0.5～2cm。有时支根较多，表面棕褐色，质较坚韧，不易折断。折断面细毛状，可见众多纤维。横断面形成层环不明显，皮部黄色，木部淡黄色。不呈放射状排列。气弱，味微苦涩。

（二）显微鉴别

1. 地榆

（1）根横切面　木栓层为数列棕色细胞；栓内层细胞长圆形，韧皮部有裂隙，形成层环明显；木质部导管径向排列，纤维非木化，初生木质部明显；薄壁细胞内含多数草酸钙簇晶或细小方晶。（图18-4）

（2）粉末特征　粉末灰黄色至土黄色。草酸钙簇晶众多，棱角较钝，直径18～105μm；木栓细胞黄棕色，长方形，有的胞腔内含黄棕色块状物或油滴状物；导管多为网纹导管和具缘纹孔导管，直径13～60μm；纤维较少，单个散在或成束，细长，直径5～9μm，非木化，孔沟不明显；草酸钙方晶直径5～30μm。（图18-5）

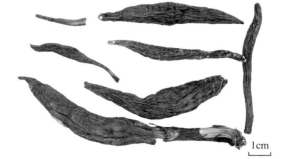

图18-3　地榆药材图

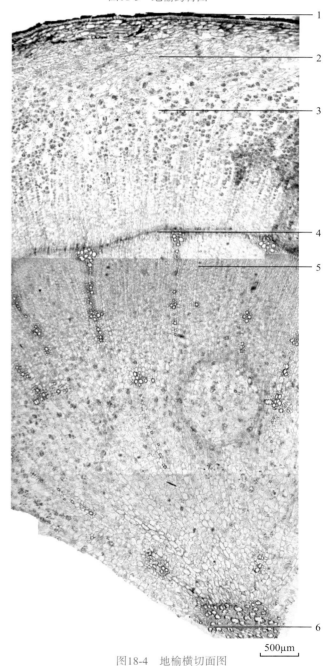

图18-4　地榆横切面图

1. 木栓层　2. 皮层　3. 韧皮部　4. 形成层　5. 草酸钙簇晶　6. 木质部

2. 长叶地榆

（1）根横切面　木栓层由数列排列整齐的细胞组成。皮层较宽，纤维多见，常单个散在。韧皮纤维众多，散在或成束，直径7～24μm，非木化。形成层环状弯曲。木质部较发达，导管直径达87μm，导管周围有较多纤维。薄壁细胞中含淀粉粒与草酸钙簇晶。

（2）粉末特征　韧皮纤维极多，常单个散在，非木化。导管主要为网纹，直径24～87μm。草酸钙簇晶直径28～52μm。

（三）理化鉴别

薄层色谱　取本品粉末2g，加10%盐酸的50%甲醇溶液50ml，加热回流2小时，放冷，滤过，残渣加甲醇1ml使溶解，作为供试品溶液。另取没食子酸对照品，加甲醇制成每1ml含0.5mg的溶液，作为对照品溶液。照薄层色谱法试验，吸取供试品溶液5～10μl、对照品溶液5μl，分别点于同一硅胶G薄层板上，以甲苯（用水饱和）-乙酸乙酯-甲酸（6∶3∶1）为展开剂，展开，取出，晾干，喷以1%三氯化铁乙醇溶液。供试品色谱中，在与对照品色谱相应的位置上，显相同颜色的斑点。（图18-6）

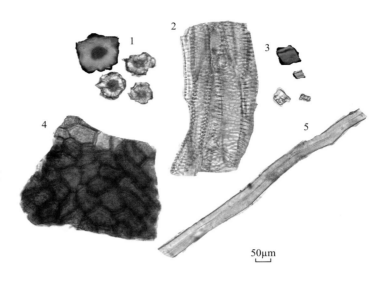

图18-5　地榆粉末图

1. 草酸钙簇晶　2. 导管　3. 草酸钙方晶　4. 木栓细胞　5. 木纤维

【质量评价】以条粗，质坚，无残茎及须根者为佳。按鞣质含量测定，本品按干燥品计算，含鞣质不得少于8.0%；按采用高效液相色谱法测定，本品按干燥品计算，含没食子酸（$C_7H_6O_5$）不得少于1.0%。

【化学成分】主要成分为皂苷类、黄酮和多糖，除此还有少量的有机酸、甾体及蒽醌类。其中，酚酸类是其特征性成分和有效成分。

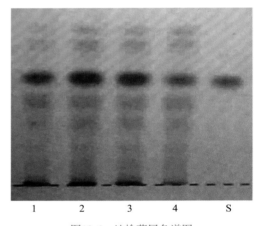

图18-6　地榆薄层色谱图

1～4. 地榆药材　S.没食子酸对照品

1. 酚酸类　没食子酸（gallic acid）及黄烷醇类衍生物。

2. 皂苷类　以五环三萜（pentacyclic triterpenoids）类为主。

3. 黄酮及其苷类　山柰酚（kaempferol）、槲皮素（quercetin）、矢车菊苷（chrysanthemin）、矢车菊双苷（cyanin）、花青苷（neocyanine）等[2]。

4. 多糖类　葡萄糖（glucose）、木糖（xylose）等多类单糖类成分[3]。

5. 其他　阿魏酸（ferulic acid）、熊果酸（ursolic acid）等少量有机酸；胡萝卜苷（daucosterol）等少量甾体成分；大黄酚（chrysophanol）、大黄素甲醚（physcion）等少量的蒽醌类物质[4]。

【性味归经】苦、酸，微寒。归肝、胃、大肠经。

【功能主治】凉血止血，解毒敛疮。用于便血，痔血，血痢，崩漏，水火烫伤，痈肿疮毒。

【药理作用】

1. 止血作用　地榆和地榆炭均有止血作用，地榆止血汤与善宁联和用药治疗食管静脉曲张出血有显著性效果。

2. 抗肿瘤作用　地榆总皂苷成分对抗癌有较大作用[5]。

3. 抗炎消肿作用　生地榆和地榆炭水提物均能抑制炎症，且生地榆水提物抗炎作用比地榆炭水提物强，对正常大鼠甲醛性足肿胀有明显的消弱[6]。

4. 抗菌作用 地榆皂苷对大肠埃希菌、宋内痢疾杆菌、变形杆菌、伤寒杆菌、霍乱弧菌等均有抑制作用。

5. 其他作用 地榆具有修护受损皮肤的作用，如"地榆膏"等。地榆有提高免疫力、止泻和抗溃疡等作用，对肾损伤也有一定的保护作用。

【附注】 在欧美地区地榆早已被驯化栽培，并对其药用与食用价值进行了开发，而在我国地榆属植物多见于野生，人工驯化栽培的数量很少，除作为中药应用外，并未被充分开发利用。

主要参考文献

[1] 高宾，王翠霞. 地榆的来源及产地加工[J]. 首都医药，2014(5)：40.

[2] 南云生，孔祥德，牛序莉. 地榆炮制初探[J]. 中成药，1990，12(4)：15-16.

[3] 徐耀，郁建平. 长叶地榆多糖提取工艺的研究[J]. 食品科学，2008，29(3)：181-183.

[4] 胡献国. 凉血止血说地榆[J]. 东方药膳，2012(9)：40.

[5] 秦三海，李坤，周玲，等. 地榆总皂苷抗肿瘤作用的实验研究[J]. 山东医药，2010，50(15)：24-26.

[6] 叶聚荣，林大杰，张丽华. 地榆的抗炎作用[J]. 中药药理与临床，1985，1(6)：153-154.

（长春中医药大学 姜大成 张宁）

19. 西洋参

Xiyangshen

PANACIS QUINQUEFOLII RADIX

【别名】 西洋人参、洋参、花旗参、广东人参。

【来源】 为五加科植物西洋参*Panax quinquefolium* L.的干燥根。

【本草考证】 本品始载于《本草从新》，原名西洋人参，载："出大西洋佛兰西，形似辽东糙人参，煎之不香，其气甚薄。"《药性考》载："西洋参似辽参之白皮泡丁，味累人参，惟性寒。"本草记载与现今所用西洋参基本一致。

【原植物】 多年生草本。根肉质，纺锤形，少呈分歧状。根茎短。茎圆柱形，长约25cm，有纵条纹，或略具棱。掌状5出复叶，3～4枚，轮生于茎端；叶柄长5～7cm；小叶片膜质，广卵形，长4～9cm，宽2.5～5cm，先端突尖，边缘粗锯齿，基部楔形，最下两小叶最小；小叶柄长约1.5cm，最下两小叶叶柄较短或近于无柄。总花梗由茎端叶柄中央抽出，较叶柄稍长或近于等长；伞形花序，花梗细短，基部有卵形小苞片1枚；萼绿色，钟状，先端5齿裂，裂片钝头，萼筒基部有三角形小苞片1枚；花瓣5，绿白色；雄蕊5；雌蕊1，子房下位，2室，花柱2，上部分离呈叉状；花盘肉质环状。浆果扁圆形，成对状，熟时鲜红色，果柄伸长。（图19-1）

【主产地】 原产地为美国北部威斯康辛州的森林区，加拿大南部有分布。我国主产于吉林、北京、山东等地。

【栽培要点】

1. 生物学特性 阴性植物，忌强光照射，喜湿润环境，土壤以森林灰棕壤、排水良好、腐殖质含量较高为佳。

2. 栽培技术 种子繁殖、育苗移栽，春播或秋播。

3. 病虫害 病害：立枯病、疫病、锈腐病、根腐病、猝倒病、黑斑病。虫害：地老虎、金针虫等。

【采收与加工】 从育苗到收获需长4年，于9月下旬至10月上旬，地上部分枯萎时采收。把参根泥土冲洗净，置于室外稍风干，放进干燥室干燥架上，摊薄，加温或红外线干燥，初期温度保持21～22℃，每日使温度略增加，并

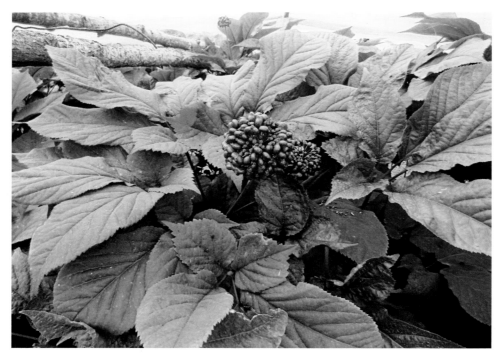

图19-1 西洋参

翻动，适时排潮，最后干燥的温度不宜超过33℃，大约1个月干透，按大、中、小分等。

【商品规格】

特等 纺锤形、圆柱形或圆锥形、类圆球形；表面浅黄褐色或黄白色，可见横向环纹和线形皮孔状突起；芦头已修剪；纵皱纹细密；断面黄白色，平坦，可见树脂道斑点，形成层环纹明显，呈棕黄色；气微而特异，味微苦、甘，气味浓；无疤痕、红支、青支、虫蛀、霉变、杂质。

一等 有纵皱纹；气味较浓；其余同"特等"。

二等 芦头已修剪或未修剪；有或无纵皱纹；断面黄白色或浅黄棕色，平坦；气味尚浓；有轻微疤痕；其余同"特等"[1]。

【药材鉴别】

（一）性状特征

全须生晒洋参的主根圆柱形或短圆柱形，下部有分歧状支根，有时下部无支根分歧则主根呈圆锥形或纺锤形，长1.5～9cm，直径0.5～3cm；外表淡黄色或土黄色，有密集的细环纹，另有纵皱及少数横长皮孔。根茎已除去或部分残留，圆柱形或扁圆柱形，长0.1～1.3cm，直径0.1～1cm，具1～4个凹窝状茎痕，不定根有时可见。支根无或2～6个，具须根，上有疣状突起。质硬脆，断面淡黄白色，有棕色或棕黄色环，皮部散有橙红色或红棕色小点，有放射状裂隙。气微香，味苦微甘。（图19-2）

全须生晒洋参如除去支根与不定根则称为生晒洋参，性状与全须生晒洋参相似。

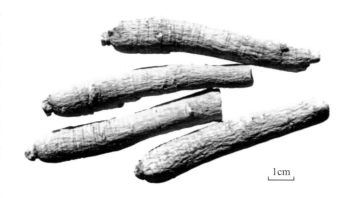

1cm

图19-2 西洋参药材图

进口西洋参多加工成生晒洋参。表面灰黄色、棕黄色或土黄色，环纹较明显，多无根茎。质坚硬。

（二）显微鉴别

1. 根横切面　木栓层为数列细胞组成；皮层细胞排列疏松；韧皮部占根部半径的1/3～1/2，有树脂道存在，射线宽2～3列细胞；木质部导管单个或2～5个成群，径向排列；薄壁细胞含淀粉粒或草酸钙簇晶。（图19-3）

2. 粉末特征　粉末黄色或浅黄白色。草酸钙簇晶较少，直径13～78μm，呈菊花状；网纹导管和梯纹导管较多；木栓细胞近无色，浅黄色或淡黄棕色，类长方形或类多角形，有时可见纹理。（图19-4）

（三）理化鉴别

薄层色谱　取西洋参粉末1g，加甲醇25ml，加热回流30分钟，滤过，滤液蒸干，残渣用水溶解，加水饱和的正丁醇萃取2次，合并正丁醇提取液，水洗2次，分取正丁醇液，蒸干，加甲醇4ml溶解残渣，作为供试品溶液。取人参皂苷Rb_1、人参皂苷Re、人参皂苷Rg_1及拟人参皂苷F_{11}，加甲醇制成每1ml各含1mg的混合溶液，作为对照品溶液。吸取供试品溶液及上述对照品溶液各1μl，点于同一高效硅胶预制板上。以三氯甲烷–乙酸乙酯–甲醇–水（15：40：22：10）10℃以下放置分层的下层溶液为展开剂。展开缸预平衡，上行展开，取出，晾干。喷以硫酸乙醇溶液，加热至斑点显色清晰。置紫外光灯（365nm）下检视。供试品色谱中，在与对照品色谱相应的位置上，显相同颜色的斑点。（图19-5）

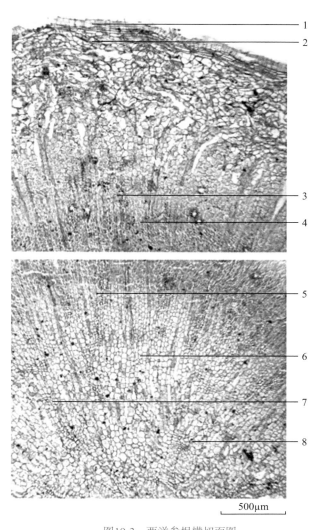

500μm

图19-3　西洋参根横切面图

1. 木栓层　2. 皮层　3. 树脂道　4. 韧皮部　5. 形成层　6. 木质部
7. 导管　8. 草酸钙簇晶

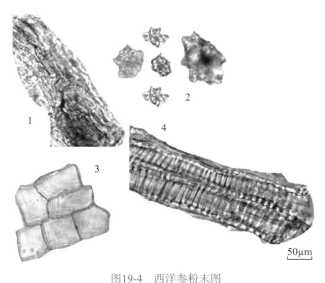

50μm

图19-4　西洋参粉末图

1. 树脂道　2. 草酸钙簇晶　3. 木栓细胞　4. 导管

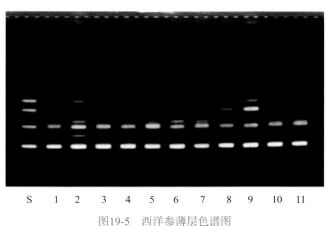

图19-5　西洋参薄层色谱图

S. 人参皂苷Rb_1、Re、Rg_1及拟人参皂苷F_{11}对照品
1～11. 西洋参药材样品

【**质量评价**】以条匀、质硬，表面横纹紧密、气清香、味浓者为佳。采用高效液相色谱法测定，本品按干燥品计算，含人参皂苷Rg$_1$（C$_{42}$H$_{72}$O$_{14}$）、人参皂苷Re（C$_{48}$H$_{82}$O$_{18}$）和人参皂苷Rb$_1$的含量不得少于2.0%。

【**化学成分**】主要成分为人参皂苷、挥发油、脂肪酸、氨基酸、多种微量元素等。

1. 人参皂苷　含总皂苷类成分。

（1）原人参二醇类　人参皂苷Ra$_1$、人参皂苷Ra$_2$、人参皂苷Ra$_3$、人参皂苷Rb$_1$、人参皂苷Rb$_2$、人参皂苷Rb$_3$、人参皂苷Rc、人参皂苷Rd等。

（2）原人参三醇类　人参皂苷Rd、人参皂苷Re、人参皂苷Rg$_1$、人参皂苷Rg$_2$、人参皂苷Rg$_3$、人参皂苷Rh$_1$、人参皂苷Rh$_2$等。

（3）齐墩果酸类　人参皂苷Ro。

2. 挥发油　β-金合欢烯、十六烷、β-古芸烯、己酸、十二烷、长叶薄荷酮、长叶烯、β-甜没药烯、反丁香烯、3-苯基-十一烷、6-苯基-十二烷、4-苯基-十二烷、3-苯基-十二烷、2-苯基-十二烷等。

3. 脂肪酸　己酸、庚酸、辛酸、壬酸、8-甲基癸酸、十四碳酸、12-甲基-十四碳酸、十五碳酸、十六碳酸、十七碳酸、十八碳酸、十八碳烯酸、9，12-十八碳二烯酸、9，12，15-十八碳三烯酸等。

【**性味归经**】甘、微苦，凉。归心、肺、肾经。

【**功能主治**】补气养阴，清热生津。用于气虚阴亏，内热，咳喘痰血，虚热烦倦，消渴，口燥咽干。

【**药理作用**】

1. 免疫调节作用　西洋参粗多糖具有显著地拮抗环磷酰胺所致的白细胞数及免疫器官重量减少的作用，增强机体非特异性免疫和细胞免疫功能，且随剂量增加而增强[2]。西洋参可显著提高氢化可的松所致阴虚小鼠免疫能力，提高迟发型超敏反应的强度和小鼠单核吞噬细胞的能力[3]。

2. 对代谢的影响　西洋参总皂苷能明显降低高血糖大鼠血糖、血清总胆固醇和甘油三酯的水平，提高血清高密度脂蛋白和胰岛素含量。西洋参多糖肽具有降低血糖、调节脂代谢和抗脂质过氧化作用[4]。

3. 抗氧化作用　西洋参的提取物能够清除羟基自由基（·OH），茎叶皂苷能明显降低阿霉素诱导的大鼠全血和心肌组织中丙二醛含量，保护超氧化物歧化酶及谷胱甘肽过氧化[5]。

4. 对心血管系统的作用　西洋参能够改善由于心肌缺血而导致的心肌收缩力降低、心输出量减少等症状，并且增加红细胞、白细胞、血小板的数量；通过调节血脂代谢改善心律失常、脑血栓动脉粥样硬化、血糖偏高等症状。

5. 抗肿瘤作用　人参二醇对绿猴肾癌具有较强的杀伤作用，高质量浓度人参二醇对肿瘤的抑制率可达55%[6]。原人参二醇对乳腺癌、肺癌、前列腺癌和胰腺癌具有较强的抑制肿瘤细胞生长的作用，多糖也能够抑制7721肝癌细胞的生长，并能促进其死亡[7]。

【**用药警戒或禁忌**】不宜与藜芦同用。

主要参考文献

[1] 中药材商品规格等级 西洋参. T/CACM 1021.3－2018[S]. 北京：中华中医药学会，2018：4.

[2] 李岩，马秀俐，曲绍春，等.西洋参根粗多糖对免疫功能低下小鼠免疫功能的影响[J].白求恩医科大学学报，1996，02：137-139.

[3] 李冀，柴剑波，赵伟国. 西洋参抗疲劳作用及对迟发型超敏反应单核吞噬细胞功能影响的实验研究[J]. 中华中医药学刊，2007，10：2002-2004.

[4] 陈锐，陈德经，张建新.西洋参多糖肽对糖尿病小鼠降血糖血脂及抗氧化作用研究[J].西北农业学报，2013，22(11)：195-201.

[5] 马春力，吕忠智，姜永冲. 西洋参茎叶皂苷在阿霉素诱导大鼠心肌损伤中的抗氧化作用[J]. 中国药理学与毒理学杂志，1993，4：267-269.

[6] 张春红，张连学，李向高，等.人参二醇脂肪酸酯抗肿瘤活性的初步研究[J]. 中药材，2006，11：1200-1203.

[7] 秀俐，赵德超，孙允秀，等.活性西洋参多糖的研究[J].人参研究，1996(03)：37-39.

（吉林农业大学　许永华　杨鹤　卫宝瑞）

20. 关白附

Guanbaifu

ACONITI COREANI RADIX

【别名】关附子、白附子、竹节白附。

【来源】为毛茛科植物黄花乌头*Aconitum coreanum*（Levl.）Raip.的块茎。

【本草考证】本品始载于《名医别录》，原名白附子，列为下品，载："生蜀郡，三月采。"《本草纲目》载："根正如草乌头之小者，长寸许，干者皱纹有节。"由上述记载可知，苗如附子、根如草乌头、干者有皱纹有节的白附子，其来源即为现黄花乌头。本草记载与现今所用关白附基本一致。

【原植物】多年生草本。块根倒卵球形或纺锤形，常2个连生。茎直立，叶互生，有柄；叶片宽菱状卵形，3全裂，干时边缘稍反卷，两面几无毛；叶柄长为叶片的1/4或比叶片稍短，无毛，具狭鞘。顶生总状花序短，有2～7花；轴和花梗密被反曲的短柔毛；下部苞片羽状分裂，其他苞片不分裂，线形；萼片淡黄色，外面密被曲柔毛，上萼片船状盔形或盔形，侧萼片斜宽倒卵形，下萼片斜椭圆状卵形；花瓣无毛，爪细，瓣片狭长，距极短，头形；花丝全缘，疏被短毛；心皮3，子房密被紧贴的短柔毛。蓇葖果3～5，疏被白毛。种子椭圆形，具三条纵棱，表面稍皱，沿棱具狭翅。（图20-1）

主要为野生，生于山地草坡或疏林中。分布于河北、辽宁、吉林、黑龙江等省区。亦分布于朝鲜、俄罗斯远东地区。

【主产地】主产于黑龙江东部、吉林、辽宁、河北北部[1]。

【栽培要点】

1. 生物学特性　喜温暖湿润、阳光充足的气候，耐寒，忌水淹。宜选择地势较高、排水较好的腐殖质壤土及砂质壤土为宜。

2. 栽培技术　分根繁殖或种子繁殖，以分根繁殖为主。分根繁殖：于秋季采子根（块根），按行株距（24～30）cm×（9～12）cm定植，覆土3.5cm，镇压。种子繁殖：每年早春或秋季

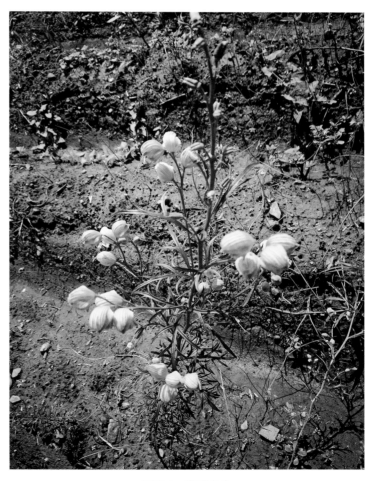

图20-1　黄花乌头

播种，在畦内撒播，覆土宜浅，镇压。当年生小块根，作翌年种栽之用。秋播需在第二年秋季挖取小块根作种栽。

3.病虫害　病害：猝倒病、根腐病、白粉病、病毒病。虫害：有老虎、蛴螬、蝼蛄及象鼻虫等。

【采收与加工】8～9月挖出地下块根，除去残茎、须根及泥土，洗净、晒干。本品有毒，需加工炮制后供药用。

【药材鉴别】

（一）性状特征

子根长卵形、卵形或长圆锥形；表面淡棕色，有细皱纹及侧根痕，有的有瘤状突起的侧根，顶端有芽痕；质较硬，不易折断，断面有类白色，较平坦，富粉性。母根倒长圆锥形，略弯曲；顶端有地上茎残基，表面暗棕色，有纵纹及突起的横长根痕或横列似节状；体轻，质松，断面有裂隙，粉性小。气极弱，味辛辣而麻舌（有剧毒）。（图20-2）

（二）显微鉴别

1.根横切面　后生皮层为数列棕色木栓化细胞；皮层3～4列，内皮层显著，内侧有石细胞散在；形成层明显，其内外侧有数个不发达外韧型维管束，排列成环；筛管群分布于导管群顶端；木质部导管呈径向排列；髓部明显，薄壁细胞内含有众多淀粉粒。（图20-3）

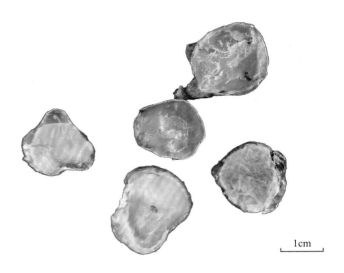

1cm

图20-2　关白附药材图

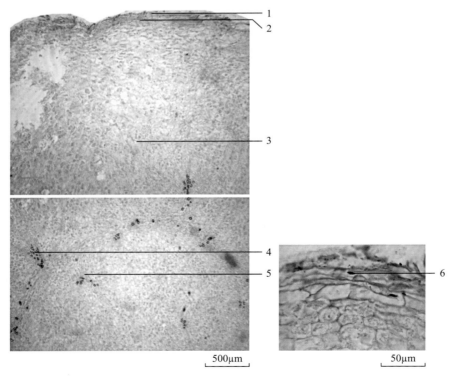

500μm

50μm

图20-3　关白附横切面图

1.后生皮层　2.内皮层　3.韧皮部　4.导管群　5.筛管群　6.石细胞

2. 粉末特征　粉末黄白色。淀粉粒多为单粒，类圆形，直径4～22μm；石细胞长圆形或长方形，长48～106μm，直径30～70μm，壁稍厚。（图20-4）

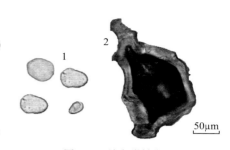

图20-4　关白附粉末图
1. 淀粉粒　2. 石细胞

（三）理化鉴别

薄层色谱　取本品粉末约1g，加10%氨溶液1ml，乙醚10ml，冷浸24小时，滤过。滤液挥干，残渣用二氯甲烷洗入1ml量瓶中定容，作为供试品溶液。另取乌头碱对照品、中乌头碱对照品、次乌头碱对照品，用二氯甲烷配制成每1ml各含1mg的溶液，作为对照品溶液。照薄层色谱法试验，取供试品和对照品溶液各3μl，分别点于同一高效硅胶GF$_{254}$板上，以环己烷-乙酸乙酯-二乙胺（8∶1∶1）展开，取出，晾干，喷以碘化铋钾、碘化钾碘试液等容混合液显色。供试品色谱中，在与对照品色谱相应位置上，显相同颜色斑点。

【质量评价】以个大、皮细、饱满充实，粉性大的子根为佳。

【化学成分】主要为生物碱类成分[2]。

1. 生物碱类

（1）C$_{20}$型二萜类生物碱　包括关附素（甲、乙、丙、丁、戊、己、庚、子、寅、卯、辰、巳、午、未、申、S、T、U、V、W、X、Z）、关附素己素氮氧化物、关附Z素氮氧化物、关附胺醇、海替生等。

（2）阿替生型生物碱　关附素辛、关附素丑、异阿替生等。

（3）C$_{19}$型二萜类乌头碱型生物碱　次乌头碱、塔拉胺、易混翠雀花碱、滇乌碱、粗茎乌碱A、展毛乌头宁等。

2. 其他　包括β-谷甾醇、油酸、亚油酸、棕榈酸、24-乙基胆甾醇、反式对羟基桂皮酸、豆甾-3,5-二烯-7-酮、齐墩果酸和关附二萜甲。

【性味归经】辛、甘，热，有毒。归胃、肝经。

【功能主治】祛风痰，定惊痫，逐寒湿。主治中风痰壅，口眼歪斜，癫痫，偏正头痛，风痰眩晕，小儿惊风，风湿痹痛，疮疡疥癣，皮肤湿痒。

【药理作用】

1. 对心肌作用及抗心律失常作用　关附素A对胆碱能神经递质诱发房颤有明显的抑制作用，可明显减慢麻醉犬或清醒犬心率[3,4]。关附素A、I、G也有抗心律失常作用，关附素G的作用强于关附素A。此外，关附素G还可明显减慢大鼠心率，抑制离体豚鼠心房自律性、收缩性。

2. 抗氧化作用　关白附多糖对O$_2^-$·和·OH抑制作用较好；对肝脂质过氧化也有较好的抑制作用[5]。

3. 其他　具有较好的抗炎、抗癌作用。

【用药警戒或禁忌】阴虚或热盛者及孕妇忌服。过量易致中毒，中毒症状同川乌头。

主要参考文献

[1] 张翠兰. 禹白附与关白附辨析[J]. 中医药临床杂志，2016，28(11): 1567-1569.

[2] 孟祥燕、杨春华、刘静涵，等. 黄花乌头中化学成分及其药理作用研究现状[J]. 药学进展，2013，37(08): 390-395.

[3] 陈维洲、董月丽、张月芳，等. 关附甲素的抗心律失常作用[J]. 中国药理学报，1983，4(4): 247.

[4] 王曼、朱俊、杨艳敏，等. 盐酸关附甲素在犬迷走神经性心房颤动模型中的作用[J]. 中国心脏起搏与心电生理杂志，2008，22 (2): 148-152.

[5] 郭憬憬、职润、张娜，等. 关白附多糖体外抗氧化性研究[J]. 食品与生物技术学报，2007，26(1): 43-45.

（吉林农业大学　许永华　杨鹤　邓轲丹）

21. 关黄柏

Guanhuangbo

PHELLODENDRI AMURENSIS CORTEX

【别名】黄檗、黄菠萝木。

【来源】为芸香科植物黄檗*Phellodendron amurense* Rupr.的干燥树皮。

【本草考证】关黄柏为后起之药材，历代本草无记载。《增订伪药条辨》载："湖南及关东出者，为关柏，块片甚大而薄，色淡黄者次。"1941年《朝鲜药局方》记载关黄柏，1957年《辽宁药材》有记载。

【原植物】高大乔木，高10～20m，大树高达30m，胸径可达1m。成年树的树皮有厚木栓层，浅灰色或灰褐色，深沟状或不规则网状开裂，内皮薄，鲜黄色，味苦，黏质，小枝暗紫红色，无毛；叶轴及叶柄均纤细，有小叶5～13片，小叶薄纸质或纸质，卵状披针形或卵形，长6～12cm，宽2.5～4.5cm，顶部长渐尖，基部阔楔形，一侧斜尖，或为圆形，叶缘有细钝齿和缘毛，叶面无毛或中脉有疏短毛，叶背仅基部中脉两侧密被长柔毛。花序顶生；萼片细小，阔卵形，长约1mm；花瓣紫绿色，长3～4mm；雄花的雄蕊比花瓣长，退化雌蕊短小。果圆球形，直径约1cm，蓝黑色；种子通常5粒。（图21-1）

多为野生，生于山地杂木林中或山区河谷沿岸。分布于东北和华北各省，河南、安徽北部、宁夏也有分布，内蒙古有少量栽种。

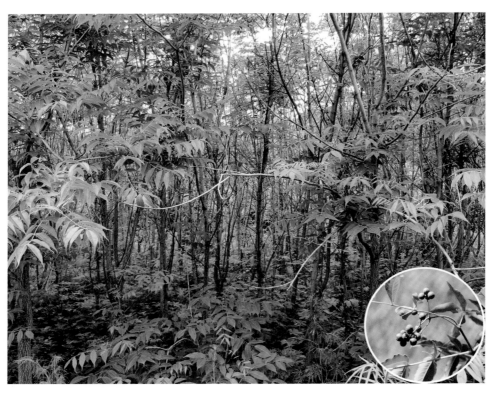

图21-1　黄檗

【主产地】主产于东北东部和北部山区、华北各省及河南、安徽北部等地。

【栽培要点】

1. 生物学特性　喜凉爽气候，抗风力强，怕干旱、怕涝。苗期稍耐阴，成年树喜阳光，耐严寒。宜选平原或低

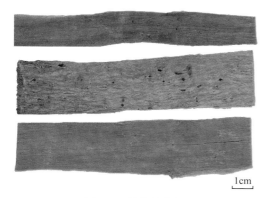

图21-2 关黄柏药材图

丘陵坡地、路旁、住宅旁及溪河附近水土较好的地方种植。

2. 栽培技术 关黄柏果实于10～11月成熟，采摘后置于干燥、通风处备用。秋播在封冻进行，要加强苗期的田间管理。关黄柏育苗一年后即可移苗定植，定植时间从冬季落叶到新芽萌发前均可。

3. 病虫害 病害：锈病。虫害：花椒凤蝶。

【采收与加工】 剥取树皮，除去粗皮，晒干。

【药材鉴别】

（一）性状特征

树皮板片状或浅槽状，长宽不一，厚2～10mm。外表面黄绿色或淡棕黄色，较平坦，有不规则的纵裂纹，皮孔痕小而少见，偶有灰白色的粗皮残留；内表面黄色或黄棕色。体轻，质较硬，断面纤维性，有的呈裂片状分层，鲜黄色或黄绿色。气微，味极苦，嚼之有黏性。（图21-2）

（二）显微鉴别

1. 横切面 皮层较狭窄，散有纤维群及石细胞群，石细胞大多分枝状，壁极厚，层纹明显；韧皮部占树皮的大部分，外侧有少数石细胞，纤维束切向排列呈连续的层带，又称硬韧部，纤维束周围薄壁细胞中常含草酸钙方晶，形成晶鞘纤维；韧皮射线宽2～4列细胞，常弯曲而细长；栓内层、韧皮部、射线薄壁细胞中含草酸钙方晶，黏液细胞随处可见。（图21-3）

2. 粉末特征 粉末绿黄色或黄色。纤维鲜黄色，直径16～38μm，常成束；周围细胞含草酸钙方晶，形成晶纤维；含晶细胞壁木化增厚；石细胞鲜黄色，类圆形或纺锤形，直径35～80μm，有的呈分枝状，壁厚，层纹明显；草酸钙方晶直径约24μm。（图21-4）

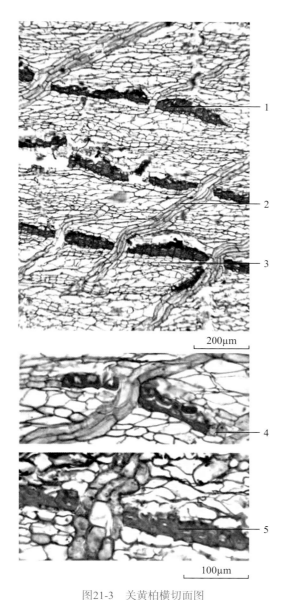

图21-3 关黄柏横切面图

1、5.纤维束 2.韧皮射线 3.黏液细胞 4.草酸钙方晶

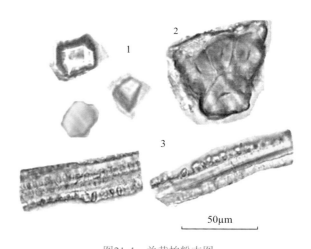

图21-4 关黄柏粉末图

1.草酸钙方晶 2.石细胞 3.晶纤维

（三）理化鉴别

薄层色谱　取本品粉末0.2g，加乙酸乙酯20ml，超声处理30分钟，滤过，滤液浓缩至1ml，作为供试品溶液。取黄柏酮对照品，加乙酸乙酯制成每1ml含0.6mg的溶液，作为对照品溶液。照薄层色谱法试验，吸取上述两种溶液各5μl，分别点于同一硅胶G薄层板上，以石油醚（60～90℃）–乙酸乙酯（1∶1）为展开剂，展开，取出，晾干，喷以10%硫酸乙醇溶液，在105℃加热至斑点显色清晰。供试品色谱中，在与对照品色谱相应的位置上，显相同颜色的斑点。（图21-5）

【质量评价】以外表面平坦、内表面黄、体轻、质硬、嚼之有黏性为佳。采用高效液相色谱法测定，本品按干燥品计算，含盐酸小檗碱（$C_{20}H_{17}NO_4 \cdot HCl$）不得少于0.60%，盐酸巴马汀（$C_{21}H_{21}NO_4 \cdot HCl$）不得少于0.30%。

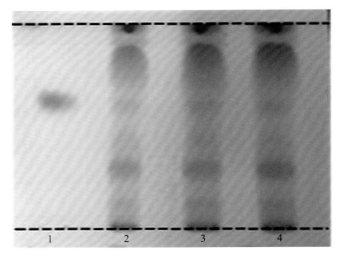

图21-5　关黄柏薄层色谱图

1. 黄柏酮对照品　2～4. 关黄柏药材样品

【化学成分】主要成分为生物碱类、黄酮类、柠檬苷素类、甾醇类等。其中，生物碱是其特征性成分和有效成分[1]。

1. 生物碱类　小檗碱（berberine）、巴马汀（chloride）、药根碱（jatrorrhizine）、黄柏碱（phellodendrine）、木兰花碱（magnoflorine）等。

2. 黄酮类　黄柏兹德（phellozide）、二氢黄柏兹德（dihydrophelloz-ne）等。

3. 柠檬苷素类　黄柏内酯（obaculactone）、黄柏酮（obacunone）和黄柏酮酸（obakunonic acid）等。

4. 甾醇类　β-谷甾醇（β-sitosterol）和菜油甾醇（campesterol）等。

【性味归经】苦，寒；归肾、膀胱经。

【功能主治】清热燥湿，泻火除蒸，解毒疗疮。用于湿热泻痢，黄疸尿赤，带下阴痒，热淋涩痛，脚气痿躄，骨蒸劳热，盗汗，遗精，疮疡肿毒，湿疹湿疮。

【药理作用】

1. 抗痛风作用　黄柏有清热燥湿、泻火解毒等作用，多应用于抗痛风治疗[2]。

2. 抗菌作用　黄柏水煎液或醇浸剂对金黄色葡萄球菌、炭疽杆菌、肺炎球菌、白喉杆菌、痢疾杆菌、破伤风杆菌、脑膜炎球菌、溶血性链球菌等有较强的抑制作用[3]。

3. 抗癌、抗细胞凋亡作用　小檗碱和黄柏内酯对胃癌MGC803、肾癌7860、肝癌HepG2、肺癌NIC-460、结肠癌LOVO、宫颈癌细胞株都有抑制作用，其中对胃癌MGC803、宫颈癌细胞株的抑制效果最好。

主要参考文献

[1] 秦民坚，王衡奇. 黄皮树树皮的化学成分研究[J]. 林产化学与工业，2003，23(4)：42-46.

[2] 李嘉诚，吴岚，蔡同凯，等. 黄柏化学成分及其药理作用研究进展[J]. 药学实践杂志，2018，36(5)：389-392.

[3] 吴嘉瑞，张冰，张光敏，等. 黄柏药理作用研究进展[J]. 北京中医药大学学报，2009，5(11)：160-162.

（长春中医药大学　姜大成　高宇丹）

22. 防风

Fangfeng

SAPOSHNIKOVIAE RADIX

【别名】旁风、茴芸、茴草、百枝、闾根。

【来源】为伞形科植物防风*Saposhnikovia divaricata*（Turcz.）Schischk.的干燥根。

【本草考证】本品始载于《神农本草经》。《名医别录》载："叉头者令人发狂，叉尾者发痼疾，子似胡荽而大。"《图经本草》载："根土黄色，与蜀葵根相类，茎叶俱青绿色，茎深而叶淡，似青蒿而短小，初时嫩紫……似蒴萝花，实似胡荽花而大。"《救荒本草》载："似青蒿而叶阔大，又似米蒿而稀疏，茎似茴香开细白花，结实似胡荽子而大。"《本草经集注》载："郡县无名沙苑。今（防风）第一出彭城兰陵，即近琅琊者，郁州互市亦得之。次出襄阳、义阳县界，亦可用，即近上蔡者，惟实而脂润，头节坚如蚯蚓头者为好。"《新修本草》载："叶似牡蒿、附子苗等。"本草记载与现今所用防风基本一致。

【原植物】多年生草本，株高30～80cm。根淡黄棕色，细长圆柱形，有分歧。根存在明显的环纹头并有纤维状叶残基。茎单生，分枝与主茎近于等长，基生叶丛生，宽叶鞘。叶片卵形或长圆形，二回羽状分裂或近于三回羽状分裂。多为复伞形花序，生于茎和分枝，顶端花序梗长2～5cm；无毛；小伞形花序有花4～10；无总苞片。双悬果狭圆形或椭圆形，幼时有疣状突起，成熟时渐平滑。（图22-1）

生于草原、丘陵、多砾石山坡。分布于黑龙江、吉林、辽宁、内蒙古、河北、宁夏、甘肃、陕西、山西、山东等省区。

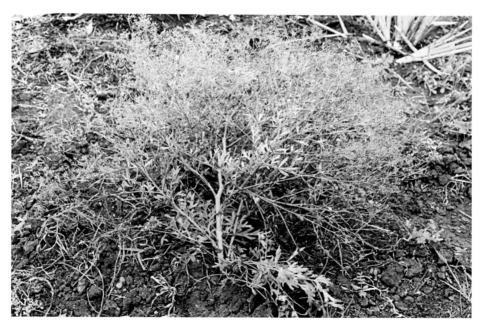

图22-1 防风

【主产地】主产于黑龙江泰康、林甸、安达、大庆、齐齐哈尔；吉林长岭、前郭、通榆、桦甸；内蒙古扎鲁特、额尔古纳、科右前旗、扎赉特、科右中旗；辽宁义县、朝阳、建平、建昌、绥中。道地产区为黑龙江省松嫩平原。

【栽培要点】

1. 生物学特性　喜凉爽气候，耐寒，耐干旱。宜选阳光充足，土层深厚，疏松肥沃、排水良好的砂质壤土栽培。

2. 栽培技术　用种子、根插繁殖。种子繁殖：春季秋季撒播。根插繁殖：在收获时或早春插播。也可将种根于冬季假植育苗，待翌年早春时定植。

3.病虫害　病害：白粉病。虫害：蚜虫。

【采收与加工】一般于栽种2～3年的10月上旬采挖，晒至九成干时，按粗细长短分别扎成小捆，再晒或炕干。

【商品规格】

1.野生防风

选货：一等品为芦头下直径0.6～2.0cm，长度15.0～30.0cm；二等品为芦头下直径0.3～0.6cm，长度8.0～15.0cm。

统货：不区分。

2.栽培防风

选货：一等品为芦头下直径0.8～2.0cm，长度20.0～30.0cm；二等品为芦头下直径0.5～0.8cm，长度15.0～20.0cm。

统货：不区分。

【药材鉴别】

（一）性状特征

根呈长圆锥形或长圆柱形，下部渐细，有的略弯曲，长15～30cm，直径0.5～2cm。表面灰棕色或棕褐色，粗糙，有纵皱纹、多数横长皮孔及点状突起的细根痕。根头部有明显密集的环纹，有的环纹上残存棕褐色毛状叶基。体轻，质松，易折断，断面不平坦，皮部棕黄色至棕色，有裂隙，散生黄棕色油点，木部黄色。气特异，味微甘。（图22-2）

（二）显微鉴别

1.根横切面　木栓层为5～30列细胞，皮层窄；韧皮部较宽，有多数类圆形油管，周围分泌组织4～8个，管内可见金黄色分泌物；形成层明显；木质部呈放射状排列。（图22-3）

2.粉末特征　粉末淡棕色。油管直径17～60μm，充满金黄色分泌物；叶基维管束常伴有纤维束；导管多为网纹，少为螺纹和具缘纹孔导管，直径14～85μm；石细胞少见，长圆形或类长方形，壁较厚。（图22-4）

（三）理化鉴别

薄层色谱　取防风1g，加丙酮20ml，超声处理20分钟，滤过，残渣加乙醇1ml使溶解，作为供试品溶液。取防风对照药材，同法制成对照药材溶液。取升麻苷对照品和5-O-甲基维斯阿米醇苷对照品，分别加乙醇制成每1ml含1mg的溶液，作为对照品溶液。照薄层色谱法试验，吸取上述三种溶液各10μl，分别点于同一硅胶GF$_{254}$薄层板上，以三氯甲烷–甲醇（4：1）为展开剂，展开，取出，晾干，置紫外光灯（254nm）下检视。供试品色谱中，在与对照品色谱和对照药材色谱相应的位置上，显相同颜色的斑点。（图22-5）

【质量评价】以条粗壮、断面皮部色浅棕、木部色浅黄者为佳。采用高效液相法测定，本品按干燥品计算，含升麻素苷（$C_{22}H_{28}O_{11}$）

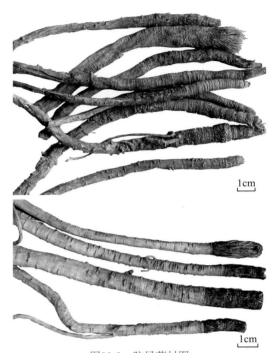

图22-2　防风药材图

上：野生防风　下：栽培防风

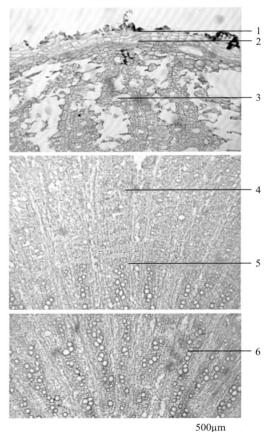

图22-3　防风横切面图

1.木栓层　2.栓内层　3.油管　4.裂隙
5.形成层　6.木射线

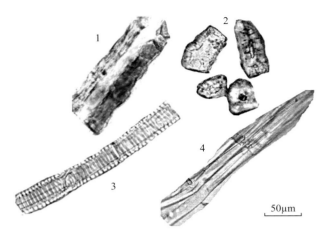

图22-4 防风粉末图

1. 油管 2. 石细胞 3. 导管 4. 叶基纤维

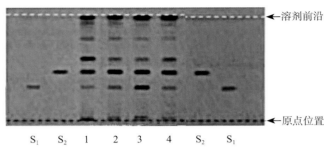

图22-5 防风薄层色谱图

S₁. 升麻苷对照品 S₂. 5-O-甲基维斯阿米醇苷对照品 1. 防风对照药材
2、3. 防风药材样品（黑龙江） 4. 防风药材样品（内蒙古）

和5-O-甲基维斯阿米醇苷（$C_{22}H_{28}O_{10}$）的总量不得少于0.24%。

【化学成分】防风中的主要成分为色原酮类、香豆精类、挥发油等。其中，色原酮类是其特征性成分和有效成分。

1. **色原酮类** 升麻素苷、5-O-甲基维斯阿米醇苷、升麻素、亥茅酚苷、防风色酮醇、4'-O-葡萄糖基-5-O-甲基维斯阿米醇、3'-O-当归酰基亥茅酚、亥茅酚、3'-O-乙酰基亥茅酚等。

2. **香豆素类** 香柑内酯、补骨脂素、欧前胡内酯、珊瑚菜素、德尔妥因、花椒毒素、川白芷内酯、东莨菪素、印度素、紫花前胡苷元、异紫花前胡苷等。

3. **挥发油** 辛醛、β-甜没药烯、壬醛、7-辛烯-4-醇、乙醛、花侧柏烯和β-桉叶醇等。

4. **其他类** 防风酸性多糖、参炔醇、镰叶芹二醇、（8E）-十七碳-1,8-二烯-4,6-二炔-3，10-二醇β-谷甾醇、β-谷甾醇-β-D-葡萄糖苷、香草酸、木蜡酸等。

【性味归经】辛、甘，微温。归膀胱、肝、脾经。

【功能主治】解表祛风，胜湿，止痉。用于感冒头痛，风湿痹痛，风疹瘙痒，破伤风。

【药理作用】

1. **镇痛作用** 防风具有镇痛作用，防风超临界萃取物挥发油类成分各剂量组均有镇痛作用[1]。

2. **解热作用** 升麻苷和 5-O-甲基维斯阿米醇苷不仅能使发热大鼠体温降低，且二者的解热、镇痛、抗炎及抗血小板聚集作用均较明显[2]。

3. **镇静作用** 防风水煎剂有明显的镇静作用，其甲醇提取物可以延长戊巴比妥催眠小鼠的睡眠时间[2]。

4. **抗微生物和抗炎作用** 防风具有抗菌和抗炎作用，其对金黄色葡萄球菌、二型溶血性链球菌、肺炎双球菌等均有抑制作用，还对痢疾杆菌、枯草芽孢杆菌、某些皮肤真菌及病毒也有一定的抑制作用。防风提取物色原酮能够明显抑制巴豆油涂耳致炎实验中小鼠耳的肿胀，降低大鼠关节炎积分和发病率，其抗炎的物质基础可能包括色原酮及色原苷和挥发油等脂溶性成分[3]。

5. **抗肿瘤作用** 防风多糖体内对 S_{180} 移植瘤的生长有一定的抑制作用，与IL-2联合应用时效果更佳，抑瘤率显著提高[4]；防风多糖 JBO-6 能明显抑制小鼠体内肿瘤的生长，但并非将肿瘤细胞直接杀死[5]。

主要参考文献

[1] 杨波，曹玲，王喜军.防风CO₂超临界萃取物的药效学研究[J].中医药学报，2006(1)：14-15，63.

[2] 薛宝云，李文，李丽，等.防风色原酮苷类成分的药理活性研究[J].中国中药杂志，2000，5：41-43.

[3] 赵娟，刘春芳，林娜，等.防风色原酮提取物对大鼠胶原诱导性关节炎的影响[J].中国实验方剂学杂志，2009，15(12)：52-56.

[4] 李莉，周勇，张丽，等.防风多糖和IL-2体外对小鼠NK、LAK细胞活性的影响及体内抗移植瘤生长的实验研究[J].北京中医药大学学报，1997，5：39-40，73.

[5] 周勇，马学清，严宣佐，等.防风多糖JBO-6体内对小鼠免疫功能的影响及抗肿瘤作用[J].北京中医药大学学报，1996，4：25-27.

（吉林农业大学　许永华　杨鹤　李美琪）

23. 红豆杉

Hongdoushan

CAULIS ET FOLIUM TAXI

【别名】紫杉、赤柏松。

【来源】为红豆杉科植物东北红豆杉*Taxus cuspidata* Sieb. et Zucc.的枝叶。

【本草考证】 本品始载于《本草纲目》 木部第三十四卷木之一香木类三十五种，红豆杉又名紫杉，古代统称为柏。将红豆杉由俗名上升为种属名始于民国时期，二十世纪50年代中期才逐渐被广泛应用。《中华本草》又将红豆杉称为紫杉。自《全国中草药汇编》始将其收录。

【原植物】乔木，高达20m以上，胸径达1m。树皮红褐色，有浅裂纹；枝条平展或斜上直立，密生；小枝基部有宿存芽鳞，一年生枝绿色，秋后呈淡红褐色，二至三年生枝红褐色或黄褐色；冬芽淡黄褐色，芽鳞先端渐尖，背面有纵脊。叶排成不规则的二列，斜上伸展，约成45°，条形，通常直，稀微弯，长1～2.5cm，宽2.5～3mm，稀长达4cm，基部窄，有短柄，先端通常凸尖，上面深绿色，有光泽，下面有两条灰绿色气孔带，气孔带较绿色边带宽二倍，干后呈淡黄褐色，中脉带上无角质乳头状突起点。种子紫红色，有光泽，卵圆形，长约6mm，上部具3～4钝脊，顶端有小钝尖头，种脐三角形或近方形，稀宽圆形。(图23-1)

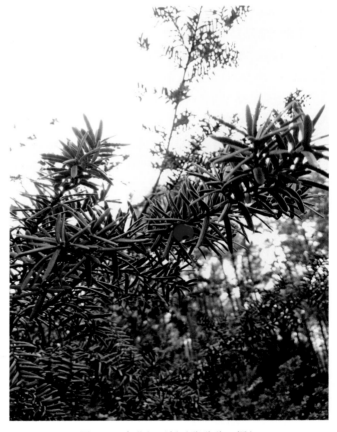

图23-1　东北红豆杉（张欣欣　摄）

常散生于林中，气候冷湿，酸性土地带。分布于中国长白山区及完达山山区。朝鲜和俄罗斯也有分布。

【主产地】主产于黑龙江穆棱、绥阳、绥棱；吉林长白、抚松、靖宇、临江、敦化、和龙、汪清、安图、珲春；辽宁本溪、恒仁、宽甸。

【栽培要点】

1. 生物学特性　耐阴、喜湿，密林下亦能生长。

2. 栽培技术　种子育苗繁殖。定植后的第一年，需遮荫，第二年可间种玉米等其他植物遮荫，定植三年以后不必遮荫。

3.病虫害 病害：茎腐病、立枯病、白绢病、疫霉病等。虫害：叶螨、蚜虫、介壳虫等。

【采收与加工】夏、秋季采收，晒干。

【药材鉴别】

（一）性状特征

叶片厚，革质，坚硬，暗绿色或淡棕绿色，线形，整齐，有短柄，长1.5～2.5cm，宽2.5～3mm，先端急尖，边缘反卷，基部狭窄，有短柄，上表面微皱缩，略有光泽，下表面棕色，中脉微隆起，叶背具2条黄褐色的气孔带。气特异，味先微甜而后苦[1]。（图23-2）

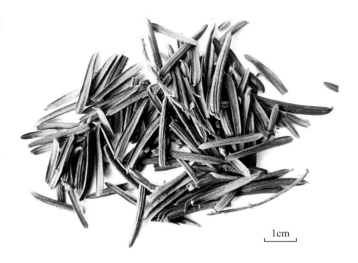

图23-2 红豆杉药材图

（二）显微鉴别

1.叶横切面 角质层发达。上下表皮均由1层排列紧密的细胞构成，下表皮气孔较多，内陷成行排列，形成整齐的气孔带。栅栏组织和海绵组织分化明显，栅栏组织由1～2层细胞组成，细胞长圆形，靠近叶脉顶端的栅栏组织细胞为椭圆形；海绵组织由多层大小不等的椭圆形、类圆形细胞组成，细胞间隙较大，排列疏松。叶脉处转输组织明显，靠近木质部上方的转输薄壁细胞2～4层，排列紧密，内含丰富的棕色物质；木质部两侧各有一团转输管胞，直径大小不等，壁厚；木质部被1列薄壁细胞分为两部分；韧皮部细胞排列整齐。（图23-3）

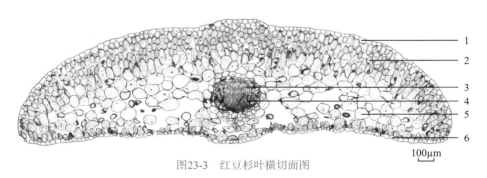

图23-3 红豆杉叶横切面图

1.上表皮 2.栅栏组织 3.木质部 4.韧皮部 5.海绵组织 6.下表皮

2.粉末特征 粉末暗绿色。表皮细胞长方形，壁稍厚，排列紧密整齐，长48～72～112μm，宽30～46～56μm，内常含有淡黄色物质。气孔为单唇形，常成列于表皮细胞碎片上，表面观类圆形，气孔器长35～49～62μm，宽31～49～56μm。薄壁细胞、栅栏组织和海绵组织碎片的细胞大小相差很大，直径多在15～40～59μm间，另有不规则的多角形薄壁细胞，直径为21～35～55μm。转输薄壁细胞为类方形或类椭圆形，直径14～22～36μm，排列紧密，细胞内含棕黄色物质，壁略厚，可见明显的裂隙状纹孔。管胞多为梯网纹、螺纹、孔纹少见，直径7～11～16μm。（图23-4）

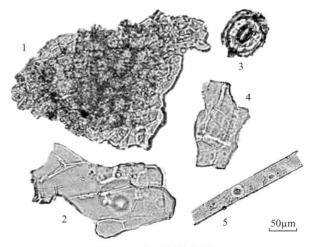

图23-4 红豆杉粉末图

1.表皮细胞 2.薄壁细胞 3.气孔器 4.转输薄壁细胞 5.管胞

【化学成分】主要成分为萜类、甾体类、木脂素类、黄酮类、生物碱类及糖苷类等成分。其中，萜类化合物是其特征性成分和有效成分[2-4]。

1. 萜类化合物　紫杉醇（taxol）、紫杉宁（taxinine）、紫杉烷（taxane）等萜类化合物。

2. 甾体类化合物　尖叶土杉甾醇（ponasterol）、蜕皮甾酮（ecdysterone）、坡那甾酮A（ponasterone）等甾体类化合物。

3. 木脂素类化合物　紫杉酯素（taxiresinol）、落叶松脂素（lariciresinol）等木脂素类化合物。

4. 黄酮类化合物　金松双黄酮（sciadopitysin）、银杏双黄酮（ginkgetin）、榧双黄酮（kayaflavone）等黄酮类化合物。

5. 其他　紫杉碱（taxine）、紫杉精油等。

【性味归经】微甘、苦，平；有小毒。归肾、心经。

【功能主治】通经，利尿。主治肾炎浮肿，小便不利，糖尿病及癌症。

【药理作用】

1. 抗肿瘤作用　紫杉醇对卵巢癌、乳腺癌、肺癌、胃肠癌及膀胱癌等具有治疗作用[5]。

2. 对心血管系统的影响　紫杉醇溶剂可引起血压短时间下降，呼吸加快，呼吸幅度变小，一段时间后恢复正常。

3. 降血糖作用　紫杉碱对高血糖者有降低血糖的作用。

【附注】东北红豆杉是世界上公认的濒危灭绝的天然珍稀抗癌植物，在地球上已有250万年的历史，是植物活化石。1996年联合国教科文组织将其列为世界珍稀濒危植物；1999年被列为我国一级珍稀濒危野生植物。

主要参考文献

[1] 王冰，郑红月，肖晶，等.东北红豆杉的生药鉴定[J].中草药，1998，29(4)：267-269.

[2] 曹聪梅，李作平，史清文.东北红豆杉的化学成分和药理作用研究进展[J].天然产物研究与开发，2006，18：330-342.

[3] Kimiko Nakano, Toshihiro Nohara, Toshiaki Tomimatsu, et al. A phytoecdysteroid, taxisterone, from *Taxus cuspidate*[J]. Phytochemistry, 1982, 21(11): 2749-2751.

[4] Changhong Huo, Xiping Zhang, Cunfang Li, et al. A new taxol analogue from the leaves of *Taxus cuspidate*[J]. Biochemical Systematics and Ecology, 2007, 35(10): 704-708.

[5] H J Guchelaar, C H H. Ten Napel, E. G. E. de Vries, et al. Clinical, toxicological and pharmaceutical aspects of the antineoplastic drug taxol: A review[J]. Clinical Oncology, 1994, 6(1): 40-48.

（黑龙江中医药大学　夏永刚　沈宇）

24. 红参

Hongshen

GINSENG RADIX ET RHIZOMA RUBRA

【来源】为五加科植物人参*Panax ginseng* C. A. Mey.的栽培品经蒸制后的干燥根和根茎。

【原植物】【主产地】【栽培要点】参见"人参"。

【采收与加工】栽培参种5～6年，9～10月采挖，除去茎叶后加工。蒸2～3小时，烘干或晒干；支、须根加工成红参须。

【商品规格】 有边条红参和普通红参两大类。

1. 边条红参 用培植7～9年的鲜人参加工而成，所用边条鲜人参要移栽2～3次，在移栽时按近似"人形"的标准，做下须和整形处理，故边条鲜人参及其加工成的边条红参，具芦长、体长、腿长的"三长"特征。

2. 普通红参 用培植6年的鲜人参加工而成，所用鲜人参主要为"大马牙""二马牙"等农家品种，普通鲜人参及其加工成的普通红参，具有芦短、体粗、支根细而多的特征[1]。

【药材鉴别】

（一）性状特征

主根表面红棕色，半透明，长3～10cm，直径1～2cm，呈纺锤形或圆柱形，偶有不透明的暗黄褐色斑块，具纵沟、皱纹及细根痕，上部有断续的不明显环纹；下部有2～3条扭曲交叉的支根，并带弯曲的须根或仅具须根残迹。芦头长1～2cm，上有芦碗。质硬而脆，断面平坦，角质样。气微香而特异，味甘、微苦。（图24-1）

（二）显微鉴别

1. 根横切面 木栓层为数列细胞，内侧有皮层；韧皮部中有树脂道散布，内含黄色分泌物，近形成层处有较大树脂道环列；韧皮部中射线宽3～5列细胞；木质部导管多成单列，径向稀疏排列；木射线宽广，中央可见初生木质部导管；薄壁细胞中含有许多细小的已糊化的淀粉粒和草酸钙簇晶。（图24-2）

2. 粉末特征 粉末红棕色。草酸钙簇晶多见，棱角锐尖，为20～60μm；含糊化淀粉粒的薄壁细胞，糊化淀粉粒黄棕色；树脂道碎片易见，呈管状，内含黄色或红色块状分泌物；木栓细胞呈纵向排列，细胞壁增厚；导管多见，主要为孔纹、梯纹及螺纹导管。（图24-3）

（三）理化鉴别

薄层色谱 取本品粉末，加三氯甲烷，回流1小时，弃三氯甲烷层，挥干药渣，加水拌匀湿润后，加水饱和正丁醇，超声处理30分钟，取上清液，加3倍量氨试液，摇匀，放置分层，取上层液蒸干，残渣加甲醇溶解，作为供试品溶液。再取人参皂苷Rb$_1$、Re、Rf、Rg对照品，加甲醇制成每1ml各含2mg的混合溶液，作为对照品溶液。照薄层色谱法试验，吸取上述三种溶液各1～2μl，分别点于同一硅胶G薄层板上，以三氯甲烷–乙酸乙酯–甲醇–水（15：40：22：10）10℃以下放

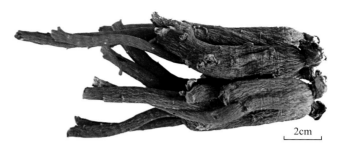

图24-1 红参药材图（殷乐、王丽新 摄）

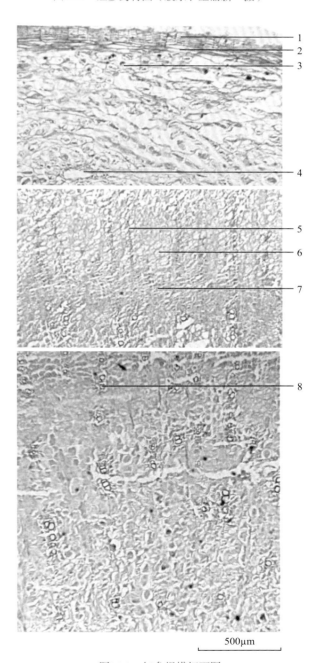

图24-2 红参根横切面图

1. 木栓层 2. 皮层 3. 草酸钙簇晶 4. 树脂道 5. 韧皮部 6. 射线 7. 形成层 8. 木质部

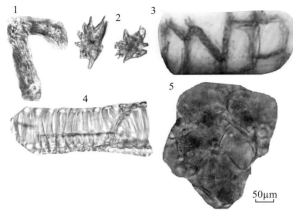

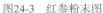

图24-3　红参粉末图　　　　　　　　　　　　　图24-4　红参薄层色谱图

1. 树脂道　2. 草酸钙簇晶　3. 木栓细胞　4. 导管　5. 糊化淀粉粒　　S. 人参皂苷Rb₁、Re、Rf、Rg对照品　1～11. 红参药材样品

置的下层溶液为展开剂，展开，取出，晾干，喷以10%硫酸乙醇溶液，在105℃加热至斑点显色清晰，分别置日光和紫外光灯（365nm）下检视。供试品色谱中，在与对照品色谱相应的位置上，显相同颜色的荧光斑点。（图24-4）

【质量评价】以表面半透明、红棕色、有自然光泽、无抽沟、无黄皮者为佳。采用高效液相色谱法测定，本品按干燥品计算，含人参皂苷Rg₁（$C_{42}H_{72}O_{14}$）和人参皂苷 Re（$C_{48}H_{82}O_{18}$）的总量不得少于0.25%，人参皂苷Rb₁（$C_{54}H_{92}O_{23}$）不得少于0.20%。

【化学成分】主要成分为三萜皂苷，具体包括：人参皂苷Rb₁、Rb₂、Rc、Re、Rf、Rg₁、Rg₃、Rg₄、Rh₁、Rh₂、Rh₃、F₁、F₂、F₃、F₄，西洋参皂苷 R₁，竹节参苷 IVₐ丁酯、姜状三七苷 $R16'$ -丁酯、25-二羟基达玛20（22）E-烯3-O-β-D-吡喃葡萄糖基-（1→2）-O-β-D-吡喃葡糖苷等[2]。

【性味归经】甘、微苦，温。归脾、肺、心、肾经。

【功能主治】大补元气，复脉固脱，益气摄血。用于体虚欲脱，肢冷脉微，气不摄血，崩漏下血。

【药理作用】

1. 对中枢神经系统的作用　红参提取物对中枢神经系统具有兴奋作用，但大量时反而有抑制作用；红参提取物能加强高级神经活动的兴奋和抑制过程，增强机体对一切非特异性刺激的适应能力，减轻疲劳。

2. 对循环系统的作用　红参对心肌及血管有直接作用，一般在小剂量时兴奋，大剂量时抑制；红参提取物对心肌无力有一定的改善作用，有抗过敏性休克及强心的作用。刺激造血器官，有改善贫血的作用。

3. 加强机体对有害因素的抵抗力　红参提取物能增强人体适应气温变化的能力，可使降至很低水平的血压稳固回升，有较强的抗炎症作用，有抗维生素B₁、B₂缺乏症的作用，促进实验性损伤的愈合，能减弱苯、四乙铅、三甲酚磷酸等毒物对机体的作用等。

4. 降低血糖的作用　红参提取物对因肾上腺素引起的高血糖症状，有降低血糖的作用，并与胰岛素有协同作用。

5. 其他作用　红参提取物长期小量服用，可使网状内皮系统机能亢进；剂量过大，则呈相反作用[3]。

【用药警戒或禁忌】不宜与藜芦同用。

主要参考文献

[1] 宋承吉. 中国、朝鲜、日本红参等级划分标准[J]. 中成药研究，1984，10：43-44.

[2] 周琪乐、徐崀、杨秀伟. 中国红参化学成分研究[J]. 中国中药杂志，2016，41(2)：233-249.

[3] 吴秉纯. 活性参与生晒参、红参药理作用的比较[J]. 黑龙江医药，1983，1：17-19.

（吉林农业大学　许永华　杨鹤　王敏）

25. 红药子

Hongyaozi

RADIX POLYGONI CLIINERVE

【**别名**】红药、赤药、朱砂七、黄药子、朱砂莲。

【**来源**】为蓼科植物毛脉蓼*Polygonum ciliinerve*（Nakai）Ohwi的块根。

【**本草考证**】本品始载于《本草图经》，载："藤生高三四尺，根及茎似小桑，秦州出者谓之红药子，叶似荞麦，枝茎赤色，七月开白花，其根初采湿时红赤色，曝干即黄。"《禹讲师经验方》载："治产后血运，四肢冰冷，唇青腹胀，昏迷南药。"《中草药学》载："降火凉血，活血止血。"《全国中草药汇编》载："治功能性子宫出血。"本草形态和功能记载与现今所用红药子基本一致。

【**原植物**】多年生草质藤本。根状茎块状，肥大。地上茎绿紫色，中空，先端分枝。托叶鞘褐色，膜质，近乎透明。叶互生，叶片长圆状椭圆形，长6～11cm，宽3～6cm；叶柄长0.5～5cm，上面具沟，下面有黏质乳头状突起或具微小纤毛；圆锥花序顶生或腋生；花梗明显；花被白色或淡紫色，5裂，外侧裂片中脉具翅；雄蕊8，子房三棱状，柱头3，盾状。小坚果三棱形，黑紫色，为扩大的膜质翅的花被所包。花期夏季。（图25-1）

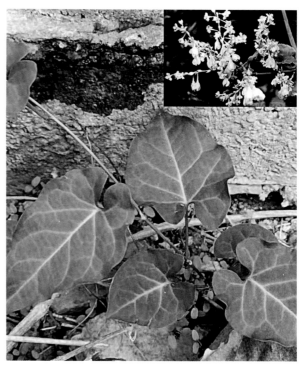

图25-1 毛脉蓼

生于山坡路旁、沟边、滩地及乱石堆中。分布于我国西北、华中和湖北、四川、贵州等地。

【**主产地**】主产陕西、甘肃、河南等地。

【**采收与加工**】秋季采收，挖出后，除去茎叶、须根，晒干。

【**药材鉴别**】

（一）性状特征

块茎呈不规则块状，或略呈圆柱形，外皮棕褐色，紧贴，不易剥离，长8～15cm，直径3～7cm，表面棕黄色，或略呈圆柱形，根头部有多数茎基呈疙瘩状。质极坚硬，难折断，剖面深黄色。商品常横切成块，断面凹凸不平，土黄色或黄棕色，呈现如何首乌之异形维管束，并有细条状淡黄色纹理。气微，味苦。（图25-2）

（二）显微鉴别

1. 块根横切面　木栓层为10数列深棕色木栓细胞。栓内层为4～5列细胞；皮层较薄。韧皮部宽广，韧皮束呈条状，稍弯曲，束间形成层不明显。韧皮部射线较宽，木质部导管

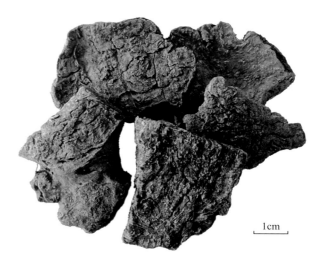

图25-2 红药子药材图

数量较少，略呈二轮排列。皮层和韧皮部间零星分布多数维管束。薄壁细胞内含有草酸钙晶体。（图25-3）

2. 粉末特征　粉末棕红色。具缘纹孔导管。单粒淀粉粒，卵圆形或圆形，长约至20μm，直径2～12μm，脐点不明显，点状、线状、人字状；复粒少见，多由2～3个分粒组成。草酸钙结晶散在或存在于薄壁细胞中，直径可至80μm，棱角状多钝，亦有尖锐者。石细胞较多，成群或单独散在。纤维直径20～48μm，单斜及类圆形纹孔明显。（图25-4）

【质量评价】以块大、色棕红、质坚脆、味苦为佳。

【化学成分】主要含有蒽醌类和黄酮类成分[1-2]。

1. 蒽醌类　大黄素（emodin）、大黄素甲醚（physcion）、大黄素-8-β-D-葡萄糖苷（蒽苷B）（emodin-8-β-D-glucopyranoside，anthraglycoside B）、大黄素甲醚-8-β-D吡喃葡萄糖苷（蒽苷A）（physcion-8-β-D-glucopyranoside，anthraglycoside A）等。

2. 黄酮类　山柰苷等。

【性味归经】味苦，微涩，性凉。归肺、大肠、肝经。

【功能主治】清热解毒，凉血，活血。主治呼吸道感染，扁桃体炎，急性菌痢，急性肠炎，泌尿系统感染，多种出血，跌打损伤，月经不调，风湿痹痛，热毒疮疡，烧伤等。

【药理作用】

1. 抑菌、抗病毒作用　对金黄色葡萄球菌、大肠埃希菌、铜绿假单胞菌、弗氏痢疾杆菌有抑制作用。水浸液对多种呼吸道及肠道病毒有广谱的抗病毒作用[2]。

2. 镇痛、抗炎作用　能抑制二甲苯所致小鼠耳廓肿胀和应激性溃疡，并有明显的镇痛作用[3]。

3. 增强机体免疫力　能够增强体内巨噬细胞的活动能力。

【用药警戒或禁忌】少数病人服后有腹胀、恶心、呕吐、手麻、头晕等反应，不宜过量，反应严重者应停服。孕妇慎用[4]。

【附注】红药子名称比较混乱，除毛脉蓼块根外，尚有下列多种药材均称红药子。

蓼科翼蓼属植物翼蓼*Pteroxygonum giraldii* Dammer et Diels的块根含有黄酮、酚酸、三萜等类化合物，用于治疗肠胃炎、痢疾、吐血、便血、崩漏带下、烧烫伤等症。产地为河北、山西、河南、陕西、甘肃、湖北及四川等地。

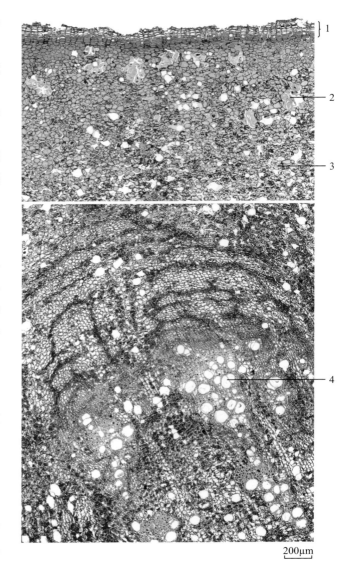

200μm

图25-3　红药子横切面图

1. 周皮　2. 纤维　3. 薄壁组织　4. 木质部

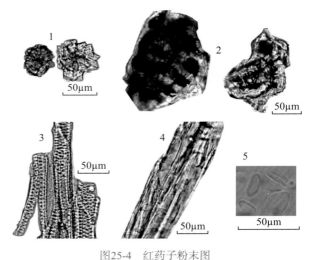

图25-4　红药子粉末图

1. 草酸钙簇晶　2. 石细胞　3. 网纹导管　4. 木纤维　5. 淀粉粒

薯蓣科薯蓣属植物薯莨*Dioscorea cirrhosa* Lour.的块茎主要含儿茶精、左旋表儿茶精、原矢菊素等缩合鞣质及苷类，具有止血、兴奋子宫和抗菌作用。主要分布于福建、台湾、湖南、广东、广西、贵州、四川等地。

虎耳草科鬼灯檠属植物鬼灯檠*Rodgersia aesculifolia* Batalin的干燥根茎具有清热解毒、凉血止血、消肿、收敛的功效，用于咽喉疼痛、腹泻、痢疾、便血、吐血、咯血、崩漏、子宫脱垂、脱肛、疮毒。甘肃、宁夏等西北地区有应用。

主要参考文献

[1] 程金友，何金鹭，宋健.红药子与混淆品薯莨鬼灯檠的性状及理化鉴别[J].时珍国医国药，1998，9(5)：70.

[2] 曹晓晖，马养民，吴妍，等.毛脉蓼化学成分的研究[J].中成药，2018，40(4)：862-865.

[3] 戚欢阳，张朝凤，张勉，等.毛脉蓼化学成分及抑菌活性的研究[J].中国药学杂志，2005，40(11)：819-822.

[4] 陈吉炎，杜义华，蔡清.毛脉蓼的药效学实验研究[J].湖北中医杂志，1998，20(4)：56-57.

（黑龙江中医药大学　匡海学　李波　赵倩）

26. 赤芍

Chishao

PAEONIAE RADIX RUBRA

【别名】山芍药、草芍药。

【来源】为毛茛科芍药*Paeonia lactiflora* Pall.或川赤芍*Paeonia veitchii* Lynch的干燥根。

【本草考证】本品始载于《神农本草经》，列为中品。《伤寒论》及中国早年传统方剂中只有"芍药"之称。《本草经集注》以根、花的颜色分赤白。宋代将芍药按不同加工方法独立成了白芍和赤芍两种药物。1935年陈存仁所著的《中药大辞典》记载白芍的产地为安徽、浙江和四川，赤芍的产地为山西；《中药大辞典》和《中华本草》规定白芍为栽培品，而赤芍为野生品。《中国药典》用不同加工方法将其独立成了白芍和赤芍。

【原植物】

1. 芍药　多年生草本。根粗壮，分枝黑褐色。茎高40～70cm，无毛；下部茎生叶为二回三出复叶，上部茎生叶为三出复叶；小叶狭卵形、椭圆形或披针形，顶端渐尖，基部楔形或偏斜，边缘具白色骨质细齿，两面无毛，背面沿叶脉疏生短柔毛。花数朵，生茎顶和叶腋，有时仅顶端一朵开放，而近顶端叶腋处有发育不好的花芽，直径8～11.5cm；苞片4～5，披针形，大小不等；萼片4，宽卵形或近圆形，长1～1.5cm，宽1～1.7cm；花瓣9～13，倒卵形，长3.5～6cm，宽1.5～4.5cm，白色，有时基部具深紫色斑块；花丝长0.7～1.2cm，黄色；花盘浅杯状，包裹心皮基部，顶端裂片钝圆；心皮4～5cm，无毛。蓇葖果长2.5～3cm，直径1.2～1.5cm，顶端具喙。（图26-1）

生于山坡草地及林下。分布于东北、华北、陕西及甘肃南部。

2. 川赤芍　与赤芍相比，植株较高大，茎有粗而钝的棱，叶柄较短，叶呈宽卵圆形。（图26-2）

生于山坡疏林及林边。分布于陕西、四川、甘肃、青海等地。

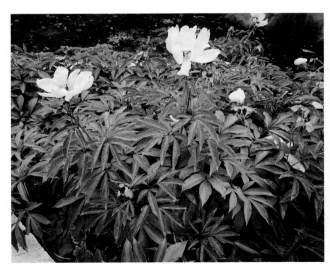

图26-1　芍药

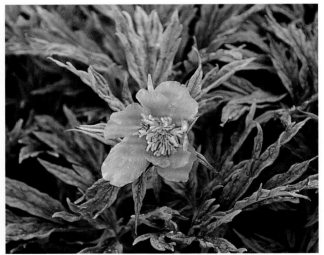

图26-2　川赤芍

【主产地】主产于内蒙古、辽宁、河北、四川、甘肃及山西等地。内蒙古多伦为药材道地产区。

【栽培要点】

1. 生物学特性　喜光、抗旱及耐寒。

2. 栽培技术　以种子繁殖或越冬芽分根繁殖方式进行繁殖。赤芍以壤土及砂壤土最适宜，砂土次之，黏重的土壤则较差。砂质较重透水好的地块，宜采用平畦，土质较黏透水不良的地块，宜采用高畦。

3.病虫害 病害：芍药灰霉病、芍药铁锈病等。虫害：地老虎、蝼蛄等。

【采收与加工】 春、秋二季采挖。以秋季产者为好，将根挖出后，除去根茎、须根及泥沙，晒干。

【商品规格】

原皮赤芍 一等赤芍：粉性足，两端粗细均匀，中部直径大于1.2cm，长度大于16cm；二等赤芍：粉性差，中部直径0.8～1.2cm，长度小于16cm。

原皮川赤芍 一等赤芍：粉性足，两端粗细均匀，中部直径大于1.2cm，长度大于16cm；二等赤芍：粉性差，中部直径0.8～1.2cm，长度小于16cm。

刮皮川赤芍 一等赤芍：粉性足，两端粗细均匀，中部直径大于1.2cm，长度大于16cm；二等赤芍：粉性差，中部直径0.8～1.2cm，长度小于16cm。

【药材鉴别】

（一）性状特征

根圆柱形，稍弯曲，长5～40cm，直径0.5～3cm，表面棕褐色，粗糙，有纵沟和皱纹，并有须根痕和横长的皮孔样突起，有的外皮易脱落。质硬而脆，易折断，断面粉白色或粉红色，皮部窄，木部放射状纹理明显，有的有裂隙。气微香，味微苦、酸涩。（图26-3）

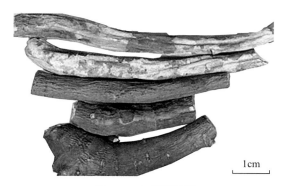

1cm

图26-3 赤芍药材图

（二）显微鉴别

1.根横切面 木栓层为数列棕色细胞；栓内层薄壁细胞切向延长，韧皮部较窄，形成层成环；木质部射线较宽，导管群作放射状排列，导管旁有木纤维；薄壁细胞含草酸钙簇晶，并含淀粉粒。（图26-4）

2.粉末特征 粉末黄棕色。草酸钙簇晶为类圆形，棱角短钝，直径为15～25μm；导管大多为网纹导管；淀粉粒常见。（图26-5）

（三）理化鉴别

薄层色谱 取本品粉末0.5g，加乙醇10ml，振摇5分钟，滤过，滤液蒸干，残渣加乙醇2ml使溶解，作为供试品溶液。另取芍药苷对照品，加乙醇制成每1ml含2mg的溶液，作为对照品溶液。照薄层色谱法试验，吸取上述两种溶液各4μl，分别点于同一硅胶G薄层板

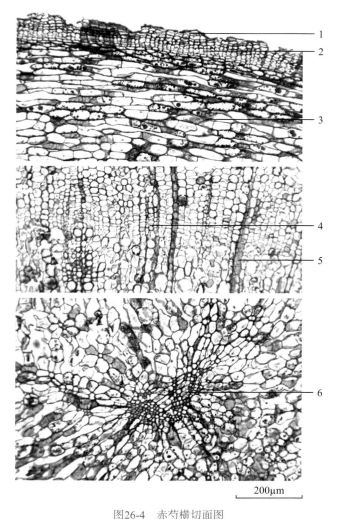

200μm

图26-4 赤芍横切面图

1.木栓层 2.皮层 3.韧皮部 4.形成层 5.射线 6.木质部

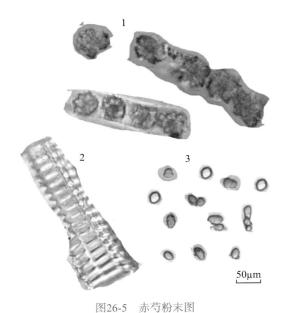

图26-5　赤芍粉末图

1. 草酸钙簇晶　2. 导管　3. 淀粉粒

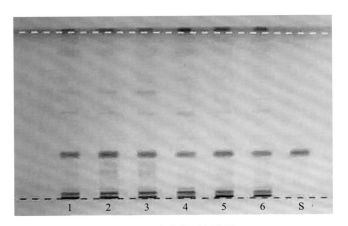

图26-6　赤芍薄层色谱图

S. 芍药苷对照品　1～6. 赤芍药材样品

上，以三氯甲烷-乙酸乙酯-甲醇-甲酸（40：5：10：0.2）为展开剂，展开，取出，晾干，喷以5%香草醛硫酸溶液，加热至斑点显色清晰。供试品色谱中，在与对照品色谱相应的位置上，显相同的蓝紫色斑点。（图26-6）

【质量评价】以枝条粗长、质较轻松、糟皮粉渣者为佳。采用高效液相色谱法测定，本品含芍药苷（$C_{23}H_{28}O_{11}$）不得少于1.8%。

【化学成分】主要成分为萜类及其苷类、黄酮及其苷类、挥发油类、酚酸及其苷类等。其中，萜类及其苷类是其特征性成分和有效成分。

1. 萜类及其苷类　芍药苷（paeoniflorin）、芍药内酯苷（albiflorin）、羟基芍药苷（oxypaeoniflorin）及苯甲酰芍药苷（benzoylpaeoniflorin）[1]。

2. 黄酮及其苷类　儿茶素（catechin）、花青素（anthocyanidins）等[2]。

3. 酚酸类　没食子酸（gallic acid）、丹皮酚（paeonol）等。

4. 其他　苯甲酸（benzoic acid）、邻甲基苯酚（o-cresol）、油酸（oleic acid）、腺苷类、棕榈酸类、氨基酸[3-5]等成分。

【性味归经】苦，微寒。归肝经。

【功能主治】凉血止血，解毒敛疮。用于便血，痔血，血痢，崩漏，水火烫伤，痈肿疮毒。

【药理作用】

1. 抗血栓形成作用　赤芍煎剂可延长血栓形成时间，明显抑制凝血酶凝集牛纤维蛋白，通过抑制凝血酶和激活纤溶酶原对血凝有显著抑制作用。

2. 抗血小板聚集作用　赤芍提取物在体外对肾上腺素、二磷酸腺苷（ADP）、烙铁头蛇毒（TMVA）和花生四烯酸（AA）诱导的血小板聚集均有显著抑制作用，并使血小板黏附与血小板第三因子活性降低，血小板内cAMP含量升高。赤芍抑制血小板聚集的机制可能与干扰血小板的能量代谢，抑制血栓素A_2的生物合成及提高血小板内cAMP含量等有关。

3. 降血脂和抗动脉硬化作用　赤芍可使高脂血兔的血浆总胆固醇（Tch）、三酰甘油（TG）、低密度脂蛋白胆固醇（LDL-Ch）、极低密度脂蛋白胆固醇（VLDL-Ch）显著降低；高密度脂蛋白胆固醇（HDL-Ch）及HDL2-Ch显著升高。赤芍抗动脉硬化的机制可能与改善脂蛋白组分比值、降低血浆过氧化脂质、减少钙沉积于动脉壁、抑制血小板聚集、调节TXA2／PGI2平衡和激活腺苷酸环化酶而增加动脉壁内cAMP浓度等有关。

4.对心血管系统的影响　赤芍煎剂可使心率减慢，搏出量减少；增加冠脉流量，降低外周阻力，血压下降；对实验性肺动脉高压兔有治疗和预防作用，使肺血管扩张、肺血流改善、肺动脉压降低，心输出量增加，心功能改善。对脑垂体后叶素所致大鼠急性心肌缺血有明显保护作用。

5.抗肿瘤作用　赤芍A、C、D可分别增加S180实体瘤、S180腹水癌或Lewis肺癌组织中的cAMP水平，此作用可能与抗癌或抗癌增效作用有关。

6.保肝作用　芍药苷、棕榈酸乙酯、亚油酸乙酯具有明显保肝活性。

主要参考文献

[1] 丁罡，宋明志，于尔辛.丹参、赤芍对大鼠Walker256癌肝转移影响机制的研究[J].中国癌症杂志，2001，11(4)：364-366.

[2] 许惠玉，华东，于晓红，等.赤芍总苷对荷瘤鼠体内IL-10、IL-12、TGF-β1分泌及细胞免疫功能的影响[J].齐齐哈尔医药学院学报，2009，30(2)：2737-2739.

[3] 王彦志，石任兵，刘斌.赤芍化学成分的分离与结构鉴定[J].北京中医药大学学报，2006，29(4)：267-269.

[4] Xu H Y, Chen Z W, Wu Y M. Antitumor activity of total paeony glycoside against human chronic myelocytic leukemia K562 cell lines in vitro and in vivo [J]. Med Oncol, 2012, 29(2): 1137-1147.

[5] 许惠玉，官杰，吴艳敏，等.赤芍总苷对环磷酰胺免疫抑制小鼠免疫功能的影响[J].齐齐哈尔医药学院学报，2010，31(20)：3193-3195.

（长春中医药大学　姜大成　朱华云）

27. 苍术

Cangzhu

ATRACTYLODES RHIZOMA

【别名】赤术、朱砂点苍术、枪头菜、山刺菜

【来源】为菊科植物茅苍术*Atractylodes lancea*（Thunb.）DC.或北苍术*Atractylodes chinensis*（DC.）Koidz.的干燥根茎。

【本草考证】本品始载于《神农本草经》。《本草纲目》载："苍术性燥，故以糯米泔浸去其油，切片焙干用，亦有用脂麻同炒，以制其燥者。"《神农本草经疏》载："凡病属阴虚血少、精不足，内热骨蒸，口干唇燥，咳嗽吐痰、吐血、鼻衄、咽塞，便秘滞下者，法咸忌之。肝肾有动气者勿服。"《普济方》中录有苍术散，载："治牙床风肿：大苍术，切作两片，于中穴一孔，入盐实之，湿纸裹，烧存性，取出研细，以此揩之，去风涎即愈，以盐汤漱口。"本草记载与现今所用苍术基本一致。

【原植物】

1.茅苍术　多年生草本，高30～80cm。根茎粗大不整齐。茎单一，圆而有纵棱，上部稍有分枝。叶互生，革质而厚；茎下部的叶多为3裂，裂片先端尖，顶端1裂片较大，卵形，基部楔形，无柄而略抱茎；茎上部叶卵状披针形至椭圆，无柄，叶缘均有刺状齿。上面深绿，下面稍带白粉状。头状花序顶生，直径约2cm；总花托无梗，基部有叶状及细羽裂多刺苞片；总苞片6～8层，披针形；花托平坦，花多数，两性花与单性花多异株；两性花有多数羽

毛状长冠毛；花冠管状，白色，有时稍带红紫色，先端5裂，裂片线形；花丝分离；子房下位，长柱形，密被白色柔毛，花柱细长，柱头2裂。单性花一般为雌花，具5枚线状退化雄蕊，退化雄蕊完全分离，先端略卷曲，其余部分与两性花同。瘦果长圆形，长约5mm，被棕黄色柔毛。花期8～10月。果期9～10月。（图27-1）

多生于山坡较干燥处。分布于江苏、浙江、安徽、江西、湖北、河北、山东等地。

2.北苍术　与茅苍术不同之处在于北苍术根茎肥大，结节状。茎下部叶匙形，多为3～5羽状深缺刻，先端钝，基部楔形而略抱茎；茎上部叶卵状披针形至椭圆形。花期7～8月。果期8～10月。（图27-2）

生于野生山坡草地、林下、灌丛及岩缝中。分布于黑龙江、辽宁、吉林、内蒙古、河北、山西、甘肃、陕西、河南、江苏、浙江、江西、安徽、四川、湖南、湖北等地。各地药圃广有栽培。朝鲜及苏联远东地区亦有分布。

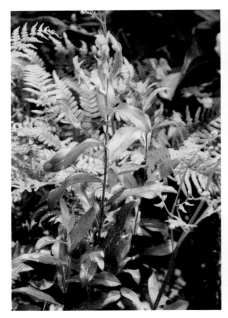

图27-1　茅苍术（严辉　摄）　　　　　　　　　图27-2　北苍术

【主产地】

1.茅苍术　主产于江苏、湖北、河南。此外，浙江、安徽、江西亦产。

2.北苍术　主产于内蒙古、河北、山西、辽宁、吉林、黑龙江。此外，山东、陕西、甘肃等地亦产。

【栽培要点】

1.生物学特性　喜凉爽气候，耐旱，忌积水。以半阴半阳、土层深厚、疏松肥沃、富含腐殖质、排水良好的砂质壤土栽培为宜。

2.栽培技术　用种子或根茎繁殖。种子繁殖：用直播或育苗移栽法。直播早春撒播或点播；育苗移栽法同直播，培育1～2年后可移栽。根茎繁殖：收获时将带芽的根茎切下，随采随栽，覆土压实。

3.病虫害　病害：根腐病。虫害：蚜虫、小地老虎。

【采收与加工】春、秋季采挖，除去残茎及须根，洗净泥土，晒干，切片备用。生用或炒用[1]。

【商品规格】均为统货。茅苍术：干货。中部直径0.8cm以上。无须根、杂质、虫蛀、霉变。北苍术：干货。中部直径1cm以上。无须根、杂质、虫蛀、霉变。

【药材鉴别】

（一）性状特征

1.茅苍术　呈不规则连珠状或结节状圆柱形，略弯曲，偶有分枝，长3～10cm，直径1～2cm。表面灰棕色，有皱纹、横曲纹及残留须根，顶端具茎痕或残留茎基。质坚实，断面黄白色或灰白色，散有多数橙黄色或棕红色油室，暴露稍久，可析出白色细针状结晶。（图27-3）

2. 北苍术　呈疙瘩块状或结节状圆柱形，长4～9cm，直径1～4cm。表面黑棕色，除去外皮者黄棕色。质较疏松，断面散有黄棕色油室。香气较淡，味辛、苦。呈疙瘩块状或结节状圆柱形，长4～9cm，直径1～4cm。表面黑棕色，除去外皮者黄棕色。质较疏松，断面散有黄棕色油室。（图27-4）

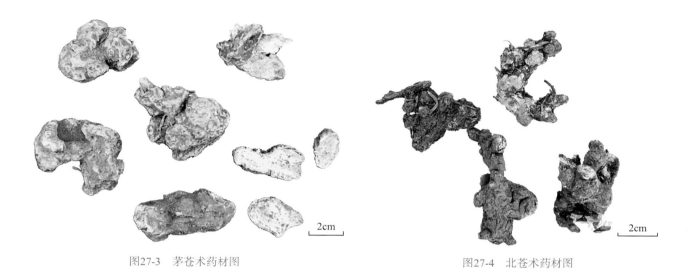

图27-3　茅苍术药材图　　　　　　　　　　　图27-4　北苍术药材图

（二）显微鉴别

1. 根横切面　木栓层有数列木栓细胞，内有石细胞环带，皮层宽广，散有大型油室；韧皮部较窄；形成层不明显；木质部内有木纤维束；射线较宽，中间有髓部；薄壁细胞中含有菊糖，并散有细小草酸钙针晶。

2. 粉末特征　粉末棕色。草酸钙针晶细小，长5～30μm，不规则地充塞于薄壁细胞中。纤维大多成束，长梭形，直径约至40μm，壁甚厚，木化。石细胞甚多，有时与木栓细胞连结，多角形、类圆形或类长方形，直径20～80μm，壁极厚。菊糖多见，表面呈放射状纹理。

（三）理化鉴别

薄层色谱　取本品粉末，加正己烷超声处理，滤过，取滤液，作为供试品溶液。另取苍术对照药材0.5g，同法制成对照药材溶液。照薄层色谱法试验，取供试品溶液2μl、对照药材溶液4μl，点于同一硅胶G薄层板上，以石油醚–乙酸乙酯（20∶1）为展开剂，展开，取出，晾干。喷以5%对二甲氨基苯甲醛的10%硫酸乙醇溶液，加热至斑点显色清晰。供试品色谱中，在与对照药材色谱相应的位置上，显相同颜色的斑点。

【质量评价】以质坚实、断面朱砂点多、香气浓者为佳。采用高效液相色谱法测定，本品按干燥品计算，含苍术素（$C_{13}H_{10}O$）不得少于0.30%。

【化学成分】苍术中主要化学成分有萜类挥发油、脂肪族挥发油、芳香族挥发油、糖苷类等。

1. 萜类挥发油　苍术酮、3β-羟基苍术酮、芹烷二烯酮、苍术烯内酯Ⅰ～Ⅲ、木香烃内酯、长叶松萜烯、石竹烯、β-桉叶烯、β-桉叶油醇等。其中，苍术酮、芹烷二烯酮、苍术烯内酯Ⅰ为主要药效成分。

2. 脂肪族挥发油　戊酸4-十正酯、长叶松萜烯、L-抗坏血酸-2,6-二棕榈酸酯、1-甲基-2,4双（1-甲基乙烯基）-环己烷、2,4二甲基-2-戊烯、（Z）-戊酸-2-戊烯-1-酯及3-二十烷酮等。

3. 芳香族挥发油类　反式-玉米赤霉烯酮、六甲基杜瓦苯、2-丁基甲酰氧基-1,1,10-三甲基-6,9-环二氧十氢化萘及6-乙烯基4,5,6,7-四氢3,6-甲基-5-异丙烯基-（S）-香豆酮等。

4. 其他挥发油　叔戊酸-3,5-氟哌利多-6-甲氧基-胆甾基-22-烯-21-醇、异炔诺酮及3β-乙酰氧基5-胆酰胺等。

5.糖苷类　苍术烯内酯丙、淫羊藿次苷F$_2$、淫羊藿次苷D$_1$、菊淀粉、苍术苷、苍术苷B、β-谷甾醇、香草酸及胡萝卜苷等。

【性味归经】辛、苦、温。入脾、胃、肝经。

【功能主治】燥湿健脾，祛风散寒，明目。用于湿阻中焦，脘腹胀满，泄泻，水肿，脚气痿躄，风湿痹痛，风寒感冒，夜盲，眼目昏涩。

【药理作用】

1. 对消化系统的作用　苍术有保护肠道、促进肠道运动的功效，抗炎是苍术抗腹泻的机理。苍术正丁醇提取液有广谱的抗溃疡作用，并能抑制蛋白酶活性和胃酸排出量，同时苍术水煎剂对组织胺引起的胃酸分泌过多和黏膜病变为主要因素的溃疡有疗效。

2. 降血糖作用　苍术多糖A、B、C对降低正常小鼠的血糖水平具有剂量依赖性，苍术多糖A可降低四氧嘧啶高血糖模型小鼠的血糖水平。另外，苍术提取液可抑制小肠蔗糖酶对蔗糖的水解，可用于减少糖尿病患者对葡萄糖的吸收。

3. 抗菌消炎作用　苍术中的挥发油具有明显的抗炎作用，其机制与抑制组织中的PGE2生成有关。常温下保存时，随着保存时间的延长，苍术挥发油抗炎作用增强。苍术对15种真菌有不同程度的抑制作用。

4. 抗肿瘤活性　苍术醇提物对患胆管癌的仓鼠具有肿瘤抑制作用。苍术的甲醇提取物具有抗皮肤癌活性；北苍术的乙醇提取物对人的胆管癌细胞具有细胞毒性，此外还具有抗血管形成和抗细胞入侵的作用[2-5]。

【附注】

1. 苍术还可以食用，在日本、韩国、新加坡等地亦做保健食品。食用方法：早春嫩芽，用沸水焯后再用清水浸泡，去掉苦涩味之后可炒食、蘸酱、腌渍或者做汤。

2. 关苍术Atractylodes japonica Koidz. ex Kitam.也是主产于东北地区的常见药材，不同于茅苍术或北苍术。关苍术多出口日本，国内少用。

主要参考文献

[1] 中国大兴安岭蒙中药植物资源志编撰委员会. 中国大兴安岭蒙中药植物资源志[M]. 内蒙古：内蒙古科学技术出版社，2011：429.

[2] 邓爱平，李颖，吴志涛，等.苍术化学成分和药理的研究进展[J]. 中国中药杂志，2016，41(21)：3904-3913.

[3] 李万娟，郭艳玲，商春丽，等.北苍术苍术素、苍术酮、β-桉叶醇测定及特征图谱研究[J]. 中草药，2016，47(2)：330-335.

[4] 南京中医药大学. 中药大辞典. 第2版. 上册[M]. 上海：上海科学技术出版社，2014：1285.

[5] 周德文，周立勇.术类的药理和药效[J]. 国外医药·植物药分册，1996，11(3)：120-122.

（吉林农业大学　许永华　杨鹤　高成林）

28. 苍耳子

Cang'erzi

XANTHII FRUCTUS

【别名】老苍子、胡苍子。

【来源】为菊科植物苍耳*Xanthium sibiricum* Patr.的干燥成熟带总苞的果实。

【本草考证】本品始载于《神农本草经》，列为中品，形似鼠耳，丛生如盘，叶青，白色，似胡荽，白华，细茎蔓生。《新修本草》载："伧人皆食之，昔中国无此，言从外国逐羊毛中来。"《本草纲目》载："其叶形如枲麻，又如茄，故有枲耳及野茄诸名。"本草记载与现今所用苍耳子基本一致。

【原植物】一年生草本，高30～80cm，全株生白色短毛，根纺锤形，分枝或不分枝。茎直立，粗壮，茎下部圆柱形，上部有纵沟，被伏毛；叶互生，叶片三角状卵形或心形，基出三脉，两边有糙毛，先端尖，基部心形或广楔形，叶缘有不整齐的牙齿，常呈不明显的三浅裂。头状花序，花单性，同株，雄花花序球形，密生柔毛，花药长圆状条形；雌花花序椭圆形，外层总苞片披针形，内层总苞片结成囊状。瘦果包于囊状总苞内，熟时绿色或淡黄色，总苞片变坚硬，倒卵形，外面散生钩状总苞刺，顶端有2枚直立或弯曲的喙。(图28-1)

主要为野生，生于田边、田间、路旁、荒地、山坡、村旁等处。分布于全国各地，适应性强，易于散布，各种环境都适宜生长，全国资源丰富。

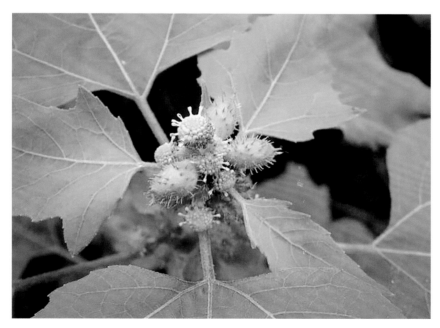

图28-1　苍耳（王英哲　摄）

【主产地】全国各地均产。道地产区古代记载有安陆（今湖北云梦县）、六安（今安徽六安市）、安徽滁州等地，自清代以后不再详细记载其产地。

【栽培要点】

1. 生物学特性　喜温暖稍湿润气候。以选疏松肥沃、排水良好的砂质壤土栽培为宜。

2. 栽培技术　用种子繁殖，直播或育苗移栽法。

3. 病虫害　虫害：菜青虫、苍耳虫、地老虎等。

【采收与加工】秋季果实成熟时采收，干燥，除去梗、叶等杂质，去刺，筛去灰屑，微炒至黄色，取出放凉。

【商品规格】

选货 长1.0～1.5cm，直径0.5～0.7cm，颗粒饱满，无空瘪，无枝干、灰渣等杂质。

统货 长0.8～1.5cm，直径0.4～0.7cm，空瘪≤10%，杂质≤3%。

【药材鉴别】

（一）性状特征

果实纺锤形或卵圆形，长1～1.5cm，直径0.4～0.7cm。表面黄棕色或黄绿色，全体有钩刺，顶端有2枚较粗的刺，分离或相连，基部有果梗痕。质硬而韧，横切面中央有纵隔膜，2室，各有1枚瘦果。瘦果略呈纺锤形，一面较平坦，顶端具1突起的花柱基，果皮薄，灰黑色，具纵纹。种皮膜质，浅灰色，子叶2，有油性。气微，味微苦。（图28-2）

（二）显微鉴别

1. 果实横切面 总苞表皮由1列细胞构成，薄壁组织由数列细胞排列而成；总苞纤维外层纵向排列，内层横向排列，有时向外突出成钩刺，纤维间散有维管束；果皮外为表皮细胞及色素层，内为数列纤维及薄壁细胞；种皮表皮由1列扁平的细胞组成，其下散有维管束。（图28-3）

2. 粉末特征 粉末淡黄棕色至淡黄绿色。总苞纤维成束，常呈纵横交叉排列；果皮表皮细胞棕色，类长方形，常与下层纤维相连；果皮纤维成束或单个散在，细长梭形，纹孔和孔沟明显或不明显；种皮外层细胞淡黄色，多角形，壁稍厚；种皮内层细胞具乳头状突起；木薄壁细胞类长方形，具纹孔。（图28-4）

（三）理化鉴别

薄层色谱 取本品粉末2g，加三氯甲烷20ml，超声处理30分钟，弃去药渣挥干，加甲醇25ml，超声处理30分钟，滤过，滤液蒸干，加甲醇2ml溶解残渣，作为供试品溶液。取对照药材2g，同法制成对照药材溶液。照薄层色谱法试验，吸取上述两种溶液各4μl，分别点于同一硅胶G薄层板上，以正丁醇-冰醋酸-水（4：1：5）上层溶液为展开剂，展开，取出，晾干，置氨蒸气中熏至斑点显色清晰。供试品色谱中，在与对照药材色谱相应的位置上，显相同颜色的斑点。（图28-5）

【质量评价】以粒大、饱满、色黄绿者为佳。采用高效液相色谱法测定，本品按干燥品计算，含羧基苍术苷（$C_{31}H_{46}O_{18}S_2$）不得过0.35%；含绿原酸（$C_{16}H_{18}O_9$）

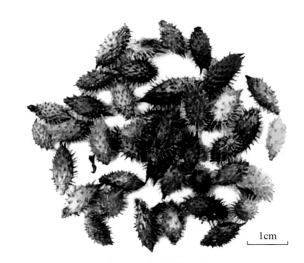

图28-2 苍耳子药材图

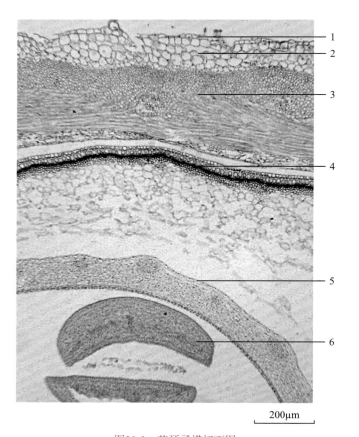

图28-3 苍耳子横切面图

1.总苞表皮 2.薄壁组织 3.总苞纤维 4.果皮 5.种皮 6.子叶

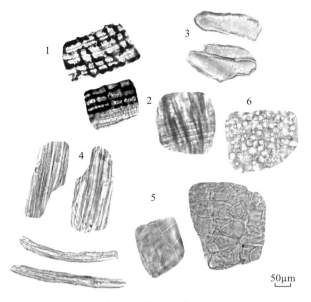

图28-4 苍耳子粉末图

1. 总苞纤维 2. 果皮表皮细胞 3. 果皮纤维
4. 种皮外层细胞 5. 种皮内层细胞 6. 木薄壁细胞

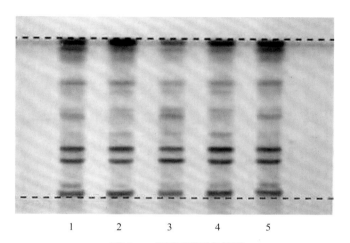

图28-5 苍耳子薄层色谱图

1. 苍耳子对照药材 2~5. 苍耳子药材样品

不得少于0.25%

【化学成分】主要成分为挥发油类、酚酸类、倍半萜内酯类、甾醇类、黄酮类等。其中，倍半萜内酯类是其特征性成分和有效成分。

1. 挥发油类 α-乙基-呋喃（2-ethyl furan）、β-侧柏烯（β-thujene）、月桂烯（myrcene）、D-柠檬烯（D-limonene）、β-石竹烯（β-caryophyllene）等[1-2]。

2. 酚酸类 绿原酸（chlorogenic acid）、1-咖啡酰奎宁酸（cyclohexanecarboxylicacid）。

3. 倍半萜内酯类 黄质宁（xanthinin）、苍耳明（xanthumin）、苍耳醇（isoxanthano1）、苍耳亭（xanthatin）等。苍耳亭是苍耳子中抑菌、抗肿瘤、抑制中枢神经系统的主要成分。

4. 黄酮类 槲皮素（quercetin）、水飞蓟素（silymarin）、芒柄花素（formononetin）、芒柄花苷（ononin）等[3]。

5. 甾醇类 胡萝卜苷（daucosterol）、β-谷甾醇（β-sitosterol）、stigmasta-7-ene-3-O-β-D-glucopyranoside、苍术苷（atractyloside）等。

【性味归经】辛、苦，温；有毒；归肺经。

【功能主治】散风寒，通鼻窍，祛风湿。用于风寒头痛，鼻塞流涕，鼻鼽，鼻渊，风疹瘙痒，湿痹拘挛。

【药理作用】

1. 抗过敏作用 苍耳子水提物能明显抑制大鼠皮肤过敏反应（PCA），对Ⅰ型超敏反应具有明显抑制作用。Ⅰ-咖啡酰奎宁酸能够抑制小鼠过敏反应，并降低血清中IgE的水平[4]。

2. 抗炎作用 高剂量的苍耳子生品和炒制品对二甲苯所致小鼠耳廓肿胀有明显的抑制作用[5]。

3. 抗肿瘤作用 苍耳亭对肝癌HepG2细胞、宫颈鳞癌细胞、黑色素瘤B16F10细胞的增殖均具有抑制作用[6]；在人癌细胞BGC-823、KE-97、KB上均具有较强的细胞毒性[7]。

4. 降血糖作用 苍耳子炒制前后均有降血糖作用，且炮制后的降血糖作用优于生品[5]。苍耳子水提物能够改善高脂饮食大鼠的葡萄糖耐量和胰岛素抵抗力，减少脂肪生成的同时也能增加脂肪的氧化[7]。

5. 其他作用 苍耳亭能显著抑制白色念珠菌和光滑念珠菌的活性，具有较强的抑菌作用；苍耳子水提物可增强

CAT、SOD、GPx三种抗氧化酶的活性，对脂质过氧化具有抑制作用。

【用药警戒或禁忌】苍耳子生品有毒，非炮制品不得入药，其毒性部位主要为贝壳杉烯苷类成分，毒性部位的提取物中主要有苍术苷、羧基苍术苷、绿原酸、1,5-二咖啡酰奎宁酸。高剂量的苍术苷能够对小鼠的肝脏造成严重损伤[8]。

【分子生药】应用ITS2序列可以快速并准确地鉴别苍耳子及其同属近缘种[9]。

主要参考文献

[1] 雷雨.苍耳草不同采收期化学成分含量变化及质量标准研究[D].南京中医药大学，2011.

[2] 邱玉玲.苍耳子的化学成分及其质量标准研究[D].沈阳药科大学，2009.

[3] 熊颖.苍耳子免疫抑制活性部位初步研究[D].广州中医药大学，2006.

[4] 裴文平.三种药用植物的化学成分及其生物活性研究[D].华东师范大学，2013.

[5] 沈佳瑜.苍耳子炮制前后药效作用及药代动力学比较研究[D].湖北中医药大学，2016.

[6] 吴育.苍耳亭提取分离及抗黑色素瘤的活性研究[D].南京中医药大学，2013.

[7] 任淑珍.苍耳亭对肿瘤细胞增殖和凋亡的影响及部分机制[D].安徽医科大学，2015.

[8] Ming-Hsing Huang, Bor-Sen Wang, Chuan-Sung Chiu, et al. Antioxidant, antinociceptive, and anti-inflammatory activities of Xanthii Fructus extract[J]. Journal of Ethnopharmacology, 2011, 135(2): 545-552.

[9] 王俊，刘霞，张雅琴，等.苍耳子药材及其混伪品ITS2序列鉴定研究[J].世界科学技术-中医药现代化，2014，16(2)：329-334.

（长春中医药大学　姜大成　王英哲）

29. 两头尖

Liangtoujian

ANEMONES RADDEANAE RHIZOMA

【别名】红背银莲花、红被银莲花、竹节香附。

【来源】为毛茛科银莲花属植物多被银莲花*Anemone raddeana* Regel的干燥根茎。

【本草考证】"两头尖"一名始载于《神农本草经》，《名医别录》和《本草纲目》等书亦有收载，但与现今所用两头尖并非同一物。如《本草纲目》乌头项下记载："此为乌头之野生于他处者，俗谓之草乌头，亦曰竹节乌头，鸟啄，即偶生两歧者，今俗呼为两头尖。"《本草品汇精要》载："此种乃附子之类，苗叶亦相似，其根似草乌，皮黑肉白，细而两端皆锐，故以为名也。"本草记载与现今所用两头尖基本一致。

【原植物】植株高10～30cm。根状茎横走，圆柱形，长2～3cm，粗3～7mm。基生叶1，有长柄，叶片三全裂，无毛，叶柄长2～7.8cm，有疏柔毛。花葶近无毛，苞片3，有柄，近扇形；萼片9～15，白色，长圆形或线状长圆形，长1.2～1.9cm，宽2.2～6mm，顶端圆或钝，无毛；雄蕊长4～8mm，花药顶端圆形，花丝丝形；心皮约30，子房密被短柔毛，花柱短。（图29-1）

生于山地林中或草地阴处。在我国分布于山东东北部、辽宁、吉林、黑龙江。在朝鲜、苏联远东地区也有分布。

【主产地】主产于辽宁省桓仁、宽甸，吉林省白山市、通化市、舒兰市以及黑龙江省五常等地。

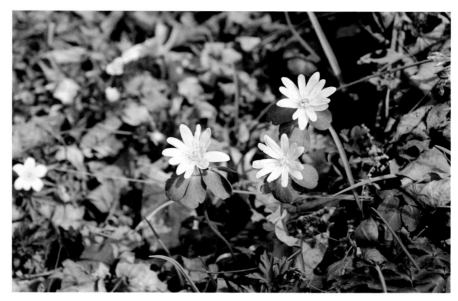

图29-1　多被银莲花

【栽培要点】

1. 生物学特性　性喜凉爽、潮润、阳光充足的环境，较耐寒，忌高温多湿。喜湿润、排水良好的肥沃壤土。

2. 栽培技术　目前人工栽培采用块茎繁殖方法，于5月中、下旬将挖出的块茎，色暗深红者加工入药，色泽浅红者作种栽播种[1]。

3. 病虫害　虫害：蛴螬、地老虎、蝼蛄等。

【采收与加工】夏季采挖，除去须根，洗净，干燥。

【药材鉴别】

（一）性状特征

根茎呈类长纺锤形，两端尖细，微弯曲，其中近一端处较膨大，长1～3cm，直径2～7mm。表面棕褐色至棕黑色，具微细纵皱纹，膨大部位常有1～3个支根痕呈鱼鳍状突起，偶见不明显的3～5环节。质硬而脆，易折断，断面略平坦，类白色或灰褐色，略角质样。气微，味先淡后微苦而麻辣。（图29-2）

（二）显微鉴别

1. 横切面　表皮细胞1列，切向延长，外壁增厚。皮层由10余列类圆形薄壁细胞构成。维管束外韧型，10余个排成环状，韧皮部细胞皱缩，木质部导管6～24个，形成层不明显。射线宽阔，髓部较大，由类圆形薄壁细胞组成。薄壁细胞充满淀粉粒。（图29-3）

2. 粉末特征　粉末灰褐色。淀粉粒众多，单粒类圆形或椭圆形，直径2～11μm，脐点点状或短缝状，

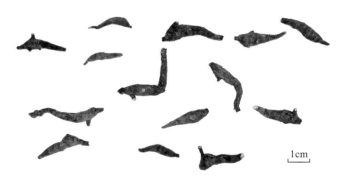

图29-2　两头尖药材图

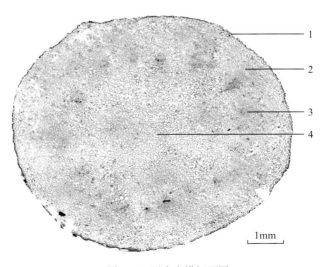

图29-3　两头尖横切面图

1. 表皮　2. 皮层　3. 维管束　4. 髓

层纹不明显；复粒由2～4分粒组成。表皮细胞红棕色、黄色或亮黄色，外壁木栓化增厚，常呈脊状或瘤状突入细胞内。网纹导管、螺纹导管或梯纹导管多见，直径10～33μm，少有具缘纹孔导管。（图29-4）

（三）理化鉴别

薄层色谱　取本品粉末（过三号筛）约5g，精密称定，置索氏提取器中，加甲醇适量，加热回流提取3小时，提取液回收溶剂至干，残渣加水10ml溶解，用乙醚振摇提取2次（20ml、10ml），弃去乙醚液。水液用水饱和的正丁醇振摇提取5次（20ml、20ml、15ml、15ml、15ml），合并正丁醇液，减压回收溶剂至干。残渣加甲醇溶解并转移至10ml量瓶中，加甲醇至刻度，摇匀，滤过，取续滤液，作为供试品溶液。取竹节香附素A对照品，加甲醇制成每1ml含1mg的溶液，作为对照品溶液。照薄层色谱法试验，吸取供试品溶液和对照品溶液各2μl，分别点于同一硅胶G薄层板上，以三氯甲烷–甲醇–水（7：3：1）的下层溶液为展开剂，展开，取出，晾干，喷以10%硫酸乙醇溶液，在105℃加热5分钟。供试品色谱中，在与对照品色谱相应的位置上显相同颜色的斑点。（图29-5）

【质量评价】以个大，饱满者为佳。采用高效液相色谱法测定，本品按干燥品计算，含竹节香附素A（$C_{47}H_{76}O_{16}$）不得少于0.20%。

【化学成分】本品主要含皂苷类成分，以齐墩果酸型皂苷为主，含有竹节香附皂苷（raddeanin）A、B、C、D、E、F，红背银莲花皂苷（raddeanoside）R_8、R_9等，此外尚含有少量的毛茛苷（ranunculin）和白头翁素（anemonin）等成分[2]。

【性味归经】辛，热；有毒。归脾经。

【功能主治】祛风湿，消痈肿。用于风寒湿痹，四肢拘挛，骨节疼痛，痈肿溃烂。

【药理作用】

1. 抗炎作用　两头尖对角叉菜胶、甲醛和葡聚糖引起的大鼠足肿胀有抑制作用，其中对甲醛的抑制作用最强；两头尖皂苷D对角叉菜胶所致肿胀有明显抑制作用，抑制强度高于总皂苷。

2. 抗肿瘤　两头尖提取物对人胃癌细胞株SMMC-7721、人红白血病细胞株K562和人食管癌细胞株MCF-7具有显著的抑制作用。

3. 其他作用　两头尖挥发油、内酯、总皂苷对乙型链球菌、铜绿假单胞菌、金黄色葡萄球菌等呈现抑制作用。此外，总皂苷还具有镇痛、解热、镇静、抗惊厥、抗组胺作用[2]。

【用药警戒或禁忌】孕妇禁用。

【分子生药】采用ITS2能较好地将两头尖正品药材与混伪品区分开[3]。

主要参考文献

[1] 林树坤，孙立均. 多被银莲花的仿野生栽培与管理[J]. 特种经济动植物，2015(3)：38-40.

[2] 周鸿立，孙永旭，李勇，等. 两头尖的化学成分及药理作用研究进展[J]. 时珍国医国药，2007，18(5)：1239-1241.

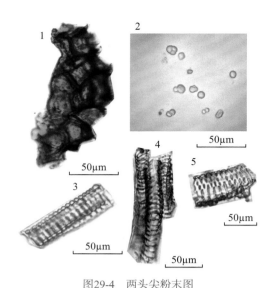

图29-4　两头尖粉末图

1. 表皮细胞　2. 淀粉粒　3. 梯纹导管
4. 螺纹导管　5. 网纹导管

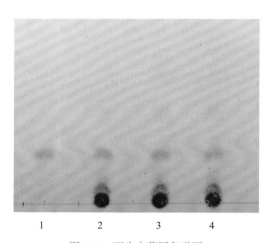

图29-5　两头尖薄层色谱图

1. 竹节香附素A对照品　2～4. 两头尖药材样品

[3] 任伟超，马伟，安超，等. 基于ITS2条形码序列鉴定中药材两头尖及其混伪品[J]. 世界科学技术-中医药现代化，2014(2)：301-306.

（沈阳药科大学　路金才　吕重宁）

30. 返魂草

Fanhuncao

SENECIONIS CANNABIFOLII HERBA

【别名】宽叶返魂草、单叶返魂草、千里光。

【来源】为菊科植物麻叶千里光*Senecio cannabifolius* Less.或全叶千里光（单叶千里光）*Senecio cannabifolius* Less. var. *integrifolius*（Koidz.）Kitam.的干燥地上部分。

【本草考证】历代本草无记载。始载于《新华本草纲要》（1988），为长白山一带民间用药。

【原植物】

1. 麻叶千里光　多年生草本，高达150cm。根状茎粗短，簇生多数细长根，外皮灰褐色。茎直立单生，表面有浅沟，上部有分枝，疏生短毛，下部无毛；基生叶丛生，开花时渐枯落，叶片篦状长椭圆形至椭圆状披针形，长20～40cm，宽6～12cm，基部渐窄，下延长成翼状叶柄，边缘有锐锯齿，两面疏生小刚毛；茎生叶互生，渐无柄，叶片披针形。头状花序多数，伞房状排列，有长梗，密生短毛。总苞片3层，半球形，绿色微带紫色；边缘舌状花蓝紫色，雌性；中央管状花黄色，两性。瘦果扁平，一侧弯凸，一侧平直，有短毛，冠毛白色或淡褐色。（图30-1）

2. 全叶千里光　多年生草本植物，叶不分裂，长圆状披针形。（图30-2）

主要为野生，生于草地、林下或林缘。分布于东北及河北等地。

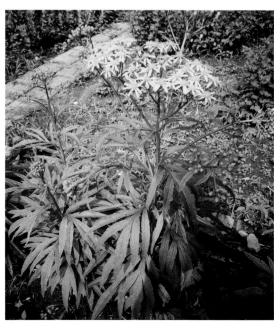 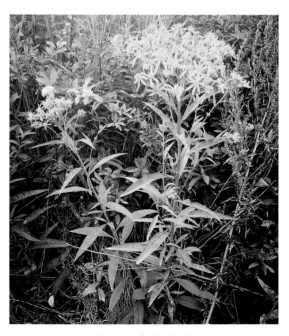

图30-1　麻叶千里光　　　　　　　　　图30-2　全叶千里光

【主产地】 主产于东北及内蒙古、河北等地。以吉林省长白山为道地产区。

【栽培要点】

1. 生物学特性　喜温暖湿润气候，耐涝、怕干旱，耐寒性较强。对土壤要求不严，除盐碱地或沙地外均可种植。

2. 栽培技术　春秋两季均可播种，以春播育苗为好。播种时间春季4月中旬至5月上旬，秋季10月份为宜。返魂草根茎芽多生，可以将根茎分株栽植。春、秋两季均可移栽。

3. 病虫害　病害：猝倒病等。虫害：蝼蛄等。

【采收与加工】 夏、秋两季采收，9月份采收质量最佳，除去杂质，趁鲜切段晒干。

【药材鉴别】

（一）性状特征

茎圆柱形，长约2～6cm，径约1.5～3cm，顶端有茎基及叶柄的残痕，底部常有一条未除净的母根，直径约3mm，淡灰黄色，纤维性，质稍硬；疙瘩头下簇生许多细根，长约5～14cm，多编成辫状；表面紫红色或灰红色，有纵皱纹。质柔韧，不易折断，断面灰白色有紫边。微有香气，味甜微苦。（图30-3）

（二）显微鉴别

1. 茎横切面　厚角组织位于表皮下方，棱脊处较发达，细胞切向壁及角隅处增厚，径向壁增厚不明显。中柱鞘纤维束发达，壁木化。韧皮部狭窄，连成断续的环状；形成层不明显；木质部导管多集中于内侧。髓部薄壁细胞向中心逐渐增大，约占横切面直径的2/3～3/4，有的中心有髓腔[1]。（图30-4）

2. 叶横切面　上下表皮均有角质层。上表皮为1列切向延长的长圆形细胞。壁厚。下表皮为1列类圆形细胞，壁厚，具气孔和毛茸。栅栏组织为1列长柱形或长椭圆形细胞。海绵组织内散在分泌道。主脉下面突出，其上下表皮内部均有厚角组织。维管束2～3个，排列成半圆形，外韧式，木质部上方为厚壁组织；韧皮部较窄，其下方为厚角细胞；外侧通常有分泌道，内含棕黄色分泌物。（图30-5）

3. 粉末特征　粉末黄绿色或黄棕色。有多细胞非腺毛碎段，呈肢节状，基部细胞较大，直径50～76μm，无色透明，完整者可见由4～7个细胞组成，稍弯曲，长480～730μm；常见螺纹导管，直径12～50μm[2]。（图30-6）

【质量评价】 以叶完整、无杂质者为佳[3]。

【化学成分】 主要成分为萜类化合物、酚酸类、生物碱类、蒽醌类等。其中，酚酸类及生物碱类是其特征性成分和有效成分。

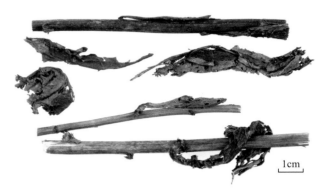

图30-3　返魂草药材图

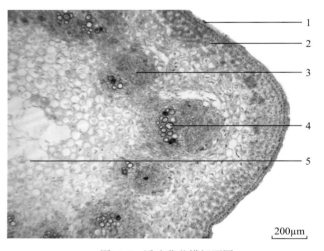

图30-4　返魂草茎横切面图

1. 表皮　2. 皮层　3. 韧皮部　4. 木质部　5. 髓

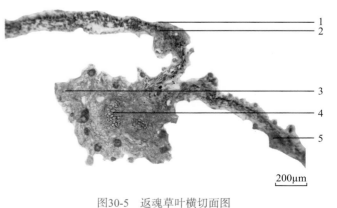

图30-5　返魂草叶横切面图

1. 上表皮　2. 栅栏组织　3. 下表皮　4. 木质部　5. 海绵组织

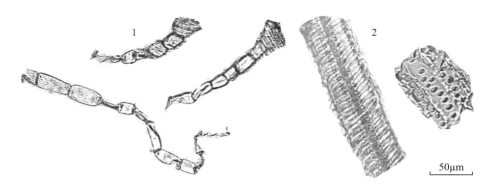

图30-6 返魂草粉末图

1.螺纹导管 2.多细胞非腺毛

1. 萜类化合物 eremophilane、bisabolane、oplopane等[4]。

2. 酚酸类 对羟基苯乙酸（4-hydroxyphenylacetic acid）、氢醌（hydroquinone）、绿原酸（chlorogenic acid）、熊果酸（ursolic acid）、对羟基苯乙酸甲酯（methyl 4-hydroxyphenylacetate）等[5-6]。

3. 生物碱类 千里光啡啉、千里光碱A、B、C等。

【性味归经】苦、辛、温。归心、肺经。

【功能主治】清热解毒，散血消肿，下气通经。用于瘀血胀痛，跌打损伤，咳嗽哮喘等症。

【药理作用】

1. 增强免疫作用 返魂草中多种微量元素对生物体内的免疫系统有保护和调节作用[7]。

2. 抗病毒感染 返魂草对病毒引起的感染性疾病有很好的疗效，对MDCK细胞具有离体抗病毒感染作用。

3. 镇痛作用 返魂草具有镇痛作用，且作用呈量效关系。

主要参考文献

[1] 杨雪晶，杨莉，徐红，等.千里光属（Senecio）13种植物的形态和组织学特征[J].药学学报，2011，46(7)：864-876.

[2] 南敏伦，邢振发，赫玉芳，等.返魂草的鉴别研究[J].黑龙江医药，2009，22(4)：454.

[3] 王威.返魂草提取物的制备工艺及质量标准研究[D].长春中医药大学，2013.

[4] 李丽静，王继彦，王本祥，等.返魂草提取物及其有效成分抗病毒机制的研究[J].陕西中医学院学报，2004(6)：65-66.

[5] 张庆莲，陈艳，施晓哲，等.返魂草滴眼液对单纯疱疹性角膜炎的疗效观察[J].长春中医学院学报，1999，15(4)：31.

[6] Akinori Veno, Hiroaki Naraba, Yuri Ikeda. Intrinsic prostacyclin contributes to exudation induced by bradykinin or carrageenin:a study on the paw edema induced in Ip-receptor-deficient mice[J]. Life Sciences, 2000, 66(12): 155-160.

[7] 王颖.返魂草的药效学和急性毒性研究[D].大连医科大学，2010.

（长春中医药大学 姜大成 国坤）

31. 青黛

Qingdai

INDIGO NATURALIS

【别名】靛花、青蛤粉、青缸花、蓝露、靛沫花。

【来源】为爵床科植物马蓝*Baphicacanthus cusia*（Nees）Bremek.、蓼科植物蓼蓝*Polygonum tinctorium* Ait.或十字花科植物菘蓝*Isatis indigotica* Fort.的叶或茎叶经加工制得的干燥粉末、团块或颗粒。

【本草考证】本品始载于《开宝本草》，马志伟谓："青黛从波斯国来及太原并庐陵、南康等。染淀，亦堪傅热恶肿，蛇虺螫毒。染瓮上池沫，紫碧色者，用之同青黛功。"《本草纲目》载："澱，石殿也，其滓澄殿在下也。亦作淀，俗作靛。南人掘地作坑，以蓝浸水一宿，入石灰搅至千下，澄去水，则青黑色。亦可干收，用染青碧。其搅起浮沫，掠出阴干，谓之靛花，即青黛。"本草记载与现今所用青黛基本一致。

【原植物】

1. 马蓝　多年生草本，高30～70cm。干时茎叶呈蓝色或黑绿色。根茎粗壮，断面呈蓝色。地上茎基部稍木质化，略带方形，稍分枝，节膨大，幼时被褐色微毛。叶对生；叶柄长1～4cm；叶片倒卵状椭圆形或卵状椭圆形，长6～15cm，宽4～8cm；先端急尖，基部渐狭细，边缘有浅锯齿或波状齿或全缘，上面无毛，有稠密狭细的钟乳线条，下面幼时脉上稍生褐色微软毛，侧脉5～6对。花无梗，成疏生的穗状花序，顶生或腋生；苞片叶状，狭倒卵形，早落；花萼裂片5，条形，长1～1.4cm，通常一片较大，呈匙形，无毛；花冠漏斗状，淡紫色，长4.5～5.5cm，5裂近相等，长6～7mm，先端微凹；雄蕊4，2强，花粉椭圆形，有带条，带条上具两条波形的脊；子房上位，花柱细长。蒴果为稍狭的匙形，长1.5～2cm。种子4颗，有微毛。（图31-1）

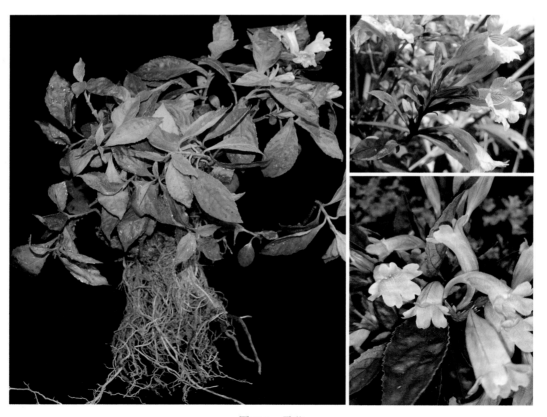

图31-1　马蓝

2. 蓼蓝 一年生草本，高50～80cm。茎圆柱形，分枝或不分枝，无毛，具明显的节。单叶互生；叶柄长5～10mm；基部有鞘状膜质托叶，淡褐色，先端截形，边缘长睫毛；叶片卵形或卵状披针形，长3～8cm，宽1.5～5.5cm，先端钝，基部圆形或楔形，全缘，有缘毛，干后两面均蓝绿色。穗状花序顶生或腋生，排列紧密；苞片钟形，近革质，有睫毛；花小，红色，花被5裂，裂片倒卵形，淡红色；雄蕊6～8；雌蕊1，花柱不伸出，柱头3叉。瘦果椭圆状三棱形或两凸形，有光泽，包于宿存花被内。（图31-2）

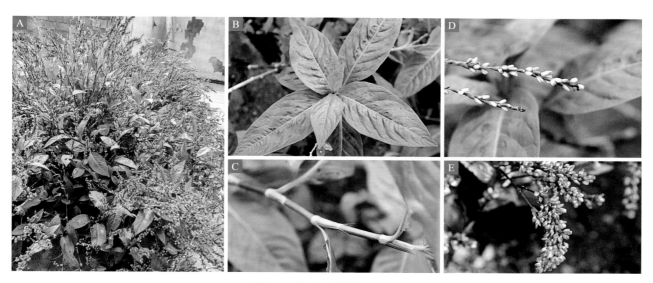

图31-2 蓼蓝（申凯旋 摄）

A. 盛花期蓼蓝 B. 营养生长期蓼蓝 C. 蓼蓝的茎 D. 开花初期蓼蓝花 E. 盛花期蓼蓝花

3. 菘蓝 参见"大青叶"。

【主产地】主产于福建、四川、河南、河北、广东和江苏等地，陕西、山西、山东、湖南、湖北、云南、贵州、广西、江西、浙江以及东北地区也曾有见生产。福建、四川、广东多以马蓝为原料；河北及东北地区多以蓼蓝为原料；江苏、山东、陕西多以菘蓝为原料。以福建、四川、河北产量最大，福建仙游、建瓯、四川江油的品质最佳[1]。

【采收与加工】夏、秋两季均可采收制作。

传统工艺 将原料植物茎叶置木桶或缸内，加水浸2～3日，至叶自枝条脱落时捞出枝条，加入10%石灰充分搅拌，至浸液由乌绿色转变为深紫红色时，捞出液面产生的蓝色泡沫，晒干或于120℃下烘干，即为青黛。

现代工艺 切制马蓝茎叶，加20倍量水30℃浸泡24～30小时，过滤残渣后，加入10%～12%石灰乳，充分搅拌后静置，沉淀即为粗靛。在粗靛中加入一定量水，用木棒沿一个方向，匀速搅动至液面起丰富泡沫，用竹筛捞取泡沫置于竹床上，自然晒干，研细，即为青黛[2]。

【商品规格】青黛分3个等级：特级、甲级、乙级。靛蓝含量在3%以上者为特级；在2.4%～3.0%者为甲级；在2%～2.4%者为乙级。

【药材鉴别】

（一）性状特征

为极细的粉末或呈不规则多孔性的团块，用手搓捻即成细末。灰蓝色或深蓝色，质轻易飞扬，色可粘物粘纸，移入水中，能浮于水面，仅极少量下沉，水不显蓝色。如遇质差的青黛，可用水中分离法选筛，取浮于水面上的青黛，弃去下沉的石灰与杂质。也有青黛呈多孔性的小块。有特殊草腥气，味微酸[3]。（图31-3）

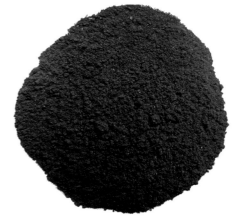

图31-3 青黛药材

（二）理化鉴别

薄层色谱　取本品50mg，加三氯甲烷5ml，充分搅拌，滤过，滤液作为供试品溶液。另取靛蓝对照品、靛玉红对照品，加三氯甲烷分别制成每1ml含1mg和0.5mg的溶液，作为对照品溶液。照薄层色谱法试验，吸取上述三种溶液各5μl，分别点于同一硅胶G薄层板上，以甲苯–三氯甲烷–丙酮（5：4：1）为展开剂，展开，取出，晾干。供试品色谱中，在与对照品色谱相应的位置上，显相同的蓝色和浅紫红色的斑点。（图31-4）

【质量评价】以色深蓝、体轻、粉细、能浮于水面、燃烧时生紫红色火焰者为佳。采用高效液相色谱法测定，本品按干燥品计算，含靛蓝（$C_{16}H_{10}N_2O_2$）不得少于2.0%，靛玉红（$C_{16}H_{10}N_2O_2$）不得少于0.13%。

图31-4　青黛薄层色谱图
1. 青黛药材样品　2. 靛蓝对照品
3. 靛玉红对照品

【化学成分】

马蓝制成的青黛含靛玉红（indirubin）、靛蓝（indigo）、异靛蓝（isoindigo）等。

蓼蓝制成的青黛含靛玉红、靛蓝、N-苯基-2-萘胺、β-谷甾醇、虫漆蜡醇（laccerol）、菘蓝苷B（isatan）、靛苷（indican）、青黛酮（qingdainone，6-吲羟-吲哚并[2，1b]喹唑啉酮-12）、色胺酮（吲哚并[2，1b]喹唑啉-6，12-二酮）和水合青黛酮。

菘蓝制成的青黛含色胺酮（tryptanthrin）、靛蓝、靛玉红、青黛酮、吲哚醌（isatin）和正廿九烷[4]。

【性味归经】咸，寒。归肝经。

【功能主治】清热解毒，凉血止血，清肝泻火。主治温病热毒斑疹，血热吐血，衄血，咯血，肝热惊痫，肝火犯肺咳嗽，咽喉肿痛，丹毒，痄腮，疮肿，蛇虫咬伤。

【药理作用】

1. 镇痛、抗炎作用　青黛对于不同造模方法的致痛、致炎动物的影响差异明显，对大鼠具有抗炎、对小鼠具有镇痛作用，且镇痛作用呈量效关系[5]。使用田七青黛汤治疗小儿急性肾小球肾炎，疗效甚佳[5]。

2. 抑菌作用　色胺酮为抗皮肤病真菌的活性成分，对羊毛状小孢子菌、断发癣、石膏样小孢子菌、紫色癣菌、石膏样癣菌、红色癣菌、絮状表皮癣菌等均有较强的抑制作用，其最小抑菌浓度为5μg/ml。

3. 对白血病细胞的作用　靛玉红有破坏白血病细胞的作用，可使细胞肿胀、溶解性坏死。

4. 护肝作用　青黛可使近坏死的肝细胞恢复活力，并具有降低谷丙转氨酶的趋向。青黛中的靛蓝能降低四氯化碳所致小鼠急性肝脏损伤模型动物ALT、AST，具有一定的保肝作用[5]。

5. 抗癌作用　靛玉红对大鼠癌、小鼠Lewis肺癌和小鼠肉瘤-180（S180）有抑制作用，抗癌能力可能与提高机体免疫能力有关。

主要参考文献

[1] 廖婉. 青黛生产工艺与质量控制研究[D]. 成都：成都中医药大学，2005：7.

[2] 苏艳桃，杨明，胡昌江. 青黛的现代炮制工艺研究[C]. 中华中医药学会第四届中药炮制学术会议论文集，2004：85-88.

[3] 杨兆起，封秀娥. 中药鉴别手册. 第三册[M]. 北京：科学出版社，1994：175.

[4] 姚志昂. 青黛的质量考察与掺伪研究[D]. 成都：成都中医药大学，2011.

[5] 黄丽玲. 建青黛加工技术研究[D]. 福州：福建农林大学，2007.

（海军军医大学　谭何新）

32. 板蓝根

Banlangen

ISATIDIS RADIX

【别名】靛青根、蓝靛根、大青根。

【来源】为十字花科植物菘蓝*Isatis indigotica* Fort.的干燥根。

【本草考证】本品始载于《神农本草经》，名蓝实，为蓼蓝的种子，载："味苦，寒，无毒。主解毒。"《新修本草》记载蓝有三种，分为：木蓝子，"叶围经二寸许，厚三四分者，堪染青，出岭南"；菘蓝，"其汁枰为淀，甚青者"；蓼蓝，"其苗似蓼而味不辛，不堪为淀，惟作碧色尔"。《证类本草》添加福州马蓝，载："福州一种马蓝，四时具有，叶类苦阿菜。"目前板蓝根以爵床科马蓝的根茎及根以及十字花科菘蓝根为主，分为南、北板蓝根。金元明清时期，板蓝根成为常用中药。至当代，1985年版《中国药典》明确规定菘蓝为板蓝根基原植物，马蓝为南板蓝根作为新增中药品种收载。

【原植物】参见"大青叶。"

【主产地】各地均有栽培。主产于东北以及河北、甘肃、新疆等地，且河北、甘肃和东北产量大；以河北产品质量较佳。

【栽培要点】参见"大青叶。"

【采收与加工】于初冬地上部位枯萎后采挖，除去茎叶，勿挖断挖伤。抖净泥土，晾晒全干即为板蓝根。

【商品规格】根据市场流通情况将板蓝根分为"选货"和"统货"两个规格。选货：中部直径0.8cm以上，长度10cm以上，不带根头。统货：中部直径0.5~1.5cm，长度5~20cm，可带有根头。

【药材鉴别】

（一）性状特征

根呈圆柱形，稍扭曲，长5~20cm，直径0.5~1.5cm。表面淡灰黄色或淡棕黄色，有纵皱纹、横长皮孔样突起及支根痕。根头略膨大，可见暗绿色或暗棕色轮状排列的叶柄残基和密集的疣状突起。体实，质略软，断面皮部黄白色，木部黄色。气微，味微甜后苦涩。（图32-1）

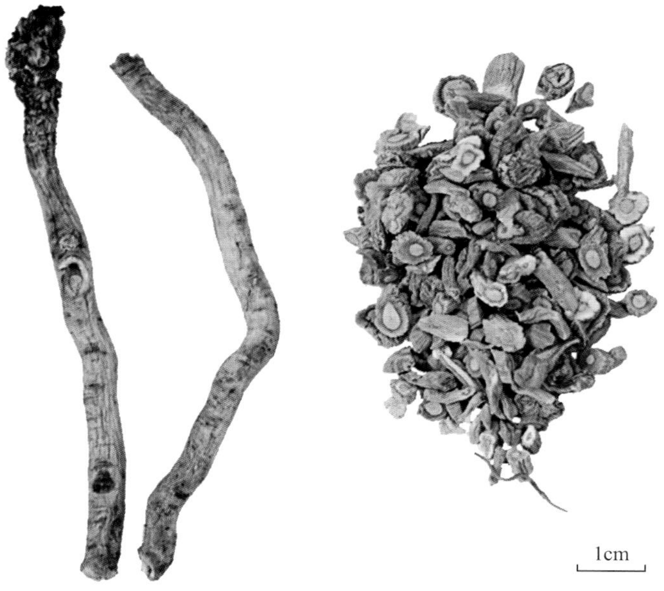

（二）显微鉴别

1. 根横切面　木栓层为数列细胞；栓内层较窄；韧皮部较广，韧皮射线宽5~7列细胞；形成层成环；木质部导管黄色。类圆形，直径约80μm，导管周围有木纤维束，如进行淀粉染色可观察到韧皮部薄壁细胞含大量淀粉粒。（图32-2）

2. 粉末特征　粉末黄棕色。淀粉粒较多，单粒呈卵圆或类圆形，直径2~17μm，脐点模型，呈点状、"人"字状或短缝状，层纹不明显；复粒较多。导管主要为网纹导管，网孔细短。石细胞单个散在或数个成群，淡黄色，呈不规则长条形。纤维多成束、碎断。（图32-3）

1cm

图32-1　板蓝根药材图

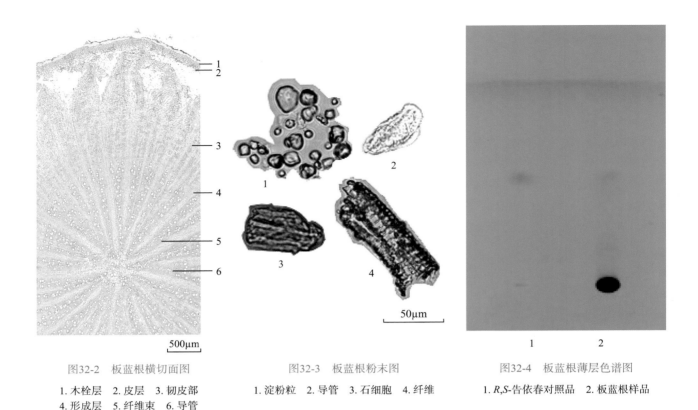

图32-2　板蓝根横切面图

1.木栓层　2.皮层　3.韧皮部
4.形成层　5.纤维束　6.导管

图32-3　板蓝根粉末图

1.淀粉粒　2.导管　3.石细胞　4.纤维

图32-4　板蓝根薄层色谱图

1.R,S-告依春对照品　2.板蓝根样品

（三）理化鉴别

薄层色谱　取本品干燥细粉0.5g，加稀乙醇20ml，超声处理20分钟，滤过，滤液蒸干，以1ml乙醇复溶，作为供试品溶液。另取R，S-告依春对照品0.5g，溶于稀乙醇1ml，作为对照品溶液。照薄层色谱法试验，吸取上述两种溶液，分别点于以羧甲基纤维素钠为黏合剂的硅胶G薄层板上，以正丁醇–冰醋酸–水（19∶5∶5）为展开剂，展开，取出，热风吹干，喷以茚三酮试液，喷雾后在105℃加热至斑点显色，供试品色谱中，在与对照品色谱相应的位置上，显相同颜色的斑点[1]。（图32-4）

【质量评价】以条长、粗大、体实者为佳。采用高效液相色谱法测定，本品按干燥品计算，含（R，S）-告依春（C_5H_7NOS）不得少于0.030%。

【化学成分】板蓝根抗流感病毒活性成分包括总生物碱类、木脂素类及多糖[2]。

1.生物碱类　已报道50余种，包括R，S-告依春、靛蓝（indigo）、靛玉红（indirubin）、色安酮（trypta-nthrin）、吲哚苷（tryptanthrin）等[3]。

2.木脂素类　落叶松脂素（lariciresinol）、开环异落叶松脂素（secoisolariciresinol）、罗汉松脂素（matairesinol）、落叶松脂素苷（lariciresinol-4-O-β-D-glucopyranoside）、clemastanin B [7S, 8R, 8′R-（−）- lariciresinol -4, 4′-bis-O-β-D-glucopyranoside]等[4]。

3.其他　有机酸类、芥子苷类、含硫化合物、甾醇类、腺苷及挥发性成分等。

【性味归经】苦，寒。归心、胃经。

【功能主治】清热解毒，凉血利咽。用于温疫时毒，发热咽痛，温毒发斑，痄腮，烂喉丹痧，大头瘟疫，丹毒，痈肿。

【药理作用】

1.抗病毒作用　板蓝根的水提液或板蓝根制剂对流感病毒、乙型脑炎病毒、腮腺炎病毒、肾病出血热病毒（HFRSV）、单胞病毒（HSV-2）、人巨细胞病毒（HCMV）等均有抑制作用，对甲型流感病毒抑制明显，其中落叶

松脂素苷是其主要活性成分之一[5-8]。

2. 抗菌作用　板蓝根煎剂或水浸液对金黄色葡萄球菌、肺炎球菌、甲型链球菌、流感杆菌、伤寒杆菌、痢疾杆菌均有抑制作用。

3. 对免疫系统作用　板蓝根多糖可明显增强小鼠对二硝基氯苯斑贴试验（DNCB）的迟发型变态反应，诱导体内淋巴细胞转化和增强脾细胞NIK活性。腹腔注射板蓝根多糖（50mg/kg）可显著促进小鼠免疫功能，从而明显增加正常小鼠脾重、白细胞总数及淋巴细胞数。

4. 其他　板蓝根中的靛玉红对一般癌有明显的抑制作用；三氯甲烷提取溶液有抗大肠埃希菌内毒素作用。

【分子生药】利用核基因ITS2条形码鉴定能区分不同基原植物的板蓝根[9]。利用核基因ITS2区和叶绿体matK基因片段能对菘蓝和欧洲菘蓝样本进行区别[10]。

主要参考文献

[1] 胡之璧，铮涛，谢培山. 中药材质量专论[M]. 上海：上海科学技术出版社，2013.

[2] 裴毅，江力，英梅，等. 菘蓝根化学成分研究[J]. 安徽农业科学，2011，39 (25)：15258-15259.

[3] Chen J, Xin D, Li Q, et al. Biosynthesis of the active compounds of *Isatis indigotica* based on transcriptome sequencing and metabolites profiling [J]. BMC Genomics, 2013，14(1)：857.

[4] Zhang L, Chen J, Zhou X, et al. Dynamic metabolic and transcriptomic profiling of methyl jasmonate-treated hairy roots reveals synthetic characters and regulators of lignan biosynthesis in *Isatis indigotica* Fort [J]. Plant Biotech J, 2016，14(12)：2217-2227.

[5] Hsuan S, Chang S, Wang S, et al. The cytotoxicity to leukemia cells and antiviral effects of *Isatis indigotica* extracts on pseudorabies virus [J]. J Ethnopharmacol, 2009，123(1)：61-67.

[6] Zhou B, Li J, Liang X, et al. Transcriptome profiling of influenza A virus-infected lung epithelial (A549) cells with lariciresinol-4-β-D-glucopyranoside treatment [J]. PLOS ONE，2017，12(3)：e0173058.

[7] Li J, Zhou B, Li C, et al. Lariciresinol-4-*O*-β-D-glucopyranoside From the Root of *Isatis indigotica* Inhibits Influenza A virus-induced Pro-Inflammatory Response [J]. J Ethnopharmacol, 2015，174(4)：379-386.

[8] Zhong, N. Antiviral activity of *Isatis indigotica* root-derived clemastanin B against human and avian influenza A and B viruses *in vitro* [J]. Int J Mol Med, 2013，31(4)：867-873.

[9] 黄志海，丘小惠，宫璐，等. 板蓝根与南板蓝根及其混淆品的ITS2条形码鉴定[J]. 中药材，2017，40(1)：50-53.

[10] 孙稚颖，庞晓慧. 基于DNA条形码技术探讨板蓝根及大青叶基原物种问题[J]. 药学学报，2013，48(12)：1850-1855.

（上海中医药大学　陈军峰）

33. 松毛

Songmao

FOLIUM PINI

【别名】松叶、猪鬃松叶、山松须、松针。

【来源】为松科植物油松*Pinus tabulieformis* Carr.、马尾松*Pinus massoniana* Lamb.、华山松*Pinus armandi* French、黄山松*Pinus taiwanensis* Hayata（*Pinus hwangshanensis* Hsia）、黑松*Pinus thunbergii* Parl.、云南松*Pinus yunnanensis* French.、

红松*Pinus koraiensis* Sied. et. Zucc.等的针叶。

【本草考证】本品始载于《本草汇言》，载："松毛，去风湿，疗癣癞恶疮立药也。"《名医别录》载："主风湿疮，生毛发，安五脏。"《证类本草》载："又有五叶者，一丛五叶如钗……松叶气味苦，温，无毒，功效为怯风燥湿，杀虫止痒，活血安神。"表明本草中松毛为多种松树的叶。本草记载与现今所用松毛基本一致。

【原植物】

1. 油松　常绿高大乔木，高可达25m，直径可达1m。树皮呈鳞甲状裂，灰褐色，裂隙红褐色。枝轮生，淡橙黄色或灰黄色；冬芽长椭圆形，棕褐色。叶针形，2针一束，稀3针，边缘有细齿，两面有气孔线，长10～15cm；叶鞘淡褐色至暗灰色。松球花序，花单性，雌雄同株；雄球序簇生于前一年小枝顶端，长1～1.5cm，卵形，淡黄绿色；花开后成葇荑状；雌球序着生于当年新枝顶端，1～2枚，阔卵形，长7mm，紫色，珠鳞下面有一小型苞片，与珠鳞分离。松球果卵形，长5～8cm，直径3～5cm，在枝上能宿存数年之久，种鳞有刺尖，鳞脐亦突出，呈钝尖形。（图33-1）

主要为野生，生于海拔100～2600m地带，多组成单纯林。分布于吉林南部、辽宁、河北、河南、山东、山西、内蒙古、陕西、甘肃、宁夏、青海及四川等省区。

2. 马尾松　叶2针一束，细弱，较长，长12～20cm，球果的种鳞无刺尖。（图33-2）

分布于河南、山东、四川、贵州、广东、广西、台湾等省区。

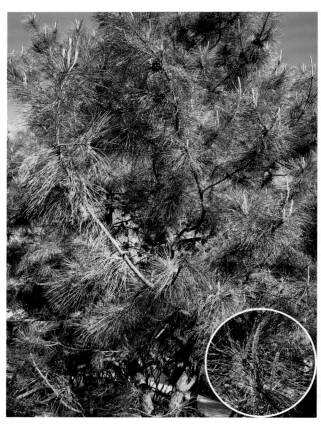

图33-1　油松

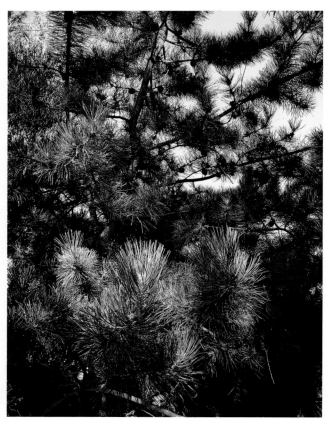

图33-2　马尾松

3. 华山松　叶5针一束。幼树树皮灰绿色或淡灰色，平滑，老则呈灰色，裂成方形或长方形厚块片固着于树干上，或脱落；一年生枝绿色或灰绿色（干后褐色），无毛，微被白粉；冬芽近圆柱形，褐色。

主要为野生，分布于我国山西、河南、陕西、甘肃、四川、湖北、贵州、云南及西藏。江西庐山、浙江杭州等地有栽培。

4. 黄山松　枝平展，老树树冠平顶；冬芽深褐色，卵圆形或长卵圆形，顶端尖，微有树脂；雄球花圆柱形，淡红褐色，球果卵圆形，下弯垂，常宿存树上6～7年。

分布于我国台湾、福建、浙江、安徽、江西、广东、广西、云南、湖南、湖北东部、河南等地。

5. 黑松　树皮黑灰色，针叶粗硬，2针一束。

喜欢温带海洋性气候，能耐瘠薄和盐碱土壤。原产日本及朝鲜南部海岸地区。辽宁、山东以及武汉、南京、上海、杭州等地有引种栽培。

6. 云南松　树皮褐灰色，裂成不规则鳞块状脱落；一年生枝淡红褐色，无毛，二、三年生枝上的鳞叶常脱落；冬芽红褐色。叶通常3针（稀2针）一束，柔软；球果圆锥状卵形，基部宽，有短柄。

分布于我国西南地区。

7. 红松　幼树树皮灰红褐色，皮沟不深，近平滑，鳞状开裂，内皮浅驼色。枝近平展，树冠圆锥形，冬芽淡红褐色，圆柱状卵形。叶5针一束，长6～12cm，粗硬，树脂道3个，叶鞘早落，球果圆锥状卵形，长9～14cm，径6～8cm。

分布于我国东北大、小兴安岭及长白山。

【主产地】全国各省区均产。

【栽培要点】

1. 生物学特性　喜凉爽、湿润及向阳的气候环境，耐土壤瘠薄，干燥。能适应多种土壤，在土层深厚、温润、疏松、微酸性的森林棕壤中生长最好。

2. 栽培技术　可育苗移栽和直播造林。育苗移栽：育苗种子采自适龄健壮母树。种子用温水浸或与沙层积催芽后，春季播种。播前整地，施足基肥。条距20cm左右，覆土2～3cm。播后盖草并常浇灌保持土壤湿度。出苗后及时撤除盖草，松土除草，并在苗生长前期追施氮肥。二年生苗即可定植，并及时修枝间伐。

3. 病虫害　病害：褐斑病、赤枯病、松疱锈病等。虫害：主要是松毛虫和线虫。

【采收与加工】全年可采，以腊月采者最好。采后晒干，放置干燥处。

【药材鉴别】

（一）性状特征

针叶呈针状，长约5～20cm，粗约0.1cm，基部有长约0.5cm的鞘，2叶或5叶（华山松）并成一束，外包有长约0.5cm的叶鞘，呈黑褐色。叶片深绿色或枯绿色，表面光滑，中央有一细沟。质脆。气微香，味微苦涩。（图33-3）

（二）显微鉴别

1. 叶横切面

（1）油松　呈半圆形。表皮细胞壁厚，外被厚角质层，气孔下陷至表皮下的厚壁组织中。表皮内方有数列厚壁细胞。叶肉细胞的壁向内突起，伸入到细胞腔内，叶绿体沿伸入的突起表面分布，叶肉组织内散有树脂道。内皮层环明显，内有2个维管束，中间有薄壁细胞。（图33-4）

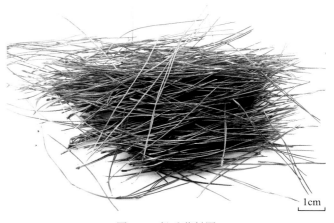

图33-3　松毛药材图

（2）马尾松　有2个"八"字排列的外韧型维管束，边生型树脂道8个，气孔两腹面凹陷气孔数分别为3、4个，背面为5～7个，副卫细胞多为4个。气孔为不定式，排列成行并与叶脉平行[1]。

（3）黑松　有2个"八"字排列的外韧型维管束，中生树脂道6个，气孔均呈凹陷，气孔腹面凹陷气孔数为6～10

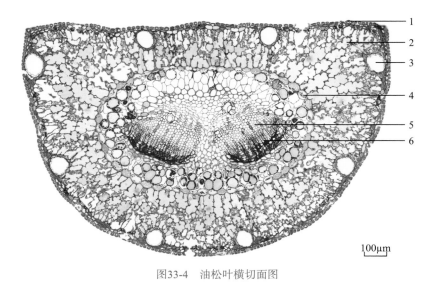

图33-4 油松叶横切面图

1. 表皮 2. 叶肉细胞 3. 树脂道 4. 内皮层 5. 木质部 6. 韧皮部

个，背面为8～15个，副卫细胞多为6～7个。列成行并与叶脉平行，气孔类型均为不定式[1]。

（4）华山松 中生树脂道3个。有1个外韧型维管束，气孔均呈凹陷，华山松的松针两腹面凹陷气孔数均为4个，副卫细胞4～6个。排列成行并与叶脉平行，气孔类型均为不定式[1]。

（5）云南松 维管束外韧型，分成2束，呈"八"字形排列，木质部细胞略木化。

2. 粉末特征 粉末颜色为黄绿色，久贮变棕黄色，有松香味。气孔成行排列与叶脉平行，不定式。表皮细胞呈长方形。木薄壁细胞长方形。树脂道碎片多见，红棕色，腔道内可见黄棕色分泌物。转输薄壁细胞多角形，细胞表面具缘纹孔清晰可见。管胞为梯纹或螺纹管胞。草酸钙柱晶常在管胞周围的薄壁细胞中成行出现。（图33-5）

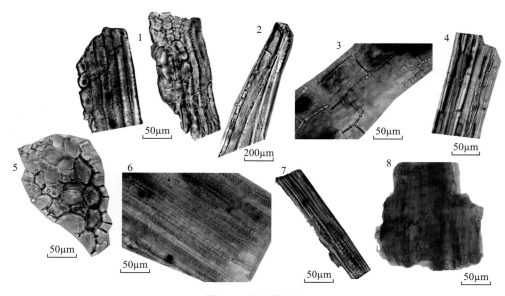

图33-5 松毛粉末图

1. 表皮细胞及气孔 2. 木纤维 3. 木薄壁细胞 4. 草酸钙柱晶 5. 转输薄壁细胞 6. 管胞 7. 转输管胞 8. 树脂道碎片

【化学成分】主要成分为挥发油类成分、黄酮类成分。

1. 挥发油类　α-蒎烯、β-蒎烯、荜澄茄烯（β-cubebene）、香叶烯（β-myrcene）、β-水芹烯（β-phellan-dre）、β-石竹烯、伞花烃、樟烯（camphene）、柠檬油精、醋酸冰片酯、石竹烯等[2-3]。

2. 黄酮类　槲皮素、山奈酚、莽草酸、（＋）-儿茶素、（＋）-没食子儿茶素、3,5-二羟基苯基-1-O-β-D-吡喃葡萄糖苷等。

【性味归经】微辛、涩、甘，平。归心、脾经。

【功能主治】祛风燥湿，杀虫止痒，活血安神。主治风湿痿痹，脚气，湿疮，癣，风疹瘙痒，跌打损伤，神经衰弱，慢性肾炎，高血压病。预防乙脑、流感。

【药理作用】

1. 抗氧化作用　松针具有提高SOD的作用和清除超氧阴离子自由基的能力。松针中总黄酮含量、总多酚含量和对DPPH自由基的清除效果顺序：红松＞落叶松＞樟子松[4-5]。

2. 解热、镇痛、抗炎作用　松针提取液对干啤酒酵母粉引起的发热大鼠体温有非常显著的作用，对大、小鼠因热刺激和醋酸刺激所导致的疼痛有明显的抑制作用，并能显著抑制其炎症反应，减轻炎症早期水肿、渗出和肉芽组织增生[6]。

3. 抑菌、抗病毒作用　马尾松的松针提取液对大肠埃希菌、枯草芽孢杆菌、蜡状芽孢杆菌等几种常见的食物腐败菌均有显著的抑制作用[7]。松针油对流感病毒有灭活作用，且其细胞毒性较低[8]，也有抗I型单纯疱疹病毒和抗乙型肝炎病毒表面抗原的作用。

4. 降血脂作用　松针水提液对蛋黄乳诱发的小鼠高脂血症和高脂饲诱发的大鼠高脂血症均有显著的调血脂作用，明显降低总胆固醇，相对升高高密度脂蛋白胆固醇，降低HUA大鼠尿酸的生成并促进其排泄。

5. 抗肿瘤作用　松针提取液对小鼠移植性肿瘤Heps、S-180实体瘤有抑制作用，抑瘤率超过40%，并有保护胸腺和防止脾脏萎缩的作用[9]。

此外还有延缓衰老、增强食欲、镇静作用。

主要参考文献

[1] 龚恒佩，刘祖望，陈妍月，等.松针的显微及分子鉴别研究[J].浙江大学学报（医学版），2018，47(3)：300-306.

[2] 回瑞华，侯冬岩，李铁纯，等.油松叶与尖叶松叶挥发性化学成分的GC/MS分析[J].质谱学报，2009，30(6)：369-373.

[3] 朴相勇，刘向前，陆昌洙，等.红松叶挥发油成分的GC-MS分析[J].中草药，2005，35(12)：1784-1785.

[4] 彭欣莉，郑鸿雁，昌有权.松针黄酮抗氧化和降血脂作用研究[J].食品工业科技，2005，26(12)：175-176.

[5] 安金花，金香花，南桂仙，等.赤松针多糖提取工艺及其清除自由基作用的研究[J].安徽农业科学，2008，36(20)：8645-8646.

[6] 陈家英，钱红美，王梦.松针提取液对小鼠移植性肿瘤及免疫功能的影响[J].中医药研究，1999，15(1)：31.

[7] 肖靖萍，任宇红.松针抑菌作用的研究[J].食品科学，1994，(2)：52-54.

[8] 魏凤香，李美玉，王昕，等.松针油抗甲型流感病毒的实验研究[J].中国老年学杂志，2008，28(8)：1584-1586.

[9] 李丽芬，石扣兰，刘斌珏，等.复方松针提取液的镇痛抗炎作用的实验研究[J].齐齐哈尔医学院学报，2001，22(5)：489-490.

（黑龙江中医药大学　孟祥才　李波　赵倩）

34. 松花粉

Songhuafen

PINI POLLEN

【别名】松花、松黄。

【来源】为松科植物油松*Pinus tabulieformis* Carr.、马尾松*Pinus massoniana* Lamb.或同属数种植物的干燥花粉。

【本草考证】本品始载于《新修本草》，载："松花名松黄，拂取似蒲黄正尔。"《图经本草》载："其花上黄粉名松黄。"《本草纲目》载："松树磥砢修茸多节""其皮粗厚有鳞形，其叶后凋，二三月抽蕤生花，长四五寸，采其花蕊为松黄。然其叶有两针，三针、五针之别。"参照《本草纲目》及《植物名实图考》松附图可知，历代本草所载的松是松属多种植物的总称，认为松属植物的花粉均可作松花粉药用。本草记载与现今所用松花粉基本一致。

【原植物】参见"松毛"。

【主产地】马尾松花粉主产于浙江和云南省，油松花粉主产于东北、华北等地。

【采收与加工】春季花刚开时，采摘花穗，晒干，收集花粉，除去杂质。

【药材鉴别】

（一）性状特征

花粉为淡黄色的细粉。体轻，易飞扬，手捻有滑润感。气微，味淡。（图34-1）

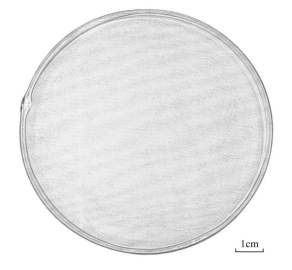

1cm

图34-1　松花粉药材图

（二）显微鉴别

粉末特征　粉末淡黄色。花粉粒椭圆形，长45～55μm，直径29～40μm，表面光滑，两侧各有一膨大的气囊，气囊有明显的网状纹理，网眼多角形。（图34-2）

【质量评价】以匀细，色淡黄，流动性较强者为佳。

【化学成分】主要成分为多糖、蛋白质、黄酮等，其中多糖是其特征性成分和有效成分。

1. 糖类　可溶性糖以及由多种单糖组成的多糖。

2. 黄酮　3,3′,5,5′,7-五羟基二氢黄酮醇、双氢山奈素、山奈酚（kaempferol）、高良姜素（galangin）、芦丁、槲皮素（galangin quercetin）、柚皮素、花旗松素

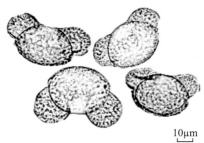

10μm

图34-2　松花粉显微图

（taxifolin）、柑橘查耳酮、异鼠李素3-*O*-*β*-D吡喃葡萄糖苷、山奈酚3-*O*-*β*-D吡喃葡萄糖苷、双氢山奈酚等[1-3]。

3. 脂肪酸　棕榈酸、油酸、亚油酸等。

【性味归经】甘，温。归肝、脾经。

【功能主治】收敛止血，燥湿敛疮。用于外伤出血，湿疹，黄水疮，皮肤糜烂，脓水淋漓。

【药理作用】

1. 免疫增强作用　松花粉多糖、酯化多糖及其组分可促进淋巴细胞、巨噬细胞株RAW264.7细胞的增殖，明显升高淋巴细胞内、外钙水平，有效活化淋巴细胞的免疫功能[4-5]。

2. 抗氧化作用　松花粉黄酮能够提高谷胱甘肽含量、SOD活性，从而提升自由基的消除能力[6-7]，降低慢性应

激小鼠脑组织中MDA含量。

3. **抗衰老作用**　松花粉可增强衰老小鼠的抗炎、抗氧化能力，降低线粒体DNA的突变，促进胰岛素样生长因子-1分泌，从而发挥抗衰老效应[8]。

4. **其他**　松花粉脂质体在较低的浓度可抑制血小板激活因子的血小板聚集作用，而高浓度时可诱导血小板激活因子的血小板聚集作用[9]。松花粉外用对水痘、婴儿湿疹及脑出血患者压疮均具有显著的治疗作用。

主要参考文献

[1] 李丽，孙洁，孙敬勇，等.马尾松花粉化学成分的研究[J]. 中草药，2010，41(4)：530-532.

[2] 程妮，高慧，王毕妮，等.松花粉提取物抗氧化活性及其酚类化合物的研究[J]. 食品与发酵工业，2011，37(5)：118-122.

[3] 唐雨，张瑜，袁久志，等.松花粉化学成分的分离与鉴定[J]. 沈阳药科大学学报，2011，(6)：429-432.

[4] 袁艳梅，彭军，胡莉萍，等. 泰山松花粉多糖对PRRSV GP5亚单位疫苗免疫增强作用的研究[J]. 中国预防兽医学报，2017，39(9)：740-745.

[5] GENG Y, XING L, SUN M, et al. Immunomodulatory effects of sulfated polysaccharides of pine pollen on mouse macrophages[J]. Int J Biol Macromol, 2016, 91: 846-855.

[6] 范三红，周立波.油松花粉多糖提取及其清除羟自由基活性研究[J]. 食品科学，2008，29(12)：274-277.

[7] 韩枫，凌心.松花粉对慢性应激小鼠自发活动及脑脂质过氧化的影响[J]. 药学与临床研究，2013，21(5)：526-528.

[8] 毛根祥，曹永葆，何志华，等. 松花粉对D-半乳糖衰老模型小鼠学习记忆功能的影响及机制研究[J]. 心脑血管病防治，2012，12(4)：290-293.

[9] Siafaka-Kapadai A, Demopoulos CA, Andrikopoulos NK. Biological activity of lipids of pine pollen on platelet aggregation in correlation with the platelet activating factor[J]. Biochem Int, 1986, 12(1): 33-41.

（黑龙江中医药大学　都晓伟　吴军凯　于丹）

35. 松香

Songxiang

COLOPHONIUM

【**别名**】松脂、白松香、松胶。

【**来源**】为松科植物油松*Pinus tabulieformis* Carr.或马尾松*Pinus massoniana* Lamb.树干中得到的油树脂，经蒸馏除去挥发油后遗留物的炮制加工品。

【**本草考证**】本品始载于《神农本草经》，原名松脂，列为上品。《抱朴子》载："凡老松皮自然取脂为第一，胜于凿取及煮成者，其根下有伤处不见日月者为阴尤佳。"可见本草中树干中得到的油树脂即为现在的松香。本草记载与现今所用松香基本一致。

【**原植物**】参见"松毛"。

【**主产地**】主产于广东、广西、福建、湖南、安徽、云南等省。

【**采收与加工**】多在夏季采收，在松树干上用刀挖成"V"字形或螺旋纹槽，使边材部的油树脂自伤口流出，收集后，加水蒸馏，使松节油馏出，剩下的残渣，冷却凝固后，即为松香。

【药材鉴别】

（一）性状特征

油树脂为不规则半透明的块状，大小不等。表面淡黄色，常有一层黄白色的霜粉。常温时质坚而脆，易碎，断面光亮，似玻璃状。有松节油香气，味苦。（图35-1）

（二）显微鉴别

粉末特征　粉末淡黄色。可见大量大小不等的不规则形团块，直径可达100μm左右，无色至淡黄色，不透明或边缘微透明。（图35-2）

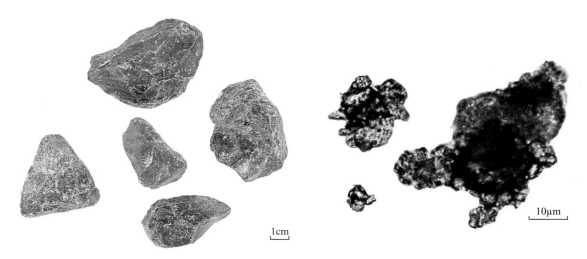

图35-1　松香药材图　　　　　　　　图35-2　松香粉末图

【质量评价】以块整齐、半透明、油性大、气味浓厚者为佳。

【化学成分】主要成分为多种树脂酸、树脂烃、挥发油及微量苦味物质。其中，树脂酸类是其特征性成分和有效成分。

1. 树脂酸类　松香酸、脱氢松香酸、海松酸、异海松酸等。该类成分是松香中抗皮肤溃疡、抗病毒、抗肿瘤的有效成分[1-2]。

2. 其他成分　海松醇（醛）、异海松醇（醛）、长叶松醇（醛）、枞醇（醛）、芮木泪柏烯、海松二烯、二萜醛、山达海松醛等。

【性味归经】苦、甘，温。归肝、脾、肺经。

【功能主治】燥湿祛风，拔毒排脓，生肌止痛。用于风湿痹痛；外治痈疽，疥疮，湿疮，金疮出血。

【药理作用】

1. 内服　松香与其他药物配伍可以治疗慢性气管炎、神经性皮炎、空洞型肺结核、慢性支气管炎等[3-4]。

2. 外用　松香单独或与其他药物外敷对慢性骨髓炎、骨结核、乳腺炎、黄水疮、中耳炎等均具有较好的效果。松香溶液能够显著下调小鼠皮肤组织中上皮角蛋白CK10、CK5/6的表达强度，对小鼠皮肤癌有显著治疗作用[5]。

主要参考文献

[1] RAO XP, SONG ZQ, JIA WH, et al. Research progress on bioactivities of pine resin acids and their derivatives[J]. Chem Online, 2008，71(10)：723-730.

[2] CHEN Y, LIN ZX. Progress of research on antitumor and antimicrobial activities of resin aids and their derivatives[J]. Chem Ind Forest Prod, 2008，28(5)：113-119.

[3] 周灿荣，孙均邀. 松香的临床应用举隅[J]. 浙江中医杂志，1995，30(5)：230.

[4] 杨中君，杨小云.松香临床应甩举隅[J].四川中医，1998，16(9)：15.

[5] 杨念云，周红，陈秀珍.松香对小鼠皮肤癌的防治作用[J].中国现代应用药学，2016，33(8)：997-1000.

（黑龙江中医药大学　都晓伟　吴军凯　于丹）

36. 松塔

Songta

PINI STROBILUS

【别名】松球、松果、樟树核桃、蛇皮松果、白松果。

【来源】为松科植物白皮松*Pinus bungeana* Zucc. ex Endl.、油松*Pinus tabulieformis* Carr.、马尾松*Pinus massoniana* Lamb.的球果[1-2]。

【本草考证】历代本草无记载。《山西中草药》（1972）载："镇咳，祛痰，消炎，平喘。治慢性气管炎，咳嗽，气短，吐白沫痰。"

【原植物】

1. 白皮松　常绿乔木，高达30m。树皮灰绿色或淡灰褐色，内皮白色，不规则剥裂；一年生枝灰绿色，无毛；冬芽红褐色卵圆形。针叶3针一束，粗硬，长5～10cm，径1.5～2mm，叶背及腹面两侧均有气孔线，先端尖，边缘有细锯齿；花单性，雄球花卵圆形或椭圆形，长约1cm，多数聚生于新枝基部成穗状；雌花序在新枝上部1至数枚生，球果通常单生，初直立，后下垂，卵圆形，熟时淡黄褐色，长5～7cm，径4～6cm，种鳞先端厚，鳞盾多为菱形，有脊，鳞脐生于鳞盾的中央，有刺尖。种子灰褐色，近倒卵圆形，长约1cm，种翅长5mm，有关节，易脱落。（图36-1）

生于山地林区，喜光。分布于山西、陕西、甘肃、河南、四川、等地。此外，辽宁、北京、山东、江苏、浙江、江西有栽培。

2. 油松　参见"松毛"。

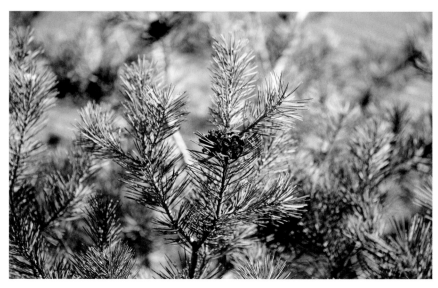

图36-1　白皮松（白吉庆　摄）

3. 马尾松　参见"松毛"。

【主产地】主产于山西、河南、陕西、甘肃、四川北部和湖北西部。

【栽培要点】

1. 生物学特性　喜光，稍耐阴、耐严寒，自然分布在气候冷凉的高海拔地区酸性土石山上，能在-30℃干冷的气候下生长。适合生长于酸性和中性土壤中。

2. 栽培技术　育苗地应选排水良好，有灌溉条件、地势平坦、土层深厚的砂壤土或壤土。种子需层积催芽，土壤解冻后应立即进行播种。一年生苗在冬季来临前应埋土防寒，翌年去土浇水。春天选用二年生苗移栽。

3. 病虫害　苗期病害：立枯病。虫害：种蝇和鸟害。

【采收与加工】春、秋采收，晒干。

【药材鉴别】

（一）性状特征

1. 白皮松　球果卵圆形，长5～7cm，淡黄褐色或棕褐色。种鳞先端厚，鳞盾多为菱形，有横脊，鳞脐生于鳞盾中央，具刺尖。种子倒卵圆形，长约1cm，种皮棕褐色，胚乳白色，气香，味甜，富油质；种翅长5mm，有关节，易脱落。（图36-2）

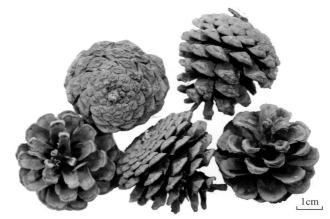

图36-2　松塔药材图

2. 马尾松、油松　呈类球形，直径2.5～4.5cm，表面棕褐色，种鳞背面先端宽厚隆起，种鳞无刺尖，为菱形有横脊鳞盾。鳞脐生于鳞盾的中央，腹部偶有倒卵形的种子及种翅残存。油松种鳞无刺尖。

（二）显微鉴别

粉末特征　石细胞直径200～400μm，壁厚且胞腔较大，胞腔内含黄棕色物质。管胞常聚集在一起。纤维单一或成束存在。可见不规则红棕色碎片。（图36-3）

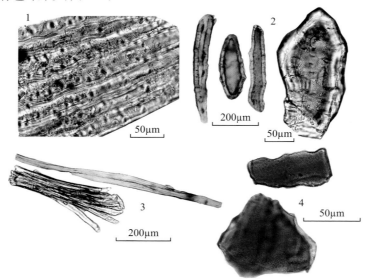

图36-3　松塔粉末图

1. 管胞　2. 石细胞　3. 纤维　4. 红棕色碎片

【质量评价】以果鳞肥厚、色黄绿、松脂气浓者佳。

【化学成分】含挥发油、酚类、有机酸等成分[1-2]。

1. 挥发油　α-蒎烯、D-柠檬烯、β-蒎烯、石烯、β-月桂烯等，其含量随采集季节和贮放方法及时间长短而有较大差异，新采松塔中挥发油的含量约为1%，干后可降低到0.2%。

2. 多酚类　二氢山柰酚等。

【性味归经】微苦、涩，温。

【功能主治】镇咳，祛痰，消炎，平喘。治慢性气管炎，咳嗽，气短，吐白沫痰。

【药理作用】

1. 祛痰、止咳、平喘作用　煎剂和挥发油有明显的祛痰作用，总挥发油对氨水引咳的小鼠有止咳作用，其作用可能是祛痰作用的结果。总挥发油及煎剂对喷雾组胺-乙酰胆碱所致的豚鼠支气管痉挛有平喘作用。

2. 对实验性动物支气管炎的影响　煎剂能够恢复因长期给予氯气引起的慢性气管炎病理模型病变，能够抑制长期烟丝熏染引起的大鼠支气管炎的柱状上皮细胞向杯状细胞转化以及浆液腺向黏液腺转化的作用。

3. 对肾上腺皮质功能的影响　总挥发油可增加尿排泄的17酮类甾醇的量。

4. 镇静、耐低压作用　煎剂可使小鼠的自发活动明显减少，减少小鼠在低气压下的死亡率。

5. 抑菌作用　总挥发油对肺炎球菌、流感杆菌、甲型链球菌、卡他球菌有抑制作用。

【用药警戒或禁忌】有些患者服白皮松塔煎剂后有口干、头晕等反应，有的还有轻度浮肿、恶心、呕吐、腹痛、腹泻等反应，这些副作用一般不影响继续服用，短期内即可消失。

【附注】日本五针松*Pinus parviflora* Sieb et Zucc的松塔水提物有抗肿瘤、抗病毒和抗菌等活性。云南松*Pinus yunnanensis*的松塔具有抗氧化、抗肝肺纤维化、加强心衰家兔的心肌收缩张力和收缩频率、对肝肺癌细胞增殖有抑制作用、对乙醇肝损伤及豚鼠离体回肠有兴奋作用。

主要参考文献

[1] 广西壮族自治区卫生厅. 广西中药材标准（1990年版）[S]. 1991：81.

[2] 辽宁省食品药品监督管理局. 辽宁省中药材标准第一册（2009年版）[S]. 2009：108.

（黑龙江中医药大学　孟祥才　李波　赵倩）

37. 刺五加

Ciwujia

ACANTHOPANACIS SENTICOSI RADIX ET RHIZOMA SEU CAULIS

【别名】刺拐棒、坎拐棒子、一百针、老虎潦。

【来源】为五加科植物刺五加*Acanthopanax senticosus*（Rupr. et Maxim.）Harms的干燥根、根茎或茎。

【本草考证】历代本草未见刺五加的记载，《神农本草经》只记载五加皮，非本种植物。刺五加始载于《东北药用植物志》（1959），被1977年版《中国药典》收录。

【原植物】落叶灌木，高1～6m；分枝多，茎通常密生刺，刺直而细长，针状，下向，基部不膨大，脱落后遗留圆形刺痕，叶有小叶5，稀3；叶柄常疏生细刺，长3～10cm；小叶片纸质，椭圆状倒卵形或长圆形，长5～13cm，宽3～7cm，先端渐尖，基部阔楔形，边缘有锐利重锯齿，侧脉6～7对；小叶柄有棕色短柔毛。伞形花序单个顶生，或2～6个聚生，有花多数；总花梗无毛；花紫黄色；萼无毛，边缘近全缘或有不明显的5小齿；花瓣5，卵形；雄蕊5，子房5室，花柱全部合生成柱状。果实球形或卵球形，有5棱，黑色，直径7～8mm，宿存花柱长1.5～1.8mm。（图37-1）

主要为野生，生于森林或灌丛中。分布于黑龙江、吉林、辽宁、河北和山西等地。

【主产地】主产于东北东部和北部山区、河北和山西等地，黑龙江省产量最大。

【栽培要点】

1. 生物学特性　喜湿润而怕涝，喜肥、耐瘠薄性差、抗寒性强。以疏松肥沃、富含腐殖质、土层深厚、湿润的土壤栽培为宜，适宜在大陆性季风气候地区生长。

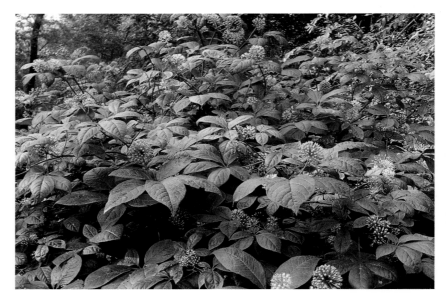

图37-1　刺五加

2. 栽培技术　以有性繁殖为主，有性繁殖需要育苗移栽。大田生产一般采用移栽法。

3. 病虫害　病害：立枯病、黑斑病等。虫害：蚜虫等。

【采收与加工】生长3～4年的植株即可采收，根和根茎在春末植株展叶前或秋季落叶后采挖，干燥。茎以采集细小嫩枝条为宜，采收时间与处理方法和根茎相同，直接风干即可。

【商品规格】统货。

【药材鉴别】

（一）性状特征

1. 根　呈圆柱形，多扭曲，长3.5～12cm，直径0.3～1.5cm。表面灰褐色或黑褐色，粗糙，有细纵沟和皱纹，皮较薄，有的剥落，剥落处呈灰黄色。质硬，断面黄白色，纤维性。有特异香气，味微辛、稍苦、涩。

2. 根茎　呈结节状不规则圆柱形，直径1.4～4.2cm。

3. 茎　呈长圆柱形，多分枝，长短不一，直径0.5～2cm。表面浅灰色，老枝灰褐色，具纵裂沟，无刺；幼枝黄褐色，密生细刺。质坚硬，断面皮部薄，黄白色，木部宽广，淡黄色，中心有髓。气微，味微辛。（图37-2）

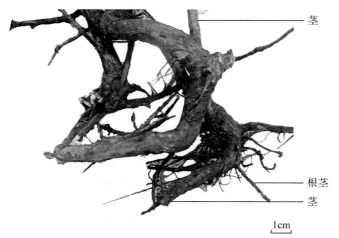

茎

根茎

茎

1cm

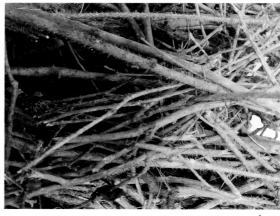

1cm

图37-2　刺五加药材图

（二）显微鉴别

1.根横切面　木栓细胞数十列；栓内层菲薄，散有分泌道；薄壁细胞大多含草酸钙簇晶，直径11～64μm；韧皮部外侧散有较多纤维束，向内渐稀少；分泌道类圆形或椭圆形，径向径25～51μm，切向径48～97μm；薄壁细胞含簇晶；形成层成环；木质部占大部分，射线宽1～3列细胞；导管壁较薄，多数个相聚；木纤维发达。（图37-3）

2.根茎横切面　韧皮部纤维束较根为多；有髓。

3.茎横切面　髓部较发达。（图37-4）

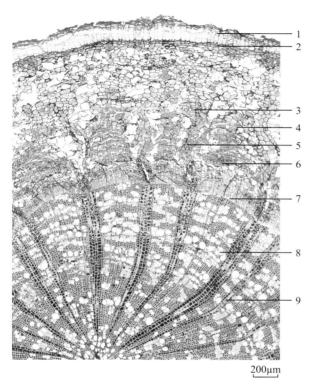

图37-3　刺五加根横切面图

1.木栓层　2.栓内层　3.分泌道　4.纤维　5.韧皮射线
6.韧皮部　7.形成层　8.木质部　9.木射线

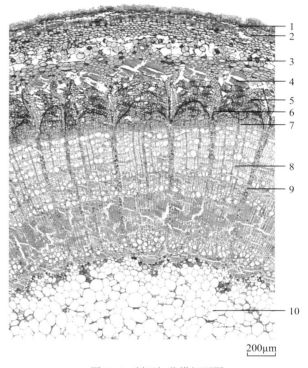

图37-4　刺五加茎横切面图

1.木栓层　2.栓内层　3.分泌道　4.纤维　5.韧皮部
6.韧皮射线　7.形成层　8.木质部　9.木射线　10.髓

4.粉末特征　粉末灰白色。韧皮纤维长条形，平直或稍弯曲，有的一边波状，末端稍尖或钝圆，长180～650μm，直径16～54μm，壁厚4～18μm，孔沟粗而密，表面可见斜向交错纹理，有的胞腔具菲薄横膈；草酸钙簇晶直径11～64μm，棱角大而较钝；有的含晶细胞数个相连，簇晶排列成行；射线细胞切向纵断面观呈现圆形或长圆形，切向壁具斜向交错或不规则网状纹理；导管为网纹和梯纹；此外，有木栓细胞及少数淀粉粒。（图37-5）

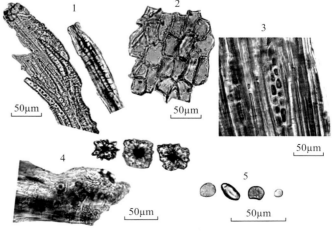

图37-5　刺五加粉末图

1.韧皮纤维　2.木栓细胞　3.韧皮射线细胞　4.草酸钙簇晶　5.淀粉粒

（三）理化鉴别

薄层色谱　取本品干燥粉末5g，加75%乙醇50ml，加热回流1小时，滤过，滤液蒸干，残渣加水10ml使溶解，用三氯甲烷振摇提取2次，每次5ml，合并三氯甲烷液，蒸干，残渣加甲醇1ml使溶解，作为供试品溶液。另取刺五加对照药材5g，同法制成对照药材溶液。再取异嗪皮啶对照品，加甲醇制成每1ml含1mg的溶液，作为对照品溶液。照薄层色谱法试验，吸取上述三种溶液各10μl，分别点于同一硅胶G 薄层板上，以三氯甲烷–甲醇（19：1）为展开剂，展开，取出，晾干，置紫外光灯（365nm）下检视。供试品色谱中，在与对照药材色谱和对照品色谱相应的位置上，显相同颜色的荧光斑点。（图37-6）

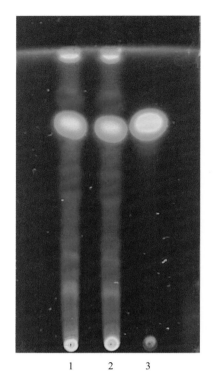

图37-6　刺五加薄层色谱图
1. 刺五加药材样品　2. 刺五加对照药材
3. 异嗪皮啶对照品

【质量评价】以条粗、质硬、断面黄白色、气清香者为佳。采用高效液相色谱法测定，本品按干燥品计算，含紫丁香苷（$C_{17}H_{24}O_9$）不得少于0.050%。

【化学成分】刺五加中的主要成分为糖苷类、多糖类等。其中，糖苷类为其特征性成分和有效成分[1-2]。

1. 糖苷类　刺五加苷A、B、B_1、C、D、E、F、G等。

2. 多糖类　碱性多糖含量一般为2%～6%，水溶性多糖含量为2.3%～5.7%。

3. 其他成分　异嗪皮啶、绿原酸、芝麻素、硬脂酸、β-谷甾醇等。

【性味归经】辛、微苦，温。归脾、肾、心经。

【功能主治】益气健脾，补肾安神。用于脾肺气虚，体虚乏力，食欲不振，肺肾两虚，久咳虚喘，肾虚腰膝酸痛，心脾不足，失眠多梦。

【药理作用】

1. 对中枢神经系统的影响　刺五加叶皂苷能提高神经元存活率、降低乳酸脱氢酶（LDH）释放量及NO水平。刺五加能显著减少小鼠的自主活动，并可显著延长异戊巴比妥钠引起的小鼠睡眠时间，对印防己毒素引起的小鼠惊厥有抑制作用。刺五加可提高学习记忆能力，刺五加皂苷能减轻海马脑缺血氧后神经元损害，从而改善血管性模型大鼠学习记忆功能[3]。

2. 对心脑血管系统的影响　刺五加皂苷对心肌线粒体ATP敏感性钾通道有开放作用，对缺血心肌产生保护作用，也可以提高自由基和心肌代谢功能[4]。

3. 抗疲劳活性　刺五加的脂溶性部位可以提高小鼠游泳能力，延缓肌肉中乳酸的积累，有效地预防血液尿素氮浓度的增加，刺五加苷B也具有强效的缓解身心疲劳的能力。此外，刺五加也可以抑制运动诱发的5-羟色胺的合成和色氨酸羟化酶的表达，以缓解运动性疲劳[5-6]。

4. 对免疫功能的影响　刺五加皂苷能增强机体非特异性免疫功能，促进抗体生成，增强小鼠脾脏和肠系膜淋巴结的细胞数目[7]。

5. 抗肿瘤活性　刺五加注射液可以通过提高IgA、IgG、IgM、TNF-β的水平和自然杀伤细胞的活性来调节细胞免疫和治疗肺癌[8]。

主要参考文献

[1] Jiang W, Li W, Han L, et al. Biologically active triterpenoid saponins from *Acanthopanax senticosus* [J]. J. Nat. Prod, 2006, 69: 1577-1581.

[2] 涂正伟，周渭渭，单淇，等. 刺五加的研究进展[J]. 药物评价研究，2011，34(3)：213-216.

[3] 陈应柱，顾永健，吴小梅，等.刺五加皂苷对缺血性脑损伤的保护作用[J].中国急救医学，2004，24(8)：583-584.

[4] 周逸，唐其柱，史锡腾，等. 刺五加叶皂苷对心肌ATP敏感性钾通道的作用[J]. 中国临床药理学与治疗学，2004，9(12)：

1369-1373.

[5] Huang LZ, Huang BK, Liang J, et al. Antifatigue activity of the liposoluble fraction from *Acanthopanax senticosus* [J]. Phytother. Res, 2011, 25: 940-943.

[6] Rhim YT, Kim H, Yoon SJ, et al. Effect of *Acanthopanax senticosus* on 5-hydroxytryptamine synthesis and tryptophan hydroxylase expression in the dorsal raphe of exercised rats [J]. J. Ethnopharmacol, 2007, 114: 38-43.

[7] 袁学千，王淑梅，高权国，等. 刺五加多糖增强小鼠免疫功能的实验研究[J]. 中医药学报，2004，32(4)：48-49.

[8] 黄德彬，冉瑞智，余昭芬，等. 刺五加注射液对肺癌患者血NKC,TNF活性的影响及临床意义[J]. 中国中药杂志，2005，30(8)：621-624.

（黑龙江中医药大学　杨炳友　刘艳）

38. 金莲花

Jinlianhua

TROLLII FLOS

【**别名**】旱金莲、金梅草、旱地莲、金疙瘩。

【**来源**】为毛茛科植物宽瓣金莲花*Trollius asiaticus* L.、长瓣金莲花*Trollius macropetalus* Fr. Schmidt.或短瓣金莲花*Trollius ledebourii* Reichb.的干燥花。

【**本草考证**】本品始载于《本草纲目拾遗》，载："味苦，性寒。治口疮、喉肿、浮热、牙宣。"《广群芳谱》载："出山西五台山，塞外尤多，花色金黄，七瓣两层，花心亦黄色"，又载"一茎数朵，若莲而小，六月盛开……至秋后花开不落，结子如粟米而黑，其叶绿色，瘦尖而长，五尖或七尖。"本草形态和功能记载与现今所用金莲花基本一致。

【**原植物**】

1. 宽瓣金莲花　多年生草本，通体无毛，高约50cm。茎直立，单一或上部稍分枝。基生叶约3个，具长柄，长约20cm。叶片近五角形，三全裂，基部心形，长约4.5cm，宽达8.5cm。茎生叶2～3，似基生叶，较小，具短柄或无柄。花生茎或分枝顶端，花梗长3.5～6cm；花金黄色，大型，径达3.5～4.5cm，萼片10～15枚，可多至20枚，花瓣状，宽椭圆形或倒卵形，长1.5～2.3cm，宽1.2～1.7cm；花瓣稍短于萼片，匙状线形，长约1.6cm，中上部最宽，达2～3.5mm；雄蕊多数，心皮约30，长8～9mm，聚合蓇葖果，喙长0.5～1（～1.5）mm。（图38-1）

分布于我国产黑龙江（尚志）、新疆（哈密）。生湿草甸、林间草地或林下。

2. 长瓣金莲花　高达70～100cm；叶柄长20～40cm；花梗长达5～15cm；萼片5～7，金黄色，宽卵形，花瓣较萼片长1/3～1/2，基部狭窄，先端渐尖；雄蕊长1～2cm，花药长3.5～5mm，

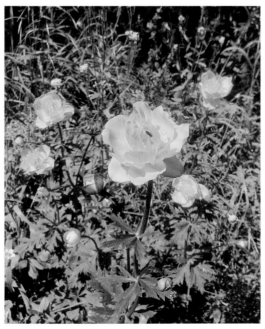

图38-1　宽瓣金莲花（焦连魁　摄）

喙长3.5～4mm。（图38-2）

分布于我国辽宁、吉林及黑龙江等地林间湿草地。在苏联远东地区及朝鲜北部也有分布。

3. 短瓣金莲花　高60～100cm；叶柄长9～29cm，花梗长5.5～15cm；外层萼片为椭圆状倒卵形，内层为倒卵形、椭圆形、狭椭圆形，顶端圆形；花瓣10～22个，长于雄蕊，短于萼片，线形，顶端变狭，长1.3～1.6cm，宽约1mm；雄蕊长达9mm，花药长约1mm。（图38-3）

主要为栽培，亦有野生，生于海拔1000～2000m山地草坡或疏林下。分布于山西、河南、河北、内蒙古、辽宁和吉林等省区。

【主产地】主产于河北、吉林、辽宁、黑龙江[1]。

【栽培要点】

1. 生物学特性　喜湿忌涝，喜阳光充足，不耐荫蔽，土壤以富含有机质的砂壤土栽培较好。

2. 栽培技术　常用种子育苗移栽。播种后土壤保持湿润，秋栽于地上部枯萎后、土壤封冻前进行；春栽于根茎萌动前，5月上、中旬进行，穴栽，压紧浇透水。栽后视土壤墒情浇适量定根水，切忌漫灌[2]。

3. 病虫害　病害：花叶病、环斑病、白斑病等。虫害：蚜虫、白粉虱、浅叶蛾等。

【采收与加工】夏季花开放时采摘，除去杂质，阴干。

【药材鉴别】

（一）性状特征

1. 宽瓣金莲花　呈不规则团状，皱缩，直径1～2cm。金黄色或棕黄色。萼片花瓣状，通常10～15片，宽椭圆形或倒卵形，长1.5～2.3cm，宽1.2～1.7cm。花瓣多数，稍短于萼片，匙状线形，长约1.6cm，中上部最宽，宽0.2～0.35cm。雄蕊多数，淡黄色。雌蕊多数，具喙，喙长0.5～1.5mm，棕黑色。花梗灰绿色或灰褐色。体轻。疏松。气芳香，味微苦。

2. 长瓣金莲花　萼片5～7片，宽卵形。花瓣线形，比萼片长1/3～1/2，基部狭窄，先端渐尖。喙长3.5～4mm。

3. 短瓣金莲花　萼片5～10片，椭圆状倒卵形、倒卵形或椭圆形，长1.3～2cm，宽1～1.5cm。花瓣短于萼片，线形，长1.2～1.6cm，宽约1mm。顶部稍匙状增宽，

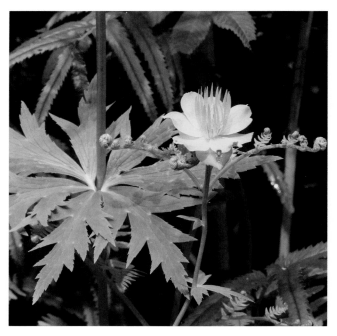

图38-2　长瓣金莲花

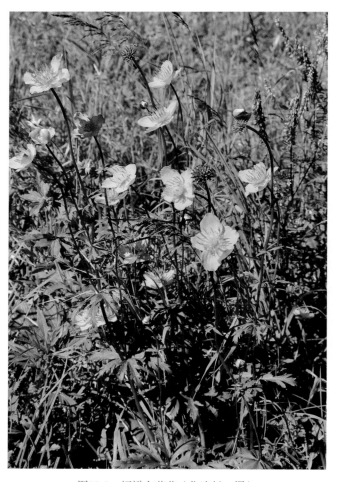

图38-3　短瓣金莲花（焦连魁　摄）

喙长约1mm。（图38-4）

（二）显微鉴别

粉末特征　粉末棕黄色。气孔为不定式，呈阔椭圆形或类卵形，直径36～40μm，副卫细胞4～5个，垂周壁微弯曲。花瓣表皮细胞淡黄色，呈乳突状或非腺毛状隆起，直径28～40μm，表面呈纵向细角质条纹，部分胞腔中含有红棕色或黄棕色颗粒状物。花粉囊内壁组织呈大小不等块片状，淡黄色，完整细胞表面呈类长方形或短条形，直径8～24μm，胞壁呈不规则网状增厚，侧面壁增厚部分呈连珠状。花粉粒较多，淡黄色或无色，呈类球形或阔卵形，直径18～20μm，外壁无明显分层，有的可见三孔沟。螺纹导管成束，少单个散离，直径5～12μm。（图38-5）

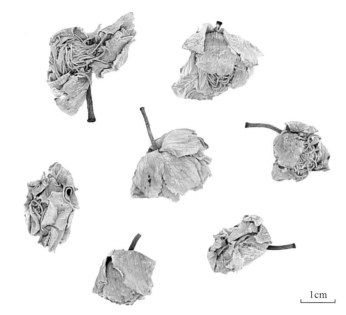

图38-4　短瓣金莲花药材图

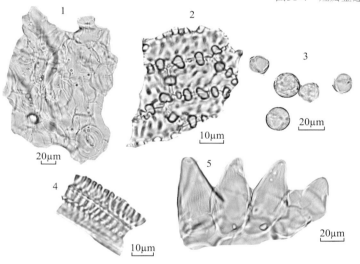

图38-5　短瓣金莲花粉末图

1.气孔　2.花粉囊内壁组织　3.花粉粒　4.螺纹导管　5.花瓣表皮细胞

（三）理化鉴别

薄层色谱　取金莲花粉末（过三号筛）0.25g，加入70%乙醇25ml超声处理30分钟，滤过，滤液蒸干，残渣加水10ml溶解，用乙酸乙酯萃取2次，每次10ml，合并乙酸乙酯溶液，水浴蒸干，残渣加甲醇4ml溶解，作为供试品溶液。取金莲花对照药材，同法制成对照药材溶液。精密称取荭草苷对照品6.90mg，加甲醇溶解并定容至25ml量瓶中；另精密称取牡荆苷对照品4.95mg，加甲醇溶解并定容至50ml量瓶中，作为对照品溶液。照薄层色谱法试验，精密吸取供试品溶液、对照品溶液、对照药材溶液各1μl，分别点于同一聚酰胺薄膜上，以三氯甲烷–甲醇–丁酮–冰醋酸（4:2:3:3）为展开剂，展开，晾干，喷以1%三氯化铝乙醇试液，热风吹至斑点显色清晰，分别置日光和紫外光灯（365mm）下检视。供试品色谱中，在与对照药材色谱和对照品色谱相应的位置上，显相同颜色的斑点[3]。

【质量评价】以花完整、气芳香者为佳。采用高效液相色谱法测定，本品按干燥品计，含荭草苷（$C_{21}H_{20}O_{11}$）与牡荆苷（$C_{21}H_{18}O_{10}$）的总量不得少于0.40%。

【化学成分】 主要成分为黄酮类、有机酸类、香豆素类、生物碱类等。其中，黄酮类是其特征性成分和有效成分。

1. 黄酮类　柳穿鱼黄素（pectolinarigenin）、刺槐素（acacetin）、蓟黄素（cirsimaritin）、荭草苷（orientin）、cirsimarin、金合欢素-7-*O*-β-D-葡萄糖苷（acacetin-7-*O*-β-D-glucoside）、2″-*O*-（3‴，4‴-二甲氧基苯甲酰基）牡荆苷 [2″-*O*-（3‴，4‴-dimethoxybenzoyl）vitexin]、芹菜素-8-*C*-（2″-*O*-阿魏酰基）-β-D-葡萄糖苷、2″-*O*-（2‴-甲基丁酰基）异当药黄素、2″-*O*-（2-甲基丁酰基）牡荆苷、6″-*O*-乙酰基荭草苷（6″-*O*-acetylorientin）、异当药黄素（isoswertisin、牡荆苷（vitexin）等[4-6]。

2. 有机酸类　原儿茶酸（protocatechuic acid）、金莲酸、原金莲酸、棕榈酸、藜芦酸、藜芦酸甲酯（methyl veratrate）、*E*-对-香豆酸甲酯（methyl *E*-p-coumarate）、香草酸（vanillic acid）、对羟基苯甲酸（p-hydroxybenzonic acid）、对羟基苯甲酸甲酯（methyl p-hydroxybenzoate）、4-（β-D-glucopyranosyloxy）-3-（3-methyl-2-butenyl）benzoic acid、trollioside[5-6]。

3. 香豆素类　七叶内酯（esculetin）等。

4. 生物碱类　金莲花碱（trolline）等[7]。

【性味归经】 苦，寒。归肺、胃经。

【功能主治】 清热散风，解毒消肿，平肝明目。用于痈肿疮毒，咽喉肿痛，口疮，目赤等症。

【药理作用】

1. 抑菌作用　金莲花中所含有机酸及荭草苷、牡荆苷等黄酮类成分均具有较好的抑菌作用，对包括铜绿假单胞菌、肺炎双球菌、甲链球菌、痢疾杆菌、卡他球菌等革兰阳性球菌和革兰阴性球菌均有不同程度的抑制作用[8]。

2. 抗氧化作用　金莲花中所含黄酮类成分，特别是荭草苷和牡荆苷，均显示出较强的抗氧化能力[9]。

3. 抗炎作用　金莲花中黄酮和总酚酸类成分对大鼠及由细胞构建的体外炎症模型均有明显的抗炎活性，且总黄酮体现出更强的活性[10]。

4. 抗病毒作用　金莲花水提液可抑制CoxB3病毒所致的各种感染。金莲花醇提物对流感病毒感染小鼠具有抗病毒作用，总黄酮抗副流感病毒活性最强，荭草苷、牡荆苷次之，原金莲酸活性最弱[11]。

主要参考文献

[1] 黄建茹，索全伶，朱明达，等.金莲花属药用植物的研究与应用[J].内蒙古石油化工，2006，7：4-5.

[2] 张玉华.大兴安岭引种金莲花栽培技术[J].山西农经，2018，17：69.

[3] 杨天寿，李居安，魏锋，等.金莲花的薄层鉴别及其总黄酮含量测定[J].中国实验方剂学杂志，2014，20(24)：91-93.

[4] 师帅，张建培，刘婷，等.金莲花化学成分的分离与结构鉴定[J].沈阳药科大学学报，2017，34(4)：297-301，316.

[5] 魏金霞，李丹毅，华会明，等.金莲花化学成分的分离与鉴定（Ⅱ）[J].沈阳药科大学学报，2012，29(1)：12-15.

[6] 李胜银，蔡金娜，刘江云，等.金莲花化学成分研究[J].亚太传统医药，2008，4(7)：18-19.

[7] Lid-dell JR, Stermitz FR. Pyrrolizidine alkaloids from *Trollius laxus*[J]. Chemical Abstracts, 1996, 124: 255.

[8] 王凌云，周艳辉，李药兰，等.长瓣金莲花中黄酮苷的抑菌活性研究及牡荆苷的含量测定[J].中药新药与临床药理，2003，14(4)：252-253.

[9] 杨国栋，饶娜，田嘉铭，等.金莲花中荭草苷和牡荆苷抗氧作用的研究[J].时珍国医国药，2011，22(9)：2172-2173.

[10] 刘平，刘玉玲，佟继铭.金莲花总黄酮抗炎作用研究[J].中国实验方剂学杂志，2012，18(20)：196-199.

[11] 苏连杰，田鹤，马英丽.金莲花醇提物体内抗病毒作用的实验研究[J].中草药，2007，38(7)：1062-1064.

（黑龙江中医药大学　都晓伟　吴军凯　于丹）

39. 油松节

Yousongjie

PINI LIGNUM NODI

【别名】黄松木节、松郎头。

【来源】为松科植物油松*Pinus tabulieformis* Carr.、马尾松*Pinus massoniana* Lamb.的干燥瘤状节或分枝节。

【本草考证】本品始载于《名医别录》，列为上品，载："主百节久风，风虚，脚痹疼痛。"《图经本草》载："方书言松为五粒，字当读为鬣，音之误也。言每五鬣为一叶，或有两鬣、七鬣者。松岁久则实繁，中原虽有，然不及塞上者佳好也。"《本草纲目》载："松树，磊砢修耸多节，其皮粗厚有鳞形，其叶后雕。二、三月抽蕤生花，长四五寸，采其花蕊为松黄。结实状如猪心，叠成鳞砌，秋老则子长鳞裂。然叶有二针、三针、五针之别，三针者为栝子松，五针者为松子松。其子大如柏子，惟辽海及云南者，子大如巴豆可食，谓之海松子。"古代本草记载与现今所用松属植物基本一致。

【原植物】参见"松毛"。

【主产地】主产于吉林、辽宁、河北、河南、山东、山西、陕西、甘肃、四川、贵州等地。

【栽培要点】参见"松毛"。

【采收与加工】全年可采，晒干。多于采伐时或木器厂加工时锯取之，经过选择修整，晒干或阴干。

【药材鉴别】

（一）性状特征

1. 油松 呈扁圆节段状或呈不规则的片状，长短粗细不一。表面黄棕色、灰棕色或红棕色，稍粗糙，有时带有棕色至黑棕色油脂斑，或有残存的栓皮。质坚硬而重。横断面木部淡棕色，心材色稍深，可见有同心环纹，有时可见散在棕色小孔状树脂道，显油性；髓部小，淡黄棕色，纵断面纹理直或斜，不均匀。有松节油香气，味微苦辛。（图39-1）

2. 马尾松 与油松不同之处：表面黄棕色、浅黄棕色或红棕色，纵断面纹理直或斜，较均匀。

（二）显微鉴别

1. 横切面

（1）油松 横切面年轮宽0.4～0.5mm，早材管胞直径20～40μm，壁厚约1.7μm；晚材管胞直径9～27μm，壁厚约3.5μm。树脂道直径60～146μm。径向切面交叉场纹孔窗格状，1～3个，多为1个，木射线管胞内壁具锐锯齿。切向切面射线高1～13个细胞。（图39-2）

（2）马尾松 横切面年轮宽1.5～6mm，早材管胞直径30～95μm，壁厚约3μm；晚材管胞直径15～36μm，壁厚约7μm。树脂道直径可达200μm。径向切面交叉场纹孔窗格状，稀松木型，多1～2个，射线管胞内壁多钝浅锯齿。切向切面射线细胞1～24个。管胞多见，具缘纹孔，直径10～100μm，多个常聚集。常见棕红色不规则油状斑块。

2. 粉末特征 粉末淡黄棕色，有较多油状斑块。木纤维成束或散在，较多。管胞较多，直径20～45μm，具缘纹

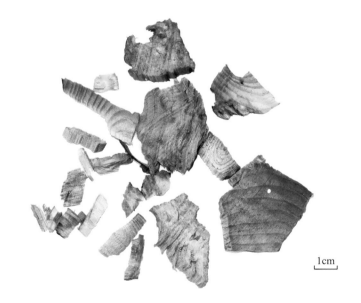

图39-1 油松节药材图

1cm

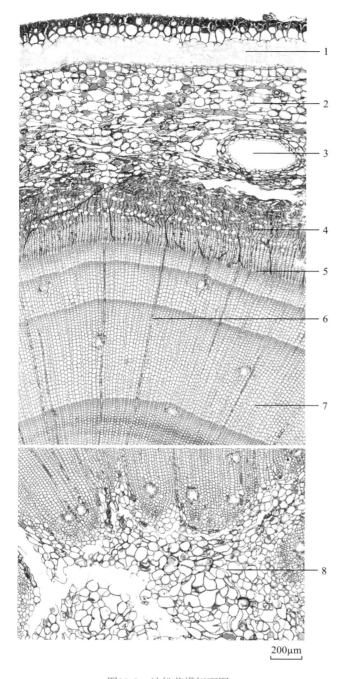

图39-2　油松节横切面图

1.周皮　2.皮层　3.树脂道　4.韧皮部　5.形成层
6.射线　7.木质部　8.髓

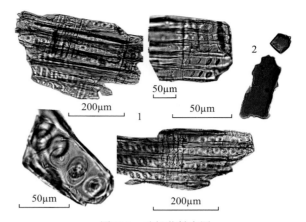

图39-3　油松节粉末图

1.管胞　2.油状斑块

孔较大，呈圆形或扁圆形，成行排列。有草酸钙柱晶和方晶。（图39-3）

（三）理化鉴别

薄层色谱　取挥发油0.1ml，加乙酸乙酯1ml使溶解作为供试品溶液。另取α-松油醇对照品，加乙酸乙酯制成每1ml含10μl的溶液作为对照品溶液。照薄层色谱法试验，吸取上述两种溶液各1μl，分别点于同一硅胶G薄层板上，以石油醚（30～60℃）-乙酸乙酯（17∶3）为展开剂，展开，取出，晾干，喷以香草醛硫酸试液，在105℃加热至斑点显色清晰。供试品色谱中，在与对照品色谱相应的位置上，显相同颜色的斑点。

【质量评价】以个大，棕红色、带棕色到黑棕色油脂斑，油性足者为佳。采用挥发油测定法测定，本品含挥发油不得少于0.40%（ml/g）。采用气相色谱法测定，本品按干燥品计算，含α-蒎烯（$C_{10}H_{16}$）不得少于0.10%。

【化学成分】主要含挥发油（松节油）和树脂。其中，挥发油主要为α-和β-蒎烯（pinene）。油松的松节还含熊果酸（ursolic acid）、异海松酸（isopimaric acid）[1]。

【性味归经】苦、辛，温。归肝、肾经。

【功能主治】祛风除湿，活络止痛。用于风湿关节痛，腰腿痛，大骨节病，跌打肿痛。

【药理作用】松节有一定的镇痛抗炎作用，尤其是对关节炎的抑制作用。松节方提取物可减轻炎症及疼痛症状，抑制CCII致关节炎大鼠滑膜组织炎性细胞浸润和滑膜组织增生，能显著降低关节炎大鼠血清TNF-α、INF-γ、IL-1β含量，升高血清IL-10含量[2]。

【用药警戒或禁忌】阴虚血燥者慎用。

主要参考文献

[1] 张林林，薛健，刘东静，等. 油松节药材质量研究[J]. 医药导报，2010，29(2)：240-242.

[2] 莫宗成，梅小利，黄文涛，等. 松节方提取物对炎症动物模型的抗炎作用及机制探讨[J]. 天然产物研究与开发，2018，30(2)：304-309.

（黑龙江中医药大学　孟祥才　李波　赵倩）

40. 细辛

Xixin

ASARI RADIX ET RHIZOMA

【**别名**】小辛、少辛。

【**来源**】为马兜铃科植物北细辛 *Asarum heterotropoides* Fr. Schmidt var. *mandshuricum*（Maxim.）Kitag.、汉城细辛 *Asarum sieboldii* Miq. var. *seoulense* Nakai 或华细辛 *Asarum sieboldii* Miq. 的干燥根和根茎。

【**本草考证**】本品始载于《名医别录》。历代本草均有记载，产地多为华阴、华州和华山。《图经本草》载："其根细而味极辛，故名之细辛。二、八月采根，阴干用。"《证类本草》《本草品汇精要》和《本草纲目》均沿用了以上记载。本草记载与现今所用细辛基本一致。

【**原植物**】

1. 北细辛　多年生草本，高12～24cm。根茎横走，密生须根。茎短，基部有2～3枚鳞片，茎端生2～3叶；叶柄长5～18cm，通常无毛或稀有短毛，具浅沟槽；叶片心形或近于肾形，长5～11cm，宽6～15cm，先端钝尖，偶或渐尖，基部深心形，两侧成耳状，全缘，上面绿色，脉上被短毛，其他部分亦疏被极短的伏毛，下面淡绿色，密被短伏毛。花单生于叶腋，花梗长3～5cm，直立。花被筒壶形，紫褐色，内有隆起的棱条；裂片3，三角状阔椭圆形，稍尖，长7～9mm，宽10mm，向外反卷，呈污褐红色；喉部有环状缢缩；雄蕊12，长3mm，花丝及花药等长；子房半下位，6室，花柱6出，上部分歧。假浆果半球形，长10mm，宽约12mm。种子卵状圆锥形，有硬壳，表面具有黑色肉质的假种皮。（图40-1）

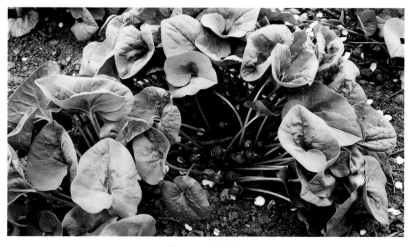

图40-1　北细辛

生于林下、灌木丛间、山沟、林缘或山阴湿地。分布于东北及山东、山西、河南等地。

2. 汉城细辛　与北细辛相似，但叶片背面密生短毛，叶柄被疏毛。生于林下及山沟阴湿地。分布于辽宁。（图40-2）

3. 华细辛　华细辛叶背密生较长的茸毛，节间较稀，根茎较长，气味较北细辛弱。生长于山谷溪边、林下、岩石旁等阴湿处。分布于陕西、山东、安徽、浙江、江西、河南、湖北、四川等地。（图40-3）

【主产地】北细辛和汉城细辛习称"辽细辛"，为商品主流。

北细辛主产于辽宁、吉林、黑龙江，产量大；汉城细辛亦产于辽宁、吉林、黑龙江，产量小；华细辛主产于陕西、湖北等，道地产区为陕西华阴市。

【采收与加工】以4～5月（花期）或8～9月份（果期）采挖为佳。细辛采挖后，需除净地上部分和泥沙，阴干或采用晒干、低温烘干等方法快速干燥。

【药材鉴别】

（一）性状特征

1. 北细辛　常卷缩成团。根茎横生呈不规则圆柱形，长1～10cm，具短分枝，直径0.2～0.4cm；表面灰棕色，粗糙，有环形的节，节间长0.2～0.3cm，分枝顶端有碗状的茎痕。根细长，密生节上，直径0.1cm；表面灰黄色，平滑或具纵皱纹，有须根及须根痕。辣味较强，但麻舌感较弱。（图40-4）

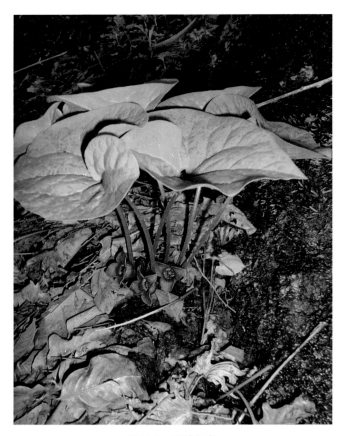

图40-2　汉城细辛

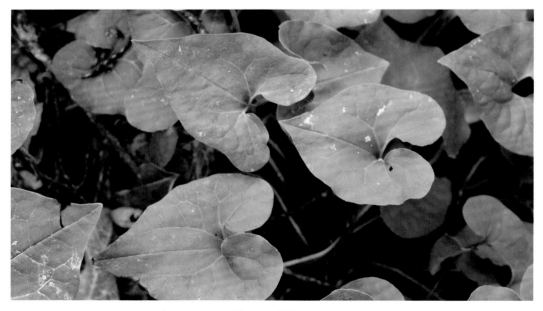

图40-3　华细辛

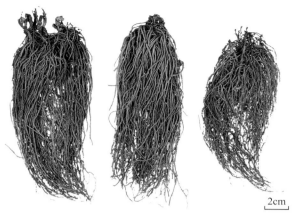

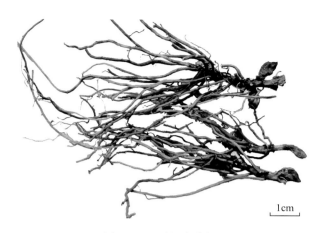

图40-4 北细辛药材图　　　　　　　图40-5 汉城细辛药材图

2.汉城细辛　根茎直径0.1～0.5cm，节间长0.1～1cm。（图40-5）

3.华细辛　根茎长5～20cm，直径0.1～0.2cm，节间长0.2～1cm。辣味较弱，但其麻舌较强，有灼烧感。（图40-6）

（二）显微鉴别

1.根横切面　表皮细胞1列，部分残存。皮层宽，有众多油细胞散在，内含油滴；外皮层细胞1列，类长方形，木栓化并微木化。内皮层明显，可见凯氏点。中柱鞘细胞1～2层，次生组织不发达，初生木质部二原型至四原型。韧皮部束中央可见1～3个明显较其周围韧皮部细胞大的薄壁细胞，但其长径显著小于最大导管直径，或者韧皮部中无明显的大型薄壁细胞。薄壁细胞含淀粉粒。（图40-7）

2.粉末特征　粉末淡黄灰色。表面观根外皮层细胞类长方形或类多角形，垂周壁细波状弯曲；油细胞类圆形，壁薄木栓化，胞腔内常可见绿黄色油状物；根茎表皮细胞类长方形或类长多角形，垂周壁连珠状加厚，平周壁隐约可见与细胞长轴平行的角质纹理，表皮中可见油细胞；石细胞（根茎）呈类方形、类长方形等；导管主为网纹、梯纹。（图40-8）

（三）理化鉴别

薄层色谱　取本品粉末0.5g，加甲醇20ml，超声处理45分钟，滤过，滤液蒸干，残渣加甲醇2ml使溶解，作为供试品溶液。另取细辛对照药材0.5g，同法制成对照药材溶液。再取细辛脂素对照品，加甲醇制成每1ml含1mg的溶液，作为对照品溶液。照薄层色谱法试验，吸取上述三种溶液各10μl，分别点于同一硅胶G薄

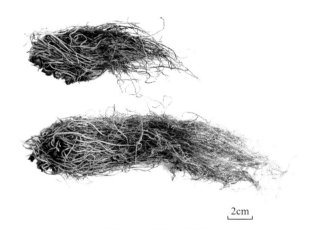

图40-6 华细辛药材图

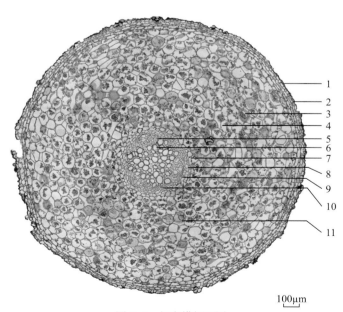

图40-7 细辛横切面图

1.表皮　2.内皮层　3.淀粉　4.油细胞　5.皮层　6.内皮层
7.中柱鞘　8.韧皮部　9.后生木质部
10.形成层　11.原生木质部

层板上，以石油醚（60～90℃）-乙酸乙酯（3：1）为展开剂，展开，取出，晾干，喷以1%香草醛硫酸溶液，热风吹至斑点显色清晰。供试品色谱中，在与对照药材色谱和对照品色谱相应的位置上，显相同颜色的斑点。（图40-9）

【质量评价】以根灰黄、干燥，味辛辣而麻舌者为佳。照挥发油测定法测定，含挥发油不得少于2.0%（ml/g）；采用高效液相色谱法测定，本品按干燥品计算，含细辛脂素（$C_{20}H_{18}O_6$）不得少于0.050%。

【化学成分】主要成分为挥发油、木脂素类、苯丙素类、含氮类等成分[1]。

1. 挥发油 甲基丁香酚（methyleugenol）、细辛醚（asaricin）、榄香脂素（elemicin）、黄樟醚（safrole）、α-蒎烯（α-pinene）、β-蒎烯（β-pinene）。

2. 木脂素类 l-细辛脂素（l-asarinin）、l-芝麻脂素（l-sesamin）、花椒酚（xanthoxylol）等。

3. 苯丙素类 卡枯醇（kakuol）、卡枯醇甲醚（kakuol methyl ester）等。

4. 含氮类 去甲乌药碱（higenamide）以及（2E，4E）-N-isobutyl-2，4-decadienamide和（2E，4E，8Z，10Z）-N-isobutyl-2,4,8,10-dodecaetraenamide等直链酰胺类成分。

【性味归经】辛，温。归心、肺、肾经。

【功能主治】解表散寒，祛风止痛，通窍，温肺化饮。用于风寒感冒，头痛，牙痛，鼻塞流涕，鼻鼽，鼻渊，风湿痹痛，痰饮咳喘。

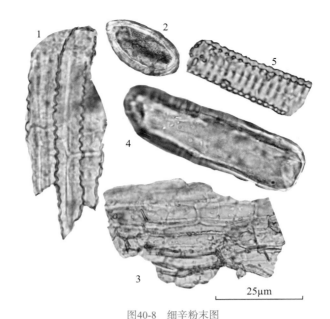

图40-8 细辛粉末图

1. 根外皮细胞 2. 油细胞 3. 根茎表皮细胞 4. 石细胞 5. 导管

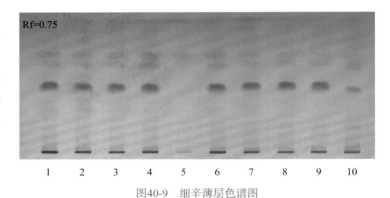

图40-9 细辛薄层色谱图

1～4. 北细辛药材样品 5. 细辛脂素对照品 6. 细辛对照药材
7～9. 华细辛药材样品 10. 汉城细辛药材样品

【药理作用】

1. 镇痛、镇静和解热作用 细辛挥发油具有镇静、镇痛、局部麻醉及降温等作用，细辛水煎液也具有镇痛作用[2]。

2. 抗炎作用 水煎液能够抑制二甲苯所致的小鼠耳肿胀，挥发油对角叉菜胶、组胺等引起的大鼠足肿胀也有明显的抑制作用[3]。

3. 平喘、祛痰作用 细辛中的甲基丁香酚对支气管平滑肌有松弛作用；细辛醚有一定的平喘、祛痰作用[4]。

【用药警戒或禁忌】

1. 细辛地上部分含有马兜铃酸，长期大量服用有导致肾衰竭的风险，应避免混入药材。

2. "细辛不过钱"的说法源于南宋陈诚之说，但也有大剂量使用的记载，《伤寒论》和《金匮要略》中记载使用细辛的方子用量为2～3两；细辛用量应考虑是否"单用末"或入汤剂[5]。

【分子生药】PCR克隆ITS序列可用于细辛属植物鉴别[6-7]。

主要参考文献

[1] 赵静，倪美萍，景绍君，等. 离子液体顶空微萃取-气相色谱/质谱法研究细辛挥发油中的化学成分[J]. 时珍国医国药，2015，26(2)：296-298.

[2] 熊玉兰，荆宇，尚明英，等. 细辛非挥发性提取物抗炎镇痛作用研究[J]. 中国中药杂志，2009，35(17)：2252-2257.

[3] 曲淑岩，毋英杰. 细辛油的抗炎作用[J]. 药学学报，1982，17(1)：12-16.

[4] 朱成兰，苗晓玲. 细辛的临床应用和剂量初探[J]. 云南中医中药杂志，2005，26(4)：18-19.

[5] 汪琼，周祯祥，黄芳，等. 基于细辛剂量研究的中医药学术传承与创新[J]. 时珍国医国药，2016，27(07)：1687-1688.

[6] 刘春生，白根本，闫玉凝. 基于核DNA ITS序列的细辛药材基源及分子鉴定研究[J]. 中国中药杂志，2005，30(5)：329-332.

[7] 黄璐琦，王敏，周长征，等. RAPD方法在细辛类药材鉴别研究中的问题及其对策[J]. 药学学报，1998，33(10)：778-784.

（北京大学药学院　刘广学　刘杰　蔡少青）

41. 南瓜子

Nanguazi

CUCURBITA MOSCHATA

【别名】南瓜仁、白瓜子、金瓜米、窝瓜子、倭瓜子。

【来源】为葫芦科植物南瓜*Cucurbita moschata*（Duch）Poirte干燥成熟的种子。

【本草考证】本品始载于《滇南本草》，但无形态描述。《本草纲目》只载南瓜，《纲目拾遗》谓其子食之脱发。近代国内外临床实验证明南瓜子有驱虫及杀虫疗效，《现代实用中药》记载"驱除绦虫"。本草记载与现今所用南瓜子基本一致。

【原植物】一年生蔓生草本，茎条达2～5m。常节部生根，密被白色刚毛。单叶互生；叶柄粗壮，长8～19cm，被刚毛；叶片宽卵形或卵圆形，有5角或5浅裂，长12～25cm，宽20～30cm，先端尖，基部深心形，上面绿色，下面淡绿色，两面均被刚毛和茸毛，边缘有小而密的细齿。卷须稍粗壮，被毛3～5歧。花单性，雌雄同株；雄花单生，花萼筒钟形，长5～6mm，裂片条形，长10～15mm，被柔毛，上部扩大成叶状，花冠黄色，钟状，长约8cm，5中裂，裂片边缘反卷，雄蕊3，花丝腺体状，长5～8mm，花室折曲；雌花单生，子房1，花柱短，柱头3，膨大，先端2裂，果梗粗壮，有棱槽，长5～7cm，瓜蒂扩大成喇叭状。瓠果形状多样，外面常有纵沟。种子多数，长卵形或长圆形，灰白色。（图41-1）

我国各地广泛分布。

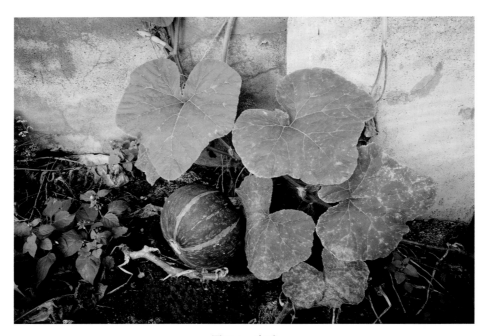

图41-1　南瓜

【主产地】主产于黑龙江、山东、河北、浙江、江西、四川等地。

【栽培要点】

1. 生物学特性　喜温暖气候。不耐高温、不耐低温、喜光。对土壤要求不严格，宜选择土层深厚、保水保肥力强的土壤栽培。

2. 栽培技术　用种子繁殖，直播或育苗移栽法。直播法：播前种子经浸种、催芽，按行株距3m×0.6m开穴点播，

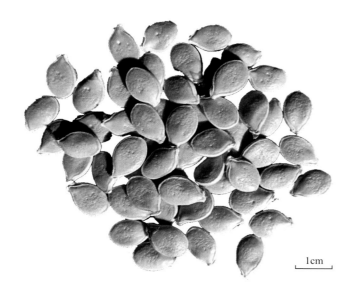

图41-2　南瓜子药材图

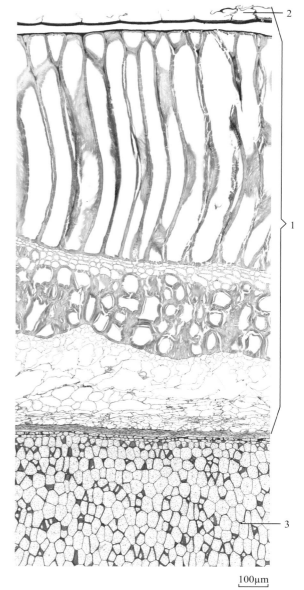

100μm

图41-3　南瓜子横切面图

1. 种皮　2. 表皮细胞　3. 子叶

出苗后每穴定苗一株。育苗移栽法：春播于2～3月，在保温苗床上，用营养钵育苗，待瓜苗长3～4片真叶时，按上法移栽定植。经常松土除草，施1～2次速效性提苗叶肥，后再施1次养蔓肥。结果期，重施1～2次重肥。

【采收与加工】夏、秋季食用南瓜时，收集成熟种子，除去瓤膜，洗净，晒干。

【药材鉴别】

（一）性状特征

种子扁圆形，长6～12cm，直径3～6cm。表面淡黄白色至淡黄色，两面平坦微隆起，边缘稍有棱，一端略尖，先端有珠孔，种脐突起或不明显。除去种皮，有黄绿色薄膜状胚乳。子叶2枚，黄色，肥厚，有油性。气微香，味微甘。（图41-2）

（二）显微鉴别

1. 横切面　种皮外表皮为1列栅状细胞，壁微厚，微木化，下皮为8列薄壁细胞，细胞类圆形或不规则长圆形，石细胞层1列细胞，类圆形，其内为薄壁细胞，细胞壁向外突起呈乳头状，细胞间隙较大；种子两端各有一维管束；种子内表皮为1列薄壁细胞。子叶2片，细胞中含有脂肪油和糊粉粒。（图41-3）

2. 粉末特征　粉末白色。石细胞椭圆形，胞腔较大。内种皮细胞有网状纹理。绿皮细胞含绿色色素块。可见羽状毛。（图41-4）

【质量评价】以干燥、籽饱满、外壳色黄者为佳。

【化学成分】主要成分为南瓜子氨酸、脂肪油、胡萝卜素等。

1. 脂肪酸　亚油酸（linoleic acid）、油酸（oleic acid）、棕榈酸（palmitic acid）及硬脂酸（stearic acid）、肉豆蔻酸（myristic acid）等。

2. 脂类　三酰甘油（triglyceride）、三酰甘油（diglyceride）、单酰胆碱（pholphatidyl choline）、磷脂酰乙醇胺

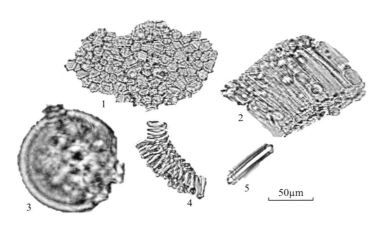

图41-4 南瓜子粉末图

1.种皮外表皮细胞 2.子叶细胞 3.薄壁细胞 4.螺纹导管 5.管束

（phosphatidylethanolamine）、磷脂酰丝氨酸（phos-phatidylsetine）、脑苷脂（cetebroside）等。

【性味归经】甘，平。归大肠经。

【功能主治】杀虫，下乳，利水消肿。主治绦虫、蛔虫、血吸虫、钩虫、蛲虫病，产后缺乳，产后手足浮肿，百日咳，痔疮。

【药理作用】

1.驱虫作用 南瓜子仁体外对绦虫、血吸虫等均有麻痹作用，其有效成分主要为南瓜子氨酸[1-2]。

2.降糖作用 南瓜子中含有大量的油脂，可以降低血糖[3]。

3.其他 南瓜子中大量的不饱和脂肪酸可以有效预防高脂血症[4]；甾醇还具备抗氧化等功能[5]。

主要参考文献

[1] 萧树华，邵葆若，何毅勳，等.南瓜子氨酸实验防治小白鼠血吸虫病的研究[J].药学学报，1962，9(6)：327-332.

[2] 肖啸，代飞燕.南瓜籽驱除犬绦虫效果观察[J].兽医科技，2009(3)：74-75.

[3] 李全宏.南瓜提取物对糖尿病大鼠降糖效果研究[J].营养学报，2003，25(1):34-36.

[4] 刘玉梅，高智明，王健，等.裸仁南瓜籽及南瓜籽油的营养成分研究[J].食品工业科技，2010，31(6)：313-316.

[5] 徐雅琴，庞丽萍，齐会娟，等.南瓜籽植物甾醇的抗氧化性及抑菌性研究[J].农产品加工学刊，2012，33(8)：44-46.

（黑龙江中医药大学 夏永刚 李陈雪）

42. 树舌

Shushe

GANODERMA APPLANATUM

【别名】赤色老母菌、老母菌、白斑腐菌、木灵芝、老牛肝。

【来源】为多孔菌科真菌平盖灵芝Ganoderma applanatum（Pers. ex Wallr.）Pat.的子实体。

【本草考证】历代本草无记载。《中国药用真菌》（1974）收载树舌。

【原植物】多年生，侧生无柄，木质或近木栓质。菌盖扁平，半圆形、扇形、扁山丘形至低马蹄形，（5～30）cm×（6～50）cm，厚2～15cm；盖面皮壳灰白色至灰褐色，常覆盖有一层褐色孢子粉，有明显的同心环棱和环纹，常有大小不一的疣状突起，干后常有不规则的细裂纹；盖缘薄而锐，有时钝，全缘或波状。管口面初期白色，渐变为黄白色至灰褐色，受伤处立即变为褐色；每1mm间4～6个圆形管口；菌管多层，在各层菌管间有一层薄的菌丝层，老的菌管中充塞有白色粉末状的菌丝。孢子卵圆形，一端有截头壁双层，外壁光滑，无色，内壁有刺状突起。（图42-1）

生于多种阔叶树的树干上。分布于全国各地。

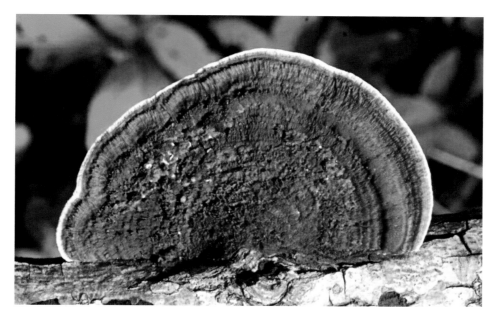

图42-1　平盖灵芝

【主产地】主产于黑龙江、吉林等地。

【采收与加工】夏、秋季采成熟子实体，除去杂质，切片，晒干。

【药材鉴别】

（一）性状特征

子实体无柄。菌盖半圆形或扇形，剖面扁半球形或扁平，长径10～50cm，短径5～35cm，厚约15cm。皮壳灰白色或灰褐色，光滑，有光泽，盖面凸凹不平，有明显的同心环棱和同心环纹，常有大小不等的瘤状突起，皮壳脆，边缘薄，圆钝。管口面污黄色或暗褐色，管口圆形，每1mm间4～6个。纵切面可见菌管一层至多层。木质或木栓质。气微，味淡[1]。（图42-2）

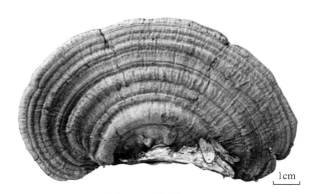

图42-2　树舌药材图

（二）显微鉴别

1. 横切面　上层菌丝（黄棕色部分）多粘连成团，淡棕色或棕色，可见淡棕色、类圆形的大小孢子，二层壁明显。单个菌丝弯曲不直，多碎断，长短不等，有分枝，分枝处稍膨大，髓腔可见，无色或淡棕色。切面外缘（菌盖部分）棕色，由多束颗粒状、不规则或类圆形团块组成，束间有裂隙；内侧色淡，颗粒状，并可见菌丝，靠外层部分染色者量粉红色，内侧色浅。下层菌管（棕色部分）呈网孔状，菌管口呈圆形或类圆形，管口间呈颗粒状，由棕色菌丝组成。菌管口直径142～163μm，孔间距41～102μm，约31个/mm²。菌管中层部分均为棕色菌丝。（图42-3）

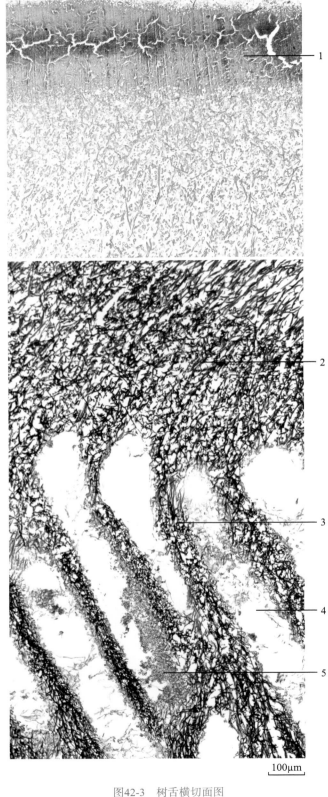

100μm

图42-3 树舌横切面图

1. 皮壳　2. 菌肉　3. 菌隔　4. 菌管　5. 孢子

2. 粉末特征　孢子众多，聚集成团或随处散在。呈球形、卵形，有的一端稍尖，或呈椭圆形，径（4～6）μm×［6～9（10）］μm。棕色或淡棕色，多数可见二层壁，周边为淡黄色环。菌丝众多，成团或分散状。菌丝团块呈不规则形或类方形，边缘可见有菌丝露出，表面常呈颗粒状或乱丝状，有时可见明显的孢子和菌丝覆盖于表面。菌丝多为棕色，极少数无色，弯曲成条形，多碎断，长短不等，常有分枝，分枝处膨大。菌丝壁外表常凹凸不平，呈乳突状、尖形或波状。（图42-4）

【化学成分】主要成分为多糖、甾体化合物、三萜类化合物、脂肪酸类化合物等。其中，多糖类化合物是其特征性成分和有效成分。

1. 多糖　β-D-葡聚糖、色素多糖等多糖类化合物[2]。

2. 甾体类化合物　麦角甾醇（ergosterol）、麦角甾-7,22-二烯-3-酮（ergosta-7,22-dien-3-one）、麦角甾-7,22-二烯-3β-醇（ergosta-7,22-dien-3β-ol）、麦角甾-5,8，22-三烯3β，15二醇（ergosta-5,8，22-trien-3β，15-diol），麦角甾-7,22-二烯-3β-醇棕榈酸酯（ergoata-7,22-dien-3β-yl-palmitate）、麦角甾醇过氧化物（ergosde）等甾体类化合物。

3. 三萜类化合物　扁芝酸（elfvingic acids）、树舌酸（ganoderenic acids）、灵芝酸（ganoderic acids）、赤杨酮（alnusenone）、栓酮（friedelin）、无羁萜（friedelin）等三萜类化合物[3-4]。

4. 脂肪酸类　棕榈酸（palmitic acid）、十八碳酸（stearic acid）、亚油酸（linoleic acid）等脂肪酸类化合物。

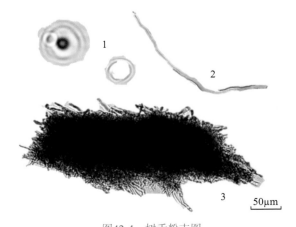

50μm

图42-4 树舌粉末图

1. 孢子　2. 菌丝　3. 菌丝团块

【性味归经】微苦，平。归脾、胃经。

【功能主治】用于治疗乙型病毒性肝炎，食管癌和神经衰弱。

【药理作用】

1. 免疫调节作用　树舌多糖制剂能增强小鼠对蛋白抗原的迟发过敏性反应的诱导作用，同时能扩大T细胞对IgQ抗体反应的记忆范围[5]。树舌的中药复方煎剂对小鼠脾细胞的血清溶菌酶活性和抗SRBC的溶血性抗体水平均有明显增强。

2. 抗肿瘤作用　树舌多糖对鼻咽癌、食管癌等具有治疗作用[6]。

3. 抗病毒作用　树舌水提物对水痘-带状疱疹病毒、脑心肌炎病毒、流感病毒A、疱疹性口腔炎病毒等具有活性。

4. 抑菌作用　树舌水提物对普通变形杆菌、表皮葡萄球菌、仙人掌杆菌、白喉杆菌、大肠埃希菌、铜绿假单胞菌、金黄色葡萄球菌、腐生葡萄球菌、酿脓链球菌等细菌及真菌有明显的抑菌作用。

主要参考文献

[1] 张贵君，于英君. 树舌的生药鉴定[J]. 中药材，1996，19(5)：226-229.

[2] Sasaki T, Arai Y, Ikekawa T, et al. Antitumor polysaccharides from some polyporaceae, *Ganoderma applanatum* (Pers.) Pat and *Phellinus linteus*[J]. Chemical pharmaceutical bulletin, 1971, 19(4)：821-826.

[3] 曾祥丽，包海鹰. 灵芝三萜类成分与药理学研究进展[J]. 菌物研究，2004，2(1)：68-77.

[4] Qi L, Xiao-HY, Zhu-LY, et al. Miscellaneous meroterpenoids from *Ganoderma applanatum*[J]. Tetrahedron, 2016, 72(30): 4564-4574.

[5] Shoichi Nakashima, Yukio Umeda, Taira Kanada. Effect of polysaccharides from *Ganoderma applanatum* on immune responses. I. Enhancing effect on the induction of delayed hypersensitivity in mice[J]. Microbiology and immunology, 1979, 23(6): 501-513.

[6] Dong Zhen, Ling Su, Yue Miao, et al. Purification, partial characterization and inducing tumor cell apoptosis activity of a polysaccharide from *Ganoderma applanatum*[J]. International Journal of Biological Macromolecules, 2018, 115: 10-17.

（黑龙江中医药大学　夏永刚　沈宇）

43. 威灵仙

Weilingxian

CLEMATIDIS RADIX ET RHIZOMA

【别名】百条根、老虎须、铁扫帚。

【来源】为毛茛科植物威灵仙*Clematis chinensis* Osbeck、棉团铁线莲*Clematis hexapetala* Pall.、东北铁线莲*Clematis manshurica* Rupr.的干燥根及根茎。

【本草考证】《开宝本草》载："生先于众草，方茎，数叶相对。"《图经本草》载："茎如钗股，四棱。叶似柳叶，作层，每层六七叶，如车轮，有六层至七层者。七月内生花六出，浅紫或碧白色。作穗似莆苔子。"经考证，多数学者认为上述威灵仙指的是玄参科植物草本威灵仙*Veronicastrum sibiricum*（L.）Pennell，目前这种威灵仙已经不做主要商品应用。《本草纲目》中指出根干后呈深黑色和俗称"铁脚威灵仙"者为正品，其他尚有数种。《植物名实图考》也指出"有数种"，并解释道："其力劲，姑谥曰威；其效捷，姑谥曰灵。威灵合德，仙之上药也"，其中附图经相关学者鉴定，鉴定为毛茛科铁线莲属植物。本草记载与现今所用威灵仙基本一致。

【原植物】

1. 威灵仙　木质藤本，植物干时变黑。根丛生于块状根茎上，细长圆柱形。茎具有明显的条纹，近无毛，叶对生，长达20cm，一回羽状复叶，小叶5，略带革质，狭卵形或三角状卵形，先端钝或渐尖，基部圆形或宽楔形，全缘，主脉3条，上面沿叶脉有细毛，下面无毛，多圆锥聚伞花序，顶生及腋生；总苞片窄线形，长5～7mm，密生细白毛；花萼片4，有时5，花瓣状，长圆状倒卵形，白色或绿白色，外被白色柔毛，内侧光滑无毛；雄蕊多数，不等长，花丝扁平，心皮多数，离生，子房及花柱上密生白毛，瘦果扁平，略生细短毛，花柱宿存，延长成白色羽毛状。（图43-1）

2. 棉团铁线莲　多年生直立草本，叶1～2回羽状分裂，裂片长圆状披针形，单或复聚伞花序，萼片6枚，稀4或8枚，花蕾白形似棉球状。（图43-2）

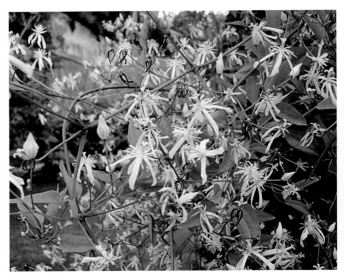

图43-1　威灵仙

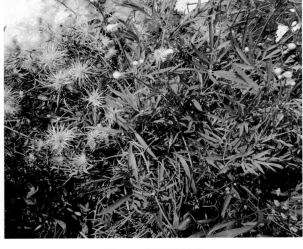

图43-2　棉团铁线莲

3. 东北铁线莲　多年生草质藤本，1（2）回羽状复叶，小叶5～7，稀3枚，披针状卵形，圆锥花序，萼片4～5枚，花蕾时呈镊合状排列，长卵形或倒卵状长圆形。（图43-3）

【主产地】威灵仙主产于江苏、浙江、江西、湖南、湖北、四川。

棉团铁线莲主产于辽宁、吉林、黑龙江和山东等地。

东北铁线莲主产于东北各省山区。

【栽培要点】

1. 生物学特性　喜温暖湿润气候，以含腐殖质的石灰质土壤最适宜栽培[1]。

2. 栽培技术　用种子或根芽繁

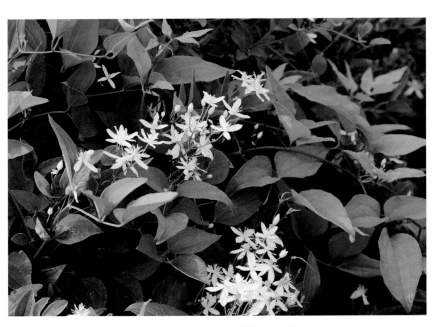

图43-3　东北铁线莲

殖。种子繁殖：种子生有长毛，易被风吹走，故在9月种子成熟期间应注意及时分批采种。4月上、中旬育苗，先浇水，然后把种子撒播于苗床内，上覆薄土，经常保持土壤湿润，温度适宜，约10日左右出苗。播后30～45天，即可定植。根芽繁殖：移栽后2～3年的植株就可用作根芽繁殖的材料。早春未出枝叶前把根挖出，用刀把芽分开，以行株距各30cm开穴栽植；也可用压条和扦插的方法繁殖。当苗高30～45cm时，要搭支架，架高90～120cm，将藤引到架上，以利生长。

【采收与加工】栽后两年，于早春或秋季挖出，去净茎叶，洗净泥土，晒干或切段后晒干，置干燥处。

【商品规格】统货不经水洗或水洗后杂质含量较高，表面带有灰土，色暗。选货经过水洗。

【药材鉴别】

（一）性状特征

1. 威灵仙　根茎呈柱状，长1.5～10cm，直径0.3～1.5cm；表面淡棕黄色；顶端残留茎基；质较坚韧，断面纤维性；下侧着生多数细根。根呈细长圆柱形，稍弯曲，长7～15cm，直径0.1～0.3cm；表面黑褐色，有细纵纹，有的皮部脱落，露出黄白色木部；质硬脆，易折断，断面皮部较广，木部淡黄色，略呈方形，皮部与木部间常有裂隙。气微，味淡。（图43-4）

2. 棉团铁线莲　根茎呈短柱状，长1～4cm，直径0.5～1cm。根长4～20cm，直径0.1～0.2cm；表面棕褐色至棕黑色；断面木部圆形。味咸。

3. 东北铁线莲　根茎呈柱状，长1～11cm，直径0.5～2.5cm。根较密集，长5～23cm，直径0.1～0.4cm；表面棕黑色；断面木部近圆形。味辛辣。（图43-4）

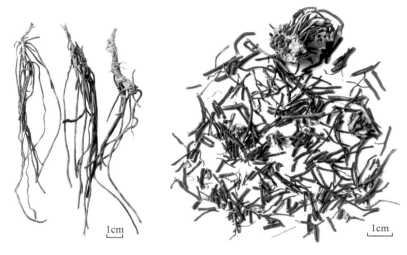

图43-4　威灵仙药材图

（左：威灵仙　右：东北铁线莲）

（二）显微鉴别

粉末特征　粉末棕黄色。淀粉粒众多。单粒类圆形，脐点点状；复粒较多，由2～6分粒组成。偏光下可见黑十字现象。表皮细胞表面观类方形，直径22～53μm，外平周壁深棕色，显颗粒性。纤维成束或单个散在，黄色。长梭形，末端渐尖，稀有分叉，直径13～61μm，长79～417μm，壁厚3～17μm，木化，具稀疏斜纹孔或十字纹孔对，孔沟较密。（图43-5）

（三）理化鉴别

薄层色谱　取本品粉末2g，加甲醇100ml，超声提取60分钟，滤过，滤液蒸干，加水10ml混悬，加5ml石油醚萃取，重复两次，再加15ml乙酸乙酯萃取，重复两次，将乙酸乙酯部位蒸干，加甲醇1ml溶解，作为供试品溶液。取

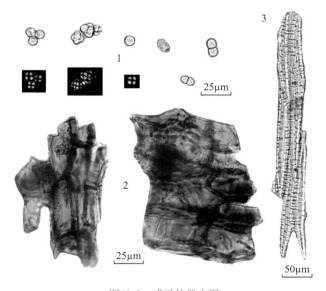

图43-5　威灵仙粉末图

1. 淀粉粒　2. 表皮细胞　3. 纤维

威灵仙对照药材，同法制成对照药材溶液。照薄层色谱法试验，吸取供试品溶液及对照药材溶液各10μl，分别点于同一硅胶G薄层板上，以甲苯–乙酸乙酯–甲酸（20∶6∶1）为展开剂展开，取出，晾干，以硫酸乙醇溶液为显色剂。供试品色谱中，在与对照药材色谱相应的位置上，显相同颜色的斑点。（图43-6）

【质量评价】以条均匀、质坚硬、断面色灰白者为佳。采用高效液相色谱法测定，本品按干燥品计算，含齐墩果酸（$C_{30}H_{48}O_3$）不得少于0.30%。

【化学成分】威灵仙和东北铁线莲中主要含有三萜皂苷、酚苷等；棉团铁线莲中主要含有黄酮、酚苷等，三萜皂苷含量较少。三种植物中均含有较高的白头翁素、原白头翁素[1]。

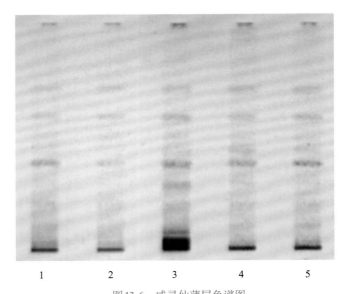

图43-6　威灵仙薄层色谱图

1. 对照药材　2. 棉团铁线莲样品　3. 东北铁线莲样品　4、5. 威灵仙样品

1. 萜类化合物　齐墩果酸、东北铁线莲皂苷A～K（clematomandshurica saponins A～K）、威灵仙皂苷A～J（clematichinenoside A～J）等[2-3]。

2. 黄酮类　原白头翁素（protoaneminin）、白头翁素（anemonin）。棉团铁线莲中含有3，5，6，7，8，3′，4′-七甲氧基黄酮（3，5，6，7，8，3′，4′-heptamethoxyflavone）、川陈皮素（nobiletin）、甘草素（liquiritigenin）、橙皮素（naringenin）、柑橘黄素（citrus flavin）、6-hydroxybiochain A、芒柄花素（formononetin）、大豆素（daidzein）、鸢尾苷（tectoridin）、染料木素（genistein）等[2]。

【性味归经】辛、咸，温。归膀胱经。

【功能主治】祛风湿，通经络。用于风湿痹痛，肢体麻木，筋脉拘挛，屈伸不利。

【药理作用】

1. 抗炎镇痛　威灵仙能减轻大鼠足跖肿胀度、小鼠耳肿胀度，提高小鼠痛阈值，对佐剂性关节炎（AA）大鼠具有治疗作用[2-3]。

2. 抗菌作用　威灵仙煎剂对金黄色葡萄球菌、志贺痢疾杆菌以及奥杜盎小芽孢癣菌有抑制作用[3]。

【用药警戒或禁忌】原白头翁素具刺激性，接触过久可使皮肤发泡，黏膜充血。原白头翁素易聚合成白头翁素，白头翁素为威灵仙有毒成分，服用过量可引起中毒。孕妇禁服。

【分子生药】ITS2和psbA-trnH序列可以鉴别威灵仙与同属近缘种[4]。

主要参考文献

[1] 罗奎元，强宇靖，高慧琴. 威灵仙化学成分及药理作用研究进展[J]. 甘肃中医学院学报，2015，32(5)：60-63.

[2] 苗明三，于舒雁，魏荣瑞. 不同品种威灵仙外用抗炎镇痛作用研究[J]. 时珍国医国药，2014，25(8)：1836-1839.

[3] 柳清，汪永忠，姜辉，等. 基于GC-TOF-MS研究威灵仙总皂苷对佐剂性关节炎大鼠血清代谢谱的影响[J]. 中国中药杂志，2016，41(12)：2321-2328.

[4] 冯杉杉，郑司浩，李亚康，等. 中药材威灵仙及其伪品DNA条形码鉴别研究[J]. 药学学报，2014，49(2)：260-266.

（北京中医药大学　史社坡）

44. 急性子

Jixingzi

IMPATIENTIS SEMEN

【别名】透骨草、凤仙花、指甲花、金凤花子、凤仙子。

【来源】为凤仙花科植物凤仙花*Impatiens balsamina* L.的干燥成熟种子。

【本草考证】本品始载于《救荒本草》，载："人家园圃多种，今处处有之。苗高尺许，叶似桃叶而旁边有细锯齿。开红花，结实形类桃样，极小，有子似萝卜子，取之易迸散俗称急性子。"《本草纲目》载："其花头翘尾足，俱翘翘然如凤状，故以之名""凤仙人家多种之，极易生，二月下子，五月可再种。苗高二三尺，茎有红白二色，其大如指，中空而脆，叶长尖，似桃柳叶而有锯齿。桠间开花，或白，或红，或黄，或紫，或碧，或杂色，亦自变易，装入飞禽，自夏初至秋至，开谢相续。结实垒然，大如樱桃，其行微长，色如毛桃，生青熟黄，犯之即自裂，皮卷如拳。苞中有子，似萝卜子而小，褐色。"本草记载与现今所用急性子基本一致。

【原植物】一年生草本，高40～100cm。茎肉质，直立，粗壮，节膨大。叶互生；叶柄长约1～3cm，两侧多个腺体；叶片披针形，长4～12cm，宽1～3cm，先端长渐尖，基部渐狭，边缘有锐锯齿，侧脉5～9对。花梗短，单生或数枚簇生叶腋，密生短柔毛；花通常粉红色或杂色，单瓣或重瓣；萼片2，宽卵形，有疏短柔毛；旗瓣圆，先端凹，有小尖头，背面中肋有龙骨突；翼瓣宽大，有短柄，2裂，基部裂片近圆形，上部裂片宽斧形，先端2浅裂；唇瓣舟形，被疏短柔毛，基部突然延长成细而内弯的距；花药钝。蒴果纺锤形，熟时一触即裂，密生茸毛。种子多数，球形，黑色。（图44-1）

我国南北各地均有栽培。

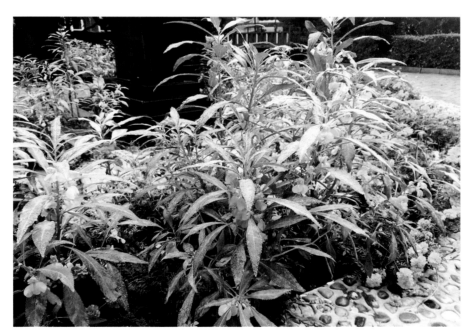

图44-1　凤仙花

【主产地】主产于江苏、浙江、河北、安徽、山东。

【栽培要点】

1. 生物学特性　对环境条件要求不严，常野生于荒地、路边、宅旁菜园等地。适应性较强，以疏松肥沃的壤土为好。忌连作及与同科作物间作。

2.栽培技术　用种子繁殖：发芽适温为20~30℃，穴播、条播为宜，按行距30cm开浅沟，沟宽20cm，深1~1.5m，将种子均匀撒于沟内，覆土1~1.5cm，稍加镇压，保持土壤湿润。

3.病虫害　病害：白粉病。虫害：红天蛾、幼虫。

【采收与加工】当蒴果由绿转黄时，要及时分批采摘，否则果实过熟就会将种子弹射出去。将蒴果脱粒，筛去果皮杂质，即得。

【药材鉴别】

（一）性状特征

种子呈椭圆形、扁圆形或卵圆形，长2~3mm，宽1.5~2.5mm。表面棕褐色或灰褐色，粗糙，表面密布小窝点及橙黄色短条纹。种脐位于种子的狭端，稍突出。质坚实，种皮薄，子叶灰白色，半透明，油质。无臭，味淡、微苦。（图44-2）

（二）显微鉴别

1.种子横切面　外种皮外被腺毛及非腺毛。下皮层1列细胞。色素层细胞含棕红色物质，外侧近下皮层分布有大形薄壁细胞，内含草酸钙针晶束。内种皮1列细胞，壁稍增厚。子叶薄壁细胞含淀粉粒及糊粉粒。（图44-3）

2.粉末特征　粉末黄棕色或灰褐色。种皮表皮细胞表面观形状不规则，垂周壁波状弯曲。腺鳞头部类球形，4~12个细胞，内充满黄棕色物，直径22~60μm。草酸钙针晶束存在于黏液细胞中，长16~60μm。内胚乳细胞多角形，壁稍厚，内含脂肪油滴，常与种皮颓废组织相连。（图44-4）

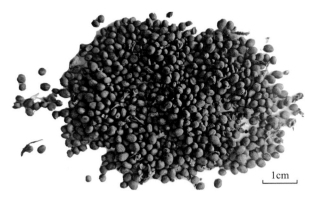

图44-2　急性子药材图

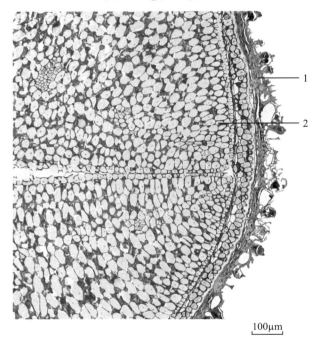

图44-3　急性子横切面图

1.种皮　2.子叶

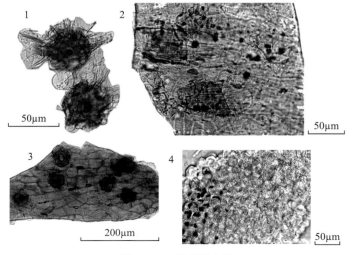

图44-4　急性子粉末图

1.腺鳞　2.含草酸钙针晶的黏液细胞　3.种皮表皮细胞及腺鳞　4.内胚乳细胞

（三）理化鉴别

薄层色谱　取本品粉末4g，加丙酮40ml加热回流1小时，弃去丙酮液，药渣挥干，加水饱和正丁醇40ml，超声处理30分钟，滤过，滤液回收溶剂至干，残渣加甲醇1ml使溶解，作为供试品溶液。再取凤仙萜四醇皂苷K对照品，加甲醇制成每1ml含1mg的溶液，作为对照品溶液。照薄层色谱法试验，吸取上述两种溶液各2μl，分别点于同一硅胶G薄层板上，以三氯甲烷–甲醇–水–甲酸（7∶3∶0.5∶0.5）为展开剂，展开，取出，晾干，喷以5%香草醛硫酸溶液，在105℃加热至斑点显色清晰，在日光下检视。供试品色谱中，在与对照品色谱相应的位置上，显相同颜色的斑点。（图44-5）

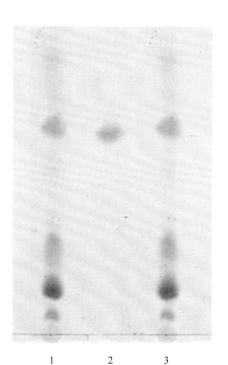

【质量评价】以颗粒饱满者为佳。采用高效液相色谱法测定，本品按干燥品计算，含凤仙萜四醇皂苷K（$C_{54}H_{92}O_{25}$）和凤仙萜四醇皂苷A（$C_{48}H_{82}O_{20}$）的总量不得少于0.20%。

【化学成分】含皂苷类、黄酮类、萘醌类、挥发油等成分[1]。

1. 皂苷类　凤仙萜四醇A（hosenkol A）、凤仙萜四醇皂苷A，B，C，D，E和K（hosenkosides A，B，C，D，E and K）[1-4]。

2. 萘醌类　双萘呋喃-7，12-酮类化合物balsaminone A和balsaminone B。

3. 黄酮类　槲皮素和山柰酚等。

4. 其他　龙脑、硬脂酸、棕榈酸、β-石竹烯、β-水芹烯、樟脑等。

图44-5　急性子薄层色谱图

1.急性子药材样品　2.凤仙萜四醇皂苷K
对照品　3.急性子药材样品

【性味归经】微苦、辛、温；有小毒。归肺、肝经。

【功能主治】破血软坚，消积。用于癥瘕痞块，经闭，噎膈。

【药理作用】

1. 促透皮吸收作用　急性子乙醇提取液对扑热息痛（对乙酰氨基酚）、达克罗宁等穿透皮肤具有促进作用[5-6]。

2. 血液流变学作用　急性子在活血化瘀方面的药效明显，能较好地改善血液的浓、黏、凝、聚方面的作用[7]。

3. 抗氧化作用　急性子中含有大量的黄酮类化合物，不同提取部位均有抗卵黄脂质过氧化作用、消除氧自由基的能力，其乙酸乙酯提取物对卵黄脂质过氧化抑制率能达到90%以上，对氧自由基抑制率能达到70%，明显高于维生素C[8]。

4. 兴奋子宫的作用　酊剂、煎剂和水浸剂对未孕家兔离体子宫及未孕、已孕各期豚鼠离体子宫都有明显的兴奋作用，表现为节律收缩增快，紧张度增高甚至强直收缩。

5. 其他作用　雌性小鼠口服凤仙子煎剂10天，有显著避孕作用，并能抑制发情期，降低卵巢及子宫的重量；水煎剂对金黄色葡萄球菌、溶血性链球菌、铜绿假单胞菌、福氏痢疾杆菌、宋内痢疾杆菌、伤寒杆菌均有不同程度的抑制作用；急性子中含有的槲皮素等化学物质具有降血压、降血脂、祛痰止咳的作用。

【用药警戒或禁忌】长期应用急性子，少数病例出现喉干、恶心、食欲不振等，但减量或停药后可消失[9]。孕妇慎用。

主要参考文献

[1] Shoji N,Vmeyama A, Taira Z, et al. Chemical structure of hosenkol-A ,the first example of the natural baccharane tritepenoid of the missing intermediate to shionane and Iupane[J]. J Chem Soc Chem Commun,1983, 5: 871-873.

[2] Shoii N, Umevama A, Saitou N, et al. Hosenkosides A. B. C. D. and E, novel baccnatane glycosides from the seeds of *Impanens natsamma*[J]. Tetrahedron, 1994, 50 (17): 4973-4986.

[3] Shoji .N, Vmeyama A , Saitou N , et al. Hosenkosides F, G, H, I, J, and K, Novel Baccharane Glycosedes from the Seeds of *Impatiens balsamina*[J]. Chem Pharm Bull, 1994, 42(7): 1422-1426.

[4] Shoji N, Vmeyama A, Yoshikawa, et al. Baccharane Glycosides from Seeds of *Impatiens balsamina*[J]. Phytochemistry,1994, 37(5): 1437-1441.

[5] 郝勇，刘景东，宋国龙.急性子乙醇提取液促透皮实验研究[J].现代中西医结合杂志，2005，14(7)：856-857.

[6] 郝勇，刘景东，宋国龙.急性子提取液促对乙酰氨基酚透皮作用[J].中国医院药学杂志，2005，25(7)：612-614.

[7] 赵琦，郭惠玲，张恩户.急性子水煎液对实验性血瘀证家兔血液流变学的影响[J].陕西中医学院学报，2006，29(1)：47-48.

[8] 徐艳，张立军.急性子提取物抗氧化活性的体外研究[J].时珍国医国药，2009，20(10)：2598-2599.

[9] 陈明霞，王相立，张玉杰.中药急性子油类成分分析及毒性考察[J].中国中药杂志，2006，31(11)：928-929.

（黑龙江中医药大学　孟祥才　李波　赵倩）

45. 洋金花

Yangjinhua

DATURAE FLOS

【别名】白曼陀罗、风茄花、闹羊花、枫茄子。

【来源】为茄科植物白曼陀罗*Datura metel* L.的干燥花。

【本草考证】洋金花又名曼陀罗花，系梵语音译，原产印度。本品始载于《本草纲目》，载："春生夏长，独茎直上，高四五尺，生不旁引，绿茎碧叶，叶如茄叶，八月开白花，凡六瓣，状如牵牛花而大，攒花中坼，骈叶外包，而朝开夜合，结实圆而有丁拐，中有小子，八月采花，九月采实"，"花子有毒，主惊痫及脱肛，并入麻药。"本草记载与现今所用洋金花基本一致。

【原植物】半灌木状一年生直立草本，高0.5～1.5m。全体近无毛；茎基部稍木质化，根肉质。叶卵形或广卵形，顶端渐尖，基部不对称圆形、截形或楔形，长5～20cm，宽4～15cm，边缘有不规则的短齿或浅裂，或者全缘而波状，侧脉每边4～6条。花单生于枝权间或叶腋，花梗长约1cm。花萼筒状，裂片狭三角形或披针形，果时宿存部分增大成浅盘状；花冠长漏斗状，向上扩大呈喇叭状，裂片顶端有小尖头，白色、黄色或浅紫色，单瓣、在栽培类型中有2重瓣或3重瓣；雄蕊5，在重瓣类型中常变态成15枚左右；子房疏生短刺毛，花柱长11～16cm，蒴果近球状或扁球状，疏生粗短刺，不规则4瓣裂。种子浅褐色，宽约3mm。（图45-1）

全国各地均有栽培。

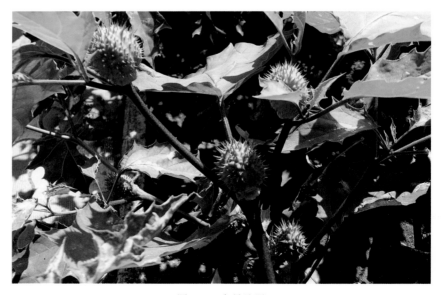

图45-1　白曼陀罗

【主产地】 主产于江苏、浙江、福建、广东等地。

【栽培要点】

1. 生物学特性　喜温暖气候，适应性强，一般土壤均能栽种。前作以豆科、禾本科作物为好，茄科作物后不宜种植。

2. 栽培技术　种子繁殖。点播，行株距65cm×65cm，每穴4～5粒，每亩用种子150g，幼苗3～4叶时间苗，每穴留苗1株，也可用苗床育苗，5月下旬至6月上旬时移栽。

3. 病虫害　病害：叶斑病等。虫害：烟夜蛾等。

【采收与加工】 7～9月于清晨露水干后，分批采摘初开放的花朵，晒干或微火烘干。

【药材鉴别】

（一）性状特征

花多皱缩成条状，完整者长9～15cm。花萼呈筒状，长为花冠的2/5，灰绿色或灰黄色，先端5裂，基部具纵脉纹5条，表面微有茸毛；花冠呈喇叭状，淡黄色或棕黄色，先端5浅裂，裂片有短尖，短尖下有明显的纵脉纹3条，两裂片之间微凹，雄蕊5，花丝贴生于花冠筒内，长为花冠的3/4；雌蕊1，柱头棒状。质脆，气微，味微苦。（图45-2）

（二）显微鉴别

粉末特征　粉末淡黄色。花粉粒类球形或长圆形，直径42～65μm，表面有条纹状雕纹。花萼非腺毛1～3细胞，壁具疣突；腺毛头部1～5细胞，柄1～5细胞。花冠裂片边缘非腺毛1～10细胞，壁微具疣突。花丝基部非腺毛粗大，1～5细胞，基部直径约至128μm，顶端钝圆。花萼、花冠薄壁细胞中有草酸钙砂晶、方晶及簇晶。（图45-3）

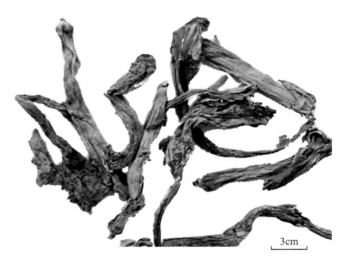

图45-2　洋金花药材图

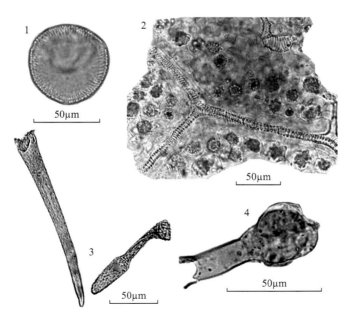

图45-3　洋金花粉末图

1. 花粉粒　2. 草酸钙结晶　3. 非腺毛　4. 腺毛

（三）理化鉴别

薄层色谱　取本品粉末1g，加浓氨试液1ml，混匀，加三氯甲烷25ml，摇匀，放置过夜，滤过，滤液蒸干，残渣加三氯甲烷1ml使溶解，作为供试品溶液。取氢溴酸东莨菪碱对照品，加甲醇制成每1ml各含4mg的混合溶液，作为对照品溶液。照薄层色谱法试验，吸取上述两种溶液各10μl，分别点于硅胶G薄层板上。以乙酸乙酯-甲醇-浓氨试液（17：2：1）为展开剂，展距14cm。以稀碘化铋钾试液为显色剂。供试品色谱中，在与对照品色谱相应的位置上，显相同颜色的斑点。（图45-4）

【质量评价】采用高效液相色谱法测定，本品按干燥品计算，含东莨菪碱（$C_{17}H_{21}NO_4$）不得少于0.15%。

【化学成分】主要包括醉茄内酯类、黄酮类、生物碱类、倍半萜类、木脂素类、酚酸类等。

1. 醉茄内酯类　是一类天然存在的具有麦角甾烷骨架结构的C_{28}类固醇化合物。主要包括daturametelin A、daturametelin C、daturametelin E、daturametelin H、daturametelin I及daturametelin J等[1]。

2. 黄酮类　以山奈酚和槲皮素为主。

3. 生物碱类　以莨菪烷类生物碱为主，包括莨菪碱、东莨菪碱、阿托品等。同时包括多种酰胺类生物碱[1]。

【性味归经】辛，温；有毒。归肺、胃经。

【功能主治】平喘止咳，解痉定痛。用于哮喘咳嗽，脘腹冷痛，风湿痹痛，小儿慢惊及外科麻醉，还可用于银屑病的治疗。

1　　　2

图45-4　洋金花薄层色谱图

1. 洋金花药材样品　2. 氢溴酸东莨菪碱对照品

【药理作用】

1. 对中枢系统的影响　洋金花具有显著的镇静作用。东莨菪碱对大脑皮层及中脑网状结构上行激活系统有抑制作用。

2. 对循环系统的作用　对心血管的作用：东莨菪碱能解除迷走神经对心脏的抑制，使交感神经作用占优势，心率加快，有类似阿托品作用，且作用更强；对血流动力学的影响：对出血性休克犬静脉注射洋金花总碱后心排血量未见增高，但补血后心排血量增加。

3. 对呼吸系统和平滑肌器官的作用　洋金花对实验性气管炎大鼠的气管黏液腺有抑制作用。东莨菪碱能降低胃肠道的蠕动及张力，阻断胆碱能神经的功能，使膀胱逼尿肌松弛，尿道括约肌收缩，引起尿潴留。

4. 抗休克作用　洋金花生物碱能对抗肾上腺素和去甲肾上腺素引起的心律失常，能解除去甲肾上腺素的血管收缩作用。

5. 其他作用　洋金花具有明显促进皮肤鳞片角化、对抗有丝分裂作用[1]。洋金花总碱或东莨菪碱可使周围血管扩张，体表温度升高，而体温下降。对精神病患者应用洋金花麻醉后，静脉注射给药可见血胆碱酯酶活力的平均值有显著提高。

【用药警戒或禁忌】内服宜慎，孕妇、外感及痰热咳喘、青光眼或有眼压增高者、心动过速或有心动过速病史者以及心肺功能明显代偿不全者、严重高血压患者、肝肾功能严重损害者及体弱者禁用。

【分子生药】采用ITS_2和psbA-trnH序列可以准确鉴别洋金花及其伪品[2]。

【附注】洋金花中毒可出现口干、皮肤干燥、瞳孔散大、脉快、颜面潮红，甚则使血压下降而致死。解救可服吐剂、洗胃并服鞣酸制剂，后给予盐类泻剂、强心剂、镇静剂。

主要参考文献

[1] 井佳楠，吕邵娃，王秋红，等.洋金花化学成分和药理作用及临床应用研究进展[J]. 中草药，2016，19(10)：3513-3521.

[2] 韩建萍，李美妮，罗焜，等.DNA条形码鉴定洋金花及其伪品[J] .药学学报，2011，46(11)：1408-1412.

（黑龙江中医药大学　杨炳友　刘艳）

46. 穿山龙

Chuanshanlong

DIOSCOREAE NIPPONICAE RHIZOMA

【别名】穿龙骨、穿地龙、穿龙薯蓣。

【来源】为薯蓣科植物穿龙薯蓣*Dioscorea nipponica* Makino的干燥根茎。

【本草考证】在历代本草文献中无穿山龙之名。《图经本草》中"萆"下所述："生真定山谷，今河、陕京东、荆、蜀诸郡有之。根黄白色，多节，三指许大；苗叶俱青，作蔓生，叶作三叉，似山芋，又似绿豆叶……分两种……今成德军所产者，根亦如山芋体硬，其苗引蔓，叶似荞麦，子三棱。"根据描述，其中的一种很可能为现今所指穿山龙。而另一种，应为同属植物山药。《本草崇原》载："处处有之，出川蜀、怀庆者佳。苗引延蔓，茎叶俱青有刺，叶作三叉……故《别录》一名赤节草。"根据产地"怀庆者佳"等信息描述，推测通常本草中的"萆"应为山药而非穿山龙。

【原植物】缠绕草质藤本。根状茎横生，圆柱形，多分枝，栓皮层显著剥离。茎左旋，近无毛。单叶互生，掌状心形，变化较大。花雌雄异株。雄花序为腋生的穗状花序；苞片披针形；花被碟形，6裂；雄蕊6枚，药内向。雌花序穗状，单生，柱头3裂，裂片再2裂。蒴果成熟后枯黄色，三棱形，顶端凹入，基部近圆形，每棱翅状；种子每室2枚，有时仅1枚发育，四周有不等的薄膜状翅，上方呈长方形。（图46-1）

野生或栽培品，常生于山腰的河谷两侧半阴半阳的山坡灌木丛中和稀疏杂木林内及林缘。主要分布

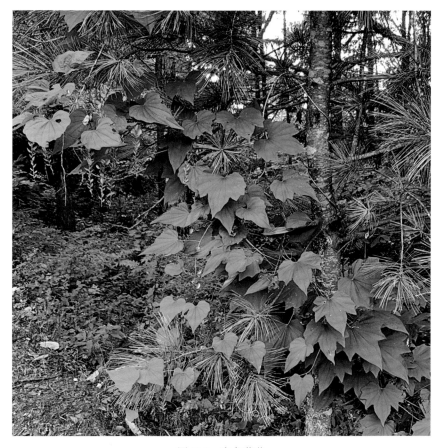

图46-1　穿龙薯蓣

于东北、华北以及山东、河南等北方各省。

【主产地】主产于辽宁、吉林、黑龙江、河北。

【栽培要点】

1. 生物学特性　对温度适应的幅度较广。以中等肥力的弱酸、弱碱性砂壤土为宜，在土壤肥沃、土质疏松、排水良好的壤土上生长更好。

2. 栽培技术　可用种子和根茎繁殖。有性繁殖需对湿种子进行20天左右0～5℃的低温处理，然后播种育苗，第2年或第3年移栽。

3. 病虫害　病害：锈病、黑斑病、轮斑病等。虫害：红颈负泥虫、四纹丽金龟[1-2]。

【采收与加工】春、秋二季采挖，洗净，除去须根和外皮，晒干。

【药材鉴别】

（一）性状特征

野生品种和家种品种性状无差异。根茎呈类圆柱形，稍弯曲，长15～20cm，直径1.0～1.5cm。表面黄白色或棕黄色，有不规则纵沟、刺状残根及偏于一侧的突起茎痕。质坚硬，断面平坦，白色或黄白色，散有淡棕色维管束小点。气微，味苦涩。（图46-2）

（二）显微鉴别

1. 横切面　穿山龙根状茎横切面由外到内可分为周皮、皮层和中柱3个区别明显的区域。周皮最外层木栓细胞常脱落。皮层由薄壁细胞组成，排列较紧密；黏液细胞不连续分布于皮层基本组织中，内含草酸钙针晶束；淀粉粒少数。中柱广阔，无髓的划分，薄壁细胞内多含淀粉粒。外韧型维管束单个散生。（图46-3）

2. 粉末特征　粉末淡黄色。淀粉粒单粒椭圆形、类三角形、圆锥形或不规则形，直径3～17μm，长至33μm，脐点长缝状。草酸钙针晶散在，或成束存在于黏液细胞中，长至110μm。木化薄壁细胞淡黄色或黄色，呈长椭圆形、长方形或棱形，纹孔较小而稀疏。具缘纹孔导管直径17～56μm，纹孔细密，椭圆形。（图46-4）

（三）理化鉴别

薄层色谱　取本品粉末0.5g，加甲醇25ml，超声处理30分钟，滤过，滤液蒸干，残渣加3mol/L盐酸溶液20ml使溶解，置水浴中加热水解30分钟，放冷，再加入三氯甲烷30ml，加热回流15分钟，滤过，取三氯甲烷液蒸干，残渣加三氯甲烷-甲醇（1∶1）的混合溶液2ml使溶解，作为供试品溶液。另取薯蓣皂苷元对照品，加甲醇制成每1ml含1mg的溶液，作为对

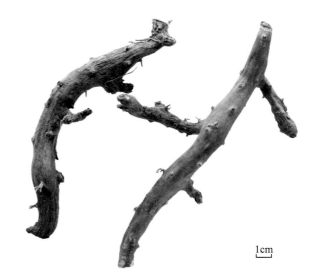

图46-2　穿山龙药材图

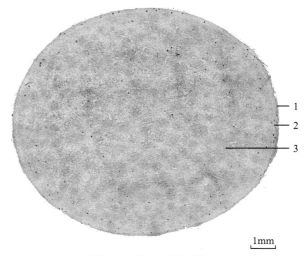

图46-3　穿山龙横切面图

1. 表皮　2. 皮层　3. 维管束

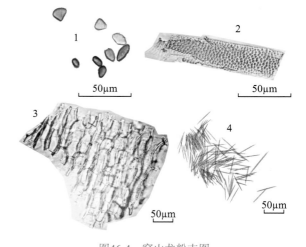

图46-4　穿山龙粉末图

1. 淀粉粒　2. 导管　3. 木化薄壁细胞　4. 草酸钙针晶

照品溶液。照薄层色谱法试验，吸取上述两种溶液各3μl，分别点于同一硅胶G薄层板上，以三氯甲烷–甲醇（20：0.2）为展开剂，展开，取出，晾干，喷以10%磷钼酸乙醇溶液，在105℃加热10分钟。供试品色谱中，在与对照品色谱相应的位置上，显相同颜色的斑点。（图46-5）

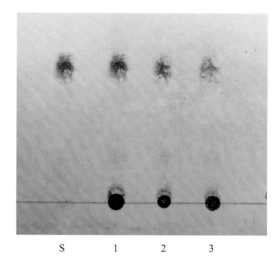

图46-5 穿山龙薄层色谱图

S.薯蓣皂苷元对照品　1～3.穿山龙药材样品

【质量评价】 以根茎粗长，土黄色，质坚硬为佳。采用高效液相色谱法测定，本品按干燥品计算，含薯蓣皂苷（$C_{45}H_{72}O_{16}$）不得少于1.3%。

【化学成分】 穿山龙的有效成分主要为甾体皂苷类。

1. 水不溶性皂苷　薯蓣皂苷（dioscin）、纤细皂苷（gracillin）等。

2. 水溶性皂苷　原薯蓣皂苷、伪原薯蓣皂苷、甲基原薯蓣皂苷等。以原薯蓣皂苷和甲基原薯蓣皂苷含量最大。

3. 其他　甾醇、多糖类和黄酮类等成分。

【性味归经】 甘、苦，温。归肝、肾、肺经。

【功能主治】 祛风除湿，舒筋通络，活血止痛，止咳平喘。用于风湿痹病，关节肿胀，疼痛麻木，跌扑损伤，闪腰岔气，咳嗽气喘。

【药理作用】

1. 抗痛风性关节炎　穿山龙总皂苷能通过抑制 IL-1β的表达，进而影响其所激活的AKT-PI3K、PKC以及NF-κB信号转导通路以达到治疗痛风性关节炎的目的。

2. 免疫调节作用　穿山龙皂苷可以显著降低 IL-1、IL-6和IL-8 的表达水平，明显降低大鼠的脾指数，并使过低的胸腺指数基本恢复正常。

3. 降血糖作用　穿山龙可以降低糖尿病模型大鼠血糖水平。

4. 平喘和镇咳作用　穿山龙能减少哮喘豚鼠或大鼠气道内白细胞和嗜酸性粒细胞的浸润；口服穿山龙总皂苷、水溶性或水不溶性皂苷均有明显的镇咳作用。

【用药警戒或禁忌】 粉碎加工时，注意防护，以免发生过敏反应。

【分子生药】 穿龙薯蓣居群间遗传差异明显，具有较丰富的遗传多样性。穿龙薯蓣、盾叶薯蓣在RAPD带中得到有效标识，应用引物S75、S313可有效鉴别穿龙薯蓣及其近缘品种盾叶薯蓣、山药[3]。

主要参考文献

[1] 周磊.规范化种植药材的品质评价（Ⅺ）——穿山龙的质量控制研究[D].哈尔滨：黑龙江中医药大学，2005.

[2] 李焕普.穿山龙野生变家种技术[J].中国现代中药，2006，8(4)：40.

[3] 张春晖.穿龙薯蓣微形态特征研究及生物多样性的RAPD分析[D].佳木斯：佳木斯大学，2007.

（沈阳药科大学　路金才　吕重宁）

47. 桔梗

Jiegeng
PLATYCODONIS RADIX

【别名】白药、梗草、包袱花、铃花、道拉基。

【来源】为桔梗科植物桔梗*Platycodon grandiflorum*（Jacq.）A. DC.的干燥根。

【本草考证】 本品始载于《神农本草经》，列为下品。《图经本草》载："今在处有之，根如小指大，黄白色，春生苗，茎高尺余，叶似杏叶而长椭，四叶相对而生，嫩时亦可煮食之，夏开花紫碧色，颇似牵牛子花，秋后结子，八月采根……其根有心，无心者乃荠苨也。"《植物名实图考》载："桔梗处处有之，三四叶攒生一处，花未开时如僧帽，开时有尖瓣，不钝，似牵牛花。"本草记载与现今所用桔梗基本一致。

【原植物】多年生草本，高30~120cm。全株有白色乳汁。主根长纺锤形，少分枝。茎无毛，通常不分枝或上部稍分枝。叶3~4片轮生、对生或互生；无柄或有极短的柄；叶片卵形至披针形，长2~7cm，宽0.5~3cm，先端尖，基部楔形，边缘有尖锯齿，下面被白粉。 花1朵至数朵单生茎顶或集成疏总状花序；花萼钟状，裂片5；花冠阔钟状，直径4~6cm，蓝色或蓝紫色，裂片5，三角形；雄蕊5，花丝基部变宽，密被细毛；子房半下位，花柱5裂。蒴果倒卵圆形，熟时顶部5瓣裂。种子多数，褐色。（图47-1）

生于阳处草丛、灌丛中，少生于林下。分布于东北、华北、华东、华中各省以及广东、广西、贵州、云南东南部、四川、陕西。

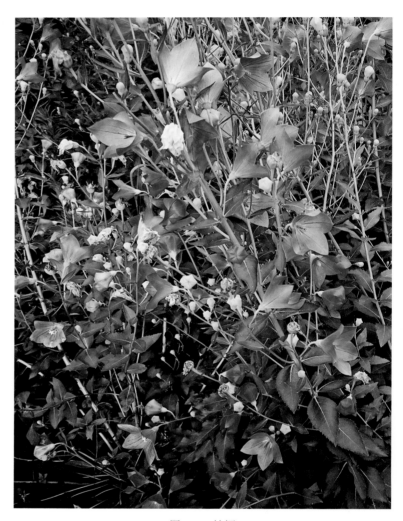

图47-1 桔梗

【主产地】主产于内蒙古赤峰、山东博山、安徽亳州和太和。黑龙江、江苏、湖北、河南等地也有大量产出。

【栽培要点】

1. 生物学特性 喜凉爽气候，耐寒、喜阳光。宜栽培在半阴半阳的砂质壤土中，以富含磷钾肥的中性夹砂土生长较好。

2. 栽培技术 用种子繁殖，春播和秋播均可，以秋播为好。分直播法和育苗移栽法。

3. 病虫害 病害：轮纹病、斑枯病、根腐病等。虫害：拟地甲、红蜘蛛、地老虎、蚜虫、食子虫等。

【采收与加工】 栽培品于播种后第2～3年采收。春、秋二季采挖，以秋季采挖者为佳，体重质实。挖取根部，去掉苗茎，洗净泥土，用竹刀或碗片刮去粗皮，晒干。

【商品规格】

1. 南桔梗　按药材长短粗细分三等。一等：上部直径1.4cm以上；二等：上部直径1cm以上，长12cm以上；三等：上部直径不小于0.5cm，长度不低于7cm。

2. 北桔梗　统货，大小长短不分，上部直径不小于0.5cm。

【药材鉴别】

（一）性状特征

根圆柱形或纺锤形，下部渐细，有的分枝，长6～20cm，直径1～2cm。表面淡黄白色，微有光泽，

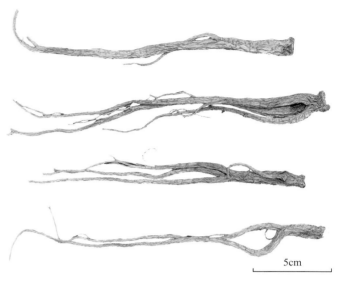

图47-2　桔梗药材图（佐月　摄）

皱缩，有扭曲的纵沟，并有横向皮孔斑痕及枝根痕，有时可见为刮净的黄棕色或灰棕色栓皮；上端根茎（芦头）长0.5～4cm，直径约1cm，其半月形的茎痕呈盘节状。质硬脆，易折断，折断面略不平坦，可见放射状裂隙，皮部类白色，皮层环棕色，木部淡黄色。气微，味微甜、苦。（图47-2）

（二）显微鉴别

1. 根横切面　木栓细胞有时残存，不去外皮者有木栓层；栓内层窄，常见裂隙；韧皮部宽广，乳管群散在，内含微细颗粒状黄棕色物；形成层成环；木质部导管单个散在或数个相聚，呈放射状排列；薄壁细胞含菊糖，呈扇形或类圆形的结晶。（图47-3、图47-4）

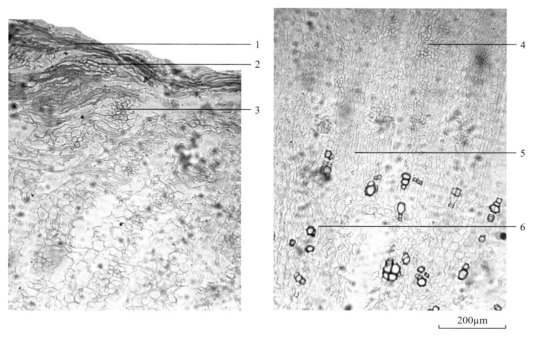

图47-3　桔梗横切面图

1. 木栓层　2. 皮层　3. 乳管群　4. 韧皮部　5. 形成层　6. 木质部

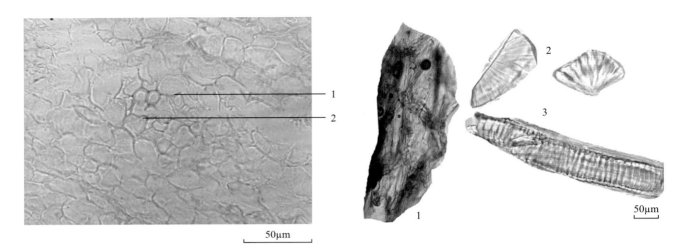

图47-4　桔梗横切面局部放大图

1. 筛管群　2. 乳管群

图47-5　桔梗粉末图

1. 乳汁管　2. 菊糖　3. 导管

2. 粉末特征　粉末黄白色。乳管常互相连接，直径14～25μm，管中含黄色油滴样颗粒状物；具梯纹、网纹导管，少为具缘纹孔导管；菊糖众多，呈扇形或类圆形结晶。（图47-5）

（三）理化鉴别

薄层色谱　取桔梗粉末1g，加7%硫酸乙醇-水（1：3）混合液20ml，加热回流3小时，放冷，用三氯甲烷振摇提取2次，每次20ml，合并三氯甲烷液，加水洗涤2次，每次30ml，弃去洗液，三氯甲烷液用无水硫酸钠脱水，滤过，滤液蒸干，加甲醇1ml溶解残渣，作为供试品溶液。取桔梗对照药材1g，同法制成对照药材溶液。照薄层色谱法试验，吸取上述两种溶液各10μl，分别点于同一硅胶G薄层板上，以三氯甲烷-乙醚（2：1）为展开剂，展开，取出，晾干，喷以10%硫酸乙醇溶液，在105℃加热至斑点显色清晰。供试品色谱中，在与对照药材色谱相应的位置上，显相同颜色的斑点。（图47-6）

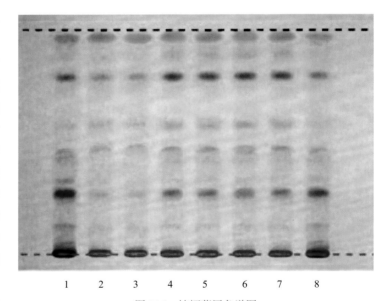

图47-6　桔梗薄层色谱图

1、8. 桔梗对照药材　2～7. 桔梗药材样品（黑龙江）

【质量评价】以条粗均匀、坚实、洁白、味苦者为佳。采用高效液相色谱法测定，本品按干燥品计算，含桔梗皂苷D（$C_{57}H_{92}O_{28}$）不得少于0.10%。

【化学成分】主要成分为三萜皂苷类、黄酮类、酚酸类等。

1. 三萜皂苷类　桔梗皂苷元，桔梗皂苷A、C、D、D_2、D_3，远志酸，桔梗酸A、B、C，桔梗酸A内酯等。

2. 黄酮类　飞燕草素、二咖啡酰芦丁醇糖苷等。

3. 酚酸类　油酸松柏酯、棕榈酸松柏酯等。

【性味归经】苦、辛，平。归肺经。

【功能主治】宣肺，利咽，祛痰，排脓。用于咳嗽痰多，胸闷不畅，咽痛音哑，肺痈吐脓。

【药理作用】

1. 祛痰、镇咳、平喘作用　桔梗可使呼吸道分泌液增多使痰液稀释而被排出；桔梗皂苷可在组胺引喘和枸橼酸致咳的潜伏期发挥镇咳作用；通过增强免疫能力，抑制B淋巴细胞增殖和IgE的分泌，从而防止呼气道诱发的哮喘[1]。

2. 抗炎　对鹿角菜胶急性炎症和棉球性慢性炎症有较好的抑制作用，对慢性支气管炎作用较好[2]。

3. 降血糖作用　桔梗多糖也能够提高肝组织SOD活性，降低MDA含量，降血糖作用可能与改善胰岛素水平、提高抗氧化能力有关[3-4]。

4. 抗肿瘤作用　对H_{22}荷瘤小鼠具有显著的抗肿瘤作用[5]。

5. 其他　具有抑制肺纤维化、杀精、抗氧化、抗疲劳、保肝等作用。

主要参考文献

[1] 于维颖，祝红杰.桔梗治疗支气管哮喘的药理机制研究[J].中医药学报，2012，40(3)：38-40.

[2] 孙佳苒，张满云，陈勤.桔梗皂苷胶囊抗炎止咳平喘作用研究[J].中药药理与临床，2010，26(4)：27-29.

[3] 于婷，李鹏飞，李雪，等.发酵桔梗醇提取物降血糖作用的研究[J].食品研究与开发，2016，37(10)：19-22.

[4] 乔彩虹，孟祥顺.桔梗多糖降血糖作用及其机制[J].中国老年学杂志，2015，35(7)：1944-1946.

[5] 王欢，关大朋，李伟，等.熟桔梗对H_{22}荷瘤小鼠的抑瘤作用及皂苷类成分分析[J].毒理学杂志，2015，29(1)：49-53.

（吉林农业大学　许永华　杨鹤　王敏）

48. 狼毒

Langdu

EUPHORBIAE EBRACTEOLATAE RADIX

【别名】猫眼花根、东北狼毒、猫眼草。

【来源】为大戟科植物狼毒大戟*Euphorbia fischeriana* Steud.或月腺大戟*Euphorbia ebracteolata* Hayata的干燥根。

【本草考证】本品始载于《神农本草经》，名蔺茹，载："蔺味辛酸寒，主食恶肉败疮死肌，杀疥虫"，但无形态方面的描述。《吴普本草》载："苗高四五尺，叶圆黄，四四相当，四月华黄，五月实黑，根黄，有汁亦黄色。"根据此处的形态描述，似为大戟科植物。《名医别录》载："微寒，有小毒……生代郡川谷，五月采根，阴干，黑头者良。"陶弘景在《本草经集注》增加了草蔺茹的记载："今第一出高丽，色黄，初断时汁出，凝黑如漆，故云漆头；次出近道，名草蔺茹，色白，皆烧铁烁头令黑，以当漆头，非真也，叶似大戟，花黄二月便生根，亦疗疮。"由此可知到了梁代，蔺茹已明确地分为两种，即蔺茹和草蔺茹。从产地看，蔺茹"生代郡、高丽"（今河北、辽宁），草蔺茹"出近道"（今江苏、安徽）。月腺大戟中乳汁为鲜黄色，流出干涸后为淡黄色；而狼毒大戟根中乳汁为乳白色，流出干涸后变黑如漆。本草记载与现今所用狼毒大戟和月腺大戟基本一致。

【原植物】

1. 狼毒大戟　多年生草本，根肉质圆柱状，常分枝，长20～30cm，直径4～6cm。茎单一不分枝，高15～45cm。叶互生，无柄，下部叶鳞片状，呈卵状长圆形，向上渐大，茎生叶长圆形，长4～6.5cm，宽1～2cm，先端圆或尖，基部近平截；总苞叶同茎生叶，常5枚；伞幅5，长4～6cm；次级总苞叶常3枚，卵形，长约4cm，宽约2cm；三角状卵形苞叶2枚，长与宽均约2cm，先端尖，基部近平截。雄花多枚，雌花1枚，子房柄长3～5mm；子房密被白色长柔毛；花柱3，中部以下合生。蒴果卵球状，长约6mm，直径6～7mm。种子扁球状，长与直径均约4mm，灰褐色，腹面条纹不清；种阜无柄。（图48-1）

生于草原、干燥丘陵坡地、多石砾干山坡及阳坡稀疏的松林下。分布于黑龙江、吉林、辽宁、内蒙古和山东。

2.月腺大戟　叶片长圆状披针形，长4～11cm，宽1～2.5cm。杯状聚伞花序宽钟形，总杯裂片先端有不规则浅裂；腺体半月形。（图48-2）

生于山坡、草地或林下。分布于安徽、河南、江苏、山东、湖北。

【主产地】狼毒大戟主于黑龙江、吉林、辽宁、河北等省；月腺大戟主产于安徽、河南、江苏等省。

【栽培要点】

1.生物学特性　喜凉爽和较干旱环境，怕涝，喜强光照。宜选择向阳坡地或排水良好的地区栽种。

2.栽培技术　种子需要15～20℃处理120天左右，再经过5℃的低温处理30天左右才能播种。按行距20cm开浅沟，沟深1～1.5cn，将种子均匀撒于沟内，覆土1～1.5cm，稍加镇压，保持土壤湿润，株高10cm左右时按行株距30cm×20cm进行移栽。也可采用秋季的带芽根茎进行繁殖。

【采收与加工】春、秋季采挖，除去残茎，洗净泥土，切片后晒干。

【药材鉴别】

（一）性状特征

1.狼毒大戟　直径约4～7cm，厚0.5～3cm，偶有厚达7cm者。表面黄棕色或淡棕色。栓皮成重叠的薄片状，易剥落。切面不平坦，有暗棕色与黄白色相间的明显同心环，偶有环纹不显著者。质轻，易折断，断面粉性，水湿之有黏性，撕开时可见黏丝。气微，味甘，并有刺激性辣味。切面不平坦，有棕黑色与黄白色相间的明显同心环，偶有环纹不显著。质轻易碎，折断面粉性。气微，味甘。（图48-3）

2.月腺大戟　根性状与狼毒大戟相似，唯切面的同心环纹颜色较浅，不如狼毒大戟的根明显。以水湿之不显黏性。切面黄白色，有异型维

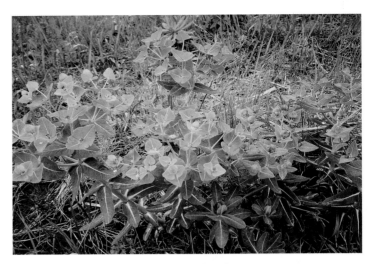

图48-1　狼毒大戟

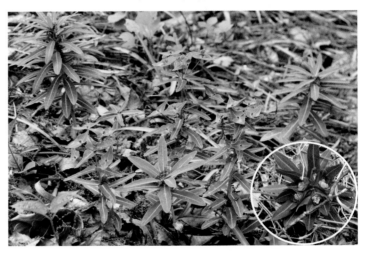

图48-2　月腺大戟（钱涛　摄）

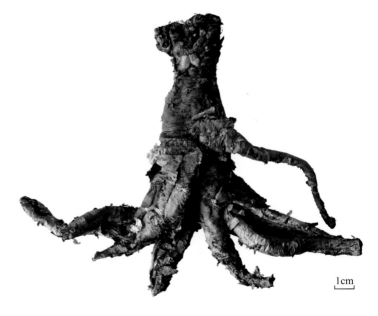

1cm

图48-3　狼毒大戟药材图

管束，形成黄褐色或黄色大理石样纹理，黄色或黄褐色部分常为凝聚的分泌物。

（二）显微鉴别

1. 横切面　木栓层细胞扁平，数列排列整齐。栓内层和皮层分布有成群的厚壁细胞，断续排列成环。皮层狭窄，有裂隙；形成层明显。木质部导管较大，径向排列，常2～3个排列成群，在次生木质部中分布次生韧皮部，形成多轮同心内涵韧皮部异常构造，局部有裂隙。维管射线明显。韧皮部由韧皮薄壁细胞组成，组织中分布有大量乳汁管。（图48-4）

2. 粉末特征　粉末黄棕色。有节乳汁管，壁厚不等，内含黄色油滴状物及细颗粒状物，直径12～40μm。导管极多，多为网纹或梯网纹导管，直径40～80μm。单粒淀粉粒直径2～25μm，复粒2～7粒组成。（图48-5）

（三）理化鉴别

薄层色谱　取本品粗粉2g加乙醇30ml，加热回流1小时，放冷，滤过，滤液蒸干，残渣加甲醇2ml使溶解，作为供试品溶液。另取狼毒对照药材2g，同法制成对照药材滤液。照薄层色谱法试验，吸取上述两种溶液各2μl分别点于同一硅胶G薄层板上，以环己烷-乙酸乙酯（8.5∶1.5）为展开剂，展开，取出，晾干，喷以10%硫酸乙醇溶液，在105℃加热至斑点显色清晰，置紫外光灯（365nm）下检视，有4个清晰斑点，Rf值分别为0.07、0.32、0.49和0.83。

【化学成分】主要含挥发油类、萜类、苯乙酮类等化学成分。

1. 挥发油成分　含有挥发油，主要为7,10-十八二烯酸甲酯、十六碳酸乙酯等化合物，其中以酯类为主，此外还含有少量的烯烃、烷烃等。

2. 萜类化合物　岩大戟内酯B、羽扇豆醇、3-乙酰羽扇豆醇、jolkinolide A、B和17- hydrox-yjolkinolide B、langduin A、12-de-oxyphorbol-13-hexadecanoate。β-香树脂醇乙酸酯、三萜酸、β-香树脂醇乙酸酯、三萜酸[1]。二萜类成分大戟的特征性成分。

3. 苯乙酮类成分　狼毒乙素、狼毒甲素、月腺大戟苷C、月腺大戟苷B、2,4-二羟基-6-甲氧基-3-甲基苯乙酮及其葡萄糖苷、2-羟基-6-甲氧基-3-甲基苯乙酮-4-β-葡萄糖苷等[2-3]。

4. 其他化合物　异槲皮苷、芦丁、山奈酚-3-氧-芸香糖苷和槲皮素-3-氧-（2″-氧酰）-β-D-葡萄糖苷等黄酮类化合物[4-5]以及多种甾醇类和鞣质类成分。

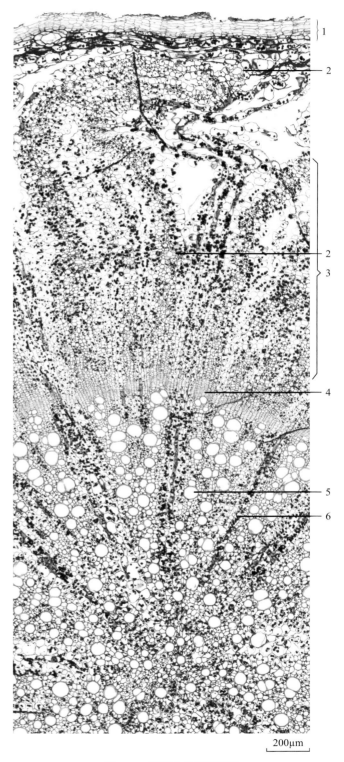

1

2

2

3

4

5

6

200μm

图48-4　狼毒大戟横切面图

1. 周皮　2. 分泌道　3. 韧皮部　4. 形成层　5. 木质部　6. 射线

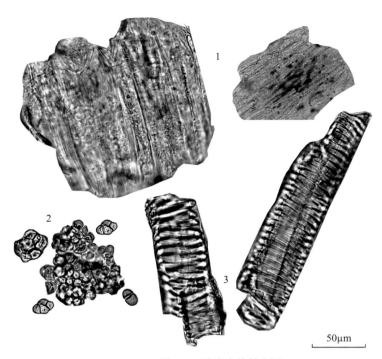

图48-5 狼毒大戟粉末图

1.乳汁管 2.淀粉粒 3.网纹导管

【性味归经】辛，平；有毒。归肝、脾经。

【功能主治】逐水祛痰，破积杀虫。治水肿腹胀，痰、食、虫积，心腹疼痛，慢性气管炎，咳嗽，气喘，淋巴结、皮肤、骨、附睾等结核，疥癣，痔瘘。

【药理作用】

1. 抗癌作用　狼毒提取物以及从中分离得到的单体化合物对多种癌细胞具有显著的抑制作用，包括Lewis肺癌细胞、肺癌A549细胞、人鼻咽癌CNE2细胞、肝癌Hep G-2细胞、人肝癌BEL-7402细胞、乳腺癌MCF-7细胞、宫颈癌HeLa细胞、胃癌SGC-7901细胞、人结肠癌HT-29细胞、结肠癌LOVO细胞、口腔鳞癌CAL-27细胞、黑色素瘤B16细胞等，其作用机制多为促进癌细胞凋亡[6-9]。

2. 抗白血病作用　狼毒大戟能抑制L615小鼠白血病外周血白细胞增殖，诱导外周血淋巴细胞凋亡。月腺大戟可通过诱导细胞凋亡明显抑制P388白血病瘤细胞的恶性增殖[10-11]。

3. 抗菌、抗病毒作用　狼毒对大肠埃希菌、沙门杆菌、铜绿假单胞菌、变形杆菌、金黄色葡萄球菌、结核杆菌具有一定抑制作用[12]。

4. 对免疫系统作用　能够增加免疫应答中细胞数目、体液、巨噬细胞，免疫活性得到逆转；能够使肝中超氧化物歧化酶与谷胱甘肽过氧化物酶恢复活性，明显提高机体抗脂质过氧化能力；月腺大戟中的月腺大戟素C通过抑制B淋巴细胞增殖而表现出免疫调节作用。

【用药警戒或禁忌】狼毒药性峻猛，善于攻伐，故以"戟"命名。大戟有强烈的刺激性，接触皮肤引起皮炎，口服可使口腔、咽喉黏膜以及胃肠黏膜引起充血、肿胀甚至糜烂，从而导致腹痛、泄泻、脱水、虚脱、呼吸麻痹。狼毒大戟石油醚和乙酸乙酯提取物对小鼠的半数致死量分别为31mg/kg、1538mg/kg。月腺大戟水提物在较高剂量下有致突变和生殖毒性，但在低剂量下未发现明显毒性。

本品内服宜慎，体弱及孕妇忌服。

【附注】瑞香科植物瑞香狼毒*Stellera chamaejasme* L. 的根也称狼毒，与本药相比，二者均有较高毒性，均有抗肿瘤作用，但化学成分不同。

主要参考文献

[1] 刘桂芳. 狼毒大戟的化学成分研究[J]. 中草药，1989，20(7)：290.

[2] 王文祥，丁杏苞. 月腺大戟根中的乙酰间苯三酚类衍生物[J]. 药学学报，1999，34(7)：514-517.

[3] 裴月湖，韩冰，冯宝民，等. 狼毒大戟化学成分的研究[J]. 中草药，2002，33(7)：591-592.

[4] Ahan, Beung Tae. Phenolic compounds from *Euphorbia ebracteolata*[J]. Saengyak Hakhoechi, 1996, 27(2): 136-141.

[5] Lee, Sang Cheol. Pharmacognostic study on *Euphorbia ebracteolata*. (I). Flavonoid constituents[J]. Saengyak Hakhoechi, 1992, 23(3): 126-131.

[6] 杨柯，王义善，赵腾达. 狼毒大戟对小鼠Lewis肺癌细胞凋亡影响及其机制的初步探讨[J]. 中华肿瘤防治杂志，2012，19(9)：652-654.

[7] 程林兵，杨光明，李俊松，等. 狼毒生品及炮制品的体外抗肿瘤活性研究[J]. 西北药学杂志，2014，29(2)：152-156.

[8] 徐平，何翔，章晓鹰，等. 中药狼毒对人乳头瘤病毒-18感染的HeLa细胞增殖及凋亡的影响[J]. 国际中医中药杂志，2015，(6)：529-531.

[9] 王园园，王义善，杨桂青，等. 狼毒提取液对小鼠恶性黑色素瘤B16细胞体内转移能力的影响[J]. 中国实验方剂学杂志，2013，19(1)：195-198.

[10] 姚苹，崔晞，刘萍，等. 狼毒大戟对病毒性T细胞白血病的抑制作用[J]. 中华微生物学和免疫学杂志，2003，23(3)：183-187.

[11] 杜娟，徐瑞军，崔晞，等. 月腺大戟水提物诱导P388白血病细胞的凋亡[J]. 中国医院药学杂志，2007，27(4)：454-458.

[12] 王学林，邓旭明，袁书智，等. 狼毒大戟抗菌抗病毒作用初步研究[J]. 中兽医医药杂志，2001，20(6)：5-7.

（黑龙江中医药大学　孟祥才　李波　赵倩）

49. 接骨木

Jiegumu

SAMBUCUS WILLIAMSII

【别名】续骨木、七叶金、透骨草、九节风、马尿骚。

【来源】为忍冬科植物接骨木*Sambucus williamsii* Hance的枝茎。

【本草考证】本品始载于《新修本草》，载："主折伤，续筋骨，除风痒、龋齿。可为浴汤。"唐本注云："叶如陆英，花亦相似。但作树高一、二丈许，木轻虚无心。斫枝插便生，人家亦种之。一名木蒴。"《图经本草》载："蒴藋，今所在有之。春抽苗茎有节，节间生枝叶，大似水芹及接骨""木高一、二丈许。花、叶都类陆英、水芹辈，故一名木蒴。其木轻虚无心。斫枝插土便生，人家亦种之。"经考证，古代所用蒴藋即为现在所用接骨木。本草记载与现今所用接骨木基本一致。

【原植物】落叶灌木或小乔木，高5～6m。老枝淡红褐色，具明显的长椭圆形皮孔，髓部淡褐色。羽状复叶有小叶，多为2～3对，侧生小叶片卵圆形、狭椭圆形至倒矩圆状披针形，顶端尖、渐尖至尾尖，边缘具不整齐锯齿，基部楔形，具长约2cm的柄，初时小叶上面及中脉被稀疏短柔毛；托叶狭带形，或退化成带蓝色的突起。花与叶同出，圆锥形聚伞花序顶生，具总花梗；花小而密；萼筒杯状，萼齿三角状披针形，稍短于萼筒；花白色或淡黄色；雄蕊与花冠裂片等长，花丝基部稍肥大，花药黄色。果实红色，极少蓝紫黑色，卵圆形或近圆形，略有皱纹。（图49-1）

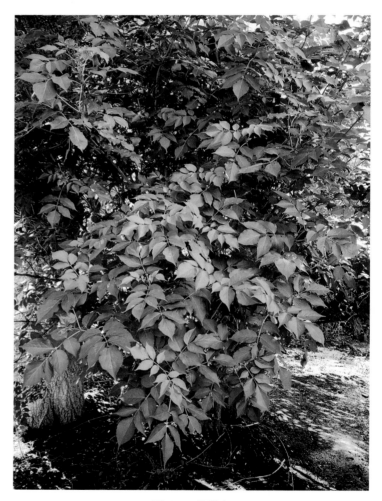

图49-1　接骨木

生于海拔540～1600m的山坡、灌丛、沟边、路旁、宅边等地。分布东北、华北、华中、华东，西至甘肃、四川、云南等地。

【主产地】主产于我国东北、华北、华东、华中及甘肃、四川、云南等地。其中吉林长白山为接骨木主产区[1-3]。

【栽培要点】

1. 生物学特性　适应性强，喜光、耐旱、耐寒、耐贫瘠、耐低温，以疏松、肥沃土壤栽培为宜[4]。

2. 栽培技术　接骨木的繁殖可采用扦插、播种繁殖方法，这两种繁殖方法简单易行且成活率较高[5]。

3. 病虫害　病害：白粉病、溃疡病等。虫害：蚜虫、透翅蛾、蛴螬、尺蠖、卷蛾等[4-5]。

【采收与加工】全年可采。

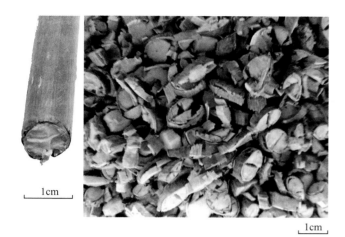

图49-2　接骨木药材图

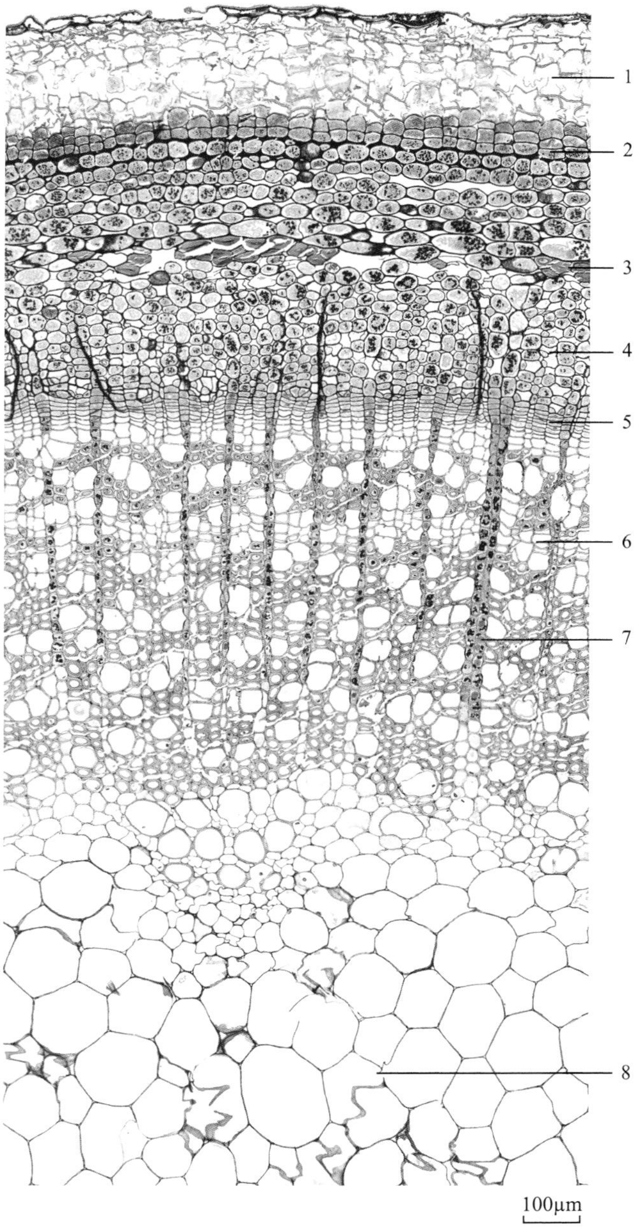

【药材鉴别】

（一）性状特征

茎枝圆柱形，长短不等，直径5～12mm。表面绿褐色，有纵条纹及黑棕色点状突起的皮孔，有的皮也呈纵长椭圆形，长约1cm。皮部剥离后呈浅绿色至浅黄色。体轻，质硬。加工后的药材为斜向横切片，呈长椭圆形，厚约3mm，切面皮部褐色，木部浅黄色至浅黄褐色，有环状年轮和细密放射状的白色纹理。髓部疏松，海绵状[6]。（图49-2）

（二）显微鉴别

1. 茎横切面　木栓层为10余列细胞。皮层有呈螺状或网状加厚的细胞群，内侧有纤维束续断排列，有时可见石细胞。韧皮部薄壁细胞含红棕色物质，形成层明显，木质部宽广。髓细胞有明显的单纹孔。（图49-3）

2. 粉末特征　粉末淡绿黄色。木纤维众多，呈长梭形，成束，胞壁厚，木化严重；纤维管胞长梭形，成束；导管为具缘纹孔导管、螺纹导管，以及环纹、孔纹等；射线细胞呈方形，木化，排列整齐；皮层薄壁细胞圆形或多角形。皮层、韧皮部及髓部的薄壁细胞含细小的草酸钙砂晶[7]。（图49-4）

【质量评价】以片完整、黄白色、无杂质者为佳。

【化学成分】含有环烯醚萜类、木脂素类、黄酮类、萜类、酚酸类等成分。其中，环烯醚萜类和木脂素类为其主要成分。

1. 环烯醚萜及其苷类　α-莫诺苷（α-morroniside）、β-莫诺苷（β-morroniside）、7α-O-乙基莫诺苷（7α-O-ethylmorroniside）、7β-O-乙基莫诺苷（7β-O-ethylmorroniside）、caryoptoside、7-脱氢马钱子苷（7-dehydrologanin）、7-甲酸裂环马钱子苷（7-formyloysecologanin）、ligstroside、接骨木苷A～E（williamsoside A～E）等[7]。

2. 木脂素及其苷类　pinoresinol-4″-O-β-D-glucopyranoside、pinoresinol-8-O-β-D-glucopyranoside、牛蒡子苷（arctiin）、接骨木苷F～I（williamsoside F～I）等[7]。

图49-3　接骨木茎横切面图

1. 木栓层　2. 栓内层　3. 纤维　4. 韧皮部　5. 形成层　6. 木质部
7. 木射线　8. 髓

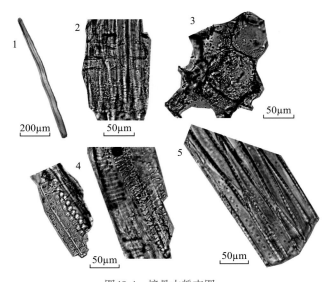

图49-4　接骨木粉末图

1. 木纤维　2. 射线薄壁细胞　3. 含草酸钙结晶的薄壁细胞
4. 具缘纹孔导管、螺纹导管　5. 管胞

【性味归经】甘、苦，平。归肝经。

【功能主治】接骨续筋，活血止痛，祛风利湿。用于骨折，跌打损伤，风湿性关节炎，痛风，大骨节病，急、慢性肾炎；外用治创伤出血[8]。

【药理作用】

1. 促进骨折愈合作用　接骨木根皮可以升高骨折家兔中血清ALP、血清BGP和血清P的含量；降低血清中钙的含量[7]。此外还可以使骨折家兔骨折区骨密度（BMD）、骨矿含量（BMC）、骨痂面积（Area）明显增加，从而促进骨折区的愈合[7]。

2. 抗炎作用　接骨木可明显抑制二甲苯引起的小鼠耳肿胀和蛋清引起的大鼠足肿胀[7]。

3. 镇痛作用　接骨木可以明显增加热板法引起的小鼠痛阈值。此外还可对醋酸诱发的小鼠扭体反应及醋酸引起的小鼠腹腔毛细血管通透性增高有显著的抑制作用，证明接骨木具有明显的镇痛作用[7-8]。

主要参考文献

[1] 朱有昌. 东北药用植物[M]. 哈尔滨：黑龙江科学技术出版社，1989：1061-1064.

[2] 黄泰康，丁志遵. 现代本草纲目（下卷）[M]. 北京：中国医药科技出版社，2001：2360-2362.

[3] 夏广清，刘伟，秦佳梅. 长白山道地药材接骨木、苦碟子纤溶酶分离及活性检测[J]. 江苏农业科学，2014，42(11)：315-317.

[4] 赵晓芳. 接骨木经济价值与育苗技术[J]. 山西林业，2018(02)：30-31.

[5] 郭宇兰. 浅谈接骨木栽培技术[J]. 种子科技，2017，35(07)：90-93.

[6] 路金才. 中草药识别手册（东北地区）[M]. 北京：人民军医出版社，2012：262.

[7] 韩华. 接骨木根皮促进骨折愈合有效部位化学成分和药理作用研究[D]. 黑龙江中医药大学，2006.

[8] 刘文斗，田振清，白延峰. 接骨丹的制备及临床应用[J]. 时珍国药研究，1993(01)：6.

（黑龙江中医药大学　杨炳友　刘艳）

50. 甜瓜子

Tianguazi

MELO SEMEN

【别名】香瓜子、甘瓜子、甜瓜仁。

【来源】为葫芦科植物甜瓜*Cucumis melo* L.的干燥成熟种子。

【本草考证】本品始载于《开宝本草》，历代本草著作均有记载。《名医别录》载："主腹内结聚，破溃脓血，最为肠、胃、脾内壅要药。"《本草纲目》载："炒食补中宜人。清肺润肠，和中止渴。甜瓜之味甜于诸瓜，故独得甘、甜之称。"《本草拾遗》载："止月经太过，为末去油，水调服。"《中药志》载："跌扑瘀血，肠痈，咳嗽口渴。"据考证，甜瓜子古今均来源于同一植物。本草记载与现今所用甜瓜子基本一致。

【原植物】一年生葡匐或攀缘草本。茎、枝有黄褐色或白色的糙毛和突起。卷须单一，被微柔毛。叶互生；叶柄长8～12cm，具槽沟及短刚柔毛；叶片厚纸质，近圆形或肾形，长缘不分裂或3～7浅裂，裂片先端圆钝，有锯齿。花单性，雌雄同株；雄花数朵，簇生于叶腋；花梗纤细，长0.5～2cm，被柔毛；花萼筒狭钟形，密被白色长柔毛，裂片近钻形，花冠黄色，长约2cm，裂片卵状长圆形，急尖；雄蕊3，花丝极短，药室折曲，药隔顶端引长；雌花单生，花梗被柔毛；子房长椭圆形，密被长柔毛和硬毛，花柱长1～2mm，柱头靠合。果实形状、颜色变异较大，一般为球形或长椭圆形，果皮平滑，有纵沟纹或斑纹，果肉白色、黄色或绿色。种子污白色或黄白色，卵形或长圆形。花、果期夏季。（图50-1）

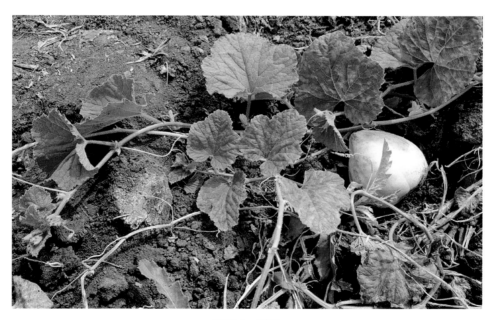

图50-1　甜瓜

【主产地】全国大部分地区均产，多自产自销。

【栽培要点】

1. 生物学特性　喜温耐热，极不抗寒。

2. 栽培技术　直播或育苗均可。直播应在10cm地温稳定于15℃后进行，株距50cm。甜瓜以子蔓和孙蔓结果为主，整枝时要灵活掌握。当瓜苗长到4片真叶时摘心，1～4叶腋内各长出一条子蔓。

3. 病虫害　病害：病毒病和枯萎病。虫害：蚜虫等。

【采收与加工】夏季果实成熟，收集种子，洗净晒干。

【药材鉴别】

（一）性状特征

干燥的种子，长卵形，扁平，长6～7mm，宽3～4mm，厚约1mm。顶端稍尖，有一极不明显的种脐，基部钝圆。表面黄白色或淡棕红色，平滑而微有光泽。在放大镜下观察，表面可见细密的纵纹。种皮较硬而脆，内有一白色膜质胚乳，包于2片子叶之外，子叶白色，富油性。气无，味淡。（图50-2）

（二）显微鉴别

1. 纵切面　种皮外具角质层，呈波状。表皮细胞1列，大小不一，壁稍厚，木化。其下为4～5列石细胞，外面几列细胞较小，呈方形或类圆形，长与宽均为9～16μm，向内细胞渐大，长与宽均为22～38μm，最内1列细胞径向延长，层纹明显，孔沟清晰，再向内为2～3列薄壁细胞，内具种脊维管束；内种皮细胞1列，细胞扁平状；子叶细胞多角形，壁薄，内含糊粉粒及油滴。（图50-3）

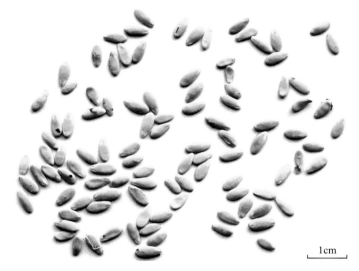

图50-2　甜瓜子药材图

2. 粉末特征　粉末黄棕色。石细胞，淡黄绿色、金黄色或近无色，多延长呈长方形、长条形或不规则形。星状细胞不规则，具多个短分枝状突起，直径约25μm，壁稍厚，木化。种皮下皮细胞表面观长方形或不规则形，纹孔稀疏，有的具网状增厚。子叶细胞含糊粉粒。内胚乳细胞界限不明显，有横条纹和较密的交错纹理[1]。（图50-4）

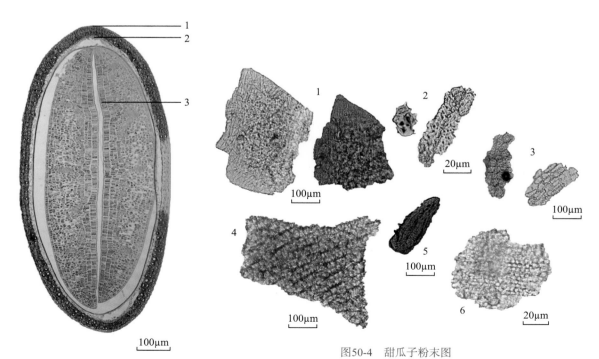

图50-3　甜瓜子纵切面图

1. 外种皮　2. 内种皮　3. 子叶组织

图50-4　甜瓜子粉末图

1. 内胚乳细胞　2. 星状细胞　3. 种皮下皮细胞　4. 种皮内侧石细胞
5. 种皮外侧石细胞　6. 子叶细胞

【质量评价】以黄白色、颗粒饱满者为佳。

【化学成分】种子富含蛋白、脂肪、维生素C、胡萝卜素和多种氨基酸。脂肪油主要有亚油酸（linoleic acid）、油酸（oleic acid）、棕榈酸（palmitic acid）、硬脂酸（stearic acid）及肉豆蔻酸（myristic acid）的甘油酯、卵磷脂（lecithin）、胆甾醇（choles-terol）。

【性味归经】甘，寒。归肺、胃、大肠经。

【功能主治】清肺，润肠，散结，消瘀。主治肺热咳嗽，口渴，大便燥结，肠痈，肺痈。

【药理作用】

1. 驱虫作用　甜瓜子水、乙醇或乙醚提取液和种子脂肪油均表现有驱虫作用。在体外试验中，一般以1∶10的浓度在10～90分钟内能杀死蛔虫和绦虫，但去皮种子的乙醇和乙醚提取液对绦虫的作用则特别弱。体内试验，以全种子的水提取液每1kg体重1～4g的剂量，即可全部杀死猫体内蛔虫和绦虫。

2. 其他作用　本植物的提取物可抑制真菌。

主要参考文献

[1]江苏省卫生厅.江苏省中药材标准[S]. 1987：224.

（辽宁中医药大学　杨燕云　张大川　许亮）

51. 甜瓜蒂

Tianguadi

Melo Pedicellus

【别名】苦丁香、瓜蒂、香瓜蒂。

【来源】为葫芦科植物甜瓜 *Cucumis melo* L.的果柄。

【本草考证】本品始载于《神农本草经》，列为上品。历代本草均有记载。《本草经集注》载："瓜蒂多用早青蒂，此云七月采，便是甜瓜蒂也。人亦有用熟瓜蒂者，取吐乃无异。"《图经本草》载："瓜蒂即甜瓜蒂也。生嵩高平泽，今处处有之，亦园圃所莳。旧说，瓜有青白二种，入药当用青瓜蒂，七月采，阴干。"本草记载与现今所用甜瓜蒂基本一致。

【原植物】参见"甜瓜子"。

【主产地】全国大部分地区均有产，多自产自销。

【栽培要点】参见"甜瓜子"。

【采收与加工】夏季采收成熟果实，在食用时将切下的果柄收集，阴干或晒干。

【药材鉴别】

（一）性状特征

果柄细圆柱形，常扭曲，长3～6cm，直径0.2～0.4cm，连接瓜的一端略膨大，直径约8mm，有纵沟纹；外表面灰黄色，有稀疏短毛茸。带果皮的果柄较短，长1.3～2.6cm，略弯曲或扭曲，有纵沟纹，果皮部分近圆盘形，直径约2cm，外表面暗黄色至棕黄色，皱缩，边缘薄而内卷，内表面黄白色至棕色。果柄质较韧，不易折断，断面纤维性，中空。气微，味苦。（图51-1）

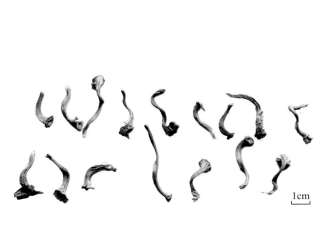

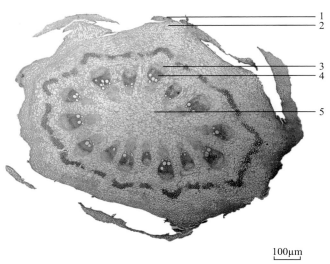

图51-1　甜瓜蒂药材图

图51-2　甜瓜蒂横切面图

1. 表皮　2. 皮层　3. 韧皮部　4. 木质部　5. 髓

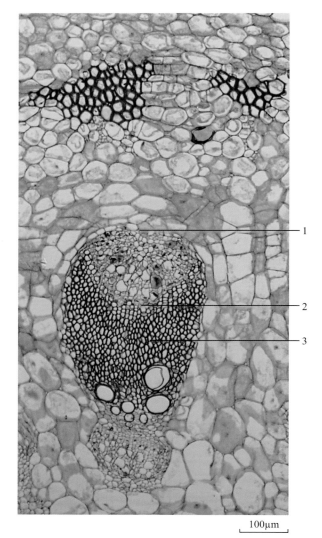

图51-3　甜瓜蒂维管束局部放大图

1. 韧皮部　2. 形成层　3. 木质部

（二）显微鉴别

1. 果柄横切面　表皮外被角质层。皮层有一圈由数列厚壁细胞组成的环，细胞多角形，腔大。维管束双韧型，木质部外侧的导管较大。髓部细胞常破碎成空洞状。（图51-2、图51-3）

2. 粉末特征　粉末灰黄色。皮层纤维成束或单个散在，多碎断，直径24～102μm，腔大。木纤维成束或单个散在，多碎断，完整者长可达1mm以上，直径16～24μm。石细胞类圆形、类方形、类长方形或不规则形，有的延长呈纤维状，具斜尖头，直径20～106μm，孔沟清晰。皮层厚角细胞类多角形，壁厚。非腺毛单列，2～20个细胞；分枝状非腺毛同轴分节星状分枝，每节3～4个细胞，有时细胞断落成单细胞，先端锐尖[1]。（图51-4）

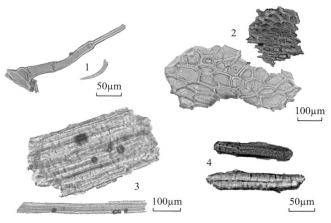

图51-4　甜瓜蒂粉末图

1. 非腺毛　2. 厚角细胞　3. 纤维　4. 石细胞

【质量评价】以色黄褐，味苦者为佳。

【化学成分】含葫芦苦素（cu-curbitacin）B、D、E，异葫芦苦素（isocucurbitacin），葫芦苦素B-2-*O*-*β*-D-吡喃葡萄糖苷（cucurbitacin B-2-*O*-*β*-D-glucopyranoside）、杂醇、皂苷等。葫芦素类化合物为其主要化学成分。

【性味归经】苦，寒；有毒。归心、脾经。

【功能主治】涌吐痰食，除湿退黄。主中风，癫痫，喉痹，痰涎壅盛，呼吸不利，宿食不化，胸脘胀痛，湿热黄疸。

【药理作用】

1. 保肝作用　甜瓜蒂注射液明显地降低由四氯化碳中毒引起的大鼠血清丙氨酸转氨酶（ALT）活性[2]。甜瓜蒂粉喷鼻给药或瓜蒂素、葫芦苦素B、E可治疗慢性肝炎，改善肝功能。

2. 细胞毒与抗癌作用　体外实验证实葫芦苦素B、D、E与I对KB细胞（人鼻咽癌）和HeLa细胞（人宫颈癌）均有较强的胞毒作用；采用葫芦苦素D对小鼠肉瘤S180与艾氏腹水癌有较好的抑制效果[3]。

3. 对免疫功能的影响　葫芦苦素可使病人外周血淋巴细胞数量、O-T反应阳性率、淋巴细胞转化率及玫瑰花环结合率等明显增加，表明葫芦苦素能提高细胞免疫功能[4]。

4. 对心血管系统的作用　葫芦苦素D能增加大鼠毛细血管通透性，作用强度与组胺相仿。葫芦苦素D可使血压缓降伴心动缓慢。

主要参考文献

[1] 陕西省食品药品监督管理局.陕西省药材标准.2015年版[S].西安：陕西科学技术出版社，2016：142.

[2] 史汉华.甜瓜蒂注射液的药理实验[J].中国医院药学杂志，1985(7)：29-31.

[3] 侯福忠，鲍子平.葫芦素B及牡丹酚对苯并(a)芘在大鼠肝微粒体代谢的影响[J].中草药，1985，16(3)：25-26.

[4] 王淳.甜瓜蒂提取物治疗慢性肝炎309例临床结果[J].中草药，1982，13(10)：26-28.

（辽宁中医药大学　杨燕云　张大川　许亮）

52. 淡豆豉

Dandouchi

SOJAE SEMEN PRAEPARATUM

【别名】香豉、豆豉、淡豉、大豆豉、杜豆豉。

【来源】为豆科植物大豆 *Glycine max*（L.）Merr.的干燥成熟种子的发酵加工品[1]。

【本草考证】本品始载于《名医别录》："主伤寒头痛寒热，瘴气恶毒，烦躁满闷，虚劳喘吸，两脚疼冷。""豉，嗜也，五味调和须之而成，乃可干嗜，故齐人谓豉，声同嗜也。"豉是一种用熟的黄豆或黑豆经发酵后制成的食品。汉代《伤寒论》使用"香豉"，唐代《千金方》使用"好豉"，晋代《肘后备急方》使用"盐豉"，唐代《外台秘要》使用"淡豉""香淡豉"，宋代《太平圣惠方》使用"豆豉"，元代李东垣《珍珠囊补遗药性赋》首次使用"淡豆豉"一词。《本草纲目》："造淡豉法……瓮收筑封即成"，"下气，调中。治伤寒温毒发斑，呕逆。"本草记载与现今所用淡豆豉基本一致。

【原植物】【主产地】【栽培要点】参见"大豆黄卷"。

【采收与加工】取桑叶、青蒿各70～100g，加水煎煮。煎液拌入1kg净大豆中，俟吸尽后，蒸透，稍凉，再置容器内，用煎过的桑叶、青蒿渣覆盖，闷使发酵至黄衣上遍时，取出，除去药渣，洗净，置容器内再闷15～20天，至充分发酵、香气溢出时，取出，略蒸，干燥，即得。

【药材鉴别】

（一）性状特征

种子呈椭圆形，略扁，长0.6～1cm，直径0.5～0.7cm。表面黑色，皱缩不平，上有黄灰色膜状物。质柔软，断面棕黑色。气香，味微甘。（图52-1）

（二）显微鉴别

粉末特征 粉末浅灰色。种皮栅状细胞紫红色，侧面观细胞1列，长50～80μm，壁厚，具光辉带；表面观呈多角形或长多角形，直径约18μm。种皮支持细胞1列，侧面观呈哑铃状或骨状，长26～185μm；表面观呈类圆形或扁圆形，直径10～28μm，可见两个同心圆圈。子叶细胞含糊粉粒和脂肪油滴。显微镜下可见菌丝。（图52-2）

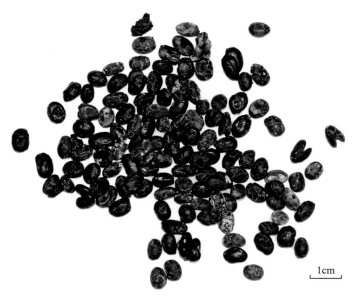

图52-1 淡豆豉药材图

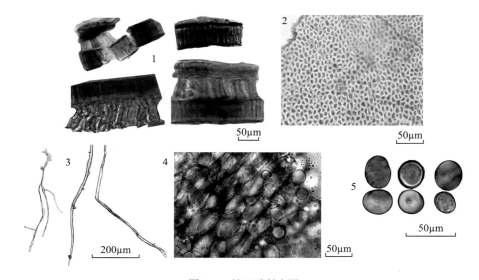

图52-2 淡豆豉粉末图

1. 种皮栅栏细胞及种皮支持细胞 2. 种皮栅栏细胞表面观 3. 菌丝 4. 子叶细胞 5. 淀粉粒

（三）理化鉴别

1. **显色反应** 取本品1g研碎，加水10ml，加热至沸，并保持微沸数分钟，滤过，取滤液0.5ml，点于滤纸上，待干，喷以1%吲哚醌-乙酸（10∶1）的混合液，干后，在100～110℃烘约10分钟，显紫红色。

2. **薄层色谱** 取本品15g，研碎，加水适量，煎煮约1小时，滤过，滤液蒸干，残渣加乙醇1ml使溶解，作为供试品溶液。取青蒿对照药材0.2g，同法制成对照药材溶液。照薄层色谱法试验，吸取供试品溶液、青蒿对照药材溶液2～5μl，分别点于同一硅胶G薄层板上，以甲苯-甲酸乙酯-甲酸（5∶4∶1）为展开剂，展开，取出，晾干，置紫外光灯（365nm）下检视。供试品色谱中，在与对照药材色谱相应的位置上，显相同颜色的荧光斑点。（图52-3）

【质量评价】 以色黑、附有膜状物者为佳。采用高效液相色谱法测定，本品按干燥品计算，含大豆苷元（$C_{15}H_{10}O_4$）和染料木素（$C_{15}H_{10}O_4$）的总量不得少于0.040%。

【化学成分】 主要含黄酮类和挥发油类成分。

1. 黄酮类成分　大豆苷、大豆苷元、染料木苷、染料木素、黄豆黄素、黄豆黄苷、芹菜素等[1]。

2. 挥发油类成分　2-丁酮、3-甲基丁醛、2-甲基丁醛、香芹烯等11种共有化合物及2, 3, 5-三甲基吡嗪、L-乙酸冰片酯、古巴烯、四甲基吡嗪等β-谷甾醇、豆甾醇、菜油甾醇、丁香醛和丁香酸等[2]。

【性味归经】 苦、辛，凉。归肺、胃经。

【功能主治】 解表，除烦，宣发郁热。用于感冒，寒热头痛，烦躁胸闷，虚烦不眠。

【药理作用】

1. 调节血脂　提取物异黄酮对于卵巢切除或不切除的雌性小鼠均有降低血清胆固醇浓度的作用。

2. 血管作用　食用淡豆豉12周后，三酰甘油（TG）、氧化低密度脂蛋白（OX-LDL）和丙二醛（MDA）含量明显低于去卵巢组，高密度脂蛋白（HDL-C）、载脂蛋白和超氧化物歧化酶活力明显高于去卵巢组，表明淡豆豉抗动脉硬化机制与其调节血脂、抗氧化有关。淡豆豉能够抑制AngⅡ诱导的VSMC增殖作用，其机制可能与阻止细胞由G_0/G_1期进入S期，调控VSMC细胞周期有关[3-4]。

3. 抗肿瘤作用　淡豆豉可通过激活半胱天冬酶和线粒体而诱导人肝癌细胞HeP3B死亡，可显著抑制人肝癌细胞株SMMC-7721和QSG-7701的生长。提取物通过对乳腺癌细胞内氧应激状态的调节参与了其抗肿瘤细胞增殖作用。对骨髓瘤细胞SP2/0的抑制率达96.9%，对海拉细胞（Hela cells）的抑制率达69.5%[5-6]。

4. 抗骨质疏松的作用　淡豆豉异黄酮能够促进大鼠成骨细胞的增殖，能纠正骨质疏松大鼠骨形态计量学参数的异常，改善骨的微细结构，对去卵巢大鼠骨质疏松有一定的防治作用[7-9]。

5. 降糖作用　淡豆豉可使糖尿病模型小鼠和链脲佐菌素糖尿病大鼠血糖降低，血清中TG水平亦较模型组小鼠低。对大鼠胰岛素抵抗有明显的改善作用[10-11]。

6. 其他作用　有治疗犬瘟病、抗心肌缺血、抗氧化、抗辐射等作用。

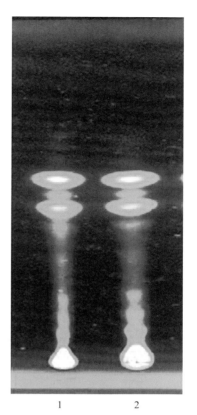

图52-3　淡豆豉薄层色谱图

1. 淡豆豉供试品　2. 青蒿对照药材

主要参考文献

[1] 柴川，于生，崔小兵，等.静态顶空-气质联用分析淡豆豉中挥发性成分[J]. 食品研究与开发，2013，34(14)：81-85.

[2] 任艳青，李清，刘姣，等.淡豆豉异黄酮对AngⅡ诱导大鼠血管平滑肌细胞周期的影响[J].中药药理与临床，2011，27(3)：44-47.

[3] 曹秀莲，牛丽颖，王鑫国，等.淡豆豉提取物对早期动脉粥样硬化损伤大鼠血清NO ET的影响[J]. 辽宁中医杂志，2009，36(8)：1425-1426.

[4] 白霞，牛丽颖，刘娇，等.淡豆豉防治早期动脉粥样硬化大鼠血管损伤的机制研究[J].时珍国医国药，2008，19(1)：170-171.

[5] 谭颖颖，张琪，淡豆豉提取物对乳腺癌细胞增殖的抑制作用[J]. 中国实验方剂学杂志，2011，17(18)：220-222.

[6] LU Yan, WANG Wei, SHAN Yi, et al. Study on the Inhibition of Fermented Soybean to Cancer Cells[J]. Journal of Northeast Agricultural University(English Edition), 2009, 16(1): 25-28.

[7] 冯薇，刘敏彦，李琛，等.淡豆豉化学成分及其体外促成骨细胞增殖活性研究[J]. 中国药学杂志，2016，51(3)：203-206.

[8] 李琛，师哲，冯薇，等.淡豆豉异黄酮对大鼠成骨细胞增殖及雌激素受体表达的影响[J].中成药，2015，37(9)：1901-1905.

[9] 牛丽颖，王鑫国，任艳青，等.淡豆豉提取物对去卵巢骨质疏松大鼠骨微细结构的改善作用[J].中成药，2010，32(11)：1874-1876.

[10] 孙红梅，罗蓉，陈瑞仪.四季豆和淡豆豉提取物降血糖动物实验研究[J].中国食物与营养，2016，22(2)：72-75.

[11] 刘姣，田义龙，李琛，等.淡豆豉异黄酮浓缩物对大鼠胰岛素抵抗的改善作用[J].食品工业科技，2012，33(10)：347-348.

（黑龙江中医药大学　孟祥才　李波　赵倩）

53. 绵马贯众

Mianmaguanzhong

DRYOPTERIDIS CRASSIRHIZOMATIS RHIZOMA

【别名】贯众、贯仲、牛毛黄、野鸡膀子。

【来源】为鳞毛蕨科植物粗茎鳞毛蕨*Dryopteris crassirhizoma* Nakai的干燥根茎和叶柄残基。

【本草考证】本品始载于《神农本草经》，载："主腹中邪热气，诸毒，杀三虫。一名贯节，一名贯渠，一名百头。"《图经本草》载："生玄山山谷及冤句少室山，今陕西、河东州郡及荆、襄间多有之。而少有花者，春生，苗赤；叶大如蕨，茎秆三棱，叶绿色似小鸡翅，又名凤尾草；根紫黑色，形如犬爪，下有黑须毛，又似老鸱。"《本草纲目》载："此草叶茎如凤尾，其根一本而众枝贯之，故草名凤尾，根名贯众、贯节、贯渠。渠者，魁也。《吴普本草》作贯中，俗名贯仲、管仲者，皆谬称也。《尔雅》云：泺（音灼），贯众，即此也。"根据植物形态和地理分布其应来源于鳞毛蕨属*Dryopteri*、荚果蕨属*Matteuccia*、蹄盖蕨属*Athyrium*和狗脊属*Woodwardia*的多种植物[1-2]。

【原植物】多年生草本，高可达1m。根茎粗大，叶柄基部密生褐棕色卵状披针形大鳞片。叶簇生，叶柄长10～25cm；二回羽裂，羽片20～30对，裂片紧密，矩圆形，圆头，几为全缘或先端有钝锯齿，两面及叶轴上有黄褐色鳞片。孢子囊群分布于叶片中部以上的羽片上，生于小脉中部以下，每裂片1～4对，囊群盖圆肾形，棕色。（图53-1）

生于林下湿地。分布于东北和内蒙古、河北等地。

【主产地】主产于东北及内蒙古、河北、甘肃等地。

【采收与加工】秋季采挖，削去叶柄，须根，除去泥沙，晒干。

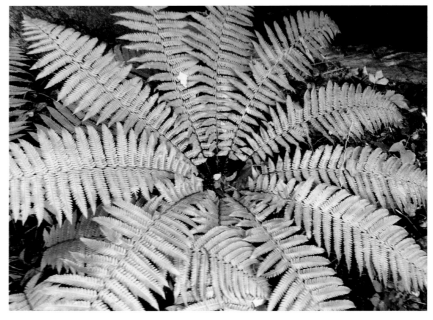

图53-1　粗茎鳞毛蕨

【药材鉴别】

（一）性状特征

呈长倒卵形，略弯曲上端钝圆或截形，下端较尖，有的纵剖为两半，长7～20cm，直径4～8cm。表面黄棕色至黑褐色，密被排列整齐的叶柄残基及鳞片，并有弯曲的须根。叶柄残基呈扁圆形，长3～5cm，直径0.5～1.0cm；表面有纵棱线，质硬而脆，断面略平坦，棕色，有黄白色维管束5～13个，环列；每个叶柄残基的外侧常有3条须根，鳞片条状披针形，全缘，常脱落。质坚硬，断面略平坦，深绿色至棕色，有黄白色维管束5～13个，环列，其外散有较多的叶迹维管束。气特异，味初淡而微涩，后渐苦、辛。（图53-2）

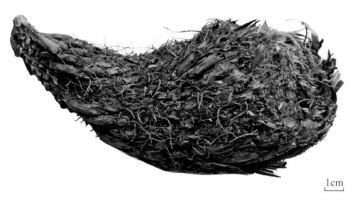

图53-2　绵马贯众药材图

（二）显微鉴别

1. 横切面　本品叶柄基部横切面：表皮为1列外壁增厚的小形细胞，常脱落。下皮为10余列多角形厚壁细胞，棕色至褐色，基本组织细胞排列疏松，细胞间隙中有单细胞的间隙腺毛，头部呈球形或梨形，内含棕色分泌物；周韧维管束5～13个，环列，每个维管束周围有1列扁小的内皮层细胞，凯氏点明显，有油滴散在，其外有1～2列中柱鞘薄壁细胞，薄壁细胞中含棕色物和淀粉粒。（图53-3、图53-4）

2. 粉末特征　粉末灰棕色至黄棕色。淀粉粒众多，单粒类圆形、椭圆形或卵圆形，直径2～14μm，脐点和层纹不明显；偏光显微镜下呈黑十字状。厚壁细胞单个散在或成束，黄棕色或棕色，纤维状，直径6～42μm；偏光显微镜下呈淡黄棕色。间隙腺毛单细胞，多破碎，完整者偶见，椭圆形或长卵圆形，基部延长，有的含有黄棕色分泌物。

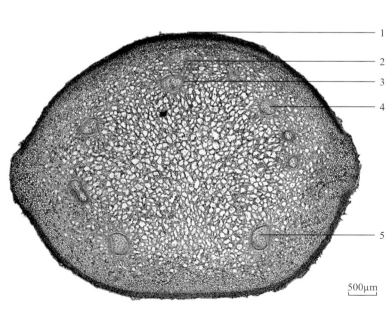

图53-3　绵马贯众叶柄基部横切面图
1. 皮层　2. 内皮层　3. 维管束　4. 韧皮部　5. 木质部

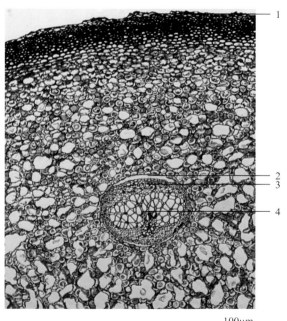

图53-4　绵马贯众叶柄基部横切面局部放大图
1. 皮层　2. 维管束　3. 韧皮部　4. 木质部

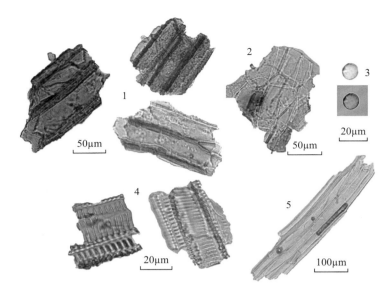

图53-5　绵马贯众粉末图

1. 薄壁细胞　2. 内皮层细胞　3. 淀粉粒　4. 管胞　5. 下皮纤维

管胞主要为梯纹，少数为网纹，直径 7～43μm[3]。（图53-5）

（三）理化鉴别

薄层色谱　取本品粉末0.5g，加环己烷20ml，超声处理30分钟，滤过，取续滤液10ml，浓缩至5ml，作为供试品溶液。另取绵马贯众对照药材0.5g，同法制成对照药材溶液。照薄层色谱法试验，吸取供试品溶液4μl、对照药材溶液5μl，分别点于同一硅胶 G 薄层板上〔取硅胶G 10g、枸橼酸-磷酸氢二钠缓冲液（pH 7.0）10ml、维生素C 60mg、羧甲基纤维素钠溶液20ml，调匀，铺板，室温避光晾干，50℃活化2小时后备用〕，以正己烷-三氯甲烷-甲醇（30∶15∶1）为展开剂，薄层板置展开缸中预饱和2小时，展开，展距8cm以上，取出，立即喷以0.3% 坚牢蓝BB盐的稀乙醇溶液，在40℃放置1小时。供试品色谱中，在与对照药材色谱相应的位置上，显相同颜色的斑点。（图53-6）

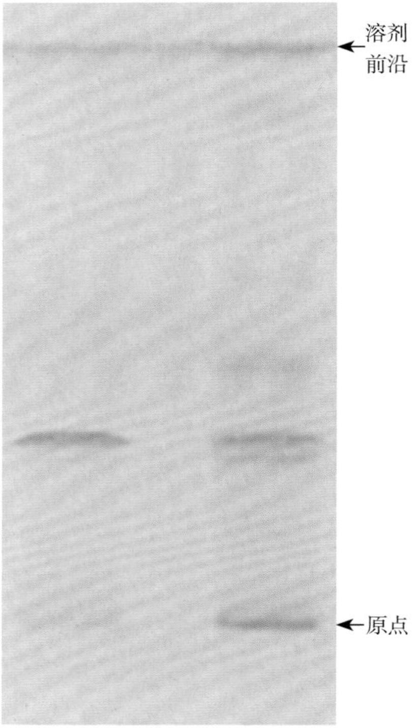

【质量评价】以个大、整齐、须根少、叶柄残茎短、叶柄断面棕绿色者为佳。照醇溶性浸出物测定法项下的热浸法测定，用稀乙醇作溶剂，浸出物不得少于16.0%。

【化学成分】主要化学成分有间苯三酚类、黄酮类、萜类、甾体类、苯丙素类以及脂肪族类化合物等[4]。

1. 间苯三酚类　绵马贯众的特征性化学成分为间苯三酚衍生物类化合物，同时此类化合物也是抗病毒流感、抗真菌感染等药理作用的活性成分，包括双环型、三环型、四环型、五环型。

双环型：白绵马素AA（albaspidin AA）、白绵马素AP（albaspidin AP）、白绵马素PP（albaspidin PP）、绵马素AB（aspidin AB）等。

图53-6　绵马贯众薄层色谱图

1. 对照药材　2. 绵马贯众药材样品

三环型：绵马酸ABA（filixie acid ABA）、绵马酸BBB（filixie acid BBB）、绵马酸ABB（filixie acid ABB）等。

四环型：绵马贯众素ABBA（dryocrassin ABBA）、绵马贯众素ABAA（dryocrassin ABAA）等。

五环型：penta-albaspidin ABBBA。

六环型：hexa-albaspidin BBBBBB、hexa-flavaspidicacid BBBBBB、hexa-flavaspidicacid ABBBBB等。

2. 黄酮类　crassirhizomoside A、B、C和sutchuenoside A等多种黄酮类化合物。

3. 萜类　主要为单萜类以及三萜类化合物。

单萜类化合物：石竹烯、α-姜黄烯、橙花叔醇等。

三萜类化合物：茶烯-b（diploptene-b）、铁线蕨酮（adianton）等。

4. 其他　牛膝甾酮A、坡那甾酮A、β-谷甾醇等甾体类化合物以及咖啡等苯丙素类化合物。

【性味归经】苦，微寒；有小毒。归肝、胃经。

【功能主治】清热解毒，驱虫。用于虫积腹痛，疮疡。绵马贯众炭止血，用于崩漏。

【药理作用】

1. 抗菌作用　绵马贯众对耐甲氧西林的金黄色葡萄球菌有较强的抗菌作用，其MIC值为7.8～15.63μg/μl，其中的黄绵马酸AB以及黄绵马酸PB对革兰阳性菌的抑制作用较强，MIC值为12～20μg/ml。绵马贯众中的活性成分对部分皮肤真菌及金黄色葡萄球菌和大肠埃希菌都有不同程度的抑制作用[5-6]。

2. 抗病毒作用　绵马贯众对禽流感H5N1亚型病毒有显著抑制作用，还有抗乙肝病毒的作用[6-7]。

3. 抗肿瘤作用　绵马贯众素能够抑制多种肿瘤细胞增殖。绵马贯众乙醇提取物可以通过外因和内在途径来诱导凋亡信号，从而有效抑制人前列腺癌细胞的增殖，同时该提取物还可以通过将人前列腺癌细胞的细胞周期阻滞于G_0/G_1期，进而有效地抑制肿瘤细胞增殖。

4. 抗氧化作用　绵马贯众具有较高的多酚及黄酮含量，表现出明显的抗氧化活性，其中黄绵马酸AB以及黄绵马酸PB两个化合物具有较强的脂质过氧化（LPO）抑制活性[8]。

5. 驱虫作用　绵马贯众提取物和东北贯众素能明显促使小鼠和兔血吸虫肝移，并具有杀血吸虫作用。

主要参考文献

[1] 汪敏，赵凯，汪瑞.中药材贯众原植物的考证[J]．中国中药杂志，2012，37(9)：1337-1340.

[2] 李王家葵，刘克海，唐思文，等. 贯众的本草考证[J]．中药材，2004，27(1)：52.

[3] 中华人民共和国香港特别行政区卫生署.香港中药材标准（第六期）[S]. 2012：369.

[4] 贾莹莹，赵晋彤，韩香玉，等.中药绵马贯众化学成分及药理作用研究概述[J]. 亚太传统医药，2017，13(19)：53-56.

[5] 袁丽鹏.绵马贯众间苯三酚类成分提取分离及抑菌活性研究[D].广州：广东药科大学，2016.

[6] 周荣华.东北贯众中抗菌活性成分的研究[D].哈尔滨：黑龙江大学，2010.

[7] 陈建新.绵马贯众抗禽流感病毒药效部位的液相色谱—电喷雾串联质谱分析[C].中国有机质谱学第十三届全国学术大会论文集，2005：3.

[8] 郭艳，陈慧，陈曦，等.绵马贯众提取物体外抗氧化活性的研究[J].天然产物研究与开发，2009(21)：443-445.

（辽宁中医药大学　许亮　张大川　杨燕云）

54. 葎草

Lǜcao

HUMULUS SCANDENS

【别名】拉拉秧、勒草、五爪龙。

【来源】为桑科植物葎草*Humulus scandens*（Lour.）Merr.的干燥地上部分。

【本草考证】本品始载于《名医别录》，原名勒草，收于"有名未用类"。《新修本草》始称葎草，载："叶似蓖麻而小薄，蔓生，有细刺，亦名葛葎蔓，古方亦时用之。"本草记载与现今所用葎草基本一致。

【原植物】缠绕草本。茎、枝、叶柄均具倒钩刺；叶纸质，肾状五角形，掌状5～7深裂，稀为3裂，长宽约7～10cm，基部心脏形，表面粗糙，疏生糙伏毛，背面有柔毛和黄色腺体，裂片卵状三角形，边缘具锯齿；叶柄长5～10cm。雄花小，黄绿色，圆锥花序，长约15～25cm；雌花序球果状，径约5mm，苞片纸质，三角形，顶端渐尖，具白色绒毛；子房为苞片包围，柱头2，伸出苞片外。瘦果成熟时露出苞片外。花期7～8月，果期8～9月。（图54-1）

生于沟边、荒地、废墟、林缘边。我国大部分地区有分布。

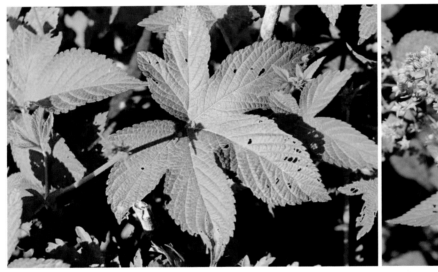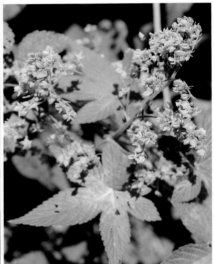

图54-1　葎草（周秀丽　摄）

【主产地】除青海、新疆外，全国均产。多自产自销。

【栽培要点】

1. 生物学特性　喜温暖湿润气候，适应性较强。以疏松肥沃、土质深厚、排水良好的砂质土壤栽培为宜。

2. 栽培技术　种子繁殖为主，春播和秋播都可以，出苗率很高。此外，葎草的分枝和再生能力也很强，栽培时，留茬刈割，再生能力也很强。

3. 病虫害　病害：锈病、白粉病等。虫害：蚜虫、红蜘蛛、粉虱等[1]。

【采收与加工】在夏、秋两季采收，10月份采收质量最佳，除去杂质，趁鲜切段晒干。

【药材鉴别】

（一）性状特征

茎细长扁圆柱形，表面黄绿色或黄棕色，具棱线，密生小的倒钩刺及细柔毛，质韧，断面纤维状，常中空。叶对生，叶片多皱缩，易破碎，完整者展平后掌状深裂，裂片卵形或卵状披针形，先端急尖或渐尖，边缘有粗锯齿，

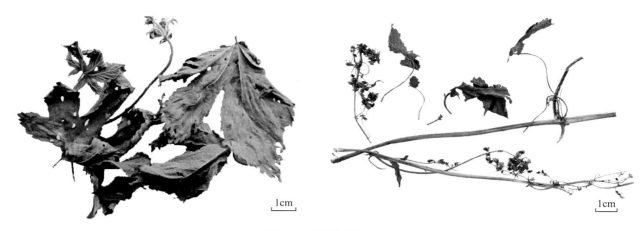

图54-2 苍草药材图

两面均有粗糙毛茸，叶柄上密被倒钩刺。有时可见花序及果穗。体轻，气微，味淡。(图54-2)

（二）显微鉴别

1. 茎横切面 外被角质层，内侧具厚角细胞，棱脊处明显；皮层较窄，4~9列细胞，切向延长；韧皮部较窄，木质部连续排列成环；薄壁细胞类圆形或类多角形，有的细胞中含黄棕色颗粒状物；形成层成环。髓部宽广，老茎中央呈空洞状。(图54-3)

2. 叶横切面 上表皮细胞垂周壁略呈微波状弯曲，下表皮细胞垂周壁波状弯曲明显；非腺毛众多，细长，由1~2细胞组成，先端细尖或呈钩状，有的基部细胞膨大，周围细胞呈放射状排列；叶肉为异面叶型，栅栏组织1列细胞，海绵组织2列细胞，类圆形，排列较疏松；主脉维管束外韧型。薄壁细胞中含草酸钙簇晶。(图54-4、图54-5)

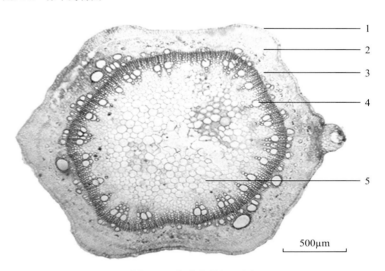

图54-3 苍草茎横切面图

1. 厚角组织 2. 皮层 3. 韧皮部 4. 木质部 5. 髓

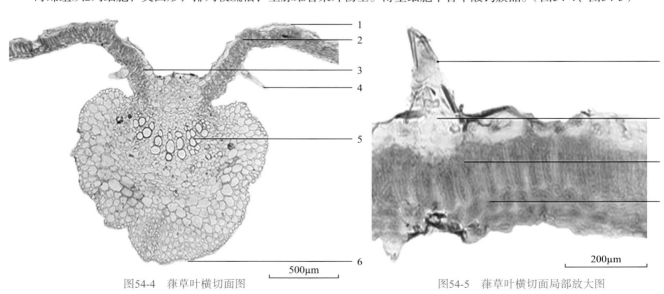

图54-4 苍草叶横切面图

1. 上表皮 2. 栅栏组织 3. 海绵组织 4. 非腺毛 5. 主脉维管束 6. 下表皮

图54-5 苍草叶横切面局部放大图

1. 非腺毛 2. 草酸钙簇晶 3. 栅栏组织 4. 海绵组织

3. 粉末特征　粉末黄绿色或黄棕色。纤维成束或单个散在，壁较厚；晶细胞易见，多为类圆形，含大型钟乳体；非腺毛多为单细胞，有两种类型，一种基部膨大呈类圆球形，上部平直或弯曲；另一种平直，先端钩状；腺毛有两类，一类短小，头部单细胞；另一类为鳞状腺毛；草酸钙簇晶，大小相近，存在于薄壁细胞中；气孔存在于下表皮，多为不定式。（图54-6）

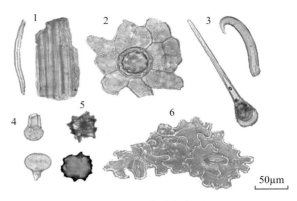

图54-6　葎草粉末图

1. 纤维　2. 钟乳体　3. 非腺毛　4. 腺毛
5. 草酸钙簇晶　6. 气孔

【质量评价】以颜色鲜绿，叶片完整者为佳[2-4]。

【化学成分】主要成分为黄酮类、生物碱类、挥发油类、萜类等[5]。

1. 黄酮类　芹菜素（apigenin）、木犀草素（luteolin）、大波斯菊苷（cosmosiin）、木犀草素-7-葡萄糖苷（luteo-lin-7-D-glr-coside）及牡荆素（vitexin）等。

2. 生物碱类　胆碱（choline）和天门冬酰胺（asparagine）等。

3. 挥发油类　β-葎草烯（β- hu-mulene）、石竹烯（caryophyllene）、α-古巴烯（α- copaene）、α- , β-芹子烯（α- , β-selinene）、γ-荜澄茄烯（γ-cadinene）以及苯甲醇（benzyl alcohol）等。

4. 萜类　葎草烯（humulene）、β-榄香烯（β-elemene）、齐墩果酸（oleanolic acid）、麦珠子酸（alphitolic acid）等。

【性味归经】甘，苦，寒。归肺、肾经。

【功能主治】清热解毒，利尿通淋。用于肺热咳嗽，肺痈，肺结核，虚热烦渴，热淋，水肿，小便不利，湿热泻痢，热毒疮疡，皮肤瘙痒。

【药理作用】

1. 抗菌作用　葎草水煎剂对肺炎球菌、大肠埃希菌、铜绿假单胞菌及变形杆菌均有抑制作用[6]，葎草醇提液对二甲苯致小鼠耳肿胀，蛋清致小鼠足跖肿胀等抗炎实验模型均有显著的抑制作用。

2. 抗结核作用　葎草正丁醇萃取部位对结核分枝杆菌标准株H37RV及临床分离的敏感菌株具有明显的抗菌作用[7]。

3. 其他作用　具有抗炎、利尿、抗菌、抗氧化、抗肿瘤等多种作用。

主要参考文献

[1] 缪金伟，赵掌.葎草的栽培及其利用价值[J].中国果菜，2007(04)：15.

[2] 郭沛琳.葎草质量标准及抗结核有效部位的研究[D].成都中医药大学，2011.

[3] 何燕宁.河北葎草药材的质量研究[D].承德医学院，2016.

[4] 谢凡，吴迎春，李医明，等.葎草药材的质量标准研究[J].中国中药杂志，2014，39(20)：3986-3990.

[5] 李天磊，殷献华，潘卫东，等.葎草化学成分研究[J].中药材，2010，33(01)：55-57.

[6] 曹纬国，张丹，张义兵，等.葎草乙酸乙酯提取物抗炎镇痛作用及其机制的研究[J].中药药理与临床，2010，26(3)：31-33.

[7] 陈伟光，林霞，睢凤英，等.葎草抗结核分枝杆菌研究[J].时珍国医国药，2008，19(1)：58-59.

（长春中医药大学　姜大成　周秀丽）

55. 萹蓄

Bianxu

POLYGONI AVICULARIS HERBA

【别名】竹片菜、大蚂蚁草、扁竹。

【来源】为蓼科植物萹蓄*Polygonum aviculare* L.的干燥地上部分。

【本草考证】本品始载于《神农本草经》，列为下品，载："味苦，平，主浸淫疥瘙疽痔，杀三虫，生山谷。"《本草纲目》载："其叶似落帚叶而不尖，弱茎引蔓，促节，三月开细红花如要蓝花，结细子。"本草记载与现今所用萹蓄基本一致。

【原植物】一年生草本。茎平卧、上升或直立，高10～40cm，自基部多分枝，具纵棱；叶椭圆形，狭椭圆形或披针形，长1～4cm，宽3～12mm，顶端钝圆或急尖，基部楔形，边缘全缘，两面无毛，下面侧脉明显，叶柄短或近无柄，基部具关节；托叶鞘膜质，下部褐色，上部白色，撕裂脉明显。花单生或数朵簇生于叶腋，遍布于植株，苞片薄膜质，花梗细，顶部具关节，花被5深裂，花被片椭圆形，长2～2.5mm，绿色，边缘白色或淡红色，雄蕊8，花丝基部扩展，花柱3，柱头头状。瘦果卵形，具3棱，长2.5～3mm，黑褐色，密被由小点组成的细条纹，无光泽，与宿存花被近等长或稍超过。（图55-1）

生于海拔100～4200m的田边、路边、沟边湿地。分布全国各地。

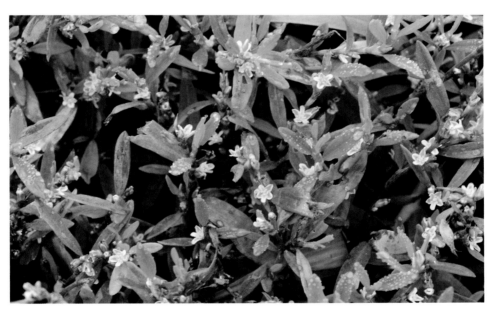

图55-1 萹蓄（朱华云 摄）

【主产地】主产于东北及河北、河南、山西、湖北等地。

【栽培要点】

1. 生物学特性 对气候的适应性强，寒冷山区或温暖平坝都能生长。土壤以排水良好的砂质壤土较好。

2. 栽培技术 种子繁殖，春季播种，撒播或穴播均可。

3. 病虫害 病害：锈病。

【采收与加工】夏季叶茂盛时采收，除去根和杂质，晒干。

【药材鉴别】

（一）性状特征

茎圆柱形，稍弯曲，长5～40cm，直径0.5～3cm，表面棕褐色，粗糙，有纵沟和皱纹，并有须根痕和横长的皮孔样突起，有的外皮易脱落。质硬而脆，易折断，断面粉白色或粉红色，皮部窄，木部放射状纹理明显，有的有裂隙。气微香，味微苦、酸涩。（图55-2）

（二）显微鉴别

1. 茎横切面 表皮细胞1列，长方形，外壁稍厚，内含棕黄色物，外被角质层；皮层为数列薄壁细胞，细胞径向延长，栅栏状排列；角棱处有下皮纤维束；中柱鞘纤维束断续排列成环，韧皮部较窄，形成层成环；木质部导管单个散列，木纤维发达；髓较大；有的细胞含草酸钙簇晶。（图55-3）

2. 叶横切面 上、下表皮细胞均为长多角形、长方形或多角形，垂周壁微弯曲或近平直，呈细小连珠状增厚，外平周壁表面均有角质线纹；气孔不定式，副卫细胞2～4个；叶肉组织中可见众多草酸钙簇晶，直径5～55μm。（图55-4）

3. 粉末特征 粉末黄绿色。簇晶为类圆形，棱角短钝，直径为15～25μm；导管大多为螺纹导管；上、下表皮细胞均为长多角形、长方形或多角形，垂周壁微弯曲或近平直，呈细小连珠状增厚，外平周壁表面均有角质线纹；气孔不定式，副卫细胞2～4个。（图55-5）

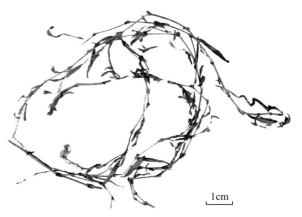

图55-2 萹蓄药材图

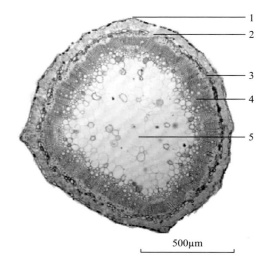

图55-3 萹蓄茎横切面图

1. 表皮 2. 中柱纤维束 3. 形成层 4. 木质部 5. 髓

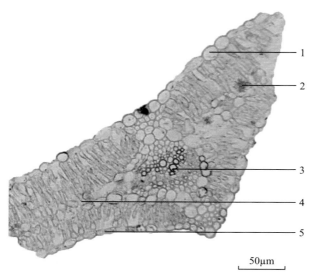

图55-4 萹蓄叶横切面图

1. 上表皮 2. 草酸钙簇晶 3. 导管 4. 栅栏组织 5. 下表皮

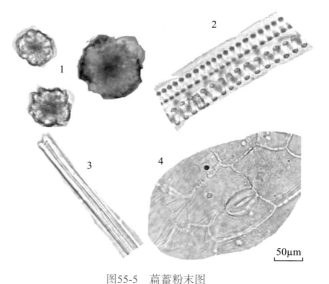

图55-5 萹蓄粉末图

1. 草酸钙簇晶 2. 导管 3. 纤维 4. 上表皮碎片

（三）理化鉴别

薄层色谱　取本品粉末约1g，精密称定，置具塞锥形瓶中，精密加入60%乙醇50ml，称定重量，冷浸8小时，超声处理（功率300W，频率40kHz）30分钟，再称定重量，用60%乙醇补足减失的重量，摇匀，滤过，药渣用60%乙醇适量洗涤，合并滤液与洗液，回收溶剂至干，残渣加60%乙醇溶解，转移至5ml量瓶中，加60%乙醇至刻度，摇匀，滤过，取续滤液，作为供试品溶液。取杨梅苷对照品，加60%乙醇制成每1ml含0.2mg的溶液，作为对照品溶液。照薄层色谱法试验，吸取供试品溶液及对照品溶液各2μl，分别点于同一硅胶G薄层板上，以三氯甲烷–甲醇–甲酸（20：5：2）为展开剂，展开，取出，晾干，喷以三氯化铝试液，热风吹干，置紫外光灯（365nm）下检视。供试品色谱中，在与对照品色谱相应的位置上，显相同颜色的荧光斑点。（图55-6）

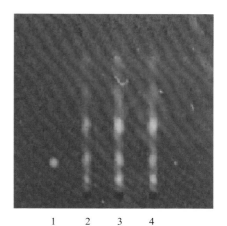

1　　2　　3　　4

图55-6　萹蓄薄层色谱图

1.杨梅苷对照品　2～4.萹蓄药材样品

【质量评价】以茎扁、有分枝、节膨大、质硬者为佳。采用高效液相色谱法测定，本品按干燥品计算，含杨梅苷（$C_{21}H_{20}O_{12}$）不得少于0.030%。

【化学成分】主要成分为黄酮类、酚酸类、萜类及甾醇类化合物等。其中，黄酮类化合物是其特征性成分和有效成分。

1. 黄酮类　槲皮素（quercetin）、萹蓄苷（avicularin）、槲皮苷（quercitrin）、杨梅苷（myricetrin）、牡荆轲素（vitexin）、异牡荆轲素（isovitexin）[1]等。

2. 酚酸类化合物　绿原酸（chlorogenic acid）、对羟基苯甲酸（p-hydroxybenzoic acid）、香草酸（vanillic acid）、咖啡酸（caffeic acid）、丁香酸（syringic acid）、阿魏酸（ferulic acid）、水杨酸（salicylic acid）、没食子酸（gallic acid）等有机酸[2-3]。

3. 萜类及甾醇类化合物　异植醇（isophytol）、匙叶桉油烯醇（eucalyptenol）、α-莰酮（camphor）、植物醇（phytol）等成分；此外还有齐墩果酸（oleanolic acid）、β-谷甾醇（β-sitosterol）及β-胡萝卜苷（β-daucosterol）等甾醇类化合物[4]。

4. 微量元素　Cu、Mn、K、Ca、Mg、Fe、Zn、Na等微量元素。

【性味归经】苦，微寒。归膀胱经。

【功能主治】利尿通淋，杀虫，止痒。用于热淋涩痛，小便短赤，虫积腹痛，皮肤湿疹，阴痒带下。

【药理作用】

1. 利尿作用　萹蓄水煎液有明显的利尿作用。

2. 抑菌作用　萹蓄不同溶剂萃取物对大肠埃希菌、致病性大肠埃希菌、金黄色葡萄球菌、伤寒杆菌、痢疾杆菌5种细菌均有抑菌活性，并且抑菌活性随样品浓度的增加而增强。

3. 杀螨杀虫作用　萹蓄三氯甲烷提取物的杀螨活性最高[4]。

4. 降压作用　萹蓄乙醇提取物（PAE）能够降低血压，防止动脉粥样硬化[5]。

5. 降血糖和尿糖作用　萹蓄是治疗非胰岛素依赖性糖尿病的理想药物[6]。

主要参考文献

[1] Kim HJ, Woo ER, Park H. A novel lignan and flavonoids from *Polygonum aviculare*[J]. Journal of Natural Products, 1994, 57(5): 581-586.

[2] Swiatek L, Dombrowicz E. Phenolic acids in pharmacopoeial drugs of *Polygonum* species[J]. Farm Pol, 1988, 43(7/8): 420-423.

[3] Yunuskhodzhaeva N A, Abdullabekova V N, Kurbanova A D. Polysaccharide composition of *Polygonum hydropiperis* and *P. aviculare*[J]. Chemistry of Natural Compounds, 2006, 42(5): 600-601.

[4] 王有年，李青，李照会，等.萹蓄提取物对朱砂叶螨的触杀活性及相关酶活性的影响[J]. 林业科学，2010，46(10)：103-107.

[5] Park SH, Sung YY, Nho KJ, et al.Anti-atherosclerotic effects of *Polygonum aviculare* L.Ethanol extractin ApoE knock-out mice fed a Western diet mediated via the MAPK pathway[J]. Journal of Ethnopharmacology, 2014, 151(3): 1109-1115.

[6] Sun LP,Zheng SZ,Wang JX,et al.The flavonoids from *Polygonum aviculare*[J]. Indian Journal of Chemistry, Section B：Organic Chemistry Including MedicinalChemistry, 2002, 41(6): 319-320.

（长春中医药大学　姜大成　朱华云）

56. 紫苏子

Zisuzi

PERILLAE FRUCTUS

【别名】荏子、赤苏、野苏、红苏、红紫苏。

【来源】为唇形科植物紫苏*Perilla frutescens*（L.）Britt.的干燥成熟果实。

【本草考证】本品始载于《名医别录》，原名苏，列为中品，载："主下气，降寒中，其子尤良。"《本草经集注》载："叶下紫色，而气甚香，其无紫色，不香似荏者，多野苏，不堪用。"《植物名实图考》载："今处处有之，有面背具紫，面紫背青两种，湖南以为常茹，谓之紫菜，以烹鱼尤类"，其还对荏有所解释，"荏，别录中品，白苏也"。《图经本草》载："苏，紫苏也，今处处有之，叶下紫色，而气甚香，夏采茎叶，秋果实。"《本草衍义》载："苏，此紫苏也，背面皆紫色佳……子治肺气喘急。"《本草纲目》载："九月半枯时收子，子细如芥子而色黄赤，亦可取油如荏油。"并载："苏子与叶同功，发散风气宜用叶，清利下气宜用子也。"本草记载与现今所用紫苏基本一致。

【原植物】一年生直立草本，全株被毛。茎高0.3～2m，绿色或紫色，钝四棱形。叶阔卵形或圆形，长7～13cm，宽4.5～10cm，先端短尖或突尖，基部圆形或阔楔形，边缘在基部以上有粗锯齿，膜质或草质，两面绿色或紫色，或仅下面紫色，侧脉7～8对；叶柄长3～5cm。顶生及腋生总状花序，轮伞花序2花，组成长1.5～15cm；苞片宽卵圆形或近圆形，长宽约4mm，先端具短尖，外被红褐色腺点，无毛，边缘膜质；花梗长1.5mm。花萼钟形，10脉，长约3mm，夹有黄色腺点。花冠白色至紫红色，长3～4mm，冠筒短，长2～2.5mm，喉部斜钟形。花柱先端相等2浅裂。花盘前方呈指状膨大。小坚果近球形，灰褐色，直径约1.5mm，具网纹。（图56-1）

全国各地广泛栽培。

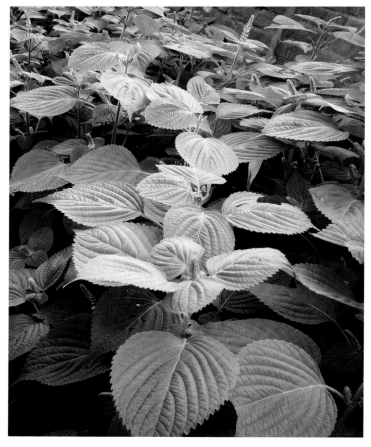

图56-1　紫苏

【主产地】我国大部分地区有产。主产于湖北孝感、黄冈，河南禹县、长葛、商丘，山东泰安、章丘、历城，江西丰城、宜春、樟树，浙江金华、建德，重庆涪陵，河北安国、定州，黑龙江黑河、桦南等地。以湖北产量最大，销往全国。

【栽培要点】

1. **生物学特性** 紫苏性喜温暖湿润的气候，耐湿、耐涝性较强，不耐干旱。对土壤的适应性较广，在较阴的地方也能生长。

2. **栽培技术** 种子繁殖，将种子均匀撒在畦面，条播或穴播，覆土2～3cm，亩用种子1～1.5kg，按行距60cm、株距50cm定植。

3. **病虫害** 病害：斑枯病、猝倒病等。虫害：小地老虎、银纹夜蛾、紫苏野螟等。

【采收与加工】 秋季果实成熟采收，去除杂质，晒干。

【商品规格】 分选货和统货。

选货：表皮完整，无破损。颗粒均匀饱满，油脂足。无杂质。

统货：表皮基本完整。颗粒大小不一，有干瘪粒。有的油脂足，有的有油脂。杂质率小于3%。

【药材鉴别】

（一）性状特征

果实卵圆形或类球形，直径约1.5mm，表面灰棕色或灰褐色，有微隆起的暗紫色网纹，基部稍尖，有灰白色点状果梗痕。果皮薄而脆，易压碎。种子黄白色，种皮膜质，子叶2，类白色，有油性。压碎有香气，味微辛。（图56-2）

（二）显微鉴别

1. **横切面** 外果皮覆有角质层，厚薄不均匀。中果皮为2～3列薄壁细胞，散有小型维管束，横向或纵向，其内有1列切向延长的色素细胞，内含棕色色素。内果皮外侧为1列异形石细胞，长120～140μm，直径30～40μm，石细胞不规则，顶端有8～10个柱状突起，外密具圆钩状突起，不规则，孔沟细而窄，木化，其内为微木化的内表皮细胞，切向延长，有密集的小单纹孔。种皮外层为1列壁呈条纹或网纹增厚的细胞，其内为2～3列薄壁细胞。子叶细胞多角形，内含油滴[1]。（图56-3）

2. **粉末特征** 粉末灰棕色。种皮表皮细胞具钩状增厚壁，表面观呈类椭圆形。外果皮细胞黄棕色，外壁呈乳突状。石细胞异型，呈不规则形。内胚乳细胞大小不一，含脂肪油滴；有的含细小草酸钙方晶。子叶细胞呈类长方形，充满脂肪油滴。（图56-4）

（三）理化鉴别

薄层色谱 取本品粉末1g，加甲醇25ml，超声处理30分钟，滤过，滤液蒸干，残渣加甲醇1ml使溶解，作为供试品溶液。另取紫苏子对照药材1g，同法制成对照药材溶液。照薄层色谱法试验，吸取上述两种溶液各2μl，

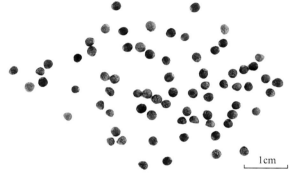

图56-2 紫苏子药材图

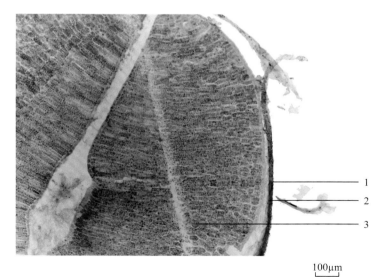

100μm

图56-3 紫苏子横切面图

1. 果皮 2. 种皮 3. 胚

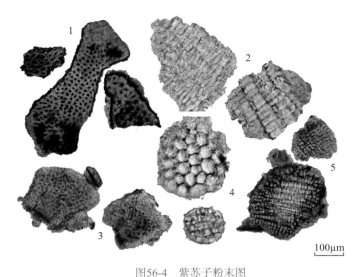

图56-4　紫苏子粉末图

1. 内果皮组织　2. 内胚乳　3. 外果皮细胞　4. 种皮表皮细胞　5. 子叶细胞

分别点于同一硅胶G薄层板上，以正己烷-甲苯-乙酸乙酯-甲酸（2∶5∶2.5∶0.5）为展开剂，展开，取出，晾干，喷以三氯化铝试液，置紫外光灯（365nm）下检视。供试品色谱中，在与对照药材色谱相应的位置上，显相同颜色的斑点。（图56-5）

【质量评价】以颗粒饱满、均匀、灰棕色、无杂质者为佳。采用高效液相色谱法测定，本品按干燥品计算，含迷迭香酸（$C_{18}H_{16}O_8$）不得少于0.25%。

【化学成分】主要成分为酚酸类、油类、黄酮类、甾类等。其中，酚酸类是其特征性成分，油类和酚酸类是其有效成分。

1. 酚酸类　迷迭香酸类（rosmarinic acid）。

2. 油类　α-亚麻酸（α-linolenic acid）、亚油酸（linoleic acid）、硬脂酸（erythromycin stearate）、软脂酸（palmitic acid）等。

3. 甾醇类　β-谷甾醇（β-sitosterol）等。

4. 黄酮类　芹菜素（apigenin）、木犀草（luteolin7-glucoside）等。

【性味归经】辛，温。归肺经。

【功能主治】降气化痰，止咳平喘，润肠通便。用于痰壅气逆，咳嗽气喘，肠燥便秘。

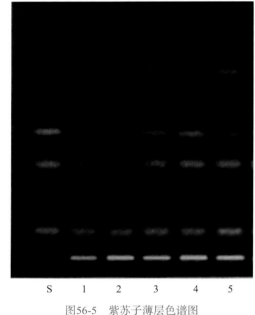

图56-5　紫苏子薄层色谱图

S.紫苏子对照药材　1～5.紫苏子药材样品

【药理作用】

1. 降血脂的作用　紫苏子的脂肪油具有明显的降血脂作用，对大鼠脂代谢紊乱有预防作用[2]。

2. 促进学习记忆能力　紫苏子脂肪油可减少小鼠跳台错误次数，明显提高小鼠水迷路测验的正确百分率，缩短到达终点时间，并能促进小鼠脑内核酸及蛋白质的合成，调节小鼠脑内单胺类神经递质水平[3]。

3. 止咳、平喘作用　紫苏子油能够显著延长咳嗽潜伏期，显著减少次数，其作用与咳必清相似。

4. 抗衰老作用　紫苏油可明显降低脑及肝中MDA含量，可显著提高红细胞中SOD活力，对脑的作用优于肝。

【用药警戒或禁忌】紫苏子2.3～15.5g/kg喂牛，可产生非典型间质性肺炎，但紫苏子在霜冻期后则无此毒性。

主要参考文献

[1] 张贵君. 现代中药材商品通鉴[M]. 北京：中国中医药出版社，2001：1660.

[2] 谭晓华，叶丽明，葛发欢. 紫苏子油的超临界CO$_2$萃取及药效学研究[J]. 中药材，1999，22(10)：520-523.

[3] 周丹，韩大庆，王永奇. 紫苏子油对小鼠学习记忆能力的影响[J]. 中草药，1994，25(5)：251-252.

（辽宁中医药大学　邢艳萍　张大川　许亮）

57. 紫苏叶

Zisuye

PERILLAE FOLIUM

【别名】苏叶、紫菜。

【来源】为唇形科植物紫苏 *Perilla frutescens*（L.）Britt. 的干燥叶（或带嫩枝）。

【本草考证】【原植物】【主产地】【栽培要点】参见"紫苏子"。

【采收与加工】南方7～8月，北方8～9月枝叶茂盛时采收，除去杂质，摊在地上晒干或悬于通风处阴干。

【商品规格】

散紫苏叶选货：叶片稍卷曲、比较完整，破碎度小于3%。有叶柄，无嫩枝。色紫，颜色鲜明。

散紫苏叶统货：叶片多皱缩卷曲、破碎度小于10%。有叶柄和少许嫩枝。色淡紫，颜色暗。

齐紫苏叶统货：干货。叶片叠齐、平直、完整，捆扎成小扎。两面紫色或上表面绿色，颜色鲜明。质脆。气清香，味微辛。无杂质、虫蛀、霉变。

【药材鉴别】

（一）性状特征

叶片多褶皱卷曲，破碎，完整者展平后呈卵圆形，长4～11cm，宽2.5～9cm。先端长尖或急尖，基部圆形或宽楔形，边缘具圆锯齿。两面紫色或上表面绿色，下表面紫色，疏生灰白色毛，下表面有多数凹点状的腺鳞。叶柄长2～7cm，紫色或紫绿色。质脆。带嫩枝者，枝的直径2～5mm，紫绿色，断面中部有髓。气清香，味微辛。（图57-1）

（二）显微鉴别

1. 叶横切面　上表皮为一列类方形细胞，具腺毛和非腺毛，腺毛由1～2个细胞头和单细胞柄组成；非腺毛由2～6个细胞组成；腺鳞由数个细胞组成，内含黄色或棕黄色分泌物。栅栏组织为一列薄壁细胞，内含草酸钙簇晶。主脉上、下表皮内侧各具数列厚角组织；维管束外韧型，木质部导管2～4个径向排列。髓部薄壁细胞含草酸钙柱晶。（图57-2、图57-3）

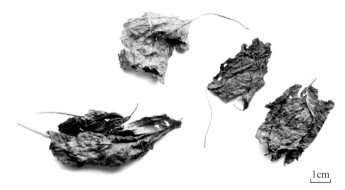

图57-1　紫苏叶药材图

2. 粉末特征　粉末棕绿色。非腺毛1～7细胞，直径16～346μm，表面具线状纹理，有的细胞充满紫红色或粉红色物。腺毛头部多为2细胞，直径17～36μm，柄单细胞。腺鳞常破碎，头部4～8细胞。上、下表皮细胞不规则形，垂周壁波状弯曲，气孔直轴式，下表皮气孔较多。草酸钙簇晶细小，存在于叶肉细胞中。（图57-4）

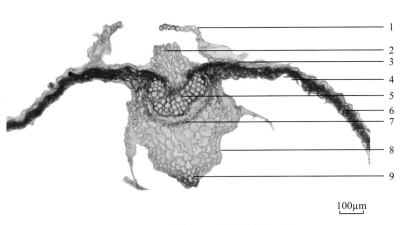

100μm

图57-2　紫苏叶横切面图

1. 非腺毛　2. 厚角组织　3. 上表皮　4. 腺鳞　5. 中脉维管束
6. 叶肉组织　7. 纤维　8. 下表皮　9. 厚角组织

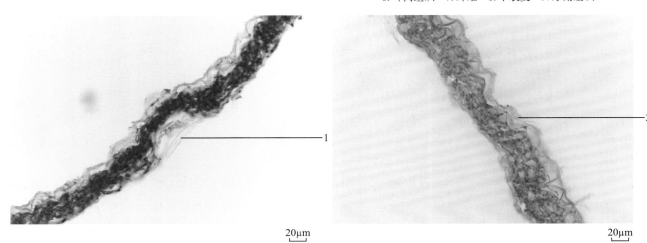

20μm　　　20μm

图57-3　紫苏叶横切面局部放大图

1. 腺鳞　2. 草酸钙簇晶

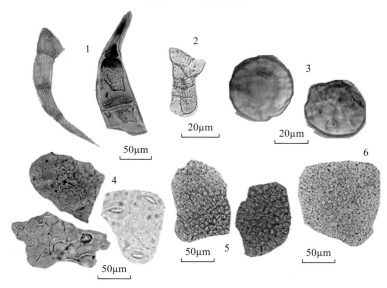

图57-4　紫苏叶粉末图

1. 非腺毛　2. 腺毛　3. 腺鳞　4. 上表皮细胞（气孔）　5. 下表皮细胞　6. 草酸钙簇晶

（三）理化鉴别

薄层色谱 取本品粉末0.5g，加甲醇25ml，超声处理30分钟，滤过，滤液浓缩至干，加甲醇2ml使溶解，作为供试品溶液。另取紫苏叶对照药材0.5g，同法制成对照药材溶液。照薄层色谱法试验，吸取上述两种溶液各3μl，分别点于同一硅胶G薄层板上，以乙酸乙酯–甲醇–甲酸–水（9：0.5：1：0.5）为展开剂，展开，取出，晾干，喷以10%硫酸乙醇溶液，在105℃加热至斑点显色清晰，置紫外光灯（365nm）下检视。供试品色谱中，在与对照药材色谱相应的位置上，显相同颜色的荧光斑点。

【质量评价】以叶大，色紫，不碎，香气浓，无枝梗杂质者为佳。照挥发油测定法，本品含挥发油不得少于0.40%（ml/g）。

【化学成分】主要成分为挥发油类、花青素类、酚酸类等。其中，挥发油类、酚酸类是其特征性成分，挥发油类是其有效成分。

1. 酚酸类 迷迭香酸（rosmarinic acid）等。

2. 挥发油类 紫苏醛（perillaldehyde）、柠檬烯（imonene）、紫苏酮（perillake-tone）、异白苏烯酮（isoegom ake-tone）、紫苏烯（perillene）、香薷酮（elshohziaketone）等。

3. 花青素类 丙二酸单酰基反-紫苏宁（malonyl-trans-shisonin）、丙二酸单酰基-顺-紫苏宁（malonyl-cis-shisonin）、咖啡酰基矢车菊双苷（caffeoylcyanin）、咖啡酰基丙二酸单酰基矢车菊双苷（caffeoylmalonylcyanin）、顺-紫苏宁（shisonin）等。

【性味归经】辛，温。归肺、脾经。

【功能主治】解表散寒，行气和胃。用于风寒感冒，咳嗽呕恶，妊娠呕吐，鱼蟹中毒。

【药理作用】

1. 抑菌作用 紫苏叶挥发油对革兰阳性菌中金黄色葡萄球菌和革兰阴性菌中大肠埃希菌具有较强的抗菌作用，特别是金黄色葡萄球菌更强[1]。

2. 镇静、镇痛 紫苏叶提取物中紫苏醛与豆甾醇协同具有镇静、镇痛活性。莳萝芹菜脑可使环己烯巴比妥诱导的睡眠时间延长，在小于10mg/kg的剂量下活性与盐酸氯丙嗪几乎相当，而大剂量时可引起致幻，剂量达718mg/kg时可引起惊厥[2]。

3. 止血作用 有短暂的收缩血管作用和一定的促血小板聚集作用，可缩短血凝时间、血浆复钙时间和凝血活酶时间，引起血小板血栓的形成，机械性堵塞伤口而达到止血的效果。

4. 抗氧化作用 紫苏叶花色苷具有较强的铁离子还原/抗氧化能力，对DPPH自由基和ABTS$^+$自由基均有良好的清除作用，能够通过抑制氢转移反应过程终止自由基链式反应[3]。

【用药警戒或禁忌】紫苏叶油的某些成分也有毒副作用。芳香性成分丁香油酚，可引起大鼠后肢及下腭瘫痪，并因循环衰竭而死亡；d-蒎烯可引起皮疹、谵妄、共济失调、昏迷，并刺激胃肠等，吸入时可引起心悸、头昏、神经失调、胸痛、支气管炎、肾炎以及慢性接触性良性肿瘤。

【分子生药】基于DNA条形码序列的分子鉴定：ITS和psbA-trnH序列可以准确鉴别紫苏与其他变种[4]。

主要参考文献

[1] 郭群群，杜桂彩，李荣贵. 紫苏叶挥发油抗菌活性研究[J]. 食品工业科技，2003，24(9)：25-27.

[2] 丁树利，朱兆仪. 紫苏属植物研究进展[J]. 国外医药植物药分册，1994，9(1)：4.

[3] 蔡宁晨，苏平，刘晓霞，等. 紫苏叶花色苷抗氧化作用的研究[J]. 中国食品学报，2012，12(11)：32-36.

[4] 夏至，李贺敏，张红瑞，等. 紫苏及其变种的分子鉴定和亲缘关系研究[J]. 中草药，2013，44(8)：1027-1032.

（辽宁中医药大学 邢艳萍 张婷婷 许亮）

58. 紫苏梗

Zisugeng

PERILLAE CAULIS

【别名】苏梗。

【来源】为唇形科植物紫苏*Perilla frutescens*（L.）Britt.的干燥茎。

【本草考证】【原植物】【主产地】【栽培要点】参见"紫苏子"。

【采收与加工】6～8月采收者为"嫩苏梗"，9月与紫苏子同时采收为"老苏梗"，将叶子和果实摘下后剩余的主茎切成短段入药。

【商品规格】

紫苏梗个选货：整齐，表面棕紫色，节较少，香气浓郁，含杂率小于1%。

紫苏梗个统货：长短不一，表面暗紫色，香气淡，含杂率小于3%。

紫苏梗段：干货。呈方柱形，四棱钝圆，厚2～5mm，常呈斜长形，木部黄白色，射线细密，呈放射状，髓部白色，疏松或脱落。味淡，无虫蛀、霉变。

【药材鉴别】

（一）性状特征

茎方柱形，四棱钝圆，长短不一，直径0.5～1.5cm。表面紫棕色或暗紫色，四面有纵沟和细纵纹，节部稍膨大，有对生的枝痕和叶痕。体轻，质硬，断面裂片状。切片厚2～5mm，常呈斜长方形，木部黄白色，射线细密，呈放射状，髓部白色，疏松或脱落。气微香，味淡。（图58-1）

（二）显微鉴别

1. 横切面　表皮细胞1列，切向延长。角隅处有下皮厚角组织。皮层由数列薄壁细胞组成。中柱鞘纤维束断续排列成环。韧皮部窄。形成层不明显。木质部中，导管单个散在或数个成群，辐射状排列，木射线由1至数列细胞组成。髓由大的薄壁细胞组成，有时可见草酸钙针晶。（图58-2）

2. 粉末特征　粉末黄白色至灰绿色。木纤维众多，多成束，直径8～45μm。中柱鞘纤维淡黄色或黄棕色，长梭形，直径10～46μm，有的孔沟明显。表皮细胞棕黄色，表面观呈多角形或类方形，垂周壁连珠状增厚。草酸钙针晶细小，充塞于薄壁细胞中。（图58-3）

（三）理化鉴别

薄层色谱　取本品粉末1g，加甲醇25ml，超声处理30分钟，滤过，滤液浓缩至干，残渣加甲醇1ml使溶解，作为供试品溶液。另取迷迭香酸对照品，加甲醇制成每1ml含0.2mg的溶液，作为对照品溶液。照薄层色谱法试验，吸取上述两种溶液各2μl，分别点于同一

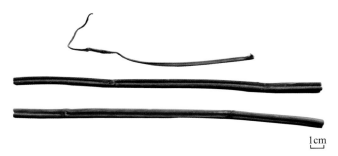

图58-1　紫苏梗药材图

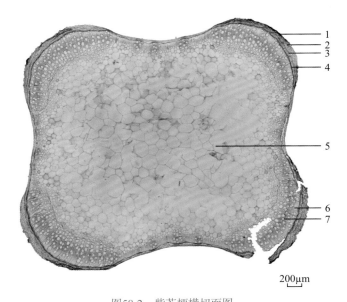

图58-2　紫苏梗横切面图

1. 表皮　2. 厚角组织　3. 皮层　4. 中柱鞘纤维束　5. 髓
6. 韧皮部　7. 木质部

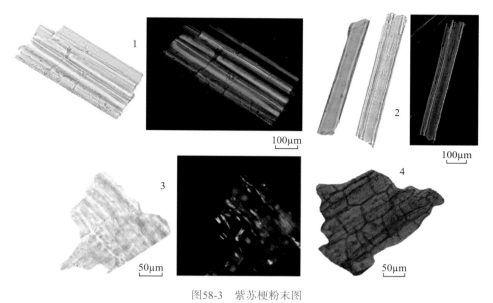

图58-3 紫苏梗粉末图

1.木纤维 2.中柱鞘纤维 3.针晶 4.表皮细胞

硅G薄层板上，以正己烷-乙酸乙酯-甲酸（3∶3∶0.2)为展开剂，展开，取出，晾干，置紫外光灯（365nm）下检视。供试品色谱中，在与对照品色谱相应的位置上，显相同颜色的荧光斑点。

【质量评价】以茎完整、色紫、香气浓、嫩者为佳。采用高效液相色谱法测定，本品按干燥品计算，含迷迭香酸（$C_{18}H_{16}O_8$)不得少于0.10%。

【化学成分】主要成分为挥发油类、酚酸类物质、黄酮类物质等。其中，酚酸类是其特征性成分，酚酸类和挥发油类是其有效成分。

1. 挥发油类 紫苏醛（perillaldehyde）、1-柠檬烯（1-limonene）、α-蒎烯（α-pinene）、精氨酸（arginine）、矢车菊素3-[(6-对香豆酰)-β-D-葡萄糖苷]5-β-D-葡萄糖苷（cyanidin3-[(6-p-coumaryl)-β-D-glucoside]-5-β-D-glucoside）等。

2. 酚酸类物质 迷迭香酸类（rosmarinic acid）、咖啡酸（caffeic acid）。

3. 黄酮类物质 紫苏酮（phennanthrenone）、异白苏烯酮（isoegomaketone）等。

【性味归经】辛，温。归肺、脾经。

【功能主治】理气宽中，止痛，安胎。用于胸膈痞闷，胃脘疼痛，嗳气呕吐，胎动不安。

【药理作用】

1. 调节胃肠动力 紫苏梗水提液可通过增加结肠平滑肌条收缩振幅和平滑肌细胞收缩率，升高胞内Ca^{2+}，达到促进结肠收缩运动的作用[1]。

2. 孕激素样作用 紫苏梗和黄体酮具有相同的作用，都能激发动物子宫内膜酶活性增长，量效明显[2]。

3. 降糖作用 紫苏梗可能通过抑制SHP-1的活性降低了2型糖尿病模型小鼠的血糖[3]。

主要参考文献

[1] 刘蓉.紫苏调节胃肠动力障碍大鼠肠运动功能的机理研究[D].天津：天津医科大学，2007：1-89.

[2] 王惠玲，肖明，冯立新.紫苏梗、孕酮对子宫内膜酶活性效应的比较试验[J].西安医科大学学报，1990，11(2)：121-124.

[3] 刘鹏.以线虫为模型研究中药中活性成分的生物学功能及中药紫苏梗降糖功能的研究[D].长春：吉林大学，2013：1-113.

（辽宁中医药大学 邢艳萍 李胜男 许亮）

59. 黑豆

Heidou

SOJAE SEMEN NIGRUM

【别名】乌豆、冬豆子、大豆、菽。

【来源】为豆科植物大豆*Glycine max*（L.）Merr.的干燥成熟的黑色种子。

【本草考证】本品始载于《神农本草经》，名"生大豆"，历代均认为"黑者入药"。以"黑豆"为正名最早可见于《日华子本草》，载："黑豆，调中，下气，通关脉，制金石药毒，治牛马温毒。"宋以后诸多本草著作多以"黑豆"做正名，另有别名"乌豆""大黑豆""黑大豆"等。《本草纲目》载："煮汁，解礜石、砒石、甘遂、天雄、附子、射周、巴豆、芫青、斑蝥、百药之毒及蛊毒。"2010年版《中国药典》首次以黑豆为正名收载。本草记载与现今所用黑豆基本一致。

【原植物】【主产地】【栽培要点】参见"大豆黄卷"。

【采收与加工】秋季果实成熟采收，去除杂质，晒干。

【药材鉴别】

（一）性状特征

种子椭圆形或类球形，稍扁，长6～12mm，直径5～9mm。表面黑色或灰黑色，光滑或有皱纹，具光泽，一侧有淡黄白色长椭圆形种脐，质坚硬。种皮薄而脆，子叶2，肥厚，黄绿色或淡黄色。气微，味淡，嚼之有豆腥味。（图59-1）

（二）显微鉴别

1. 纵切面　种皮外表皮细胞呈栅栏状，外被角质层。表皮下有支柱细胞1列，工字形，外层胚乳细胞壁较厚，内侧为黏液层，常破损。子叶表面细胞方形，叶肉细胞多角形，细胞内富含圆形糊粉粒和油滴。（图59-2）

2. 粉末特征　粉末黄绿色。种皮栅状细胞紫红色，长50～80μm，壁厚，具光辉带。种皮支持细胞1列，断面观呈哑铃状或骨状，长26～185μm，表面观呈类圆形或扁圆形，直径10～28μm，可见两个同心圆圈。子叶细胞成多角形、类圆形或长圆形，胞腔内充满细小糊粉粒和脂肪油滴。草酸钙结晶，存在于子叶细胞中，呈柱状、双锥形或方形，长3～33μm，直径3～10μm。（图59-3）

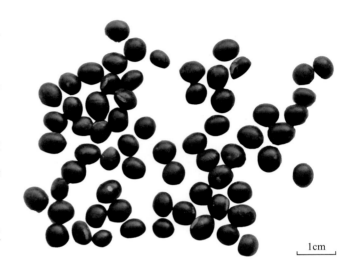

图59-1　黑豆药材图

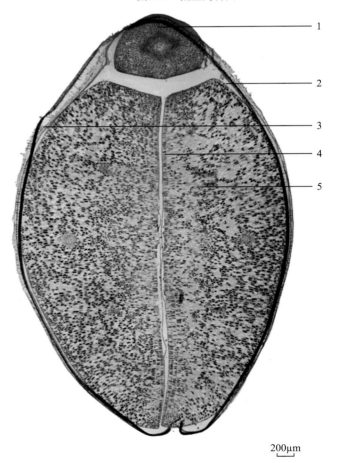

图59-2　黑豆纵切面图

1. 胚乳　2. 角质层　3. 栅栏细胞　4. 支持细胞　5. 子叶

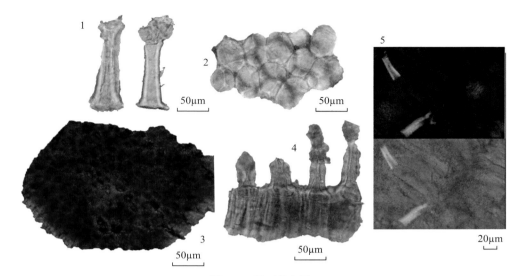

图59-3　黑豆粉末图

1. 支持细胞　2. 子叶细胞　3. 种皮栅状细胞表面观
4. 种皮栅状细胞纵面观　5. 草酸钙结晶

（三）理化鉴别

薄层色谱　取本品粉末2g，加甲醇20ml，超声处理30分钟，滤过，滤液蒸干，残渣加甲醇1ml使溶解，作为供试品溶液。另取黑豆对照药材2g，同法制成对照药材溶液。再取大豆苷对照品、大豆苷元对照品，分别加甲醇制成每1ml含1mg的溶液，作为对照品溶液。照薄层色谱法试验，吸取上述四种溶液各5μl，分别点于同一硅胶G薄层板上，以甲苯-甲醇-甲酸（14∶6∶0.1）为展开剂，展开，取出，晾干，置紫外光灯（254nm）下检视。供试品色谱中，在与对照药材色谱和对照品色谱相应的位置上，显相同颜色的荧光斑点。（图59-4）

【质量评价】以表皮乌黑、粒圆、子实饱满者为佳。

【化学成分】主要化学成分有黄酮类化合物、大豆皂苷以及黑豆多糖、脂肪酸类成分。其中，大豆皂苷是其特征性成分和有效成分[1]。

1. 黄酮类　大豆异黄酮（catherine genistein）、染料木苷（genistein）等。

2. 皂苷类　大豆皂苷依据其皂苷元的结构可分为A族、B族、E族、DDMP族大豆皂苷等[2]。

3. 脂肪酸类　亚油酸（linoleic acid）、棕榈酸（palmitic acid）。

【性味归经】甘，平。归脾、肾经。

【功能主治】益精明目，养血祛风，利水，解毒。用于阴虚烦渴，头晕目昏，体虚多汗，肾虚腰痛，水肿尿少，痹痛拘挛，手足麻木，药食中毒。

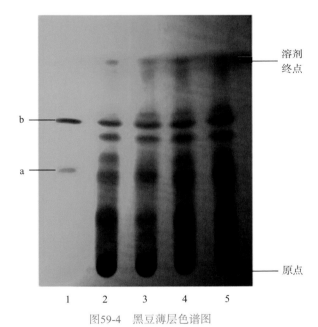

图59-4　黑豆薄层色谱图

1. 对照品（a. 大豆苷　b. 大豆苷元）　2. 黑豆对照药材
3～5. 黑豆药材样品

【药理作用】

1. 抗癌防癌　黑豆中含有的三羟基异黄酮结晶体，可有效抑制肺癌、肝癌等几种癌症的发生[3]。

2. 降低胆固醇　用大豆蛋白替代人平时食用的蛋白质的一半，可以明显地降低人血液中胆固醇的含量[4]。

3. 延缓衰老　黑豆中含有抗氧化活性物质可清除人体内存在的过多自由基，进而延缓衰老[5]。

4. 调理血脂蛋白　黑豆果油可以调理血脂以及血脂蛋白胆固醇的作用，从而可以延缓动脉化的形成和发展[6]。

5. 保肝作用　小黑豆乳清蛋白（SBWP）和水解多肽（SBWPE）对四氯化碳（CCl_4）引起的小鼠肝脏损伤有保护作用[7]。

主要参考文献

[1] 赵丽娟. 东北黄豆和黑豆脂肪酸成分的比较研究[J]. 食品科技，2013，38(02)：155-158.

[2] 刘洋. 不同产地黑豆成分分析及其质量评价[D]. 吉林农业大学，2012：3-5.

[3] YuFei Chen, MingLun Chiang, ChengChun Chou, et al. Enhancing the antitumor cell proliferation and Cu^{2+}-chelating effects of black soybeans through fermentation with Aspergillus awamori[J]. Journal of Bioscience and Bioengineering, 2013, 115(4): 400-404.

[4] 刘恩岐，李华，巫永华，等. 降胆固醇黑豆肽的分离纯化与结构鉴定[J]. 食品科学，2013，34(19)：128-132.

[5] 张芳轩. 黑大豆种皮花色苷物质组成及其抗氧化活性与抗血管平滑肌细胞增生作用[D].华中农业大学，2010.

[6] 刘秀玉，王利丽，左瑞庭，等.药用黑豆的研究进展[J]. 亚太传统医药，2017，13(20)：82-85.

[7] 樊迎，王常青，王菲，等. 小黑豆乳清蛋白和水解多肽对小鼠急性肝损伤的保护作用[J]. 食品科学，2013，34(05)：238-241.

（辽宁中医药大学　杨燕云　王佳豪　许亮）

60. 瑞香狼毒

Ruixianglangdu

RADIX STELLERAE

【别名】狼毒、断肠草、洋火头、一把香、燕子花。

【来源】为瑞香科植物瑞香狼毒*Stellera chamaejasme* L.的根。

【本草考证】本品始载于《神农本草经》。《大观本草》绘石州狼毒：叶片较小，披针形，无叶柄，互生；茎不分枝，在根头部丛生；花序顶生，花被筒管状。这些特征与瑞香狼毒相一致。《本草纲目》载："狼毒，出秦、晋地……今人往往以草茹为之，误矣，苗高二三尺，根破有黄浆汁。"从形态和产地看，本草记载与现今所用瑞香狼毒基本一致。

【原植物】多年生草本，高20~40cm。根圆柱形，粗大，外皮棕色，断面淡黄色。茎平滑无毛，丛生少分枝，下部木质化。单叶全缘光滑，互生；狭卵形至线形，长1~3cm，宽2~10mm，老叶略带革质；叶柄极短。头状花序顶生，花多数，直径约2.5cm；萼白色或黄色，带紫红色，常呈花冠状，萼筒呈细管状，先端5裂，矩圆形至倒卵形；雄蕊10，成2列着生于花被管中；子房上位，上部密被细毛，花柱短，柱头头状。果卵形，为花被管基部所包。（图60-1）

生于高山及草原上。分布于东北及河北、内蒙古、甘肃、青海、宁夏、西藏等省区。

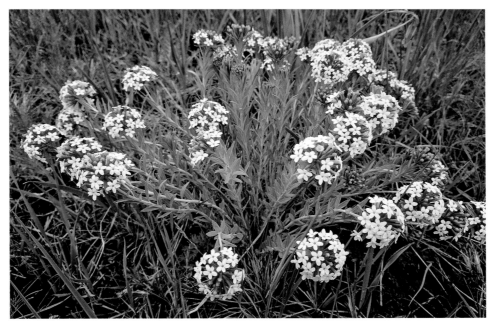

图60-1　瑞香狼毒

【主产地】主产于东北及河北、内蒙古、甘肃、青海、宁夏等地。

【栽培要点】

1. 生物学特性　喜冷凉气候，喜光，耐寒，耐旱，耐土壤瘠薄。

2. 栽培技术　种子需要20~30℃下催芽数天，按行距20cm开浅沟，沟深1~1.5cm，将种子均匀撒于沟内，覆土0.5cm，稍加镇压，保持土壤湿润，株高10cm左右时按行株距30cm×20cm进行移栽。也可采用秋季的带芽根茎进行繁殖。

【采收与加工】秋季采挖，除去杂质、晒干。

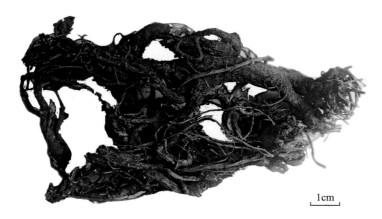

1cm

图60-2 瑞香狼毒药材图

【药材鉴别】

（一）性状特征

根纺锤形、圆锥形或长圆柱形，稍弯曲，单一或有分枝，长短不等，根头部有地上茎残迹，外表棕色至棕褐色，有扭曲的纵沟及横生隆起的皮孔和侧根痕，断面中心木质部黄白色，外圈韧皮部白色，呈纤维状。体轻，质韧，不易折断，断面呈纤维状。皮部类白色，木部淡黄色。气微，味微辛。（图60-2）

（二）显微鉴别

1. 根横切面　木栓层由十数层黄棕色木栓细胞组成；皮层薄，由薄壁细胞组成，韧皮部射线细胞2~3列，皮层及韧皮部均有多数纤维束群；形成层明显，细胞作切向延长，约5~6层；木质部宽阔，导管呈放射状排列。皮层及韧皮部的薄壁细胞内多含有淀粉粒。（图60-3）

2. 粉末特征　粉末黄白色。导管主要为具缘纹孔导管，直径16~53μm，偶见网纹导管。淀粉粒多为单粒，类圆形、盔帽形，直径3~15μm，点状或裂隙状脐点可见，层纹不明显；复粒由2~6分粒组成。纤维细长，极多，单个散在，有的作扭曲状，有的局部膨大或一侧呈瘤状突起，直径7~15μm，壁非木化或微木化。木栓细胞黄棕色。韧皮部薄壁细胞圆形或不规则形，有细胞间隙。（图60-4）

（三）理化鉴别

薄层色谱　瑞香狼毒样品约1g，加乙酸乙酯20ml，超声处理15分钟，蒸干滤液，残渣加乙酸乙酯1ml使溶解，作为供试品溶液。取伞形花内酯对照品，加甲醇制成1mg/ml溶液。分别吸取上述溶液各3μl点于同一硅胶G薄层板上，以石油醚–乙酸乙酯–丙酮（3:1:1）为展开剂展开，晾干，置紫外光灯（365nm）下检视。供试品色谱中，在与对照品色谱相应的Rf=0.4（伞形花内酯）位置上显示相同颜色的蓝色荧光斑点。

【化学成分】含二萜、黄酮、木脂素、香豆素类成分。其中，二萜类成分尼地吗啉和黄酮类成分是瑞香狼毒抗肿瘤的主要成分。

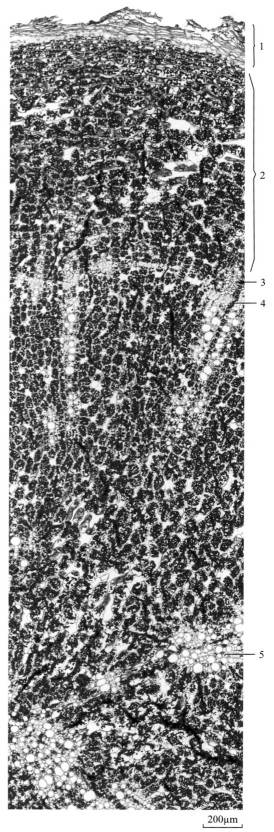

200μm

图60-3 瑞香狼毒根横切面图

1.周皮　2.皮层　3.韧皮部　4.形成层　5.木质部

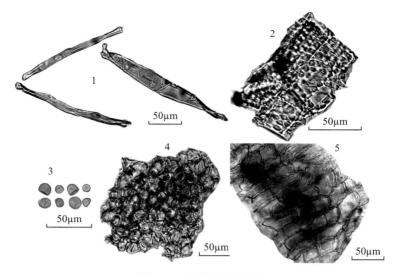

图60-4 瑞香狼毒粉末图

1. 纤维　2. 具缘纹孔导管　3. 淀粉粒　4. 韧皮薄壁细胞　5. 木栓细胞

1. **二萜类化合物**　尼地吗啉[1]、胡拉毒素、subtoxin A、单纯杆菌素、pimelea factor P2[2]、stelleramacrin A、stelleramacrin B、neostekkin和新瑞香等[3]。

2. **木脂体素成分**　松树脂醇二甲醚、鹅掌楸树脂醇B、松脂醇、桉素、罗汉松树脂醇、（＋）-罗汉松树脂醇、（－）-松脂醇、（－）松树脂醇二甲醚等[3]。

3. **黄酮类化合物**　双二氢黄酮和狼毒色原酮类化合物。主要有狼毒素A、B和C，新狼毒素A、B和C，异狼毒素，狼毒素色原酮，异新狼毒素A，7-甲氧基瑞香狼毒素，优狼毒素A、B、C等[4]。

4. **香豆素类化合物**　伞形花内酯（7-羟基香豆素）、瑞香内酯、异佛手柑内酯、牛防风素、茴芹香豆素、异茴芹香豆素、东莨菪素等[5]。

【**性味归经**】辛，温；有毒。

【**功能主治**】清热解毒，消肿，泻炎症，止溃疡，祛腐生肌。熬膏内服用于疠病，疖痈，瘰疬；外用治顽癣，溃疡。

【**药理作用**】

1. **抗肿瘤作用**　瑞香狼毒水提物可明显的抑制L651肿瘤细胞增殖[6-7]，对体外培养的小鼠移植肿瘤S-180细胞生长、集落形成和MTT甲酯化合物生成具有明显的抑制作用[8-9]；对小鼠白血病L1210细胞增殖、克隆形成和DNA合成同样表现出显著的抑制作用。总黄酮提取物对体外培养的人胃癌细胞SGC-7901、人肝癌细胞BEL-7402和人白血病细HL-60有较强的抑制作用。

2. **抗肿瘤药物增效**　小鼠瑞香狼毒药物血清可明显增强阿霉素和VP-16的体外抗肝癌活性，协同诱导肿瘤细胞的凋亡，降低bcl-2的表达，阻止肿瘤细胞于G_0/M期[10]。

3. **提高机体免疫力**　瑞香狼毒多糖能够明显改善环磷酰胺抑制的小鼠免疫功能，对小鼠非特异性免疫、细胞免疫和体液免疫功能均有不同程度的改善作用[11]。

4. **其他**　具有镇痛、抗菌作用，治疗结核病、慢性支气管炎、癫痫、乳腺增生。

【**用药警戒或禁忌**】本品为藏药三毒药之一，内服宜慎；孕妇禁用；不宜与密陀僧同用。

【**分子生药**】对瑞香科的14份瑞香狼毒样品和大戟科的2份狼毒大戟样品的细胞核基因ITS和ITS2片段进行PCR扩增并双向测序，ITS及ITS2序列能够有效的区分瑞香狼毒和狼毒大戟[11]。

【**附注**】在民间有应用瑞香狼毒杀虫，从瑞香狼毒根提取物能有效杀死农业重要害虫。

大戟科植物狼毒大戟*Euphorbia fischeriana* Steud.或月腺大戟*Euphorbia ebracteolata* Hayata的根也称狼毒，均有

抗肿瘤作用，但化学成分不同。

主要参考文献

[1] FENG W, FUJIMOTO Y, OHKAWA M, et al. Antitumor principles of *Stellera chamaejasme* L.[J]. Chinese Journal of Cancer Research, 1997, 9 (2): 89-94.

[2] 刘欣，叶文才，车镇涛，等. 瑞香狼毒的化学成分研究[J]. 中草药，2004，35(4)：379-381.

[3] XU ZH, QIN GW, LI XY, et al. New biflavanones and bioactive compounds from *Stellera chamaejasme* L.[J]. Acta Harmaceutica Sinica, 2001, 36(9): 668-671.

[4] 冯宝民，裴月湖，韩冰. 瑞香狼毒中的黄酮类化合物[J]. 中草药，2001，32(1)：14-15.

[5] Modonova L.D. Coumarins from *Stellera chamaejasme*[J]. Khim Prir Soedin, 1985, (5): 709.

[6] 樊俊杰，贾正平，谢景文，等. 瑞香狼毒水提物小鼠药物血清诱导K562细胞凋亡[J]. 西北国防医学杂志，2001，22 (3)：208-210.

[7] 崔晞，姚苹，刘萍，等. 狼毒诱导白血病肿瘤细胞的凋亡[J]. 山东医科大学学报，2002，40(1)：37-39.

[8] 马金强，贾正平，王彬，等. 瑞香狼毒总木脂素与长春新碱的体外抗肿瘤活性比较[J]. 西北国防医学杂志，2004，25(5)：374-375.

[9] 樊俊杰，贾正平，谢景文. 瑞香狼毒抗肿瘤作用[J]. 药学实践杂志，1996，14(1)：9-11.

[10] 樊俊杰，贾正平，谢景文，等. 瑞香狼毒多糖对磷酰胺处理小鼠免疫功能的影响[J]. 西北国防医学杂志，2000，21 (4)：263-264.

[11] 朱玲，郭朝晖，滕宝霞，等. 瑞香狼毒的ITS及ITS2序列分析与鉴别研究[J]. 中药材，2017，40(10)：2307-2309.

（黑龙江中医药大学　孟祥才　李波　赵倩）

61. 蒲公英

Pugongying

TARAXACI HERBA

【别名】黄花地丁、婆婆丁、灯笼草、姑姑英、地丁。

【来源】为菊科植物蒲公英*Taraxacum mongolicum* Hand.-Mazz.、碱地蒲公英*Taraxacum borealisinense* Kitam.、东北蒲公英*Taraxacum ohwianum* Kitam.、异苞蒲公英*Taraxacum heterolepis* Nakai et Koidz. ex Kitag.、亚洲蒲公英*Taraxacum asiaticum* Dahlst.、红梗蒲公英*Taraxacum erythropodium* Kitag.等多种同属植物的干燥全草。

【本草考证】本品始载于《新修本草》，原名蒲公草，载："叶似苦苣，花黄，断有白汁，人皆啖之。"《图经本草》载："蒲公草旧不著所出州土，今处处平泽田园中皆有之，春初生苗叶如苦苣，有细刺，中心抽一茎，茎端出一花，色黄如金钱，断其茎有白汁出，人皆啖之。俗呼为蒲公英。"《本草纲目》载："地丁，江之南北颇多，他处亦有之，岭南绝无。小科布地，四散而生。茎、叶、花、絮并似苦苣，但小耳，嫩苗可食。"本草记载与现今所用蒲公英基本一致。

【原植物】

1. 蒲公英　多年生草本，高10～25cm。全株含白色乳汁，被白色疏软毛。根深长，单一或分枝，直径通常

3～5mm，外皮黄棕色。叶根生，排列成莲座状；具叶柄，柄基部两侧扩大呈鞘状；叶片线状披针形、倒披针形或倒卵形，长6～15cm，宽2～3.5cm，先端尖或钝，基部狭窄，下延，边缘浅裂或作不规则羽状分裂，裂片齿牙状或三角状，全缘或具疏齿，裂片间有细小锯齿，绿色或有时在边缘带淡紫色斑迹，被白色蛛丝状毛。花茎由叶丛中抽出，比叶片长或稍短，上部密被白色蛛丝状毛；头状花序单一、顶生，全为舌状花，两性；总苞片多层，外面数层较短，卵状披针形，内面一层线状披针形，边缘膜质，缘具蛛丝毛，内、外苞片先端均有小角状突起；花托平坦；花冠黄色，先端平截，常裂；雄蕊5，花药合生成筒状包于花柱外，花丝分离；雌蕊1，子房下位，花柱细长，柱头2裂，有短毛。瘦果倒披针形，长4～5mm，宽1.5mm，具纵棱，并有横纹相连，果上全部有刺状突起，果顶具长8～10mm的喙；冠毛白色，长约7mm。花期4～5月，果期6～7月。（图61-1A）

2. 碱地蒲公英　其主要特征在于：小叶为规则的羽状分裂。总苞片先端无角状突起；花冠黄色；瘦果披针形，长约4mm，喙长4～5.5mm。（图61-1B）

3. 东北蒲公英　其主要特征在于：叶片长圆倒披针形，裂片倒向，侧裂片4～5对，三角状或窄三角状，先端的裂片较大，扁菱形或三角形，全缘。外层总苞片宽卵形或披针状卵形，被疏柔毛。无或有不明显的短角突起，内层苞片长于外层总苞片，无短角状突起。（图61-1C）

4. 异苞蒲公英　其主要特征在于：叶裂片少数，先端裂片三角状或倒梯状，侧裂片三角状或线状。瘦果倒披针形，上部有刺状突起，喙长约8mm。（图61-1D）

5. 亚洲蒲公英　其主要特征在于：叶片条形或狭披针形，长约9cm，叶裂片多数，先端裂片戟形，侧裂片长线状，下倾。花茎上部被疏卷毛；外层总苞片淡红色，有不明显的小角；舌状花白色或白带黄色。瘦果黄褐色，长3～4mm，喙长4～8mm，冠毛污白色。（图61-1E）

6. 红梗蒲公英　其主要特征在于：叶柄短，鲜红色；叶片长倒披针形或广倒披针形，表面有紫红色斑纹；花茎鲜红紫色，顶端被蛛丝状毛。瘦果窄倒披针形，长约4mm，上部有刺状突起，喙长8～10mm。（图61-1F）

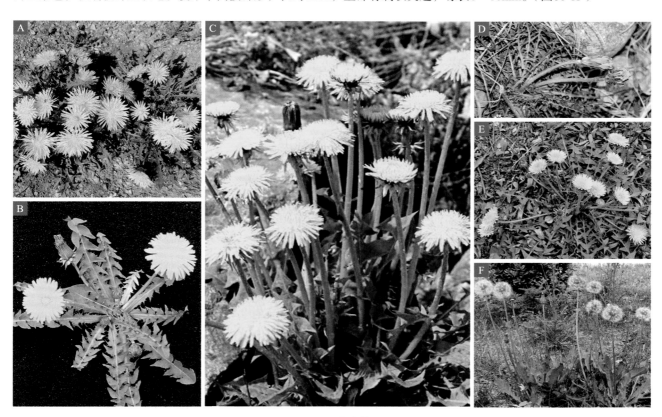

图61-1　蒲公英

A.蒲公英　B.碱地蒲公英　C.东北蒲公英　D.异苞蒲公英　E.亚洲蒲公英　F.红梗蒲公英

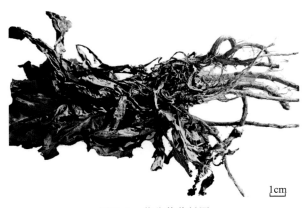

图61-2　蒲公英药材图

【主产地】全国大部分地区均产。

【采收与加工】春至秋季花初开时采挖，除去杂质，洗净，晒干。

【商品规格】

野生蒲公英　根呈圆锥状，多弯曲，长3～7cm；表面棕褐色，抽皱；根头部有棕褐色或黄白色的茸毛，有的已脱落。叶片较小，头状花序较多。

栽培蒲公英　无根，叶片较大，头状花序较少。

【药材鉴别】

（一）性状特征

全草皱缩卷曲的团块。根呈圆锥形，多弯曲，长3～7cm；表面棕褐色，抽皱；根头部有棕褐色或黄白色的茸毛，有的已脱落。叶基生，多皱缩破碎，完整叶片呈倒披针形，绿褐色或暗灰色，先端尖或钝，边缘浅裂或羽状分裂，基部渐狭，下延呈柄状，下表面主脉明显。花茎1至数条，每条顶生头状花序，总苞片多层，内面一层较长，花冠黄褐色或淡黄白色。有的可见多数具白色冠毛的长椭圆形瘦果。气微，味微苦。（图61-2）

（二）显微鉴别

1. 根横切面　木栓细胞数列，棕色。韧皮部宽广，乳管群断续排列成数轮。形成层成环。木质部较小，射线不明显；导管较大，散列。（图61-3）

2. 粉末特征　上下表面细胞垂周壁波状弯曲，表面角质纹理明显或稀疏可见。上下表皮均有非腺毛，3～9细胞，直径17～34μm，顶端细胞甚长，皱缩呈鞭状或脱落。下表皮气孔较多，不定式或不等式，副卫细胞3～6个，叶肉细胞含细小草酸钙结晶。叶脉旁可见乳汁管。（图61-4）

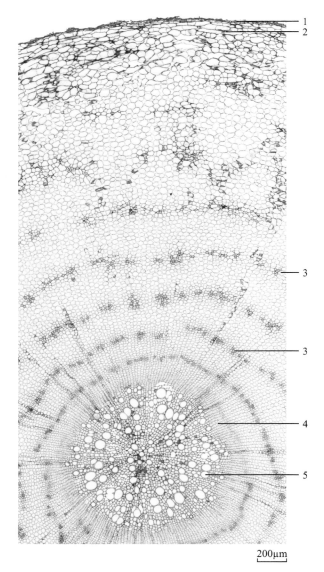

200μm

图61-3　蒲公英根横切面图

1. 木栓层　2. 栓内层　3. 韧皮部　4. 形成层　5. 木质部

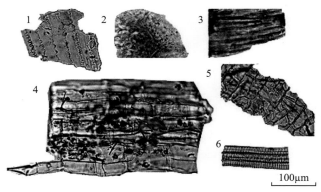

100μm

图61-4　蒲公英叶粉末图

1. 叶表皮细胞及气孔　2. 叶肉细胞　3. 乳汁管　4. 非腺毛
5. 木栓细胞　6. 网纹导管

（三）理化鉴别

薄层色谱　取本品粉末1g，加5%甲酸的甲醇溶液20ml，超声处理20分钟，滤过，滤液蒸干，残渣加水10ml使溶解，滤过，滤液用乙酸乙酯振摇提取2次，每次10ml，合并乙酸乙酯液，蒸干，残渣加甲醇1ml使溶解，作为供试品溶液。另取咖啡酸对照品，加甲醇制成每1ml含0.5mg的溶液，作为对照品溶液。照薄层色谱法试验，吸取上述两种溶液各6μl，分别点于同一硅胶G薄层板上，以乙酸丁酯–甲酸–水（7∶2.5∶2.5）的上层溶液为展开剂，展开，取出，晾干，置紫外光灯（365nm）下检视。供试品色谱中，在与对照品色谱相应的位置上，显相同颜色的荧光斑点。（图61-5）

【质量评价】以叶多、色绿，根长者为佳。采用高效液相色谱法测定，本品按干燥品计算，含咖啡酸（$C_9H_8O_4$）不得少于0.020%。

【化学成分】主要含有黄酮类、萜类、酚酸类、甾醇类、香豆素类等。

1. 黄酮类　槲皮素和木犀草素及其糖苷[1-2]。

2. 三萜类化合物　蒲公英赛醇、伪蒲公英甾醇、蒲公英甾醇与β-香树脂醇、α-香树脂醇、羽扇豆醇、新羽扇豆醇、蒲公英羽扇豆醇以及这些醇的乙酸酯、伪蒲公英甾醇棕榈酸酯、伪蒲公英甾醇乙酸乙酯、齐墩果酸[3]。

3. 倍半萜类成分　蒲公英产生苦味的因素之一，主要包括：四氢日登内酯B、蒲公英内酯-1'-β-D-葡萄糖苷、蒲公英酸-1'-β-D-葡萄糖苷、11,13-二氢蒲公英-β-D-吡喃葡萄糖苷和蒲公英酸-β-D-吡喃葡萄糖苷、sonchuside A、plebeiolide A、plebeiafuran等[4]。

4. 酚酸类成分　对羟基苯甲酸、对羟基苯乙酸、原儿茶酸、咖啡酸、阿魏酸等。

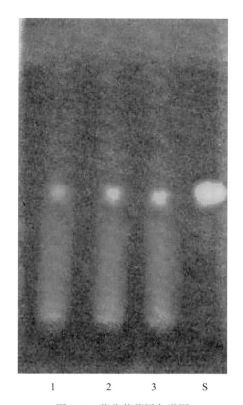

图61-5　蒲公英薄层色谱图

1～3.蒲公英药材样品　S.咖啡酸对照品

5. 香豆素类　七叶内酯、东莨菪内酯、伞形花内酯、香豆雌酚、野莴苣苷、七叶灵、瑞香内酯等。

6. 其他类　挥发油类化合物，主要为十六酸、金合欢基丙酮、亚麻酸乙酯等[1-3]。

【性味归经】苦、甘，寒。归肝、胃经。

【功能主治】清热解毒，消肿散结，利尿通淋。用于疔疮肿毒，乳痈，瘰疬，目赤，咽痛，肺痈，肠痈，湿热黄疸，热淋涩痛。

【药理作用】

1. 抗炎　蒲公英在各国的民间医药中常用作做抗炎剂，这在现代药理研究中得到了证实。蒲公英乙醇提取物可部分抑制角叉菜胶所致的大鼠足跖肿胀、抑制白介素-1的产生，对中枢神经系统具有抗炎活性。蒲公英黄酮能明显抑制小鼠耳廓肿胀及足趾肿胀，高剂量的蒲公英黄酮能显著降低肉芽肿增生。此外，蒲公英中的酚酸、甾醇、多糖等成分也具有抗炎活性[5]。

2. 抗菌、抗病毒　蒲公英具有广谱抑菌作用，对革兰阳性菌、革兰阴性菌、真菌、螺旋体和病毒均有不同程度的抑制作用。

3. 抗氧化　蒲公英中的黄酮类成分具有较强的抗氧化、抗衰老作用[1-2, 4]。

4. 抗肿瘤作用　蒲公英提取物对人乳腺癌细胞、肝癌细胞的增殖具有抑制作用，能明显抑制荷瘤小鼠体内瘤块的生长。蒲公英水煎液具有一定的抗突变作用，可明显抑制对环磷酰胺诱导的实验小鼠精子畸形。

5. 其他作用　蒲公英还具有保肝、抗血栓形成、抗胃损伤、抗高血糖作用[1-3]。

【用药警戒或禁忌】蒲公英小鼠和兔亚急性毒性试验，尿中可出现少量管型，肾小管上皮细胞浊肿。非实热之证及阴疽者慎服。

【附注】蒲公英为药食同源植物，不仅具有多方面药理活性，还含有较高的维生素C、胡萝卜素及人体所必需的常量和微量元素 K、Ca、Mg、Na、P、Fe、Ze、Mn、Cu等，营养价值很高。以其为原料开发新型食品、保健品、药品等都具有良好前景。

主要参考文献

[1] Wolbis Maria, Krolikowska Mariia. Polyphenolic compounds of dandelion[J]. Acta Pol Pharm, 1985, 42(2): 215.

[2] Williams Christine, Coldstone Fiona, Greenham Jenny. Flavoniods, cinnamic acids and coumarins from the different tissues and medicininal preparation of *Taraxacum officinale*[J]. Phytochchemistry, 1996, 42(1): 121.

[3] 吴晓春，杜胜利，陈海生. 蒲公英的研究与应用[J]. 药学实践杂志，2002，12(4)：246-248.

[4] Rudol Hansel, Margaretha Kartarahardja, Jai Tung Huang. Naturally occuring terpene derivatives, part 263 sequiterpene lactone-b-D-glucopyranoside togther with a new eudesmanilide from *Taraxacum officinale*[J]. Phytochchemistry, 1980, 19(5): 857.

[5] 高飞雄，梁引库，李云祥. 蒲公英植酸对沙门氏菌抑制作用及其抑菌机理研究[J]. 天然产物研究与开发，2019，31(6)：975-980.

（黑龙江中医药大学　杨炳友　刘艳）

62. 锦灯笼

Jindenglong

PHYSALIS CALYX SEU FRUCTUS

【别名】挂金灯、金灯、灯笼果、红姑娘、泡泡。

【来源】为茄科植物酸浆*Physalis alkekengi* L. var. *franchetii*（Mast.）Makino的干燥宿萼或带果实的宿萼。

【本草考证】本品始载于《神农本草经》，载："味酸平。主热烦满，定志益气，利水道，产难吞其实立产。一名醋酱。生川泽。"《名医别录》载："酸浆，寒，无毒。生荆楚及人家田园中。五月采，阴干。"《图经本草》载："酸浆，生荆楚川泽及人家田园中。今处处有之。苗似水茄而小，叶亦可食。"《本草纲目》载："苗、叶、根、茎，苦、寒、无毒。"《本草纲目拾遗》载："天灯笼草，一名珊瑚柳，形似辣茄而叶大。本高尺许，开花白色，结子如荔枝，外空，内有绿子，经霜乃红。京师呼为红姑娘。"《植物实名图考》载："今之灯笼草也，北地谓之红姑娘。"本草记载与现今所用锦灯笼基本一致。

【原植物】多年生草本，基部常匍匐生根。茎高约40～80cm，基部略带木质，分枝稀疏或不分枝，常被有柔毛，尤其以幼嫩部分较密。叶长5～15cm，宽2～8cm，长卵形至阔卵形，有时菱状卵形，顶端渐尖，全缘波状或有粗牙齿，两面被有柔毛，沿叶脉较密；叶柄长约1～3cm。花梗长6～16mm，开花时直立，后来向下弯曲；花萼阔钟状，长约6mm，密生柔毛，萼齿三角形，边缘有硬毛；花冠辐状，白色，直径15～20mm；雄蕊及花柱均较花冠为短。果梗长约2～3cm，多少被宿存柔毛；果萼卵状，长2.5～4cm，直径2～3.5cm，薄革质，网脉显著，有10纵肋，幼时绿色，成熟后橙色或火红色，顶端闭合，基部凹陷；浆果球状，橙红色，直径10～15mm，柔软多汁。种子肾脏形，淡黄色，长约2mm。（图62-1）

常生长于空旷地或山坡。分布于欧亚大陆。各地有栽培。

【主产地】主产于东北地区。以东北、华北产量大，品质佳[1]。

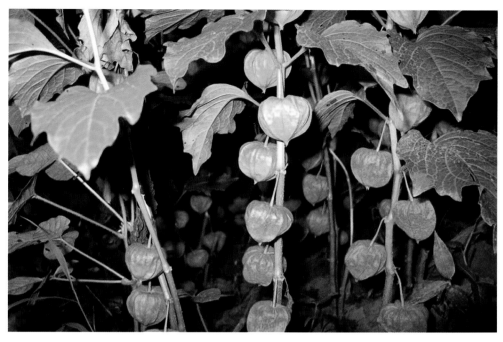

图62-1 酸浆

【栽培要点】

1. 生物学特性 对外界环境的适应性较强,对气候和土壤的条件要求不十分严格。能耐寒,但以温暖、湿润的气候条件更为适宜,土壤以土质肥沃、排水良好的壤土或砂壤土最好。

2. 栽培技术 可采用种子或根状茎营养繁殖。选无病、无虫害的根状茎做"栽子",剪成10cm左右的小段,每段留有2~3个不定芽,把剪好的根状茎小段条播于沟里,行距约50cm,株距20cm,浇水,镇压后用铁耙将沟拢成平畦[1]。

3. 病虫害 病害:叶斑病、白叶病、病毒病等。虫害:地下害虫、菟丝子等[2]。

【采收与加工】秋季果实成熟、宿萼呈红色或橙红色时采收,干燥。

【药材鉴别】

(一)性状特征

略呈灯笼状,多压扁,长3~4.5cm,宽2.5~4cm。表面橙红色或橙黄色,有5条明显的纵棱,棱间有网状的细脉纹。顶端渐尖,微5裂,基部略平截,中心凹陷,有果梗。体轻,质柔韧,中空,或内有棕红色或橙红色果实。果实球形,多压扁,直径1~1.5cm,果皮皱缩,内含种子多数。气微,宿萼味苦,果实味甘、微酸。(图62-2)

(二)显微鉴别

1. 横切面 内外表皮细胞各1层,皆切向延长,外被角质层,内表皮常具腺毛、非腺毛。外表皮凸出角隅处具厚角组织,不发达。薄壁组织分化不明显,没有栅栏组织和海绵组织的分化,薄壁细胞椭圆形、圆形,其内充满橙红色有色体颗粒,细胞间隙大,排列疏松,形成较大裂隙。主脉处维管束双韧型,半月形,形成层不明显,导管多为环纹、螺纹

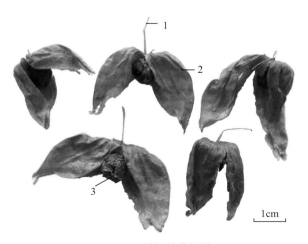

图62-2 锦灯笼药材图

1. 果柄 2. 宿萼 3. 果实

导管。（图62-3）

2. 粉末特征　粉末橙红色。表皮毛众多。腺毛头部椭圆形，柄2～4细胞，长95～170μm。非腺毛3～4细胞，长130～170μm，胞腔内含橙红色颗粒状物。宿萼表皮细胞气孔不定式。薄壁组织中含大量橙红色颗粒。（图62-4）

（三）理化鉴别

薄层色谱　取本品粉末0.5g，加甲醇5ml，超声处理10分钟，滤过，取滤液作为供试品溶液。另取酸浆苦味素L对照品，加二氯甲烷制成每1ml含1mg的溶液，作为对照品溶液。照薄层色谱法试验，吸取供试品溶液15μl、对照品溶液2μl，分别点于同一高效硅胶G薄层板上，以三氯甲烷-丙酮-甲醇（25：1：1）为展开剂，展开，取出，晾干，喷以5%硫酸乙醇溶液，在105℃加热至斑点显色清晰，置紫外光灯（365nm）下检

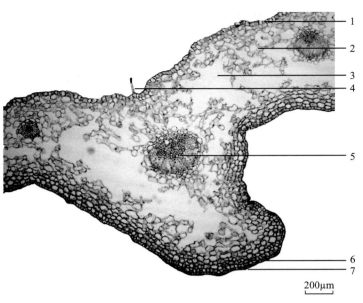

200μm

图62-3　锦灯笼横切面图

1. 内表皮　2. 叶肉组织　3. 裂隙　4. 腺毛　5. 维管束　6. 厚角组织　7. 外表皮

视。供试品色谱中，在与对照品色谱相应的位置上，显相同颜色的荧光斑点。（图62-5）

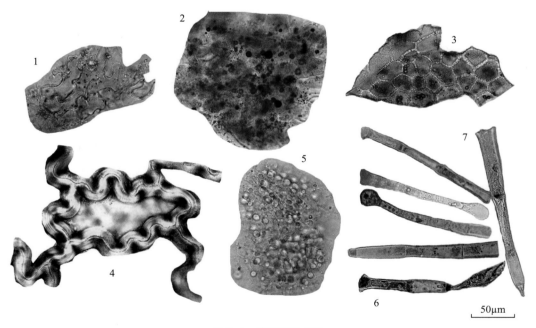

50μm

图62-4　锦灯笼粉末图

1. 表皮细胞　2. 橙红色颗粒　3. 念珠状增厚细胞　4. 种皮石细胞　5. 油滴　6. 非腺毛　7. 腺毛

【质量评价】以个大、整齐、洁净、色鲜红者为佳。采用高效液相色谱法测定，本品按干燥品计算，含木犀草苷（$C_{21}H_{20}O_{11}$）不得少于0.10%。

【化学成分】主要成分为甾体类、甾醇类、黄酮类、生物碱类等。其中，甾体类是其特征性成分，甾醇类、黄酮类、生物碱类是其有效成分。

1. 甾体类　酸浆苦味素A，酸浆苦味素B，酸浆苦味素C，酸浆苦味素L、异酸浆苦味素B、酸浆苦味素M、酸浆

苦味素N、酸浆苦味素O、酸浆苦味素Q、酸浆苦味素R、酸浆苦味素S、酸浆苦味素T、异酸浆苦味素G等。

2. **甾醇类** 酸浆甾醇A、钝叶醇、酸浆甾醇B、禾本甾醇和4α-甲基甾醇等。

3. **黄酮类** 芹菜素-7-O-β-D-吡喃型葡萄糖苷、木犀草苷和商陆素、木犀草素-7-O-α-D-吡喃型葡萄糖苷、木犀草素-7,4′-O-二-β-D-吡喃型葡萄糖苷和木犀草素-4′-O-β-D-吡喃型葡萄糖苷等。

4. **生物碱类** 3α-巴豆酰莨菪碱、巴豆酰莨菪碱、托品碱、红古豆碱、1β-氨基-2α, 3β, 5β-三羟基环庚烷等。

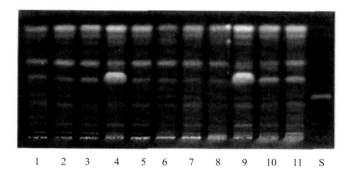

图62-5 锦灯笼薄层色谱图

1～11. 锦灯笼药材样品 S.酸浆苦味素L对照品

【**性味归经**】苦，寒。归肺经。

【**功能主治**】清热解毒，利咽化痰，利尿通淋。用于咽痛音哑，痰热咳嗽，小便不利，热淋涩痛；外治天疱疮，湿疹。

【**药理作用**】

1. **抗炎作用** 锦灯笼提取物能明显抑制二甲苯致小鼠耳廓肿胀及蛋清导致的大鼠足爪肿胀，且能抑制其肉芽肿的形成。

2. **抗肿瘤作用** 锦灯笼水煎液能够明显诱导人肺腺癌细胞（SPC-A-1）的细胞凋亡，引起周期阻滞，且其抑制程度呈时间梯度和浓度梯度依赖性下降。

3. **抗菌作用** 锦灯笼酸浆苦味素不仅能够促进肠道益生菌的生长，而且具有很好的抑菌效果，平衡肠道菌群。

4. **对心血管系统的作用** 酸浆鲜果可降低高脂大鼠血清LDL-C和TG含量，升高血清HDL-C的含量，降脂效果较明显。

5. **降糖作用** 锦灯笼果实的水提醇沉物降糖效果最佳。

主要参考文献

[1] 许亮，谷丽艳，杨燕云，等.锦灯笼规范化栽培技术标准规程草案[J].辽宁中医药大学学报，2010，12(10)：18-20.

[2] 韩亚平，雷振宏，赵丹，等.锦灯笼栽培技术探讨[J].园艺与种苗，2016(02)：15-17.

（辽宁中医药大学 许亮 张婷婷 杨燕云）

63. 满山红

Manshanhong

RHODODENDRI DAURICI FOLIUM

【**别名**】映山红、迎山红、山崩子、靠山红。

【**来源**】为杜鹃花科植物兴安杜鹃*Rhododendron dauricum* L.的干燥叶。

【**本草考证**】历代本草文献未见记载。始见于《东北常用中草药手册》（1970）。

【**原植物**】半常绿灌木，高0.5～2m，分枝多。幼枝细而弯曲，被柔毛和鳞片。叶片近革质，椭圆形或长圆形，长1～5cm，宽1～1.5cm，两端钝，有时基部宽楔形，全缘或有细钝齿，上面深绿，散生鳞片，下面淡绿，密被鳞片，鳞片不等大，褐色，覆瓦状或彼此邻接；叶柄长2～6mm，被微柔毛。花序腋生枝顶或假顶生，1～4花，先叶开放，伞形着生；花梗长2～8mm；花萼长不及1mm，5裂，密被鳞片；花冠宽漏斗状，长1.3～2.3cm，粉红色或紫红色，常有柔毛；雄蕊10，短于花冠，花药紫红色；子房5室，密被鳞片，花柱紫红色，长于花冠。蒴果长圆形，长1～1.5cm，径约5mm，先端5瓣开裂。（图63-1）

生于干燥石质山坡、山脊灌木丛中。主要分布于我国黑龙江、吉林、辽宁、内蒙古和河北等地。

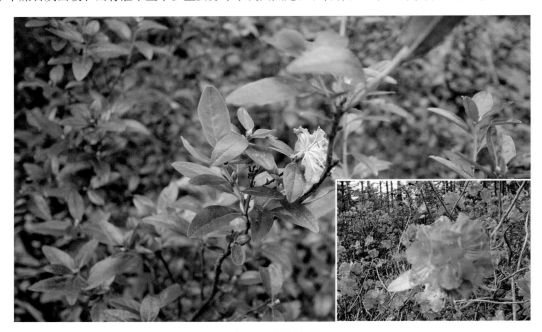

图63-1 兴安杜鹃

【主产地】主产于黑龙江大兴安岭。

【栽培要点】

1. 生物学特性 适应性强。土壤以酸性或中性的砂质壤土或黏壤土栽培较好，不宜在碱性土上栽培。

2. 栽培技术 用分株繁殖。适宜在早春或秋季落叶后分株，将每株挖出分开，每丛有1个枝干，穴栽，每穴1丛，覆土压实。亦可用播种繁殖。生长期间应注意松土、除草，雨季要注意排水。

3. 病虫害 病害：叶肿病、叶斑病、褐斑病等。虫害：蚜虫、螨虫等。

【采收与加工】秋、冬采叶，晒干或阴干。

【药材鉴别】

（一）性状特征

叶多反卷成筒状，有的皱缩破碎，完整叶片展平后呈椭圆形或长倒卵形，长2～7.5cm，宽1～3cm。先端钝，基部近圆形或宽楔形，全缘；上表面暗绿色至褐绿色，散生浅黄色腺鳞；下表面灰绿色，腺鳞甚多；叶柄长3～10mm。近革质。气芳香特异，味较苦、微辛。（图63-2）

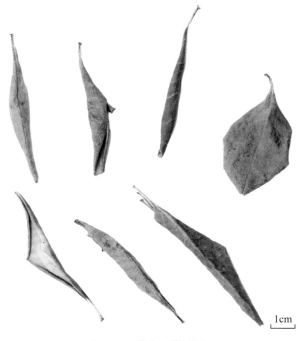

1cm

图63-2 满山红药材图

（二）显微鉴别

1. 叶横切面　上表皮细胞长方形，外被角质层，凹陷处有盾状毛；下表皮细胞近圆形，壁波状，有气孔和盾状毛。栅栏细胞2～3列，海绵细胞类圆形。主脉维管束双韧型，外围有束鞘纤维不连续排列成环，上、下表皮内方有厚角细胞多列，叶脉上表面有单细胞非腺毛。薄壁细胞和海绵细胞含草酸钙簇晶。（图63-3）

2. 粉末特征　粉末暗绿色。下表皮细胞近圆形，壁波状，有多数不定式气孔；上表皮细胞长方形，具盾状毛；海绵组织细胞类圆形，排列疏松；非腺毛单细胞，略弯曲，长60～140μm；草酸钙簇晶较多，存在于薄壁细胞中或散在，直径10～20μm。（图63-4）

（三）理化鉴别

薄层色谱　取本品粗粉5g，加乙醇50ml，超声处理15分钟，滤过，滤液蒸干，残渣加40%乙醇，分3次置水浴上加热溶解，每次10ml，趁热滤过，合并滤液，蒸去乙醇，水溶液加乙醚振摇提取2次，每次15ml，合并乙醚液，挥干，残渣加甲醇1ml使溶解，作为供试品溶液。另取满山红对照药材5g，同法制成对照药材溶液。再取杜鹃素对照品，加甲醇制成每1ml含1mg的溶液，作为对照品溶液。照薄层色谱法试验，吸取上述三种溶液各5μl，分别点于同一硅胶G薄层板上，以甲苯–乙酸乙酯–甲酸（7:2:0.5）为展开剂，展开，取出，晾干，喷以三氯化铝试液，在105℃加热至斑点显色清晰，置紫外光灯（365nm）下检视。供试品色谱中，在与对照药材色谱和对照品色谱相应的位置上，显相同颜色的荧光斑点。（图63-5）

【质量评价】以叶片完整、气芳香特异者为佳。采用高效液相色谱法测定，本品按干燥品计算，含杜鹃素（$C_{17}H_{16}O_5$）不得少于0.080%。

【化学成分】主要成分为黄酮类、挥发油类、香豆素类、有机酸类等。其中，黄酮类是其特征性成分和有效成分。

1. 黄酮类　异金丝桃苷（isohyperoside）、金丝桃苷（hyperoside）、山柰酚（kaempferol）、槲皮素（quercetin）、杨梅酮、杜鹃素（farrerol）、8-去甲杜鹃素（8-desmethyl farrerol）、二氢槲皮素（dihydroquercetin）、杨梅槲皮素（myricetin）、棉花皮素（gossypetin）、杜鹃黄素（azaleatin）等[1-2]。其中杜鹃素、槲皮素是满山红中祛痰、止咳、平喘的有效成分。

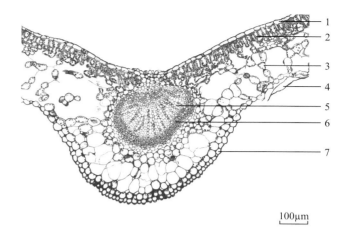

图63-3　满山红叶横切面图

1. 上表皮　2. 栅栏组织　3. 海绵组织　4. 毛状体　5. 木质部
6. 韧皮部　7. 下表皮

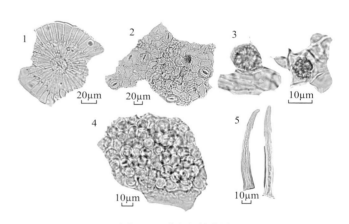

图63-4　满山红粉末图

1. 上表皮细胞　2. 下表皮细胞　3. 草酸钙簇晶
4. 海绵组织细胞　5. 非腺毛

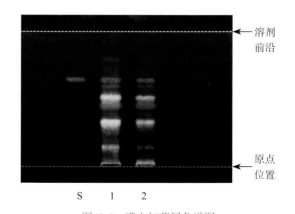

图63-5　满山红薄层色谱图

S. 杜鹃素对照品　1. 满山红对照药材　2. 满山红药材样品

2. 挥发油类　杜鹃酮（germacrone）、牻牛儿酮、杜松脑（juniper camphor）、薄荷醇（menthol）和α，β和γ3种桉叶醇（α，β和γ-eduesmol）、4-苯基-2-丁酮（4-phenyl-butan-2-one）、大牻牛儿酮（germacrone）、β-panasinsene、valencene、丁香烯（humulene）、γ-榄香烯（γ-elemene）、月桂烯、蛇床烯、莰烯、蒎烯、松樟脑[3-4]。

3. 香豆素类　东莨菪素（scopoletin）、伞形花内酯[5]。

4. 有机酸类　对羟基苯甲酸、原儿茶酸（protocatechuic acid）、香荚兰酸、丁香酸（syringic acid）、没食子酸-3-单甲醚、茴香酸[6]。

【性味归经】辛、苦，寒。归肺、脾经。

【功能主治】止咳祛痰。用于咳嗽气喘痰多。

【药理作用】

1. 镇咳、祛痰、平喘作用　满山红挥发油中的杜鹃酮具有良好的止咳作用；黄酮类成分杜鹃素具有止咳、祛痰的作用；香豆素成分莨菪亭能拮抗组织胺、乙酰胆碱或5-羟色胺引起的豚鼠气管收缩，从而发挥平喘、祛痰作用[7]。

2. 抗菌作用　满山红水煎剂对包括金黄色葡萄球菌、白色葡萄球菌、大肠埃希菌等在内的11种致病菌具有不同程度的抑（杀）菌作用[8-9]。

3. 抗炎作用　杜鹃素可减轻皮片水肿程度，减少染料渗出，对大鼠烫伤性炎症渗出具有显著抑制作用[10]。

4. 对心血管系统的作用　满山红挥发油能显著提高大、小鼠急性减压缺氧的耐受力，增加狗颈内动脉血流量，降低血管阻力，并可减慢离体小鼠心脏心率、降低心肌收缩力。

主要参考文献

[1] 付晓丽，张立伟，林文瀚，等.满山红化学成分的研究[J].中草药，2010，41(5)：704-707.

[2] 刘永濮，傅丰用，谢晶曦，等.满山红化学成分的研究(第Ⅰ报)[J].化学学报，1976，34(3)：213-214.

[3] 周媛媛，王栋，关枫，等.满山红止咳平喘有效成分的研究[J].时珍国医国药，2007，18(10)：2461-2462.

[4] 吴承顺，马娅萍，孙守威.满山红精油的气相色谱-质谱分析[J].植物学报，1983，25(6)：563-567.

[5] 傅丰永，刘永濮，梁晓天，等.满山红化学成分的研究(第Ⅱ报)[J].化学学报，1976，34(3)：223-227.

[6] 刘永隆，傅丰永，金培玉，等.满山红化学成分的研究(第Ⅳ报)[J].中草药，1980，11(4)：152-153.

[7] 赵承孝，杨飞，梁泰刚，等.满山红滴丸平喘抗炎作用的研究[J].中国药物与临床，2010，10(7)：756-758.

[8] Qiu J, Xiang H, Hu C, et al. Subinhibitory concentrations of farrerol reduce alpha-toxin expression in *Staphylococcus aureus*[J]. FEMS microbiology letters, 2011, 315: 129-133.

[9] 秦晓蓉，张铭金，高绪娜，等.槲皮素抗菌活性的研究[J].化学与生物工程，2009，26(4)：55-57.

[10] Brown B.S. Mechanism of grayanotoxin Ⅲ-induced after potentials in feline cardiac purkinje fibers[J]. Eur J Pharmacol, 1981, 75(4): 271-281.

（黑龙江中医药大学　都晓伟　吴军凯　于丹）

64. 蓼大青叶

Liaodaqingye

POLYGONI TINCTORII FOLIUM

【别名】染青草、蓝叶、大青叶、靛青叶、蓝靛叶。

【来源】为蓼科植物蓼蓝*Polygonum tinctorium* Ait.的干燥叶。

【本草考证】本品始载于《神农本草经》，列为上品。《新修本草》中载"蓝"有三种，其一即蓼蓝，"其苗似蓼而味不辛，不堪为淀，唯作碧色尔""本经所用乃蓼蓝实也"。《本草纲目》载："蓝凡五种，各有主治，唯蓝实专取蓼蓝者。蓼蓝：叶如蓼，五、六月开花，成穗细小，浅红色，子亦如蓼，岁可三刈，故先王禁之。"《中药材品种论述》对五种不同植物来源的大青叶进行了考证，《中国药典》（1977年版）将"蓼大青叶"名目单独列出。本草记载与现今所用蓼大青叶基本一致。

【原植物】参见"青黛"原植物项下"蓼蓝"。

【主产地】主产于河北安国、天津、北京郊区及山西沁县等地，以天津产量较大。河北安国产多用作制造青黛的原料。

【采收与加工】夏、秋两季枝叶茂盛时采收，除去茎枝及杂质，鲜用或晒干用。

【药材鉴别】

（一）性状特征

叶片多皱缩或破碎，蓝绿色或蓝黑色，中脉土黄色至淡黄棕色。完整叶片椭圆形，长3～10cm，宽2～5cm，先端钝，基部渐窄，全缘，叶脉背面较突出，侧脉明显，色较浅；叶柄扁平，长约1cm，基部抱茎，具膜质托叶鞘。质脆，易碎。气微弱，味淡微苦。（图64-1）

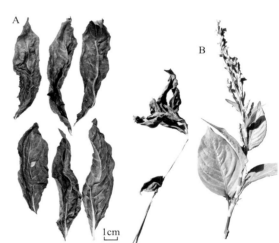

图64-1 蓼大青叶药材图（谭和新 摄）

A.蓼大青叶 B.蓼大青叶与新鲜的蓼蓝

（二）显微鉴别

1.叶表面观 上表皮细胞垂周壁近平直，气孔平轴式，少数不等式，有腺毛，头部多为4细胞，少数2～11细胞；柄部2细胞并列。下表皮细胞垂周壁微波状弯曲，气孔及腺毛较上表皮多。叶缘及中脉和侧脉附近具多列式非腺毛，壁厚，木化，具纹孔。叶肉细胞含草酸钙簇晶，直径19～110μm。

2.叶横切面 上、下表皮细胞各1列。中脉向上微突出，向下凸出，表皮内侧均有厚角组织；维管束6～8个，环状排列，维管束外围纤维束壁厚，木化。栅栏组织细胞2～3列不通过中脉。叶肉细胞含草酸钙簇晶及蓝色至蓝黑色色素颗粒。

3.粉末特征 粉末暗绿色。上表皮细胞类长方形，垂周壁平直，气孔平轴式。下表皮细胞多角形，垂周壁平直或微波状弯曲，气孔平轴式，少数不定式。叶肉组织含众多蓝色至蓝黑色色素颗粒。腺毛头部4～8细胞，柄部双细胞或多细胞，直径11～45μm。非腺毛多列，壁木化及增厚，长112～370μm。草酸钙簇晶众多，直径12～80μm[1]。

（三）理化鉴别

薄层色谱 取本品细粉约25mg，精密称定，置25ml量瓶中，加2%水合氯醛的三氯甲烷溶液约20ml，超声处理1.5小时，取出，冷至室温，用2%水合氯醛的三氯甲烷溶液稀释至刻度，摇匀，滤过。弃去初滤液，收集续滤液10ml，浓缩至约1ml，作为供试品溶液。另取靛蓝对照品，加三氯甲烷制成每1ml含1mg的溶液，作为对照品溶液。照薄层色谱法试验，吸取上述两种溶液各5μl，分别点样于同一硅胶G薄层板上，以苯–三氯甲烷–丙酮（5：4：1）为展开剂，展开，取出，晾干。供试品色谱中，在与对照品色谱相应的位置上，显相同的蓝色斑点。（图64-2）

【质量评价】 以身干、叶厚、色蓝绿，无枝梗者为佳。采用高效液相色谱法测定，本品按干燥品计算，含靛蓝（$C_{16}H_{10}N_2O_2$）不得少于0.55%。

【化学成分】 蓼蓝全草中含靛蓝（indigo）、 靛玉红（indirudin）、 靛青苷（indican）、β-谷甾醇、虫漆蜡醇（laccerol）、色氨酮（tryptanthrin）等[2-3]。蓼蓝的挥发性成分主要为苯酚衍生物、杂环化合物、醛类、醇类等[4]。

【性味归经】 苦，寒。归心、胃经。

【功能主治】 清热解毒，凉血消斑。用于温病发热，发斑发疹，肺热咳喘，喉痹，痄腮，丹毒，痈肿。

【药理作用】

1. 抗病原微生物及病毒作用　蓼蓝提取物对须发癣菌、红色发癣菌、硫黄断发癣菌、犬小孢子菌及絮状表皮癣菌有抑制作用[3]，能够抑制病毒复制[5]。发酵蓼蓝的提取物在体外细胞实验中表现出显著的对HIV-1病毒抗性[6]。

2. 抗炎作用　提取物可抑制大鼠甲醛性足肿、二甲苯所致家兔皮肤炎性反应，可降低毛细血管通透性，增强腹腔巨噬细胞对细菌的吞噬作用。在体外细胞实验中，色胺酮对脂多糖刺激的BV2小胶质细胞有显著的抗神经炎症作用[7]。

3. 抗氧化和抗肿瘤作用　蓼蓝叶提取物表现出抗氧化、抗肿瘤活性，且甲醇提取物活性较乙酸乙酯提取物高。从蓼蓝中分离出的色胺酮有抑制肿瘤细胞DNA合成的作用[8]。

4. 其他作用　有解热、抗血小板聚集、抗过敏、改善高脂肪饮食所致高脂血症等作用。

【分子生药】

1. 遗传标记　PCR直接测序法对核糖体DNA ITS区序列的测定可以有效地将蓼蓝与同属植物水蓼进行鉴别[9]。

2. 功能基因　蓼蓝中的*PtINS*、*PtTSA*参与并调控其靛类物质的合成[10]。

图64-2　蓼大青叶薄层色谱图

1. 蓼大青叶药材样品　2. 靛蓝对照品

主要参考文献

[1] 香港特别行政区卫生署. 香港中药材标准(第七册) [S]. 2005：382-385.

[2] Kohda H, Niwa A, Nakamoto Y, et al. Flavonoid glucosides from *Polygonum tinctorium*[J]. Chem Pharm Bull，1990，38(2)：523.

[3] Honda G, Tosirisuk V, Tabata M. Isolation of an antidermatophytic, tryptanthrin, from indigo plants, *Polygonum tinctorium* and *Isatis tinctoria*[J]. Planta Med，1980，38(3)：275.

[4] 刘福涛，宋晓静，魏蔷，等. 蓼蓝挥发性成分研究[J]. 北京师范大学学报(自然科学版)，2010，46(5)：586.

[5] 怡悦. 蓼蓝提取物对病毒感染细胞的抗病毒作用[J]. 国外医学(中医中药分册)，2001，11(1)：35.

[6] Zhong Y, Yoshinaka Y, Takeda T, et al. Highly potent anti-HIV-1 activity isolated from fermented *Polygonum tinctorium Aiton*[J]. Antiviral Res, 2005，66(2-3)：119-128.

[7] Lee S, Kim DC, Baek HY, et al. Anti-neuroinflammatory effects of tryptanthrin from *Polygonum tinctorium* Lour. in lipopolysaccharide-stimulated BV2microglial cells[J]. Arch Pharm Res, 2018，41(4)：419-430.

[8] Kimoto Tetsuo. A new cytotoxic active principle isolated from *Polygonum tinctorium*[J]. Natural Medicines，1999，53(2)：72.

[9] 李国强，王峥涛，李晓波，等. 中药蓼大青叶及其伪品的nrDNA ITS区序列的测定[J]. 中国野生植物资源，2001，20(3)：43.

[10] Jin Z, Kim JH, Park SV, et al. Cloning and characterization of indole synthase (INS) and a putative tryptophan synthase α-subunit (TSA) genes from *Polygonum tinctorium*[J]. Plant Cell Rep., 2016，35(12)：2449-2459.

（海军军医大学　谭何新）

65. 薤白

Xiebai

ALLII MACROSTEMONIS BULBUS

【别名】小根蒜、密花小根蒜、团葱。

【来源】为百合科植物小根蒜*Allium macrostemon* Bge.或薤*Allium chinense* G. Don的干燥鳞茎。

【本草考证】本品始载于《神农本草经》，列为中品。《新修本草》载："薤乃是韭类，叶不似葱。薤有赤白二种：白者补而美，赤者主金疮及风，苦而无味。"古代药用薤白至少有两种，生鲁南，叶似韭而阔多白者，与小根蒜相符。本草记载与现今所用薤白基本一致。

【原植物】

1. 小根蒜　鳞茎近球状，基部常具小鳞茎；鳞茎外皮带黑色，纸质或膜质，不破裂。叶3～5枚，半圆柱状，或因背部纵棱发达而为三棱状半圆柱形，中空，上面具沟槽，比花葶短。花葶圆柱状，高30～70cm，1/4～1/3被叶鞘；总苞2裂，比花序短；伞形花序半球状至球状，具多而密集的花，或间具珠芽或有时全为珠芽；小花梗近等长，比花被片长3～5倍，基部具小苞片；珠芽暗紫色，基部亦具小苞片；花淡紫色或淡红色；花被片矩圆状卵形至矩圆状披针形，长4～5.5mm，宽1.2～2mm，内轮的常较狭；花丝等长，比花被片稍长1/3，在基部合生并与花被片贴生，分离部分的基部呈狭三角形扩大，向上收狭成锥形，内轮的基部约为外轮基部宽的1.5倍；子房近球状，腹缝线基部具有帘的凹陷蜜穴；花柱伸出花被外。花果期5～7月。（图65-1）

生于海拔1500m以下的山坡、丘陵、山谷或草地上。分布于全国各地。

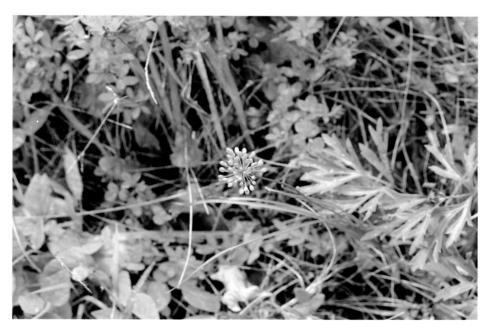

图65-1　小根蒜（国坤　摄）

2. 薤　与上种近似。鳞茎长椭圆形，长3～4cm。叶片2～4片，半圆柱状线形，中空。伞形花序疏松；花被片圆形或长圆形。（图65-2）

【主产地】主产于东北及河北、山东、湖北、贵州等地。

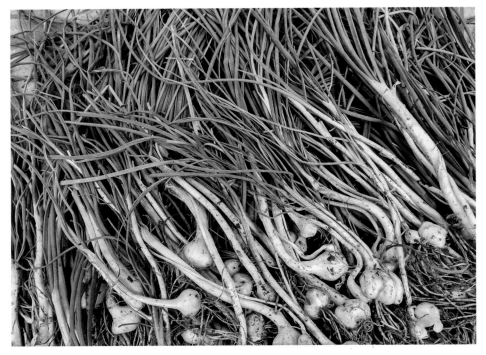

图65-2　薤（李恒　摄）

【栽培要点】

1. 生物学特性　喜较温暖湿润气候。耐旱、耐薄、适应性强，常生长成片，易形成优势小群[1]。

2. 栽培技术　在夏末秋初，当鳞茎基部有2～3叶枯黄、假茎失水变软倒伏、鳞茎外层鳞片革质化时即可收获。收前一周停水，有利储运[2]。

3. 病虫害　病害：霜霉病、炭疽病等。虫害：蓟马。

【采收与加工】春季将鳞茎挖起，除去叶苗和须根，洗去泥土，略蒸一下，晒干或炕干。

【药材鉴别】

（一）性状特征

鳞茎呈不规则卵圆形，高0.5～1.5cm，直径0.5～1.8cm。表面黄白色或淡黄色，皱缩，半透明，有类白色膜质鳞片包被，底部有突起的鳞茎盘。质硬，角质样。有蒜臭，味微辣。（图65-3）

（二）显微鉴别

粉末特征　粉末黄白色。较老的鳞叶外表皮细胞，细胞壁稍连珠状增厚；鳞叶内表皮细胞呈类长方形，长68～197μm，宽29～76μm，细胞排列紧密；草酸钙柱晶多见，长17～29μm；气孔少见，多为不定式，副卫细胞4个；螺纹导管直径12～17μm。（图65-4）

（三）理化鉴别

薄层色谱　取本品粉末4g，加正己烷20ml，超声处理20分钟，滤过，滤液挥干，残渣加正己烷1ml使溶解，作为供试品溶液。另取薤白对照药材4g，同法制成对照

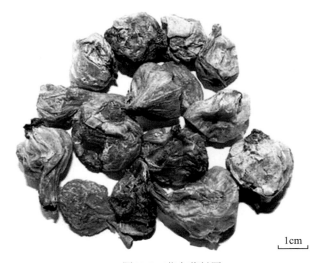

1cm

图65-3　薤白药材图

药材溶液。照薄层色谱法试验，吸取上述两种溶液各10μl，分别点于同一硅胶G薄层板上，以正己烷–乙酸乙酯（10∶1）为展开剂，展开，取出，晾干，喷以10%硫酸乙醇溶液，在105℃加热至斑点显色清晰，置紫外光灯（365nm）下检视。供试品色谱中，在与对照药材色谱相应的位置上，显相同颜色的荧光斑点。

【质量评价】以个大、质坚、饱满、黄白色、半透明、不带花茎者为佳。

【化学成分】主要成分为甾体化合物、含硫化合物、含氮化合物、脂肪酸、多糖、氨基酸等，其中含硫化合物及含氮化合物是其特征性成分和有效成分[3]。

1. 甾体化合物　呋甾皂苷（furostanol saponins）[4-6]等化合物。

2. 含硫化合物　甲基丙基二硫（methyl propyl disulfide）、甲基丙基三硫（methyl propyl trisulfide）、二甲基三硫（dimethyltrisulfide）等[7]。薤白挥发油中存在含硫化合物，占挥发油总量的50%以上，这就是薤白具有特殊气味的原因。

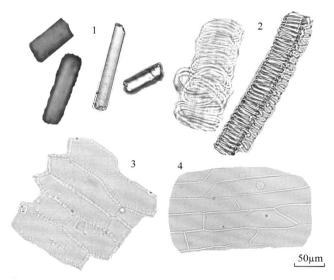

图65-4　薤白粉末图

1. 草酸钙柱晶　2. 螺纹导管　3. 鳞叶外表皮细胞　4. 鳞叶内表皮细胞

3. 含氮化合物　鸟苷（guanosine）、色氨酸（tryptophan）[6]、腺苷（adenosine）等。

4. 脂肪酸　丁二酸（succinic acid）、对羟基苯甲酸（p-hydroxybenzoic acid），对羟基肉桂酸（p-hydroxy-cinnamic acid）。长链脂肪酸包括亚麻酸（α-linolenic acid）、油酸（oleic acid）及棕榈酸（palmitic acid）等。

5. 多糖　果糖（fructose）和葡萄糖（glucose）。

6. 氨基酸　色氨酸（tryptophan）、苏氨酸（threonine）和天冬氨酸（aspartic acid）。

【性味归经】辛、苦，温。归心、肺、胃、大肠经。

【功能主治】通阳散结，行气导滞。用于胸痹心痛，脘腹痞满胀痛，泻痢后重。

【药理作用】

1. 抗肿瘤作用　薤白中的甾体皂苷类、挥发油类和多糖类成分表现出抗肿瘤活性。

2. 抑制血小板凝聚作用　薤白中的甾体皂苷类、含硫化合物及含氮化合物成分有抑制血小板凝聚作用[8]。

3. 降脂和抑制动脉粥样硬化　薤白提取物对降脂和抗动脉粥样硬化有预防作用[9]。

4. 保护心肌细胞作用　薤白提取物能有效对抗急性心肌缺血，同时能有效保护缺血后再灌注导致的心肌损伤[9]。

5. 抑菌作用　薤白水煎剂对痢疾杆菌、金黄色葡萄球菌有抑制作用。

【分子生药】基于DNA条形码序列的分子鉴定：ITS2序列可以准确鉴别薤白与同属近缘种。

主要参考文献

[1] 许捷思，卓玥，唐晓东，等.薤白高产栽培技术[J].吉林农业科学，2008，33(1)：21-22.

[2] 张卿，高尔.薤白的研究进展[J].中国中药杂志，2003，28(2)：105-107.

[3] Matsuura H, Ushiroguchi T, Itakura Y, et al. A furostanol glycoside from *Allium chinense* G. Don.[J]. Chemical&Pharmaceutical Bulletin, 1989, 37(5):1390-1391.

[4] 彭军鹏，吴雁，姚新生.薤白中两种新甾体皂苷成分[J].药学学报，1992，27(12)：918.

[5] 彭军鹏.中药薤白化学成分及其抗人血小板聚集活性研究[D].辽宁：沈阳药科大学，1993.

[6] Peng J, Yao X, Kobayashi H, et al. Further studies on new furostnaol saponins from the bulbs of *Album macrostemon*[J]. Chem

Pharm Bull, 1994, 42(10):2180.

[7] Peng J, Yao X, Tezuka Y, et al. New furostanol glycosides, chinenoside Ⅳ and Ⅴ from *Album chinense*[J]. Planta Medica, 1996, 62(5):465-468.

[8] Kuroda M, Mimaki Y, Kameyama A, et al. Steroidal saponins from *Album chinense* and their inhibitory activities on cycfic AMP phosphodiesterase and Na+/K+ ATPase[J]. Phytochemistry, 1995, 40(4):1071-1076.

[9] 姜勇，王乃利，姚新生，等.薤中抗凝和抗癌活性成分的结构鉴定[J]. 药学学报，1998，33(5)：355-361.

（长春中医药大学　姜大成　国坤）

66. 鹧鸪菜

Zhegucai

ALGA CALOGLOSSAE

【别名】美舌藻、乌菜、驱虫菜、蛔虫菜、石疤。

【来源】为红叶藻科植物鹧鸪菜*Caloglossa leprieurii*（Mont.）J. Ag.的干燥藻体。

【本草考证】本品始载于《本草纲目拾遗》，载："鹧鸪菜可疗小儿腹中虫积，食之即下如神。"《中国经济海藻志》中称其为"蛔虫菜、乌菜、石疤"。本草记载与现今所用鹧鸪菜基本一致。

【原植物】藻体暗紫色，干后黑色，薄膜质，匍匐丛生，高1～4cm，宽约1mm，叶状，扁平而窄细，二叉式分枝，枝节间狭长，节间有些缢缩，叶片中肋明显，延伸及顶，末端分叉，舌状披针形，中肋的分枝处常有次生副枝，其腹面有时生出假根状固着器。四分孢子囊四面锥形，沿中肋向两边集生。囊果圆球形，生于分枝上部及中肋腹面[1]。（图66-1）

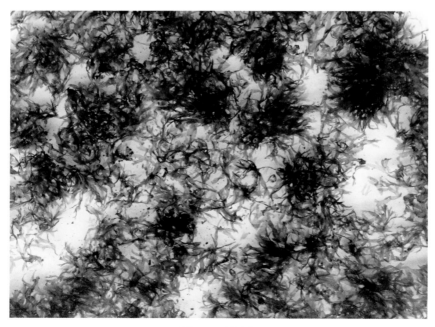

图66-1　鹧鸪菜

分布于浙江、福建、广东等沿海地区。

【主产地】鹧鸪菜在我国东南沿海均有分布，主产于粤东沿海和东沙群岛等地[2]。

【采收与加工】4～9月采收，洗净，除去杂质，鲜用或晒干用。

【药材鉴别】

（一）性状特征

呈团块状、叶状或碎片状。完整叶展平后呈扁片状，狭窄，呈不规则的叉状分枝，节间为狭长圆形，2～5mm，节部缢缩不明显。表面暗紫色。叶片的中央部分形成明显的中肋；中肋的分枝点常有次生副枝，有时具毛状根。四分孢子囊集中于枝的上部；囊果球状，生于分枝点或枝的小肋内面。质柔软。气腥，味咸。（图66-2）

（二）显微鉴别

粉末特征　粉末灰褐色。叶边缘薄壁细胞排列整齐、壁薄。叶中部薄壁细胞类圆形、类多角形或不规则形，壁较厚，内含紫红色物。（图66-3）

【质量评价】以藻体色黑、洁净、不腐烂者为佳。

【化学成分】全藻含L-α-海人草酸（α-kainic acid）、α-异海人草酸（α-allokainic acid）与另一种苷海人草素（dige-neoside）、甘油酸钠甘露糖苷（sodium mannosidoglycerate）以及胆甾醇等甾醇。

【性味归经】咸，平。归大肠经。

【功能主治】驱虫。用于蛔虫病。

【药理作用】

1. 驱蛔作用　能使蛔虫先兴奋后抑制，乃至麻痹。

2. 其他作用　能兴奋离体兔肠，引起节律性，甚至强直性的收缩，这可能与临床上少数病人服药后出现的腹痛、腹泻、恶心、呕吐等有关。

【用药警戒或禁忌】偶有轻微腹泻、恶心、短暂头晕等。

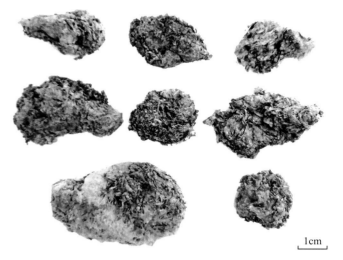

图66-2　鹧鸪菜药材图

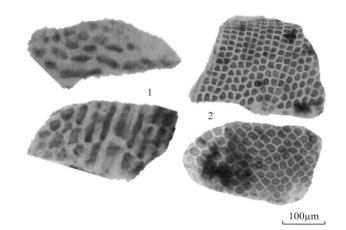

图66-3　鹧鸪菜粉末图

1. 叶边缘薄壁细胞　2. 叶中部薄壁细胞（类圆形）

主要参考文献

[1] 广东省食品药品监督管理局.广东省中药材标准.第2册[M].广州：广东科技出版社，2011：374-376.

[2] 陆超华.药用海藻——鹧鸪菜和海人草[J].水产科技，1994(04)：37-39.

（辽宁中医药大学　杨燕云　张婷婷　许亮）

67. 糖芥

Tangjie

ERYSIMI HERBA

【别名】打水水花、金盏花、苦葶苈、野菜子。

【来源】为十字花科植物小花糖芥（桂竹糖芥）*Erysimum cheiranthoides* L.或糖芥*Erysimum bungei*（Kitag.）Kitag.的全草和种子。

【本草考证】历代本草文献未见记载。《西藏常用中草药》载："清血热，镇咳，强心。治虚痨发热，肺结核咳嗽，久病心力不足，能解肉毒。"《东北药植志》载："治心脏病性浮肿。"《内蒙古中草药》载："治伤食停水。"

【原植物】

1. 小花糖芥　一年或二年生草本，高30~50cm。茎直立，基生叶莲座状，无柄；茎上单叶互生，线形或披针形，长2~6cm，宽3~9mm，先端稍尖，边缘波状或有浅而长的缺刻，基部渐狭，近无柄。总状花序顶生，萼片长圆形或线形，长2~3mm，外面有3叉毛；花瓣浅黄色，长圆形，长4~5mm，顶端圆形或截形，下部具爪。长角果圆柱形，长2~4cm，宽约1mm，侧扁，稍有棱，具3叉毛；果瓣有1条不明显中脉；花柱长约1mm，柱头头状；果梗粗，长4~6mm；种子每室1行，种子卵形，长约1mm，淡褐色。（图67-1）

2. 糖芥　与上种的区别在于花较

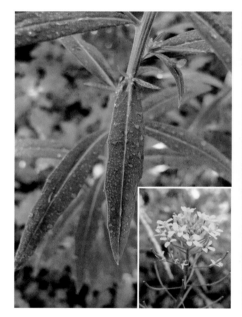

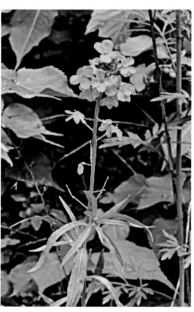

图67-1　小花糖芥　　　　图67-2　糖芥（林青青　摄）

大，长10~14mm，有细脉纹，先端圆形，基部具长爪，橙黄色。长角果线形，长4~8cm。（图67-2）

野生于草原、田边、山坡及路旁。小花糖芥分布于东北、华中、华西、华东等地。糖芥主要分布于西藏、四川等地。

【主产地】主产于东北地区和西藏、四川。

【栽培要点】

1. 生物学特性　喜温暖湿润气候，耐寒。适宜于肥沃、湿润、排水良好的夹砂土栽培较好。

2. 栽培技术　种子繁殖，春、秋季都可播种。播种后保持土壤湿润，约2周出苗，

3. 病虫害　虫害：蛞蝓。

【采收与加工】花盛期或于果实近成熟时，割取全草，晒干。

【药材鉴别】

（一）性状特征

根圆柱形，光滑，类白色，直径3~4mm；茎具棱，近圆柱形，表面有粗糙毛；叶灰绿色，多皱缩，表面有粗糙毛。

气微，略苦涩[1]。（图67-3）

（二）显微鉴别

1. 茎横切面　表皮细胞1列，类方形或卵圆形。皮层较窄，细胞一般比表皮细胞小，最内层细胞较大，切向扁长。韧皮部较窄，约2～5层细胞。形成层环状，明显。细胞狭小排列紧密。木质部导管常2～5个径向单列；初生木质部导管直径较小，聚成群。髓部宽广，细胞体积较大[1]。（图67-4）

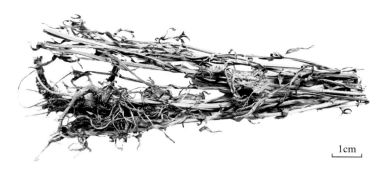

图67-3　糖芥药材图

2. 粉末特征　网纹导管纹孔明显，直径10～70μm，螺纹导管壁厚，直径8～60μm；纤维细长，直径20～50μm；薄壁细胞类圆形；非腺毛三叉或多叉，着生点类圆形[1]。（图67-5）

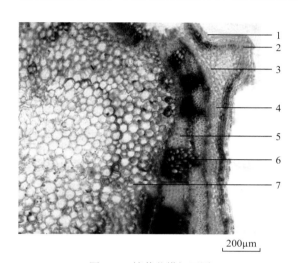

图67-4　糖芥茎横切面图

1. 表皮　2. 皮层　3. 纤维束环　4. 韧皮部
5. 木质部　6. 导管　7. 髓

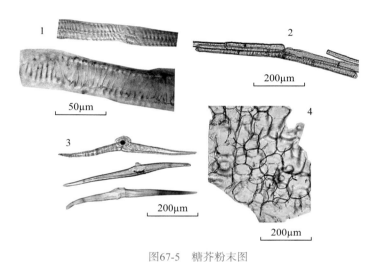

图67-5　糖芥粉末图

1. 导管　2. 纤维　3. 非腺毛　4. 薄壁细胞

【质量评价】以身干、色绿、果实完整者为佳。

【化学成分】全草含葡萄糖糖芥苷、黄麻属苷A、木糖糖芥苷、木糖糖芥醇苷、糖芥卡诺醇苷等强心苷。种子含K-毒毛旋花子次苷-β、糖芥苷、黄麻属苷A、糖芥醇苷、木糖糖芥苷、葡萄糖糖芥苷、毒毛旋花子醇。洋地黄二糖苷等强心苷及毒毛旋花子苷元，还含有挥发性硫氰酸烯丙酯。

【性味归经】苦、辛，寒。归肺、胃经。

【功能主治】强心利尿，健脾和胃，消食。用于心悸，浮肿。

【药理作用】

1. 强心作用　糖芥黄酮总苷能纠正阿霉素引起的快速心律失常和异搏定引起的缓慢心律失常。桂竹糖芥强心苷G可显著降低三氯甲烷引起小鼠室颤发生率，在氯化钙-乙酰胆碱诱发的小鼠房颤模型上表现出较好的抗心律失常作用，对氯化钡和乌头碱所致心律失常有一定的保护作用[2-4]。

2. 利尿作用　糖芥苷有利尿作用，而且这种利尿作用可能是通过抑制髓袢升支粗段管周膜50-pS钾通道和抑制TAL单细胞70-pS钾通道的活性实现的[5]。

3. 抗肿瘤活性　对肉瘤S180和肝癌HAc腹水瘤实体瘤小鼠的抑瘤率大于30%，使肝腹水小鼠的生命延长率达到65%[6]。

4. 降压作用　木糖糖芥苷有中枢性降低血压作用，卡诺醇苷除降压外，尚能使冠状血流量增加。

【用药警戒或禁忌】糖芥强心苷G的心电图特征与K-毒毛旋花子苷相似，符合强心苷的治疗及中毒特征。内服不宜过量，如出现呕吐、恶心、头晕、头痛、心动过缓即需停服[7]。

【附注】本植物的种子在山东、河北等部分地区作葶苈子使用，亦称苦葶苈子。

主要参考文献

[1] 荆知敏，张洁. 小花糖芥的性状与显微鉴定[J]. 中药材，2013，36(2)：219-220.

[2] 张晓丹，刘琳，贾绍华. 桂竹糖芥黄酮总苷的抗心律失常作用及其急性毒性研究[J]. 中草药，2004，35(11)：76-78.

[3] 刘琳，张晓丹，佟欣，等. 桂竹糖芥强心苷G对在体豚鼠心电图的影响[J]. 哈尔滨商业大学学报(自然科学版)，2003，19(6)：616-618.

[4] 张晓丹，季宇彬，乔国芬. 桂竹糖芥强心苷G抗心律失常作用[J]. 黑龙江商学院学报(自然科学版)，2000，16(1)：1-3.

[5] 单宏丽，张晓丹，谷瑞民，等. 桂竹糖芥苷G对肾小管功能及髓袢升支粗段70-pS钾通道活性的影响(英文)[J]. 中国药理学报，2001，22(5)：31-34.

[6] 周敏，段玉敏，白云. 桂竹糖芥苷体内抗肿瘤活性的初步研究[J]. 中医药学报，2004，32(2)：59-60.

[7] 张晓丹，季宇彬，乔国芬，等. 桂竹糖芥强心苷G和哇巴因的强心效应和安全范围的比较[J]. 中草药，1999，30(11)：843-845.

（黑龙江中医药大学　孟祥才　李波　赵倩）

68. 藁本

Gaoben

LIGUSTICI RHIZOMA ET RADIX

【别名】香藁本、藁茇、地新、微茎、藁板。

【来源】为伞形科植物藁本 *Ligusticum sinense* Oliv. 或辽藁本 *Ligusticum jeholense* Nakai et Kitag.的干燥根茎和根。

【本草考证】本品始载于《神农本草经》，载："一名鬼卿，一名地新。生山谷。"《新修本草》载："藁本，茎、叶、根、味与芎䓖小别，以其根上苗下似藁根，故名藁本。今出宕州者佳也。"《图经本草》载："今四川、河东州郡及兖州、杭州有之，叶似白芷香，又似芎䓖，但芎䓖似水芹而大，藁本叶细耳，根上苗下似禾藁，五月有白花，七八月结子，根紫色。"《本草纲目》载："藁茇，江南深山中皆有之，根似芎䓖而轻虚，味麻，不堪作饮也。"《植物名实图考》描绘的藁本植物图片中叶片结构形态与现行藁本的叶甚相似。综上所述，我国古典本草著作对《中国药典》2020年版所收载的藁本和辽藁本都有记载。本草记载与现今所用藁本基本一致。

【原植物】

1. 藁本　多年生草本，高达1m。根茎发达，具膨大的结节。茎直立，圆柱形，中空，具条纹，基生叶具长柄；叶片轮廓宽三角形，长10～15cm，宽15～18cm，2回3出式羽状全裂；第一回羽片轮廓长圆状卵形，下部羽片具柄，柄长3～5cm，基部略扩大，小羽片卵形，边缘齿状浅裂；茎中部叶较大，上部叶简化。复伞形花序顶生或侧生，果时直径6～8cm；伞梗16～20个或更多；总苞片6～10，线形，长约6mm；伞辐14～30，长达5cm，四棱形，粗糙；小总苞片10，线形；花白色，花柄粗糙；萼齿不明显。分生果幼嫩时宽卵形，稍两侧扁压，成熟时长圆状卵形，背腹扁压，长4mm，宽2～2.5mm，背棱突起，侧棱略扩大呈翅状；背棱槽内油管1～3，侧棱槽内油管3，合生面油管4～6；胚乳腹面平直。（图68-1）

主要为栽培，亦野生于海拔1000～2700m的林下、沟边草丛中。分布于湖北、四川、陕西、河南、湖南、江西、浙江等地。

2. 辽藁本　叶片通常为3回3出羽状全裂，最终裂片卵形或广卵形，边缘有少数缺刻状牙齿。伞梗6～19个。（图68-2）

生于海拔1250～2500m的林下、草甸及沟边等阴湿处。分布于吉林、辽宁、河北、山西、山东等地。主要为栽培。

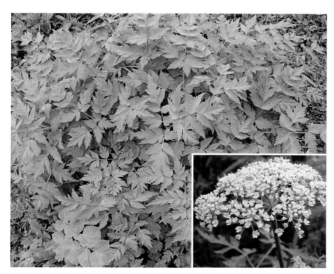

图68-1　藁本

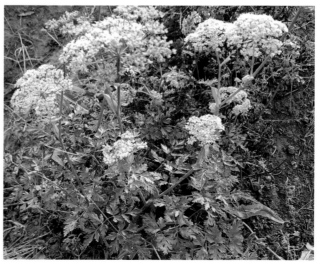

图68-2　辽藁本

【**主产地**】藁本主产于四川、湖北、湖南、陕西。其中，藁本野生品主产于陕西安康、汉中，甘肃天水、武都，湖北巴东、建始；栽培品主产于湖南炎陵县，江西遂川。

辽藁本主产于河北平泉、宽城、赤城，辽宁风城。此外，山西、山东等地亦产。

【**栽培要点**】

1. 生物学特性　喜冷凉湿润气候，耐寒，怕涝。对土壤要求不严格，但以上层深厚、疏松肥沃、排水良好的砂质土栽种生长最好。忌连作。

2. 栽培技术　用根茎繁殖。收获时，选无病、肥大的根茎，按芽切成小段，接行株距各约33cm开穴，深10～13cm，每穴放根茎1～2。

3. 病虫害　病害：白粉病、根腐病。虫害：红蜘蛛、蛴螬。

【**采收与加工**】栽种2年即可收获。倒苗后挖取地下部分，去掉泥土及残茎，晒干或炕干。

【**商品规格**】

辽藁本野生品　选货：根长大于8.0cm，直径大于2.0cm；统货：根长1.0～8.0cm，直径0.6～2.0cm。

辽藁本栽培品　选货：根长大于9.0cm，直径大于1.8cm；统货：根长1.0～9.0cm，直径0.6～1.8cm。

藁本野生品　选货：根长大于7.4cm，直径大于1.6cm；统货：根长3.0～7.4cm，直径1.0～1.6cm。

藁本栽培品　选货：根长大于6.8cm，直径大于1.4cm；统货：根长3.6～6.8cm，直径1.0～1.4cm。

【**药材鉴别**】

（一）性状特征

1. 藁本　根茎呈不规则结节状圆柱形，稍扭曲，有分枝，长3～10cm，直径1～2cm。表面棕褐色或暗棕色，粗糙，有纵皱纹，上侧残留数个凹陷的圆形茎基，下侧有多数点状突起的根痕和残根。体轻，质较硬，易折断，断面黄色或黄白色，纤维状。气浓香，味辛、苦、微麻。（图68-3）

2. 辽藁本　较小，根茎呈不规则的团块状或柱状，长1～3cm，直径0.6～2cm。有多数细长弯曲的根。（图68-4）

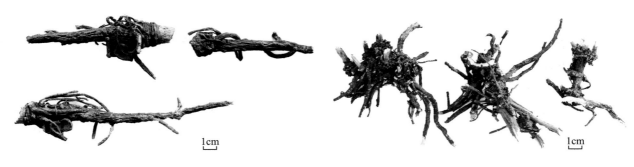

图68-3　藁本药材图　　　　　　　　　　　　　　图68-4　辽藁本药材图

（二）显微鉴别

1. 横切面

（1）藁本　木栓层棕色，有8～10余列细胞。皮层狭窄。维管束外韧型，约20余个排列成环；韧皮部宽广，散有根迹维管束和较多的油室，油室直径64～200μm，内含黄色油状物；形成层成环；木质部导管直径14～40μm，其中部有纤维束连接成环状。

（2）辽藁本　与藁本相似，但韧皮部油室直径45～200μm，木质部导管直径10～27μm，木纤维群发达，近中心的纤维群有的被3～4列栓化细胞所包围。髓部具少数油室。（图68-5）

2. 粉末特征　粉末灰棕色。木栓细胞红棕色或黄棕色，多角形、类方形或长方形。石细胞呈类方形、类长方形、

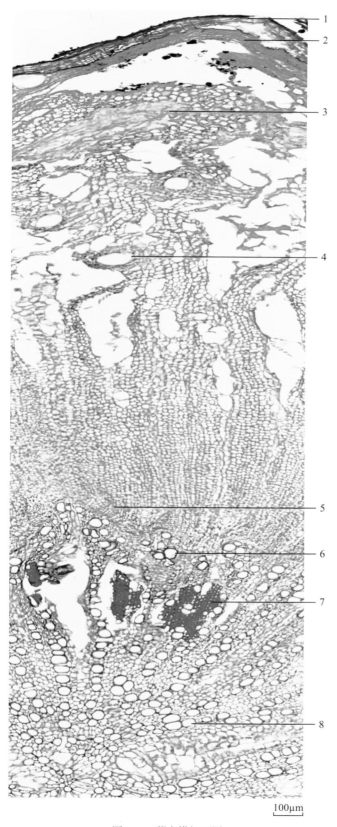

图68-5　藁本横切面图

1.木栓层　2.皮层　3.韧皮部　4.分泌道　5.形成层
6.导管　7.木纤维　8.髓

椭圆形或多角形。导管主要为网纹。木纤维多成束。分泌道巨大，多碎断，碎片偶见。淀粉粒多为单粒，类圆形或椭圆形，少为复粒。（图68-6）

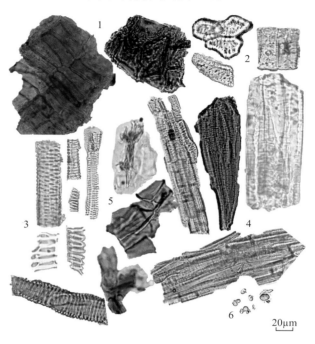

图68-6　藁本粉末图

1.木栓细胞　2.石细胞　3.导管　4.木纤维
5.分泌道碎片　6.淀粉粒

（三）理化鉴别

薄层色谱　取本品粉末1g，加乙醚10ml，冷浸1小时，超声处理20分钟，滤过，滤液浓缩至1ml，作为供试品溶液。取藁本对照药材1g，同法制成对照药材溶液。另取阿魏酸对照品适量，加甲醇制成每1ml含0.2mg的溶液，作为对照品溶液。照薄层色谱法试验，吸取上述三种溶液各1µl，分别点于同一硅胶G薄层板上，以石油醚（60～90℃）–丙酮（95∶5）为展开剂，展开，取出，晾干，置紫外光灯（365nm）下检视。供试品色谱中，在与对照药材色谱和对照品色谱相应的位置上，显相同颜色的荧光主斑点。（图68-7）

【质量评价】均以个大、体粗、质坚，香气浓郁者为佳。采用高效液相色谱法测定，本品按干燥品计算，含阿魏酸（$C_{10}H_{10}O_4$）不得少于0.050%。

【化学成分】主要成分为挥发油、香豆素类、萜类化合物、苯丙酸类化合物等。其中，苯丙酸类化合物是其主要指标性成分。

1. 藁本

（1）挥发油　新蛇床内酯（neocindilide）、柠檬烯（limonene）、蛇床内酯（cnidilide）、4-松油醇（4-terpineol）等。

（2）萜类化合物　月桂烯（myrcene）、罗勒烯（ocimene）等。

2. 辽藁本

（1）挥发油　β-水芹烯、乙酸4-松油醇酯、肉豆蔻醚（myristicin）、藁本内酯（ligustilide）等。

（2）香豆素类　补骨脂素（psoralen）等。

【性味归经】辛，温。归膀胱经。

【功能主治】祛风，散寒，除湿，止痛。用于风寒感冒，巅顶疼痛，风湿痹痛。

【药理作用】

1. 抗炎镇痛作用　藁本内酯具有一定的镇痛作用，对急、慢性炎症均有明显抑制作用[1]。

2. 对心血管的作用　藁本内酯可通过多种途径干预心血管疾病的发展[2]。

3. 对阿尔兹海默病的作用　藁本内酯对老龄SAMP8快速老化早衰小鼠、老年性痴呆大鼠有一定治疗作用[3]。

4. 对体外神经细胞保护作用　藁本内酯可增强多巴胺对PC12细胞的毒性作用[4]。

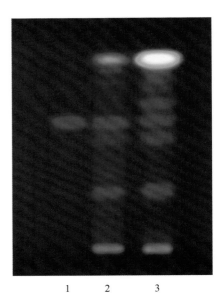

图68-7　藁本薄层色谱图

1. 阿魏酸对照品　2. 藁本药材样品
3. 辽藁本药材样品

主要参考文献

[1] 林乔，赵爱国，陈建南，等.藁本内酯的镇痛抗炎作用[J].中国实验方剂学杂志，2011，17(11)：165-168.

[2] 杨志军，顾宁.藁本内酯心血管药理作用研究概况[J].吉林中医药，2016，36(02)：211-213.

[3] 旷喜，王良芬，程丽玲，等.TLR4/MAPK信号通路在藁本内酯抗神经炎性反应中的作用[C].中国神经精神药理学学术会议，2012.

[4] Qi H, Zhao J, Han Y, et al. Z-ligustilide potentiates the cytotoxicity of dopamine in rat dopaminergic PC12 cells[J]. Neurotoxicity Research, 2012, 22(4): 345-354.

（辽宁中医药大学　邢艳萍　李胜男　许亮）

69. 藜芦

Lilu

VERATRI NIGRI RADIX ET RHIZOMA

【别名】葱苒、葱葵、山葱。

【来源】为百合科植物藜芦Veratrum nigrum L.的根及根茎。

【本草考证】本品始载于《神农本草经》，列入下品。《蜀本草》载："叶似金、秦艽、襄荷等，根若龙胆，茎下多毛，夏生冬凋。今所在山谷皆有，八月采根，阴干。"《图经本草》载："今陕西山南东西州郡皆有之。辽州、均州、解州者尤佳。二月生苗。叶青，似初出棕心；又似车前。茎似葱白，青紫色，高五六寸，上有皮裹茎，似棕皮。有花肉红色。根马肠根，长四五寸许，黄白色，二、三月采根，阴干。"《本草经集注》载："藜芦，近道处处有之。"本草记载与现今所用藜芦基本一致。

【原植物】多年生草本，高60～100cm。植株粗壮，基部的鞘枯死后残留为有网眼的黑色纤维网。叶互生；无叶柄或茎上部叶具短柄；叶片薄革质，椭圆形、宽卵状椭圆形或卵状披针形，长22～25cm，宽约10cm，先端锐尖或渐尖，两面被短毛。圆锥花序密生黑紫色花；侧生总状花序常具雄花，顶生总状花序常较偶生花序长2倍以上，几乎全部为两性花，总轴和枝轴密被白色绵状毛；花被片6，开展或略反折，长圆形，长5～8mm，宽约3mm，全缘，黑紫色；雄蕊6，花药肾形，背着，汇合为1室；子房卵形，3室，无毛，花柱3。蒴果卵圆形，具三钝棱。种子扁平，具膜质翅。（图69-1）

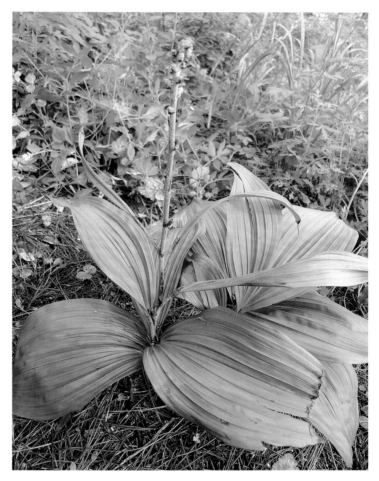

图69-1 藜芦

主要为野生，生于山坡林下或草丛中。分布于东北及河北、山东、河南、山西、陕西、内蒙古、甘肃、湖北、四川和贵州。

【主产地】主产于东北、华北及陕西、甘肃、山东、河南、湖北、四川、贵州等地。

【采收与加工】5～6月末抽花葶前采挖，除去叶，晒干或烘干。

【药材鉴别】

（一）性状特征

根茎圆柱形或圆锥形，长2～4cm，直径0.5～1.5cm；表面棕黄色或土黄色，顶端残留叶基及黑色纤维，形如蓑衣，有的可见斜方形的网眼，下部着生10～30条细根。根细长弯曲，长10～20cm，直径0.1～0.4cm；黄白色或黄褐色，具细密的横皱纹；体轻，质坚脆，断面类白色，中心有淡黄色细木心，与皮部分离。气微、味苦、辛，有刺喉感；粉末有强烈的催嚏性。（图69-2）

（二）显微鉴别

1. 根横切面 表皮细胞略径向延长，外壁稍厚，下皮为2～3列类圆形细胞、无胞间隙。皮层占根绝大部分，外有大型切向裂隙，薄壁细胞含针晶束及淀粉粒。内皮层明显，内壁及侧壁增厚，胞腔成"V"字或"U"字形。中柱鞘为1列薄壁细胞，排列紧密。木质部发达，由木薄壁细胞和导管组成。导管类圆形，壁较厚，黄色微木化，原生导管较小，后生导管较大。韧皮部束位于木质部束弧角间，7～14原型，细胞较小。（图69-3）

2. 粉末特征 粉末黄棕色或黄褐色。根表皮细胞黄色或黄绿色，类方形或类长方形，根茎后生皮层细胞黄色或黄绿色，断面观类方形、类圆形或类多角形，直径14.3～20μm，垂周壁稍厚，壁稍弯曲，有不规则波状或瘤状增厚突入于细胞腔。草酸钙针晶束存在于黏液细胞中或散在，针晶长35.7～57.1μm，直径约2.1μm。淀粉粒甚多，单粒类球形、多角形或类方形，直径5.7～22.9μm，脐点裂缝状、星状、三叉状或点状；复粒由2～5分粒组成。导管多为网纹及梯纹导管。（图69-4）

（三）理化鉴别

薄层色谱 取藜芦粉末约1.0g置具塞锥形三角瓶中，加20ml甲醇超声处理30分钟，作为供试品溶液。分别取介芬胺对照品、藜芦胺对照品和白藜芦醇对照品，配成每1ml含0.1mg的对照品溶液。照薄层色谱法试验，吸取供试品溶液10μl、对照品溶液5μl，分别点于同一硅胶GF$_{254}$薄层板上，以乙酸乙酯-正丁醇（6：0.5）为展开剂，用氨水饱和，展开，取出，晾干，

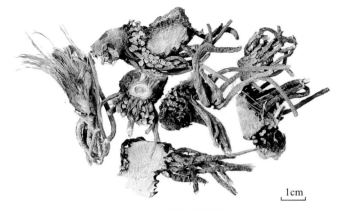

图69-2 藜芦药材图

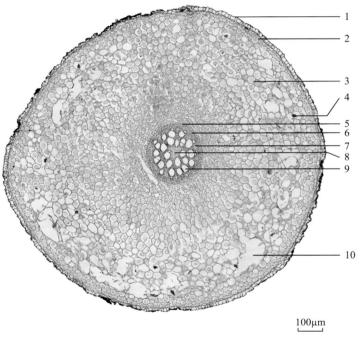

图69-3 藜芦横切面显微图

1. 表皮 2. 下皮组织 3. 皮层 4. 草酸钙针晶束 5. 内皮层
6. 中柱鞘纤维 7. 韧皮部 8. 髓 9. 导管 10. 裂隙

置紫外光灯（254nm）下检视。供试品色谱中，在与介芬胺对照品色谱和白藜芦醇对照品色谱相应的位置上，显相同颜色的暗斑。显色剂选择3%三氯化铝乙醇试液时，晾干，置紫外灯（365nm）下检视时，供试品色谱中，在与白藜芦醇对照品色谱相应的位置上，显相同颜色的黄色斑点；显色剂另选择10%硫酸乙醇试液，在105℃加热至斑点显色清晰为止，置日光下检视时，供试品色谱中，在与藜芦胺对照品色谱和白藜芦醇对照品色谱相应的位置上，显相同颜色的斑点[1]。

【质量评价】以条粗壮、外皮色土黄、质轻脆、断面粉性者为佳。

【化学成分】主要成分为生物碱、黄酮类、多酚类等。其中，生物碱是其主要活性成分。

1. 生物碱 介芬胺、藜芦胺、去乙酰基原藜芦碱（deace-tylprotoveratrine）A、计默任碱（germerine）、原藜芦碱（prot-overatrine）A、藜芦马林碱（veramarine）、计米定碱（germidine）等[2]。

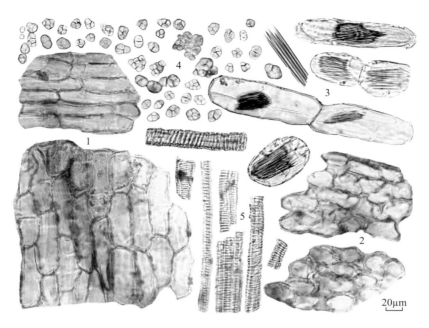

图69-4　藜芦粉末图

1. 根表皮细胞　2. 根茎后生皮层细胞　3. 草酸钙针晶束　4. 淀粉粒　5. 导管

2. 黄酮类　3,5-二羟基-7-甲氧基黄酮、3,5,7-三羟基黄酮等[1]。

3. 多酚类　白藜芦醇（resveratrol）等。

【性味归经】辛、苦，寒；有毒。归肝、肺、胃经。

【功能主治】清热解毒，杀虫。用于中风痰壅，癫痫，疟疾，疥癣，恶疮。

【药理作用】

1. 降压作用　藜芦总生物碱具有明显的降压作用[3]。

2. 杀虫　藜芦1%～5%水浸液对蚊、蝇、蚤、虱有强烈的毒杀作用。

3. 其他作用　藜芦所含总生物碱具强烈局部刺激作用，口服能催吐祛痰。

【用药警戒或禁忌】成人口服藜芦须根70mg即发生中毒，出现恶心、呕吐、抑制心肌的兴奋传导，可出现传导阻滞。内服宜慎，孕妇忌服。不宜与人参、沙参、丹参、玄参、苦参、细辛、芍药同用。

主要参考文献

[1] 杜晓鹏，马岚，王敏，等. 中蒙药材藜芦质量标准研究[J]. 世界科学技术-中医药现代化，2018，20(9)：1679-1684.

[2] 湖南省食品药品监督管理局编. 湖南省中药材标准. 2009年版[M]. 长沙：湖南科出版社，2010：166.

[3] 王斌. 藜芦的化学成分研究[D]. 海军军医大学，2009.

（辽宁中医药大学　邢艳萍　李胜男　许亮）

主要参考书目

（一）本草文献

神农本草经. 北京：人民卫生出版社，1984年

唐·苏敬. 新修本草. 上海：上海古籍出版社，1985年

唐·陈藏器. 本草拾遗. 合肥：安徽科学技术出版社，2004年

宋·苏颂. 图经本草. 福州：福建科学技术出版社，1988年

宋·唐慎微. 大观本草. 北京：中国书店出版社，2015年

宋·卢多逊等. 开宝本草. 合肥：安徽科学技术出版社，1998年

宋·唐慎微. 证类本草. 北京：华夏出版社，1993年

明·李时珍. 本草纲目. 北京：人民卫生出版社，1975年

明·倪朱谟. 本草汇言. 北京：中医古籍出版社，2005年

明·陈嘉谟. 本草蒙筌. 北京：中医古籍出版社，2009年

明·刘文泰. 本草品汇精要. 北京：中国中医药出版社，2013年

明·兰茂. 滇南本草. 昆明：云南科学技术出版社，2004年

清·吴其濬. 植物名实图考. 上海：中华书局，1963年

清·赵学敏. 本草纲目拾遗. 北京：中国中医药出版社，1998年

清·赵其光. 本草求原. 北京：中国中医药出版社，2016年

清·吴仪洛. 本草从新. 北京：中国中医药出版社，2013年

清·何谏. 生草药性备要. 北京：中国中医药出版社，2015年

清·汪昂. 本草备要. 北京：人民卫生出版社，1963年

（二）现代著作及标准

国家药典委员会. 中华人民共和国药典（2020年版一部）. 北京：中国医药科技出版社，2020年

王国强主编. 全国中草药汇编. 第3版. 北京：人民卫生出版社，2014年

国家中医药管理局《中华本草》编委会. 中华本草. 上海：上海科学技术出版社，1999年

徐国钧等. 中国药材学. 北京：中国医药科技出版社，2003年

南京中医药大学. 中药大辞典. 上海：上海科学技术出版社，2006年

裴鉴，周太炎. 中国药用植物志. 第1-9册. 北京：科学出版社，1985年

中国科学院中国植物志编辑委员会. 中国植物志. 第1-80卷. 北京：科学出版社，2004年

中华人民共和国卫生部药典委员会. 中华人民共和国卫生部药品标准（中药材第一部）. 北京，1992年

本卷中文名索引

本卷拉丁学名索引

中文名总索引

C

拉丁学名总索引

A

Abelmoschus manihot（L.）Medic.

　　黄蜀葵 ················· 5-101, 5-102

Abrus cantoniensis Hance　广州相思子 ···········6-81

Abrus precatorius L.　相思子 ············6-94

Abutilon theophrasti Medic.　苘麻 ············2-64

Acacia catechu（L. f.）Willd.　儿茶 ···········7-3

Acalypha australis L.　铁苋菜 ············3-64

Acanthopanax giraldii Harms　红毛五加 ············7-61

Acanthopanax giraldii Harms var. hispidus Hoo.

　　毛梗红毛五加 ·················7-61

Acanthopanax gracilistylus W. W. Smith

　　细柱五加 ·················4-14

Acanthopanax senticosus（Rupr. et Maxim.）Harms

　　刺五加 ·················1-37

Achillea alpina L.　蓍 ············2-103

Achyranthes aspera L.　土牛膝 ············7-103

Achyranthes bidentata Bl.　牛膝 ············4-16

Aconitum brachypodum Diels　短柄乌头 ············7-115

Aconitum carmichaelii Debx.　乌头 ·········7-15, 7-71

Aconitum coreanum（Lévl.）Raip.　黄花乌头 ·········1-20

Aconitum kusnezoffii Reichb.　北乌头 ·········7-90, 7-91

Acorus calamus L.　藏菖蒲 ············7-142

Acorus tatarinowii Schott　石菖蒲 ············4-21

Adenophora stricta Miq.　沙参 ············3-54

Adenophora tetraphylla（Thunb.）Fisch.

　　轮叶沙参 ·················3-54

Adina pilulifera（Lam.）Franch. ex Drake

　　水团花 ·················2-23

Adina rubella Hance　细叶水团花 ············2-23

Aesculus chinensis Bge.　七叶树 ············2-83

Aesculus chinensis Bge. var. chekiangensis（Hu et Fang）

　　Fang　浙江七叶树 ·················2-83

Aesculus wilsonii Rehd.　天师栗 ············2-83

Agkistrodon acutus（Güenther）　五步蛇 ·······8（动）-75

Agkistrodon strauchii Bedriaga　高原蝮 ········8（动）-47

Agrimonia pilosa Ledeb.　龙牙草 ············3-18

Ailanthus altissima（Mill.）Swingle　臭椿 ···········3-74

Ainsliaea fragrans Champ.　杏香兔儿风 ···········5-48

Ajuga decumbens Thunb.　筋骨草 ············7-127

Akebia quinata（Thunb.）Decne.　木通 ······7-34, 7-110

Akebia trifoliata（Thunb.）Koidz.　三叶木通 ·····7-34, 7-110

Akebia trifoliata（Thunb.）Koidz. var. australis（Diels）

　　Rehd.　白木通 ·················7-34, 7-110

Alangium chinense（Lour.）Harms　八角枫 ···········4-1

Albizia julibrissin Durazz.　合欢 ········3-31, 3-32

Alisma orientale（Sam.）Juzep.　泽泻 ············5-74

Allium chinense G. Don　薤 ············1-65

Allium fistulosum L.　葱 ············3-69

Allium macrostemon Bge.　小根蒜 ············1-65

Allium sativum L.　大蒜 ············3-2

Allium tuberosum Rottl. ex Spreng　韭菜 ···········3-58

Alocasia cucullata（Lour.）Schott.　尖尾芋 ···········7-51

Aloe barbadensis Miller.　库拉索芦荟 ············7-66

Aloe ferox Miller.　好望角芦荟 ············7-66

Alpinia galangal Willd.　大高良姜 ············6-67

Alpinia katsumadai Hayata　草豆蔻 ············6-91

Alpinia officinarum Hance　高良姜 ············6-104

Alpinia oxyphylla Miq.　益智 ············6-105

Alstonia scholaris（L.）R. Br.　糖胶树 ···········7-59

Amomum compactum Soland ex Maton

　　爪哇白豆蔻 ·················6-70

Amomum kravanh Pierre ex Gagnep.　白豆蔻 ···········6-70

Amomum longiligulare T. L. Wu.　海南砂 ············6-95

Amomum tsaoko Crevost et Lemarie　草果 ············7-92

Amomum villosum Lour.　阳春砂 ············6-95

Amomum villosum Lour. var. xanthioides T. L. Wu et Senjen

　　绿壳砂 ·················6-95

Amorphophallus rivieri Durieu　魔芋 ············7-144

Ampelopsis brevipedunculata（Maxim.）Trautv.

　　蛇葡萄 ·················2-8

B

*Bambusa textili*s McClure 青皮竹 ···········6-27

Bambusa tuldoides Munro 青秆竹 ···········4-32

Baphicacanthus cusia（Nees）Bremek.

　　马蓝 ·····································1-31, 6-93

Beauveria bassiana（Bals.）Vuillant 白僵菌·····8（动）-76

Belamcanda chinensis（L.）DC. 射干·······4-73

Benincasa hispida（Thunb.）Cogn. 冬瓜·······1-15, 1-16

Berberis poiretii Schneid. 细叶小檗·········3-1

Berberis soulieana Schneid. 拟猪刺·········3-1

Berberis vernae Schneid. 匙叶小檗·········3-1

Berberis virgetorum Schneid. 庐山小檗·······3-43

Berberis wilsonae Hemsl. 小黄连刺·········3-1

Bergenia purpurascens（Hook. f. et Thoms.）Engl.

　　岩白菜 ·································7-80

Bletilla striata（Thunb.）Reichb. f. 白及·······2-31

Blumea balsamifera（L.）DC 艾纳香·······6-43

Boehmeria clidemioides Miq. var. *diffusa*（Wedd.）Hand-

　　Mazz. 序叶苎麻 ·····················7-65

Boehmeria longispic Steud. 大叶苎麻·······7-65

Boehmeria nivea（L.）Gaud. 苎麻·········4-37

Bolbostemma paniculatum（Maxim.）Franquet

　　土贝母 ·································2-2

Bombyx mori Linnaeus

　　家蚕 ···························8（动）-40, 8（动）-76

Bos taurus domesticus Gmelin

　　牛 ················8（动）-10, 8（动）-11, 8（动）-22

Boswellia bhaw-dajiana Birdw. 鲍达乳香树·····3-47

Boswellia carterii Birdw. 乳香树·········3-47

Botrychium ternatum（Thunb.）Sw. 阴地蕨·····4-35

Brassica juncea（L.）Czern. et Coss 芥·····3-21, 3-37

Broussonetia papyrifera（L.）Vent. 构树·····5-113

Brucea javanica（L.）Merr. 鸦胆子·········6-96

Bryophyllum pinnatum（Lam.）Oken

　　落地生根 ·····························6-113

Bubalus bubalis Linnaeus

　　水牛 ···························8（动）-7, 8（动）-8

Buddleja lindleyana Fort. 醉鱼草·········7-140

Buddleja officinalis Maxim. 密蒙花·········4-90

Bufo bufo gargarizans Cantor

　　中华蟾蜍···········8（动）-2, 8（动）-78, 8（动）-79

Bufo melanostictus Schneider

　　黑眶蟾蜍···········8（动）-2, 8（动）-78, 8（动）-79

Bungarus multicinctus Blyth

　　银环蛇···························8（动）-28, 8（动）-47

Bupleurum chinense DC. 柴胡·············3-63

Bupleurum malconense Shan et Y. Li.

　　马尔康柴胡 ·····························7-57

Bupleurum marginatum Wall. ex DC. 竹叶柴胡·····7-57

Bupleurum microcephalum Diels. 马尾柴胡·····7-57

Bupleurum scorzonerifolium Willd. 狭叶柴胡·····3-63

Buthus martensii Karsch 东亚钳蝎·······8（动）-20

Buxus sinica（Rehd. et Wils.）Cheng 黄杨·····4-81

C

Caesalpinia sappan L. 苏木·············6-68

Callicarpa formosana Rolfe 杜虹花·········6-116

Callicarpa kwangtungensis Chun 广东紫珠·····6-18

Callicarpa macrophylla Vahl. 大叶紫珠·······6-10

Caloglossa leprieurii（Mont.）J. Ag. 鹧鸪菜·····1-66

Calvatia gigantea（Batsch ex Pers.）Lloyd

　　大马勃 ·································3-7

Calvatia lilacina（Mont. et Berk.）Lloyd

　　紫色马勃 ·····························3-7

Campanumoea lancifolia（Roxb.）Merr.

　　长叶轮钟草 ·····························7-137

Campsis grandiflora（Thunb.）K. Schum. 凌霄·····5-93

Campsis radicans（L.）Seem. 美洲凌霄·······5-93

Camptotheca acuminata Decne. 喜树·······7-124

Canarium album Raeusch. 橄榄·········6-84, 6-124

Canavalia gladiata（Jacq.）DC. 刀豆·········6-6

Canis familiaris Linnaeus 狗·····8（动）-29, 8（动）-30

Cannabis sativa L. 大麻·················2-20

Capra hircus Linnaeus 山羊·············8（动）-4

Capsella bursa-pastoris（L.）Medic. 荠·······5-75

Capsicum annuum L. 辣椒·············2-108

Caragana sinica（Buc'hoz）Rehd. 锦鸡儿·····2-106

Carica papayl L. 番木瓜·············6-118

Carpesium abrotanoides L. 天名精·········2-110